U0616078

隐形咬合诱导
病例集

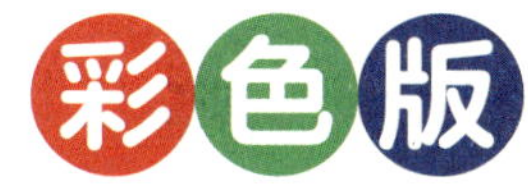

姚　军 主编

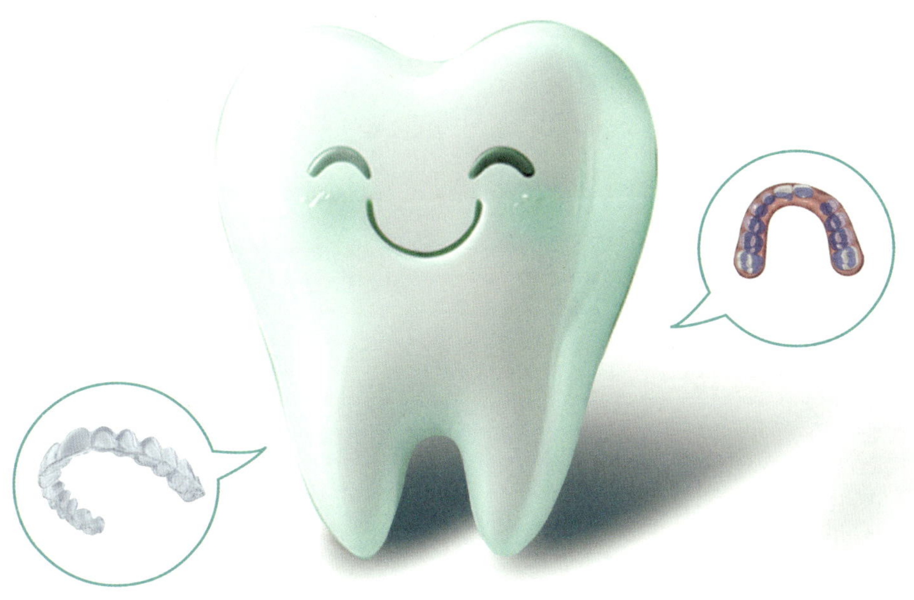

四川科学技术出版社

图书在版编目（CIP）数据

隐形咬合诱导病例集 / 姚军主编 . -- 成都 : 四川科学技术出版社 , 2025. 6. -- ISBN 978-7-5727-1772-7

Ⅰ . R783.5

中国国家版本馆 CIP 数据核字第 2025C4Y742 号

隐形咬合诱导病例集

YINXING YAOHE YOUDAO BINGLI JI

主　　编　姚　军

出 品 人　程佳月
责任编辑　税萌成
营销编辑　鄢孟君
封面设计　半元文化
责任出版　欧晓春
出版发行　四川科学技术出版社
成都市锦江区三色路 238 号　邮政编码 610023
官方微信公众号 sckjcbs
传真 028-86361756
成品尺寸　170 mm × 240 mm
印　　张　19.5
字　　数　300 千
印　　刷　成都市金雅迪彩色印刷有限公司
版　　次　2025 年 6 月第 1 版
印　　次　2025 年 6 月第 1 次印刷
定　　价　262.00 元

ISBN 978-7-5727-1772-7

邮　　购：成都市锦江区三色路 238 号新华之星 A 座 25 层　邮政编码：610023
电　　话：028-86361770

本书编委会

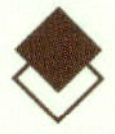

主　编

姚　军

副主编

王星星　郑韵哲

编　委

（按姓氏笔画排序）

宁　娟　任子奕　李朝慧　杨秀娟　吴姗姗

邱惠玲　沈照霞　张佳丽　张琰君　陈欣然

陈胜兰　姚智豪　柴　涟　黄一冰　谢涵璟

前　言

咬合诱导（occlusive guidance）一词现在倍受关注，作为一种临床治疗方法，它可以在早期解除或者减轻儿童牙列异常的情况。目前正在使用的口腔医学教科书《儿童口腔医学》（第五版）第176页，对咬合诱导是这样定义的：在牙齿发育时期，引导牙齿沿咬合的正常生理位置生长发育的方法。

通过这个定义，我们可以看到三个关键词：第一个是发育，它提示咬合诱导一定是在儿童牙齿发育时期，与发育同步进行的一种治疗，涉及的时期可以是乳牙列、混合牙列和恒牙列的早期。第二个关键词是引导，咬合诱导的核心内容就是去除干扰，让牙齿自然发育到自己正常的生理位置。这样又引出第三个关键词生理位置，我们知道牙齿可以发挥的作用很多，如咀嚼、保持美观、发音等，都需要牙齿在一个正常的位置才能进行，这个位置就是牙齿应该存在的生理位置。

咬合诱导已经有多年的发展历史，在临床上也发挥了很大的作用。近年来，隐形矫治技术取得了很大的发展和进步，它因为有着体积小、舒适度高、美观、不会影响牙齿清洁、孩子容易配合等优点，现在越来越被儿童患者接受。多年前，我和我的团队就尝试着在临床上将隐形矫治技术应用到咬合诱导治疗上，并取得了较好的治疗效果。

本书展示了48例咬合诱导治疗患者的临床资料，目的是通过这些病例的展示和分析，为各位同行使用隐形矫治技术进行咬合诱导治疗提供一些参考和借鉴，希望能把这个方法推广出去，让更多的孩子受益。

姚　军

上篇 理论基础

下篇 病例集

上篇

理论基础

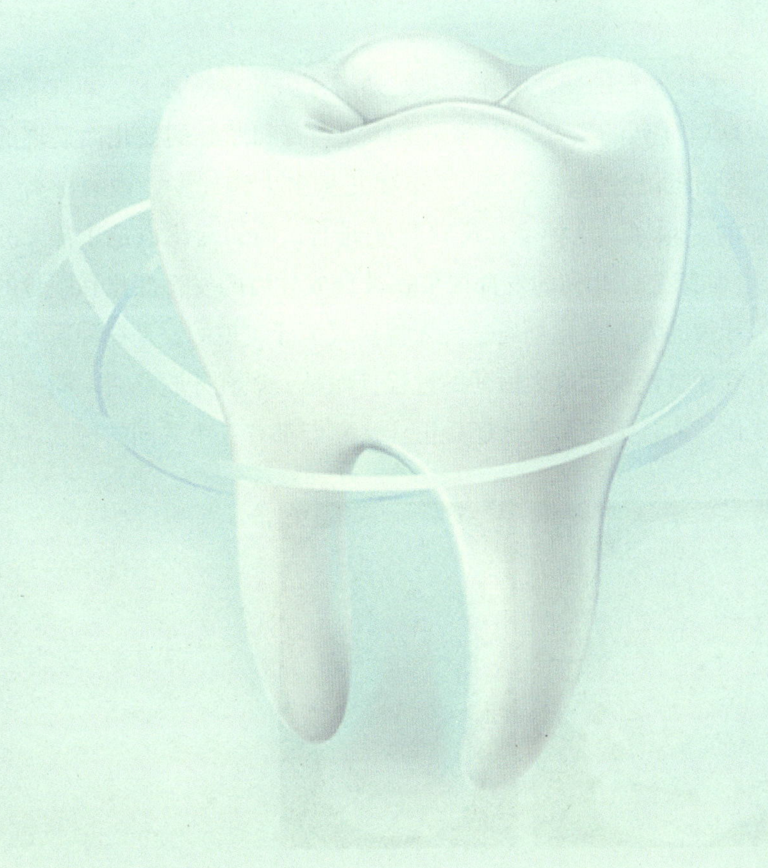

第一章　咬合诱导的理论基础

儿童牙列有着区别于成人的特点。因此，咬合诱导理论不能生搬硬套成人正畸的理论。这点对于掌握咬合诱导理论至关重要。另外，这里声明一下：本书中咬合诱导理论的所有内容只适用于12岁以下儿童。

一、儿童牙列的特点

特点1：生长发育的变化明显。我们知道牙齿长在颌骨上，颌骨又是身体的一部分。所以牙列的发育变化首先是伴随全身和颌骨的变化而显现的（图1–1–1）。我们可以想象一下，一个小婴儿从出生到12岁，他的身高、体重是成倍增加的。同样，这种变化反映到牙列上，他的变化也是非常大的（图1–1–2）。在临床上，牙列的发育很早就被分成牙齿的发育变化和颌骨的发育变化两种。牙齿的发育变化是通过乳牙替换成恒牙实现的，是一种质的变化。它不是一个乳牙缓慢长大成为恒牙的过程，而是一颗乳牙脱落后，同一位置长出恒牙的变化。而且无论是乳牙还是恒牙，它们都有一个共同的特点，就是牙

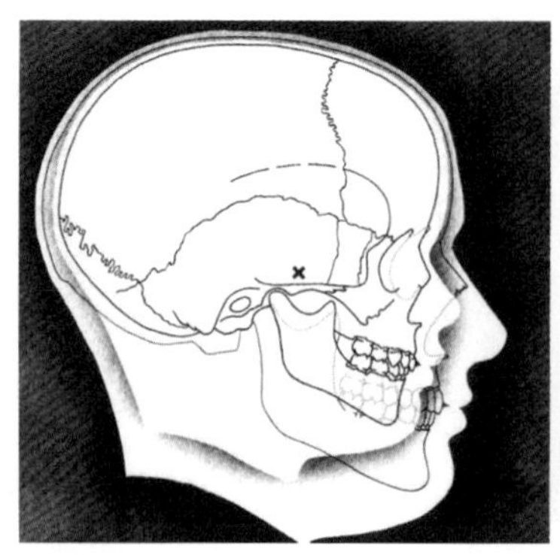

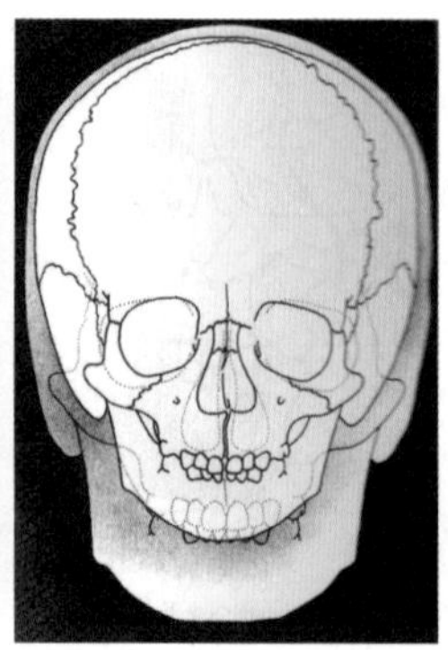

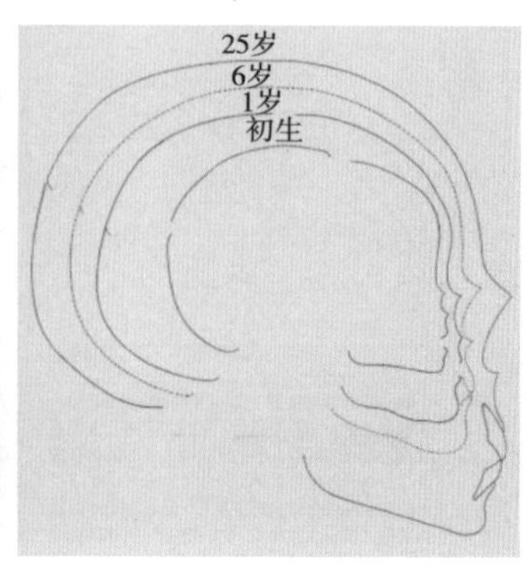

图1–1–1　不同年龄颅骨重叠

体本身不会长大。也就是说，牙齿只有在萌出中长长的变化，没有再长宽的变化。这与同样是人体硬组织的人体骨骼的发育变化是不一样的。可以简单地理解成牙齿的发育是从乳牙替换到恒牙的质变，而颌骨是缓慢长大的量变。

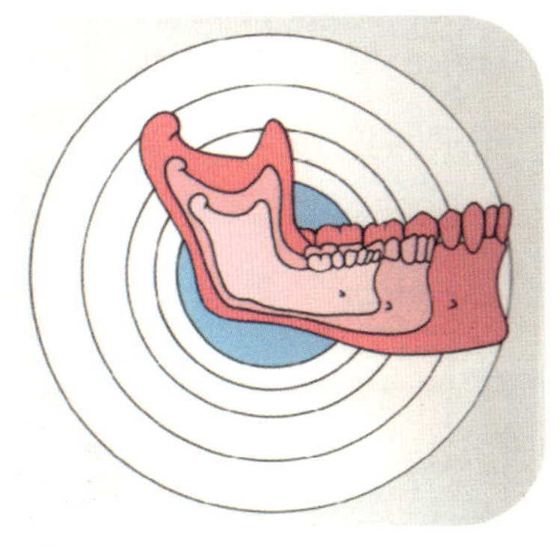
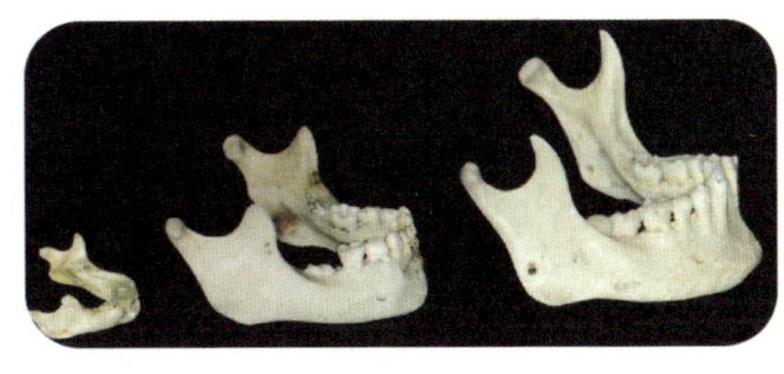

图1-1-2 不同年龄下颌骨重叠

这样一个牙列和颌骨发育变化的差异，就会导致在恒牙列早期的替牙期产生一个严重的问题，就是牙量和骨量的不协调，具体反映到孩子的口腔内就会出现上、下颌乳前牙脱落后，一颗偏大的恒牙会长出，而这时候上、下颌骨的发育还没有跟上。所以出现我们常说的牙量大于骨量。但这种形式是暂时的，因为颌骨的发育是一个量变的过程，所以颌骨还在缓慢发育，其宽度也还在缓慢增加。一段时间后长宽的颌骨可以缓解牙量大于骨量的问题（图1-1-3）。

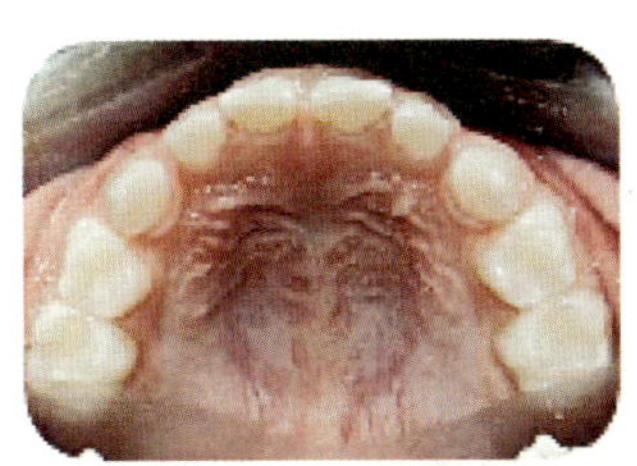
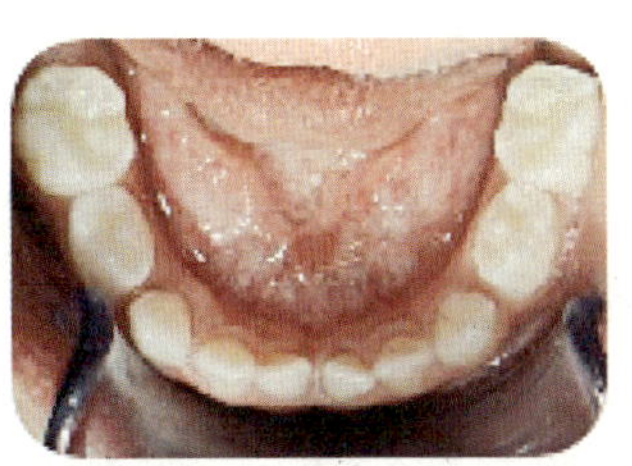

图1-1-3 颌骨长大使乳牙之间出现间隙

前面已经说过，12岁以前孩子的身高、体重可以成倍增加，所以骨的发育潜能也是非常大的。所以我们判断一个人的牙量是否最终会大于骨量，应该是等到发育停止时，也就是20岁左右，而不是在牙齿刚开始替换的6岁或者是再大一点。

除了颌骨发育长宽的变化之外，牙科医生熟知的剩余间隙（Leeway space）其实也是一种可用于解决牙量大于骨量问题的因素。等侧方牙列进行乳牙到恒牙的替换时，我们会发现这里有很多间隙出现，这些剩余的间隙正好可以用来缓解前牙区拥挤的情况（图1-1-4）。试想一下，如果剩余间隙在替牙初期，也就是六七岁的时候出现，那孩子这个时期出现的牙列拥挤问题就会大大减轻，也就不存在“丑小鸭期”了。剩余间隙虽然在十岁左右出现，但是总比没出现好。这就再一次提醒我们，在判断牙量是否大于骨量的时候，一定要考虑剩余间隙的存在，要到剩余间隙使用之后，再来下结论。

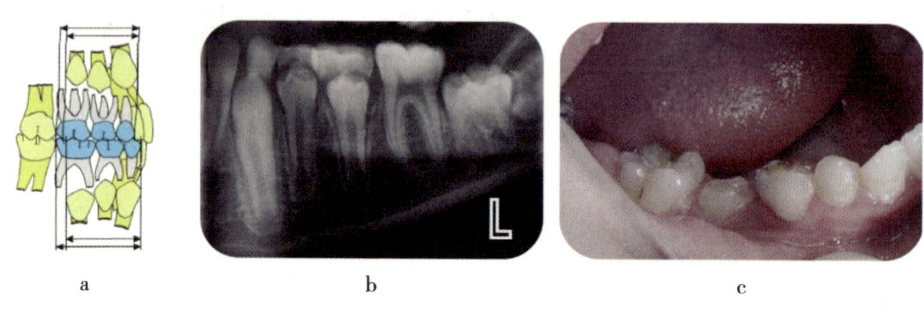

a b c

a. 剩余间隙示意图 b. 剩余间隙 X线下显示 c. 剩余间隙口内表现

图1-1-4 剩余间隙

图1-1-5是我们早期进行的一项课题研究结果。我们分别在同一个孩子的三岁、五岁、七岁、九岁、十一岁五个年龄阶段进行了牙列模型制取。然后把模型进行数字化扫描后进行重叠，我们描记了牙弓曲线后发现，随着发育

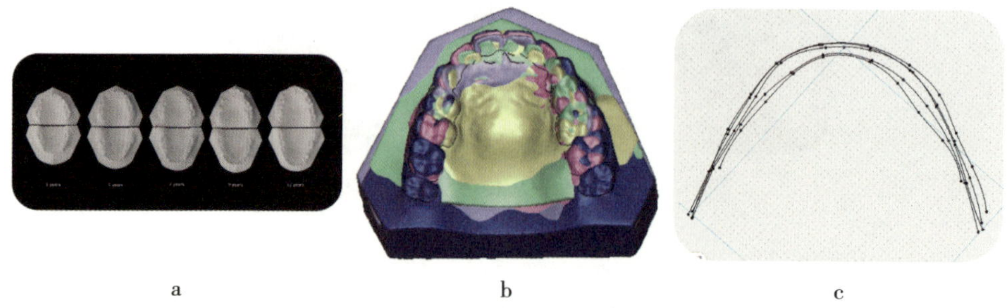

a b c

a. 同一位儿童不同年龄阶段的牙列模型 b. 同一位儿童不同年龄阶段的牙列模型的数字化重叠 c. 重叠后牙弓周长的描记

图1-1-5 同一位儿童不同年龄阶段牙列模型比较

前牙的唇倾量不断增加，就类似于一个圆增加了半径，它的周长也增加了。增加了的周长正好可以用于排列牙齿，所以这也是一个可用于缓解牙量大于骨量的因素。

考虑到随着发育的进行，人体中还有多种调整牙量大于骨量的机制会不断显现，因此建议大家不要过早地在替牙初期就判定牙量大于骨量，更不应该在这个阶段就用减数的方法为孩子治疗牙列拥挤等问题。

特点2：儿童牙列的自我调节作用。这里用几个病例的X线片来进行阐述，如图1-1-6至图1-1-10。

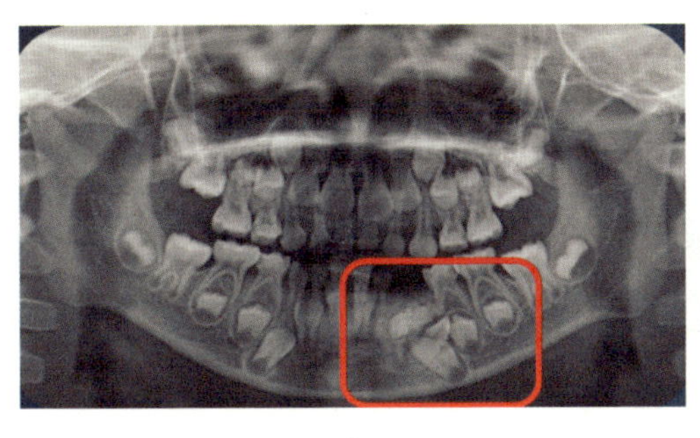

a

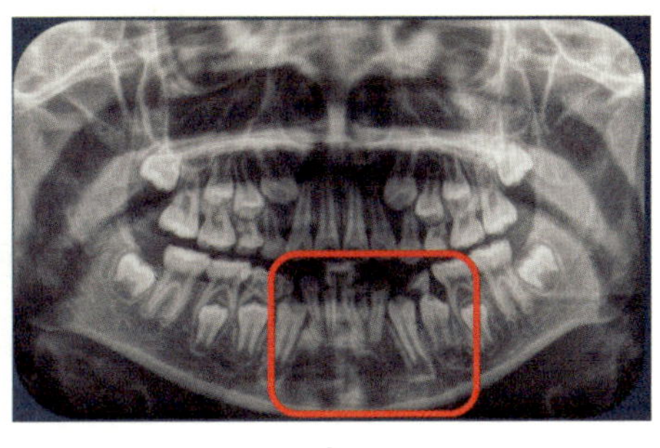

b

a. 牙瘤影响恒牙胚的萌出方向 b. 牙瘤摘除后被影响的恒牙萌出方向自行调整了

图1-1-6 牙瘤摘除后恒牙的变化

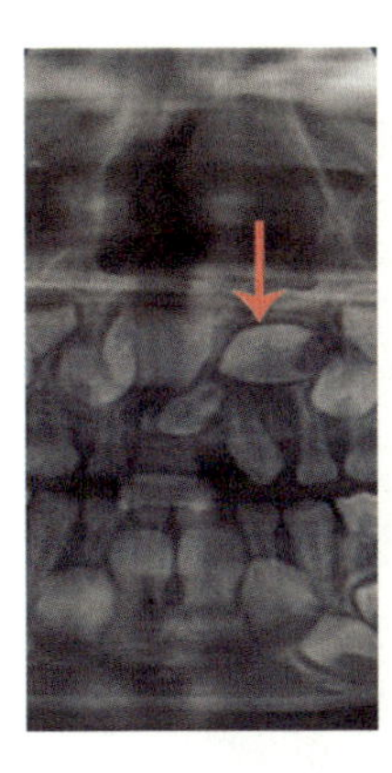

a

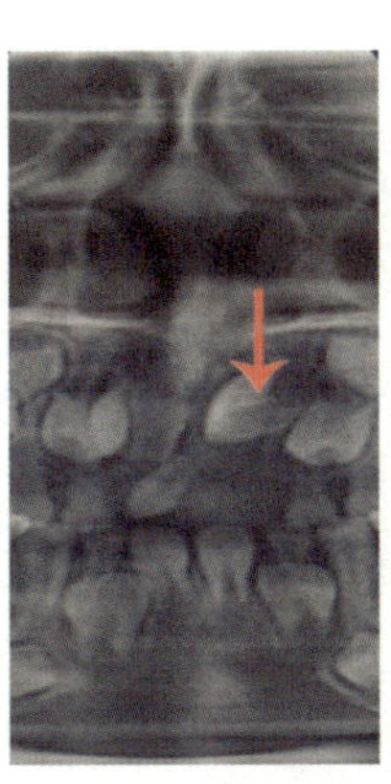

b

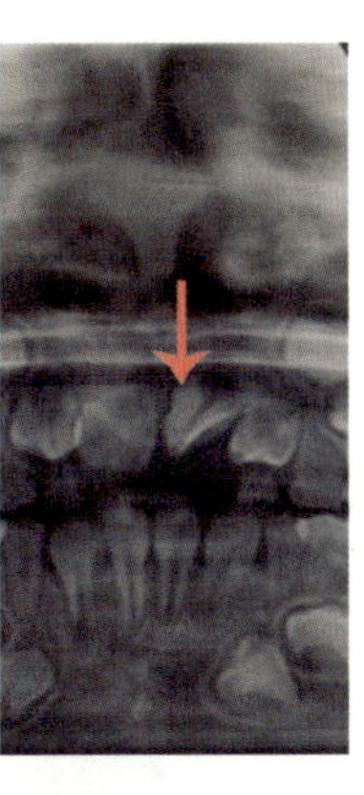

c

a. 两颗多生牙的存在影响了21的萌出方向 b. 拔除一颗多生牙后，21的萌出方向进行了调整 c. 再拔除一颗多生牙后，21的萌出方向改善明显

图1-1-7 多生牙拔除后恒牙的变化

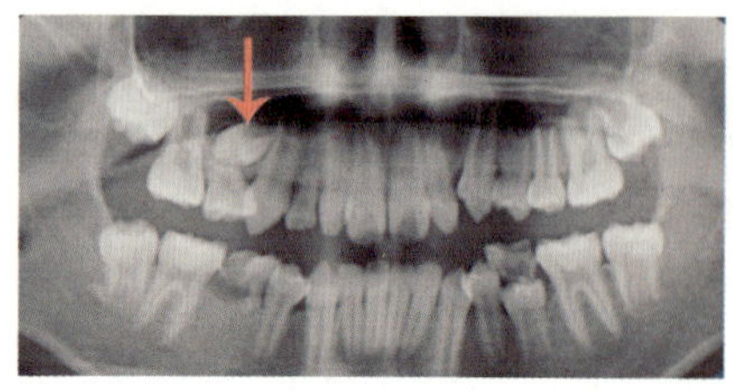

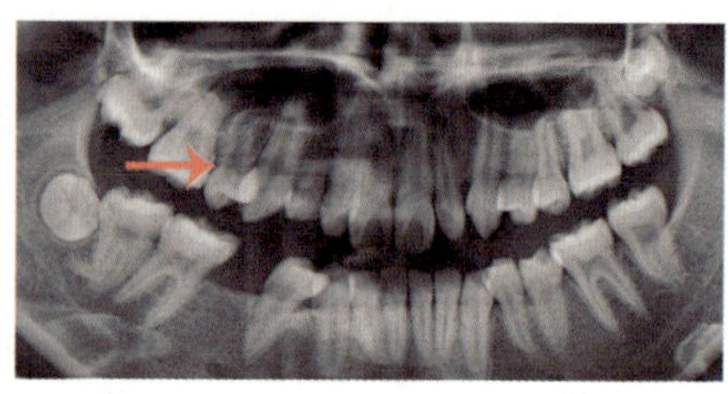

a　　　　　　　　b

a. 因为55的滞留，15的萌出方向受到影响　b. 拔除55后15的萌出方向改正（15的根尖都弯曲了，但其萌出方向还是被调整了）

图1-1-8　滞留牙拔除后恒牙的变化

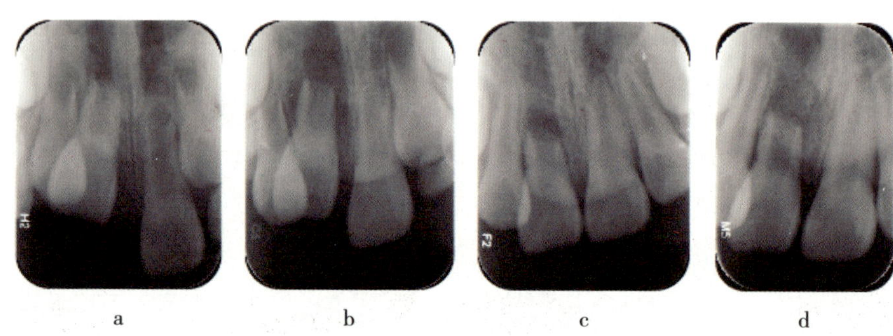

a　　b　　c　　d

a. 11外伤发生嵌入　b. 观察一段时间后，11的位置被调整了　c. 长时间观察后，11几乎回到自己正常的位置　d. 再继续观察11在自己的正常位置保持良好（大家注意11的根尖都停止发育了，但是还是可以进行自我调整）

图1-1-9　嵌入性外伤牙的自我调整

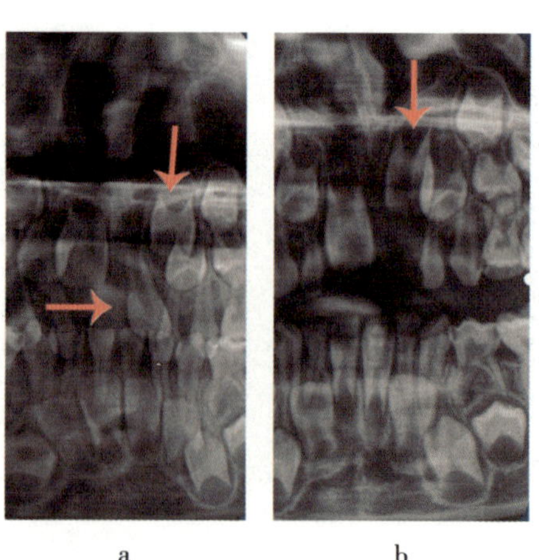

a　　　　b

a. 因为多生牙的存在，21中移动明显　b. 多生牙拔除后，21向近中进行明显调整

图1-1-10　多生牙拔除后恒牙的变化

以上实例可以看出，12岁以下儿童牙列的自我调节作用明显。只要正常萌出没有被干扰，牙齿位置都会被改善。

特点3：前面已提到了牙量和骨量的暂时性不协调。我们承认孩子在替牙初期会产生牙量大于骨量的现象，但这是一个暂时性的生理现象，看了图1-1-11，我们就不难理解，这不是人类的专利，灵长类动物也有这种情况。但是随着我们前面提到的解决牙量大于骨量机制不断显现，这个问题慢慢地会得到缓解。所以，在咬合诱导治疗中就是要利用这些机制来让牙列自然发育。

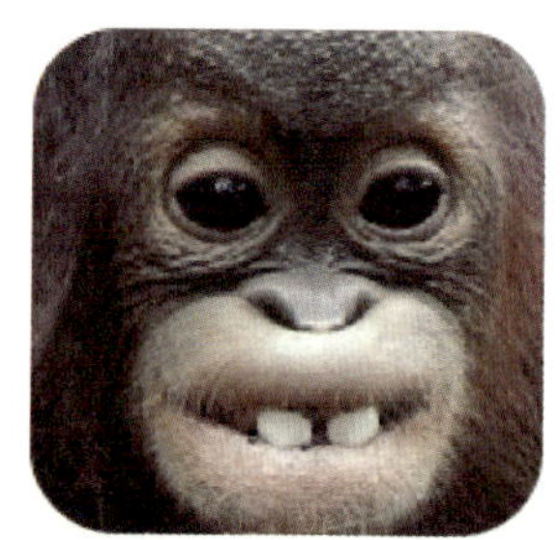

图1-1-11　灵长类动物幼年时期前牙外观

特点4：口腔肌肉力量和功能需要协调发育。这里我们开始讲肌肉，Muscle Win这个词大家已经熟知了，它对口周肌肉的重要性做了充分的肯定。但是我认为，它还不能准确地反映口周肌肉最重要的舌肌的作用，为此我在Muscle Win的基础上提出了Tongue King这个词。因为在众多的口周肌肉中，舌肌是重中之重。我们看图1-1-12舌肌解剖示意图。用红色框标记出的四组肌肉非常发达，这是它们的一个特点。它们还有另外一个特点，那就是它们不和任何组织连接，自成一体。用四组蓝色框标记出的肌肉也很发达，它们一端连接了较小的硬组织。这样的一个解剖结构是因为舌要完成一个非常特殊的运动，就是在发挥咀嚼、吞咽、发音等作用时，舌体要迅速而有力地变

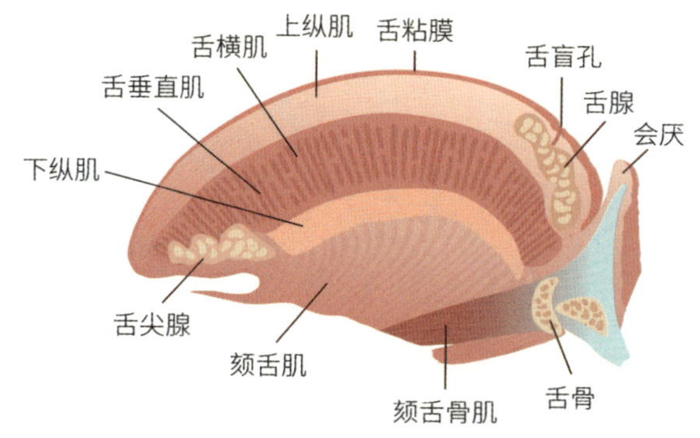

图1-1-12　舌肌解剖示意图

形。舌只有迅速而有力地变形，才能发挥诸多的生理功能。在这样一个强大舌肌长时间作用下，对于一个12岁以下颌骨发育还没完成的儿童来说，其颌骨的硬度在某种意义上就像橡皮泥（图1-1-13），可塑性非常强。因此可以说，儿童牙列如果有问题，它的口周肌群特别是舌肌一定有问题，这就提示我们，在进行咬合诱导治疗时，如果只排列牙齿而不处理肌肉的问题，那疗效会很差。同时治疗效果也不好维护。所以咬合诱导要进行牙齿和口周肌群两方面的同步治疗。

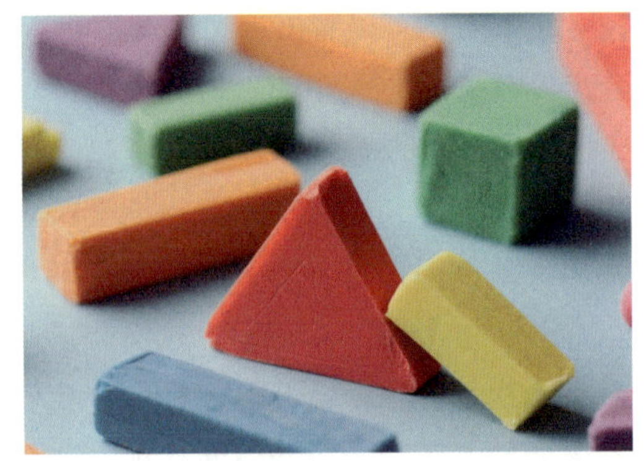

图1-1-13　12岁以下孩子的颌骨可塑性强，类似橡皮泥

特点5：淋巴组织的发育特点。现在大家都非常关心孩子扁桃体和腺样体的问题，也就是说非常关心孩子的呼吸道问题。我们知道扁桃体和腺样体就是儿童淋巴组织的一个代表。我们看图1-1-14会发现，到孩子发育停止的20岁以前，其在各个时期发育速度有快有慢，但是都是在发育的。图1-1-15把我们人体的所有组织分成了四种类型，可以观察到，除了淋巴型，神经型、

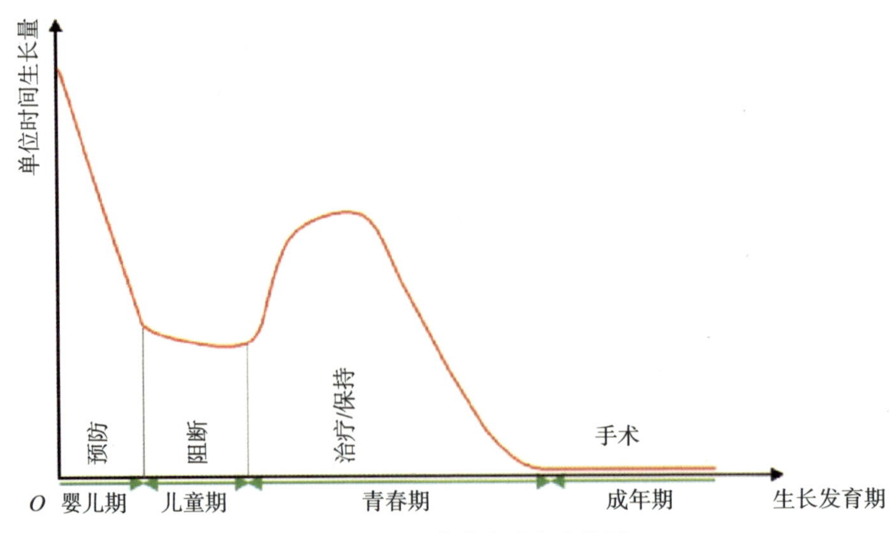

图1-1-14　人体发育速率曲线图

一般型和生殖型这三种类型都是从出生一直缓慢发育，到20岁时发育停止，而唯独这个淋巴型，它是从出生，慢慢发育到10岁左右的200%，再从10岁的200%降到20岁的100%。按照这样的发育规律，我们就可以总结出一位10岁左右的儿童，他的扁桃体和腺样体的大小可以是成人的4倍。明白了这个4倍大，就很容易理解为什么扁桃体和腺样体肿大的孩子这么多了。再加上我们外界空气刺激等原因，这个比例又被放大了。扁桃体和腺样体增大，其实是人的一种防御机制。淋巴组织是我们全身免疫系统的代表，在3岁以前，一个人的全身免疫系统是从母体带出来的。3岁以后，母体的带来的免疫系统慢慢减弱，人体开始建立自身的免疫系统。但自身的免疫系统建立很缓慢，往往要到10岁以后才能建立完成。这期间，为了更好地保护我们的健康，免疫系统会在关键部位，也就是说，咽喉要道，最先建立免疫系统。这种先建立的免疫系统的代表就是咽喉部腺样体和扁桃体。所以明白了这个道理，我们在治疗腺样体和（或）扁桃体肥大儿童患者时，手术切除的方法就应该谨慎使用。

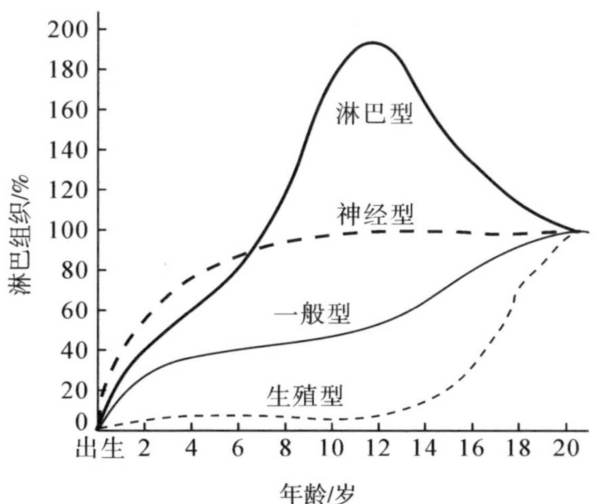

图1–1–15 器官发育曲线图（Scammon 1930）

这里提到孩子呼吸道的问题，是为了后面病例展示时能告诉大家，咬合诱导的扩弓治疗对于改善孩子呼吸是有一定作用的，如图1–1–16所示。

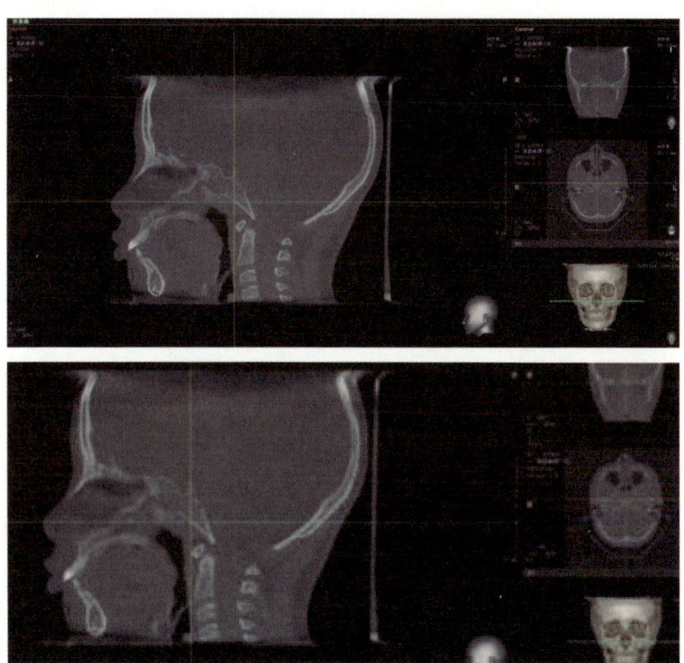

图1-1-16　咬合诱导治疗前后气道对比

二、儿童常见咬合异常

（1）反颌，如图1-1-17。

（2）恒牙区牙列拥挤，如图1-1-18。

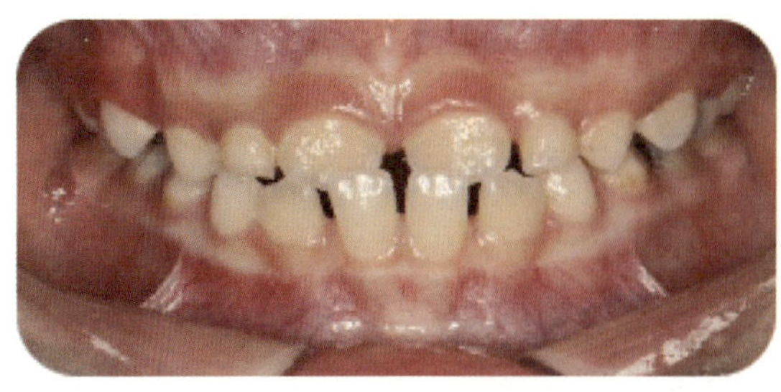

图1-1-17　反颌

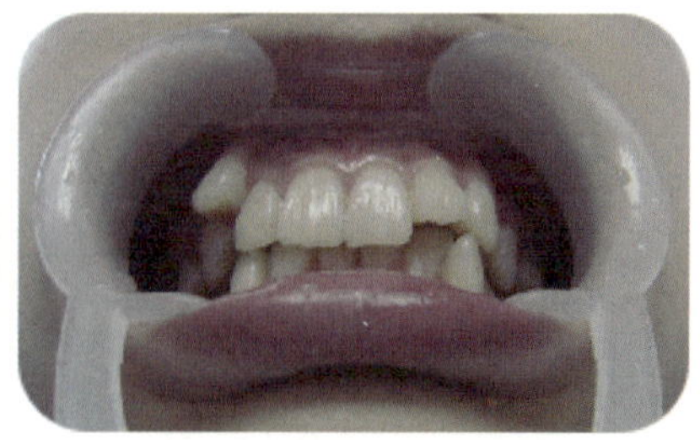

图1-1-18　牙列拥挤

（3）下颌后缩，如图1-1-19。

（4）恒牙区间隙丢失，如图1-1-20。

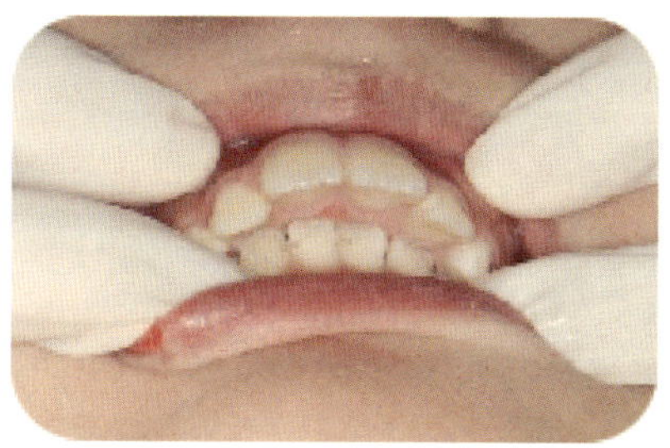

图1-1-19　下颌后缩

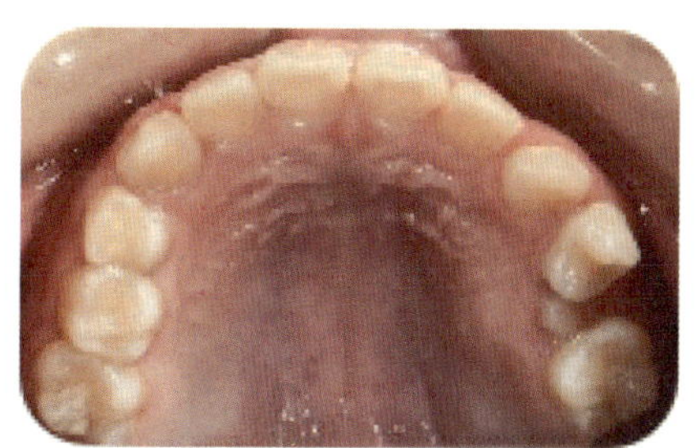

图1-1-20　恒牙萌出间隙不足

（5）肌功能异常，如图1-1-21。

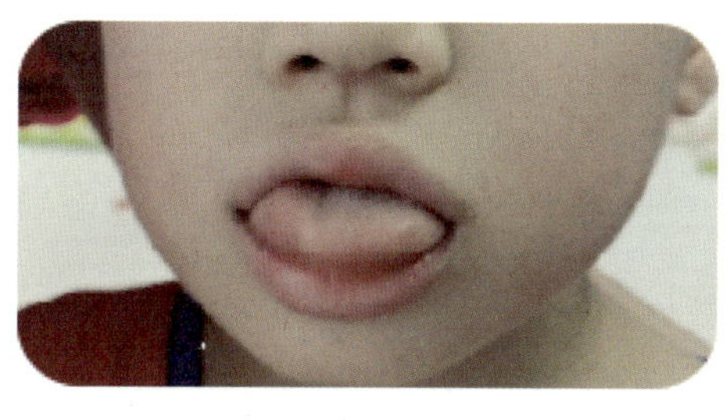

a

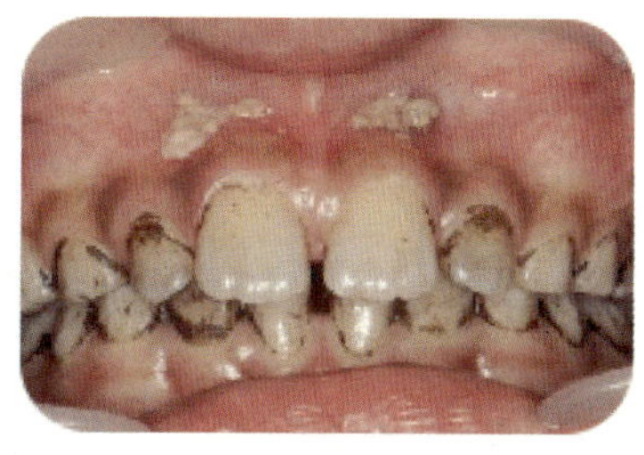

b

a. 舌肌功能异常（弹舌的时候舌吐出到口外）　b. 唇肌力量不足（口腔前庭食物残留）

图1-1-21　肌功能异常

三、咬合诱导的常用方法

（1）扩弓，这是咬合诱导的“灵魂”，如图1-1-22。

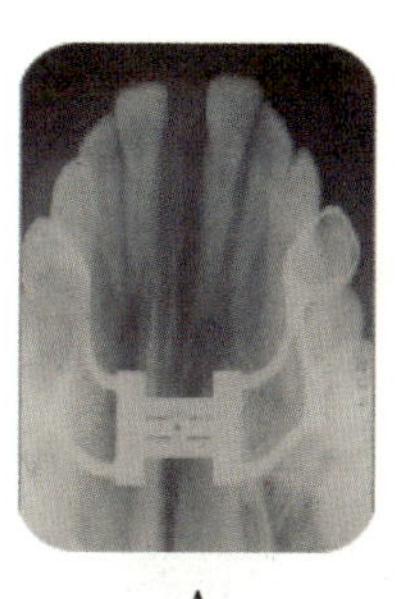

A

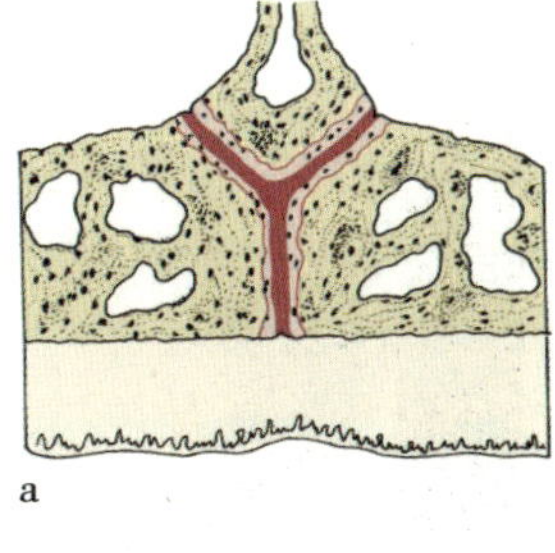

a

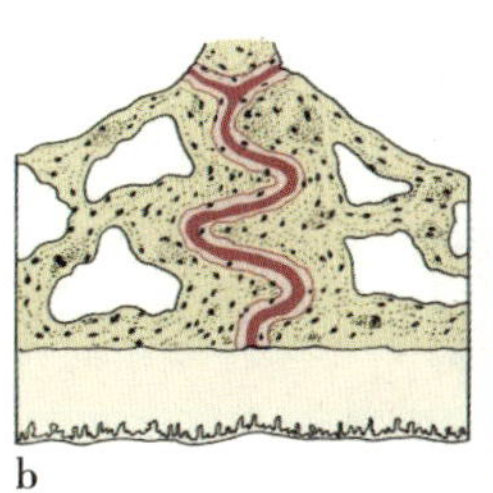

b

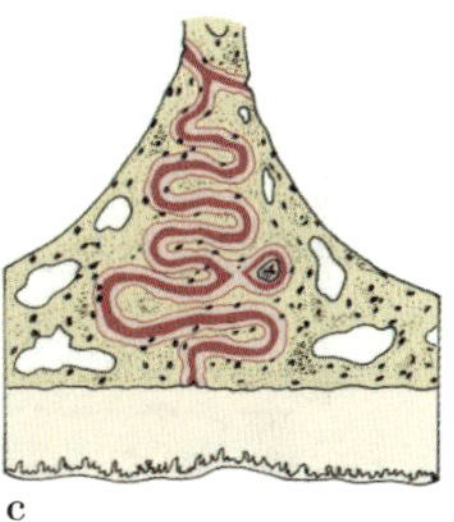

c

B

A. 扩弓是腭中缝的打开　B. 不同年龄阶段（A 2岁、B 9岁、C 13岁）腭中缝的解剖示意图（提示我们12岁前扩弓效果较好）

图1-1-22　腭中缝示意图

（2）推磨牙向后，如图1-1-23。

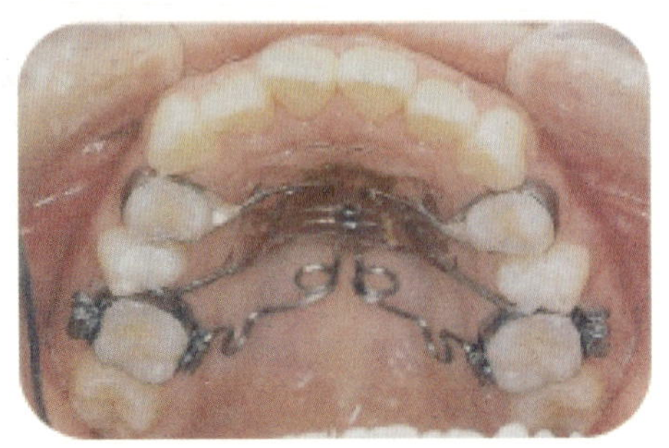

图1-1-23　固定矫治器推磨牙向后

（3）个别牙调节，如图1-1-24。

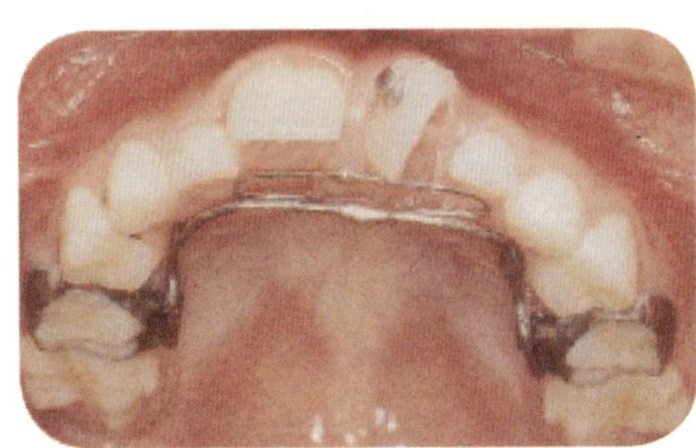

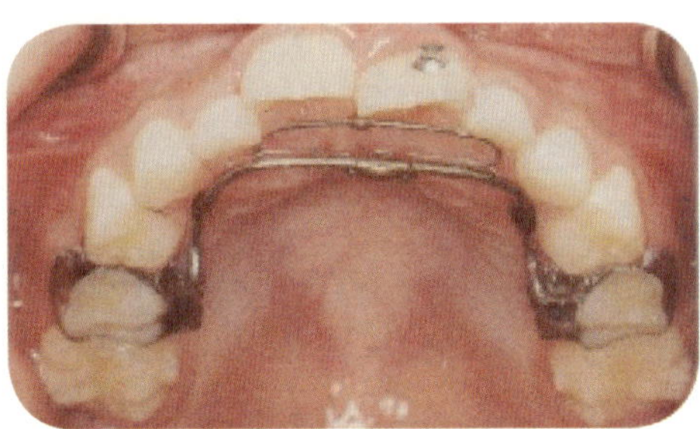

图1-1-24　固定矫治器进行个别牙调整

（4）肌功能调节，如图1-1-25。

（5）颌间调节。

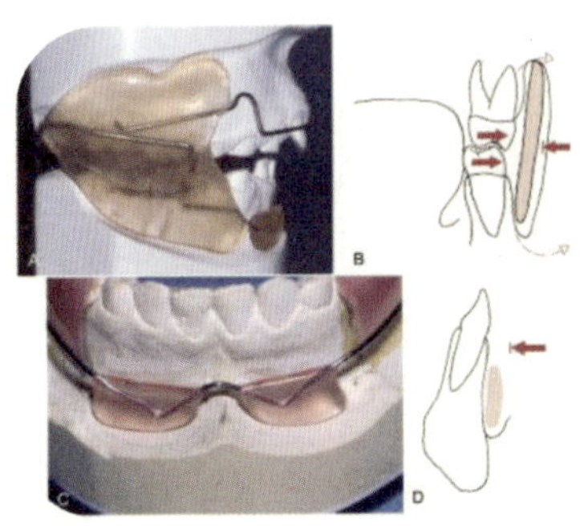

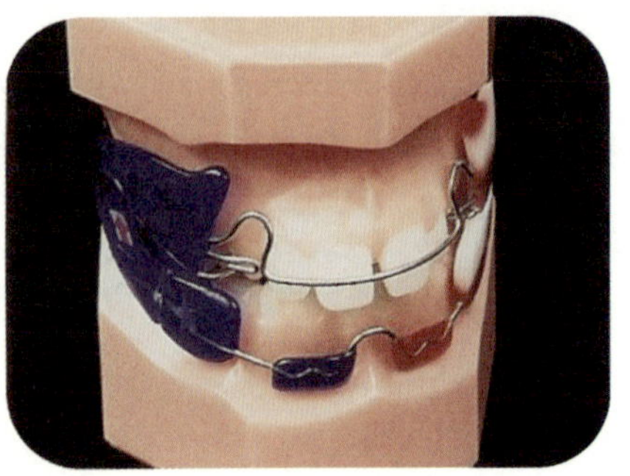

图1-1-25　功能矫治器调节肌功能

四、咬合诱导的目的

（1）最大程度降低拔牙的可能性，案例展示如图1-1-26至图1-1-32。

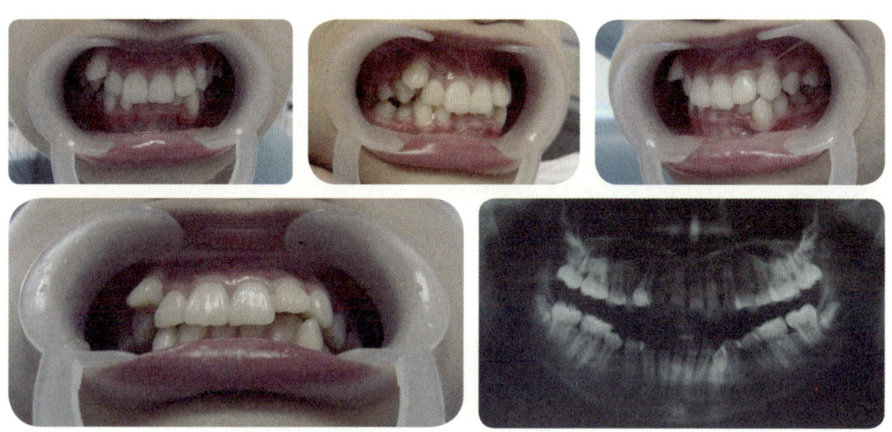

图1-1-26 2010年7月初诊时的情况

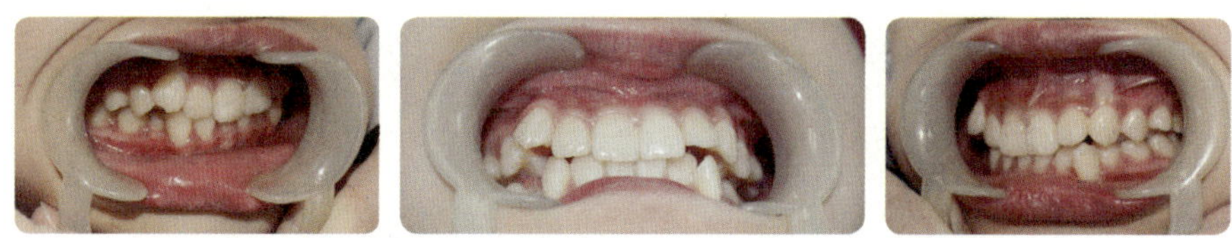

图1-1-27 2012年1月活动矫治器扩弓一年半后开始排齐时口内情况

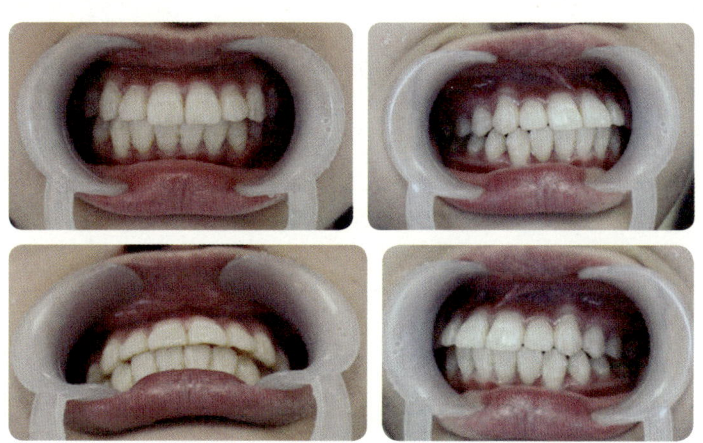

图1-1-28 使用托槽一年半后排齐结束

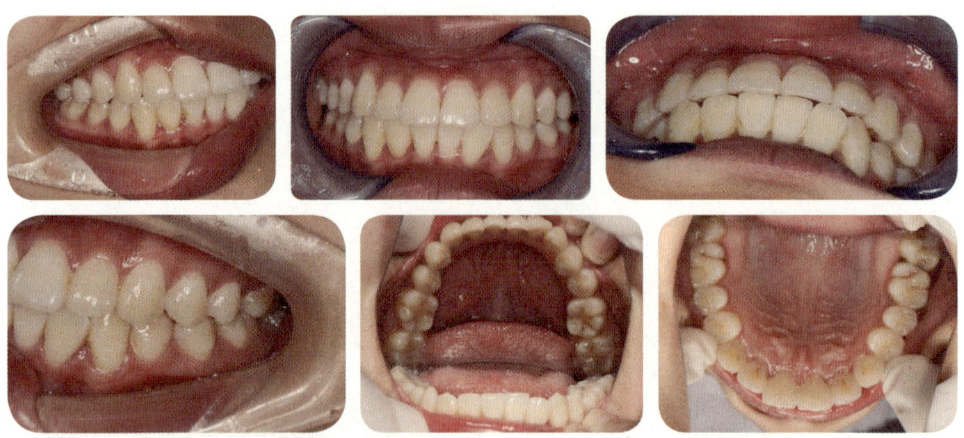

图1-1-29　排齐结束一年后复诊

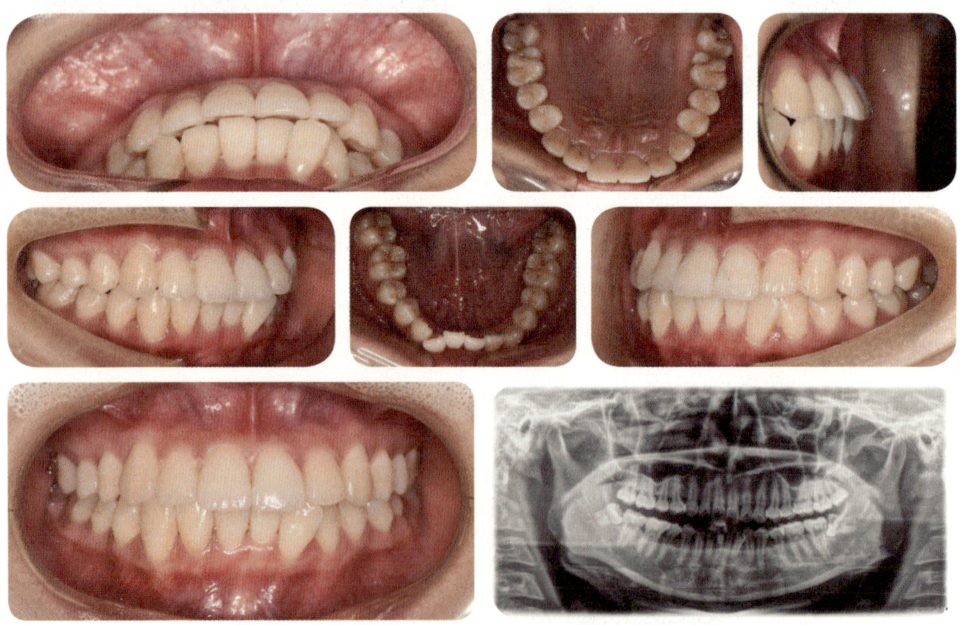

图1-1-30　2021年3月8日排齐8年后复诊情况

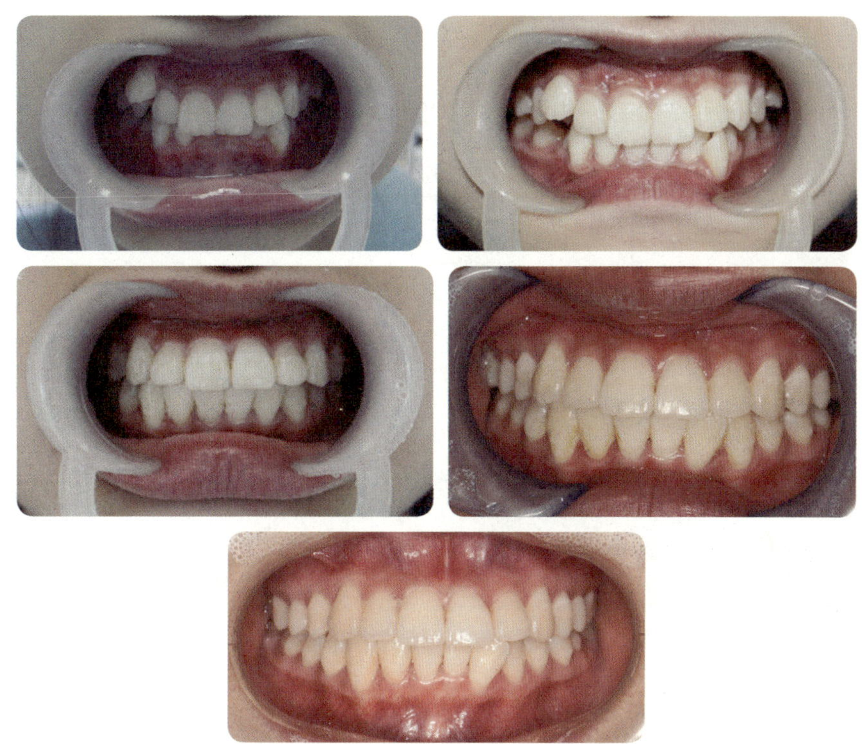

图1-1-31 不同时期正面咬合照对比

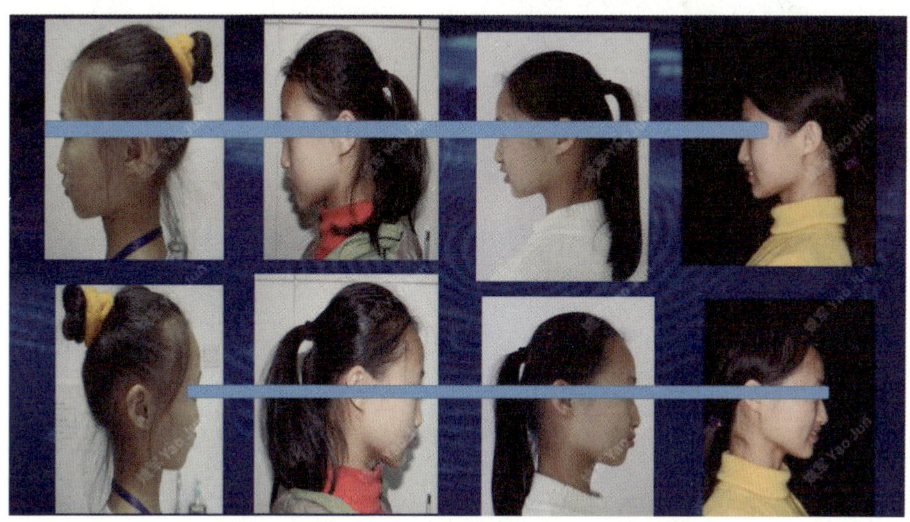

图1-1-32 不同时期侧位面照对比

（在没有进行减数治疗的情况下，孩子还近似凹面型，如果进行减数治疗就更凹）

（2）促进口腔功能正常发育，如图1-1-33。

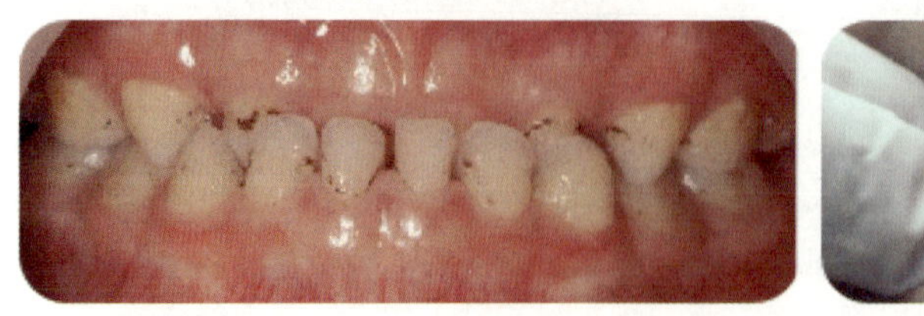
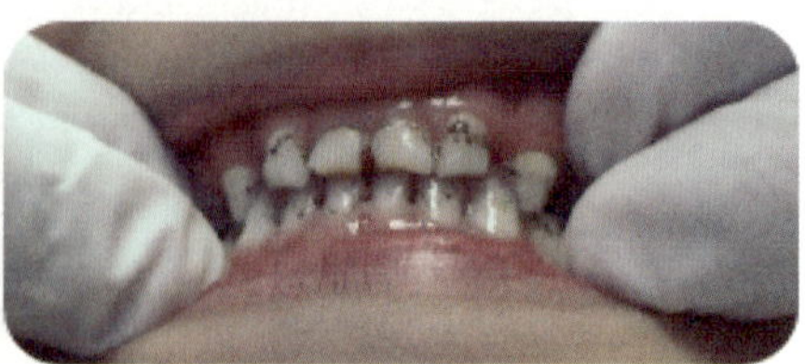

图1-1-33　乳牙反𬌗治疗前后对比

（3）提高咀嚼效率，如图1-1-34。

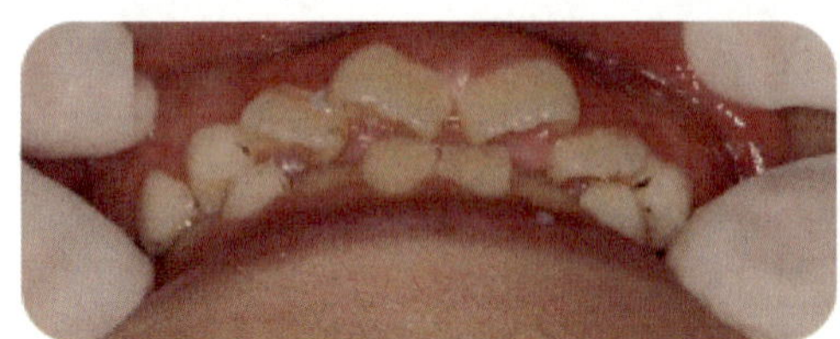
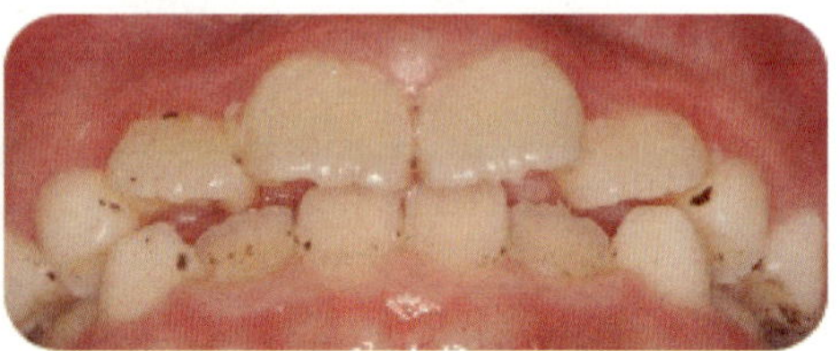

图1-1-34　前牙拥挤治疗前后对比

（4）降低以后正畸治疗的难度，如图1-1-35。

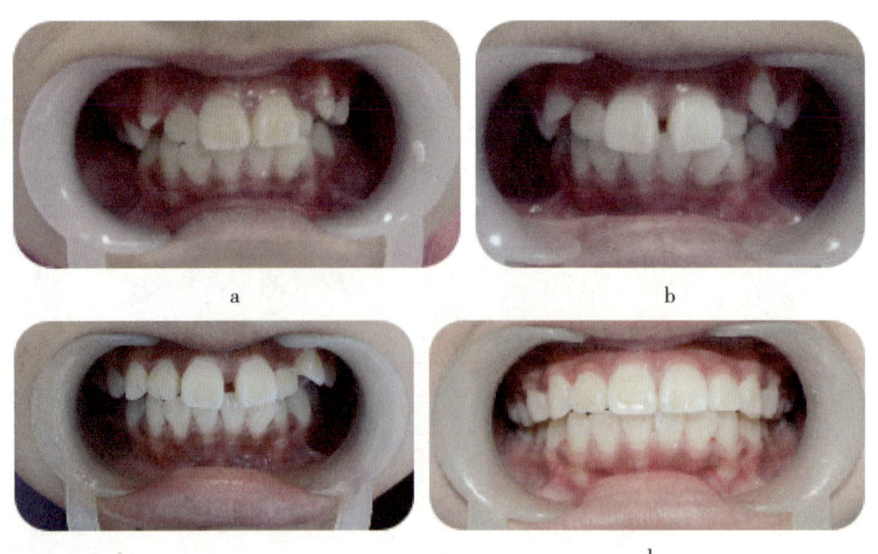

a. 初诊牙列拥挤　b. 活动矫治器扩弓后腭中缝打开　c. 继续扩弓拥挤度轻的一侧自行缓解　d. 使用托槽排齐后状态

图1-1-35　扩弓后牙列的变化

（5）降低龋坏风险，如图1–1–36。

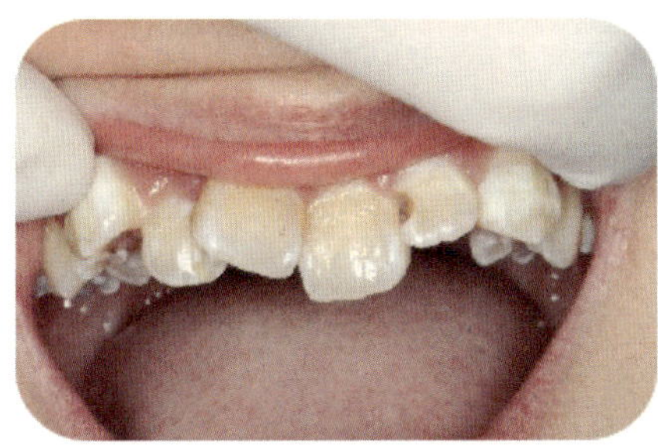
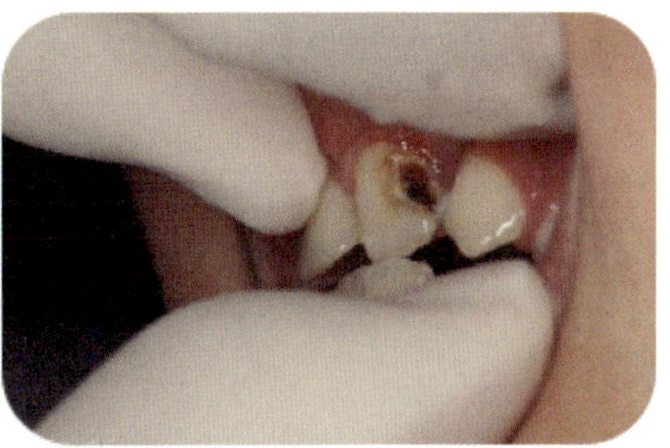

图1–1–36 邻面龋坏

（6）降低外伤风险，如图1–1–37。

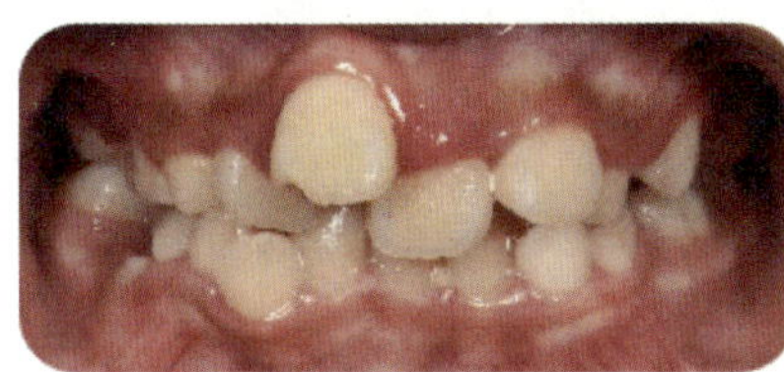
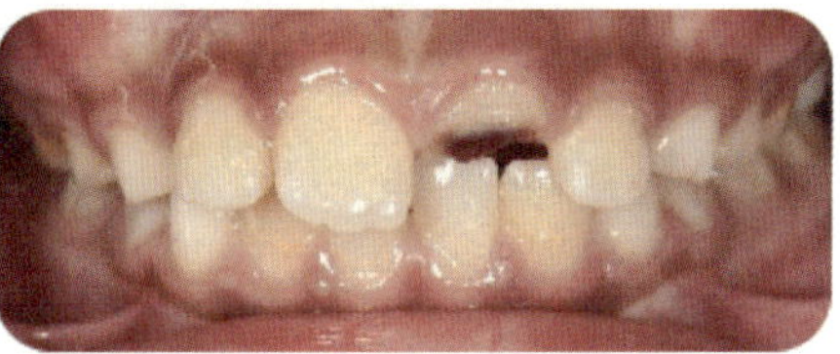

图1–1–37 前牙外伤

五、咬合诱导治疗的目标和适应证

咬合诱导的治疗目标可概括为一个主要目标和一个次要目标。主要目标包括两点：①上颌牙包绕下颌牙；②牙齿“硬碰硬”。次要目标也包括两点：①上下牙工程完美的弧度；②前牙不前突。孩子只要牙齿长出来，在任何一个时期，有一颗牙齿没有达到主要目标，就是适应证。让所有牙齿达到主要目标就是我们的治疗目的。

这个主要目标和次要目标，对标正畸的六个关键词和六个要素，可见它在咬合诱导中的地位有多重要了。

第二章　隐形矫治技术在咬合诱导治疗中的技术优化

为了把隐形矫治技术应用到咬合诱导中，我们在技术上做了以下的改进。

（1）增加了黏膜部分的固位，提高了固位效果，如图1–2–1。

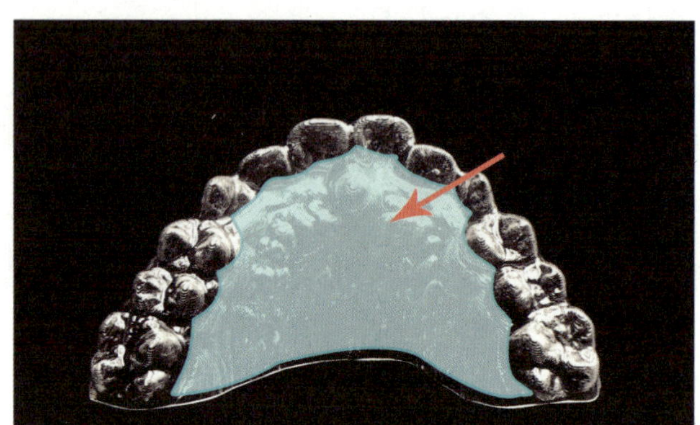

图1–2–1　黏膜部分固位

把隐形矫治应用在儿童身上是一种非常好的方法。当开始接触到隐形矫治时，我们就思考能让成人牙齿很好移动的技术，在儿童牙齿上应该会有更好的效果，因为12岁以下孩子的颌骨就像橡皮泥一样，可塑性很强，比成人牙齿能得到更好的移动效果。在此之前我们一直采用活动矫治器进行咬合诱导治疗，我们不担心牙齿不移动，我们更担心的是牙齿移动得太快。我们尝试之后发现最大的问题就是固位，为了解决这个问题，我们增加了黏膜部分的固位，这类似于全口义齿的固位。

（2）在黏膜部位设计正雅舌突，可以调整舌位。

正雅舌突固定在矫治器的“嗯”点上，如图1–2–2，该点是我们发“嗯”音时舌尖所处的位置，是舌的正常位置。但是因为各种因素，很多孩子的舌都很难在这个位置，舌的位置不对就会产生各种问题，舌舔上前牙会造成上前牙前突，舔下前牙会造成下颌反颌，同时舔上下前牙会造成开船。由此可见，舌的位置是非常重要的，在开展咬合诱导时一定要处理好以舌肌为代表的口周肌肉的关系，肌肉问题没有处理好，治疗效果可能会大打折扣。相反，如果肌肉问题得到了处理，我们可能会得到满意的治疗效果，治疗时间会缩短，治疗效果也会维持稳定。带有正雅舌突的矫治器戴入口内后，不用提醒，小朋友会自觉地用舌头舔正雅舌突，随着矫治器步数的增加，正雅舌突的体积会逐渐缩小如图1-2-3，直到最后消失，最后小朋友的舌头会“记住”这个位置。

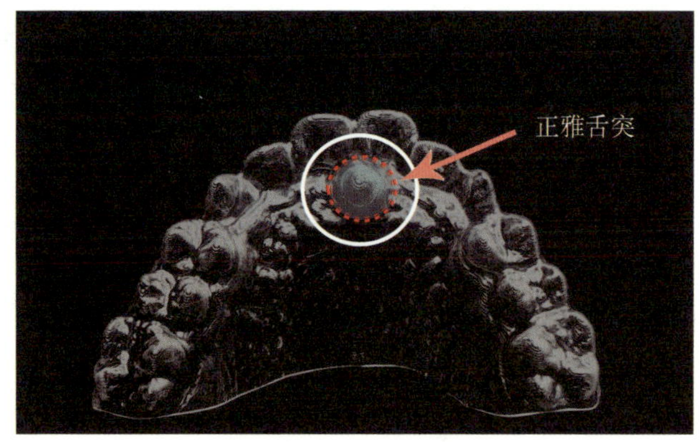

图1-2-2　正雅舌突

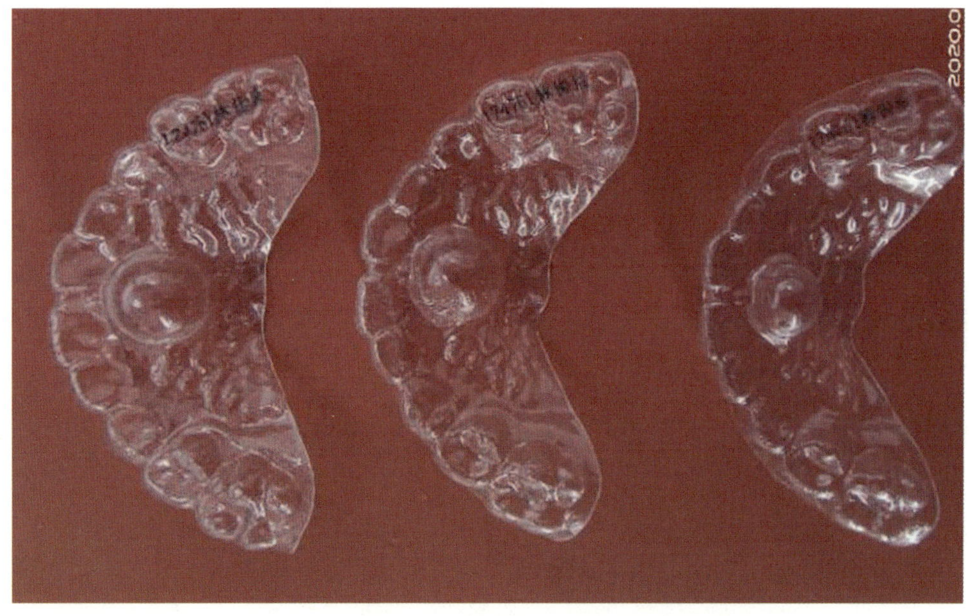

图1-2-3　正雅舌突随矫治器步数增加体积逐渐缩小

此外，正雅舌突在设计上还带来了一个意外的惊喜，如图1-2-4，矫治器戴入口内后，患儿的下前牙咬在正雅舌突的前斜面上，这起到了斜面导板的作用，可引导下颌向前。所以，正雅舌突有引导舌位和引导下颌向前的双重作用。

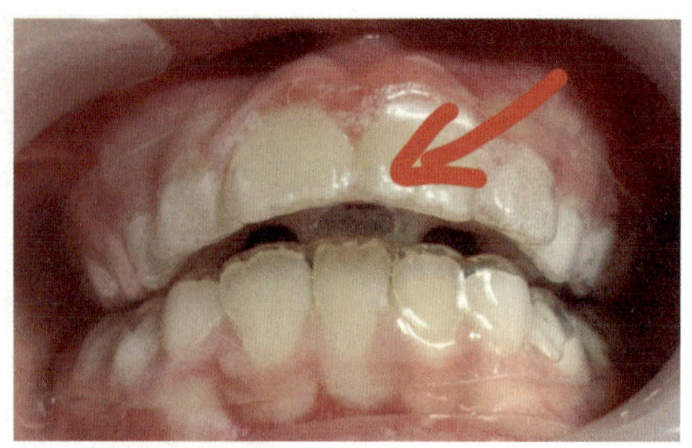

图1-2-4　正雅舌突斜面导板

（3）使用自主附件粘接技术操作更简单，适合于低龄的儿童。

自主附件的作用是为了增加固位，如图1-2-5，它的形状如同水滴，是通过增加牙齿外形高点来增加矫治器的固位。与传统附件不同的是，自主附件只有一个作用，那就是固位。不需要模板，用流动树脂在牙体表面塑成一水滴状、固化，然后再进行口腔数字化扫描或制取模型。一般情况下，选择根吸收不超过1/2的乳牙粘结自主附件，上颌设计左右3个共6个，下颌设计左右2个共4个；若乳牙因龋坏早失，也可选择在合适的恒牙上粘结自主附件；若需调整扭转过大的恒牙，也可考虑在该恒牙上设计自主附件。图1-2-6为自主附件模型示意图（提示：该图只为教学示意图，若全部牙齿粘结自主附件，矫治器会难以摘戴），图1-2-7为自主附件操作视频二维码，大家可以扫码观看视频学习。

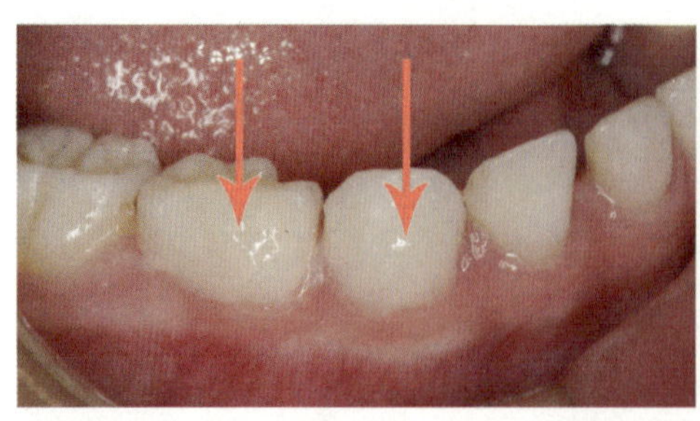

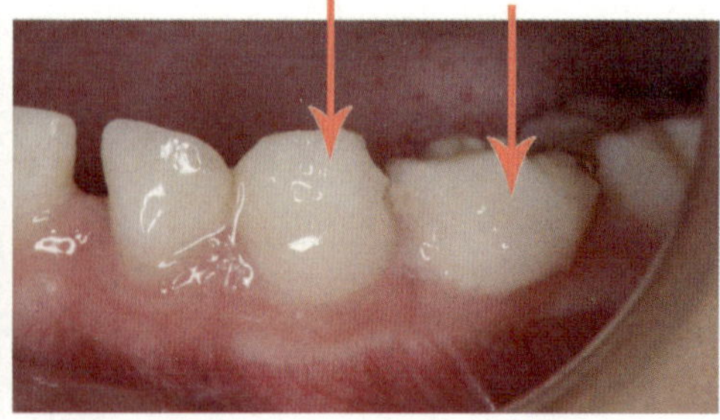

图1-2-5　自主附件

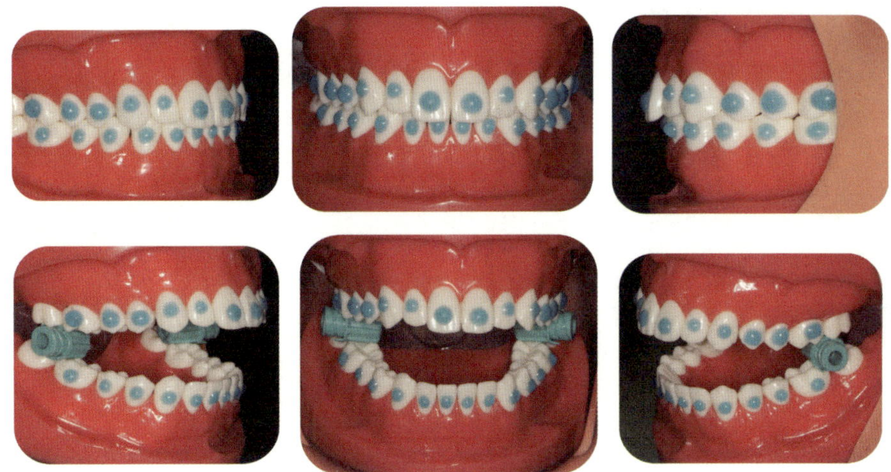
图1-2-6　自主附件模型示意图

图1-2-7　自主附件操作视频二维码

（4）口腔肌功能训练器，在治疗牙列问题的同时，开始对肌肉进行训练。

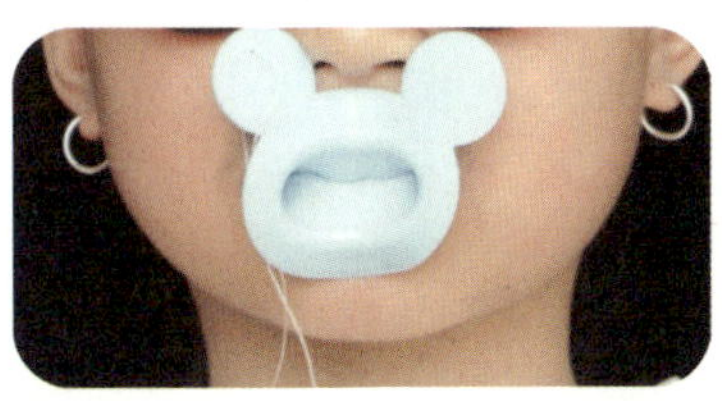
图1-2-8　咬咬齐第一个动作

口腔肌功能训练器又名Yao式肌功能训练器，别名咬咬齐。它的材质类似于奶嘴，训练全程包含4个动作：①用牙齿咬训练器，如图1-2-8；②将舌头从训练器孔中向外伸，如图1-2-9；③将训练器放置于唇与牙齿之间，用唇用力挤压，如图1-2-10；④弹舌。前三个动作的目

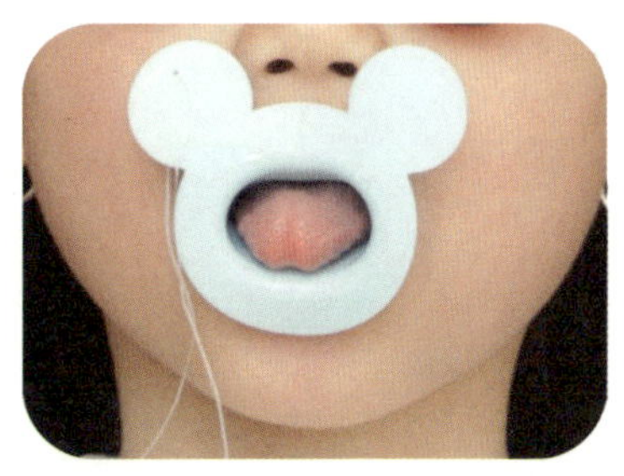
图1-2-9　咬咬齐第二个动作

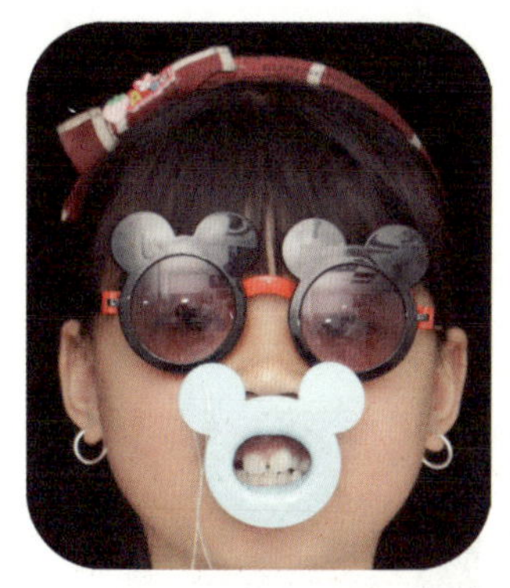

图1-2-10　咬咬齐第三个动作

的分别是练习咬肌、舌肌、唇肌。其中唇肌的训练是非常关键的，因为大多数孩子唇肌力量很弱。在临床上，建议大家在训练之前用吹气球的方法来检测儿童口周肌肉的力量，这样更方便医患之间的沟通。图1-2-11是使用咬咬齐肌功能训练器训练2个月后口唇睡眠时的变化对比，可以看到该患儿的口周肌肉的力量是逐渐增强的。所以在使用咬合诱导技术时，一定要充分考虑肌肉问题。

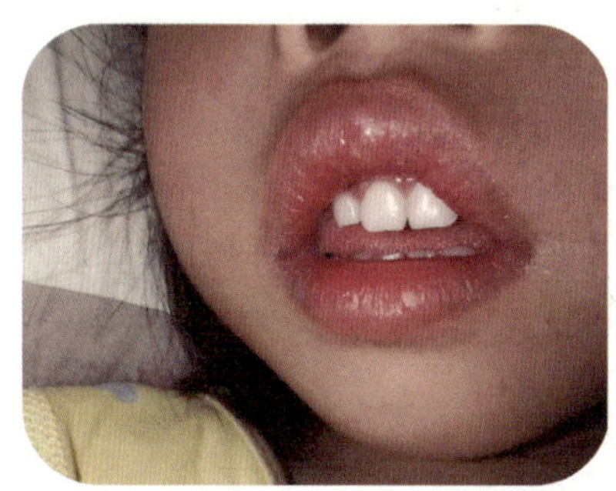

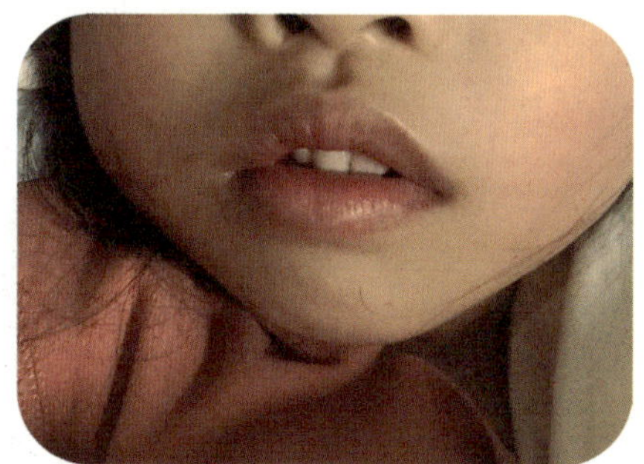

图1-2-11　咬咬齐训练2个月后口周肌肉力量对比图

下篇

病例集

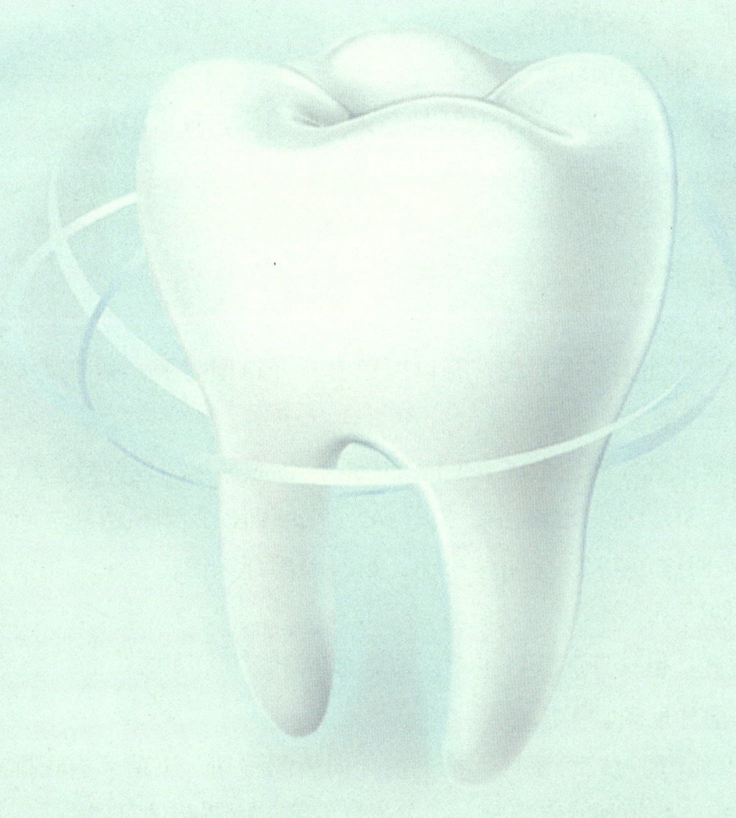

病例 1

病例简介

患者，女，5岁，主诉地包天。乳牙列，前牙反殆，未伴乳磨牙反殆。使用隐形矫治器，调整上下前牙，解除反殆。最终反殆解除，前牙排齐，达到“硬碰硬”接触。疗程4个月。

关键词：乳牙列前牙反殆。

一般信息：女，5岁，家长代诉地包天影响美观，要求治疗。

现病史及既往史：无特殊。

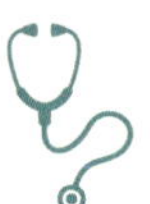

临床诊治

口外检查：面型基本对称，开口度正常，开口型向下，关节区无弹响，双侧耳屏前无压痛。

口内检查：乳牙列，全口卫生情况一般，8D颌面见白色补料，5A、6A近中，6B远中，5D近中，8D远中，5E、6E、8E颌面探及龋损达牙本质中层，探诊（–），叩诊（–），无明显松动；第一恒磨牙未萌出；上下颌前牙区反殆，存在散隙。

辅助检查：恒牙牙胚数目正常，未见多生牙。

诊断：前牙反殆。

治疗方案：通过咬合诱导，推上前牙向唇侧移动，下前牙内收排齐，解除反殆。长期监控颌骨发育情况，存在若复发需二次矫治的可能性。

治疗设计：全口隐形矫治，推上前牙向唇侧移动，打开咬合，下前牙利用间隙适量内收排齐，解除前牙反殆。因乳牙列临床牙冠短，固位条件较差，矫治器设计覆盖黏膜的特殊切割方式以增强矫治器固位。上颌牙列全程选择自主附件，用以增强矫治器固位效果，下颌牙列移动量不大，故未设计附件。上颌腭侧切牙乳突处增加舌突装置，引导正确舌位，辅助改善不良舌习惯。

治疗过程

治疗过程如图2-1-1至图2-1-9。全口隐形矫治，共15副矫治器，每7天更换一副。隐形矫治器每日佩戴时间不得少于12小时，在家长监督的情况下尽可能地增加佩戴时长。复诊监控牙齿移动情况，矫治器是否贴合，以及前牙咬合干扰点情况，必要时可对乳牙做调殆处理。因患者上下前牙区存在咬合障碍，矫治过程中可以要求患者佩戴矫治器进食。此举可以使膜片与牙齿

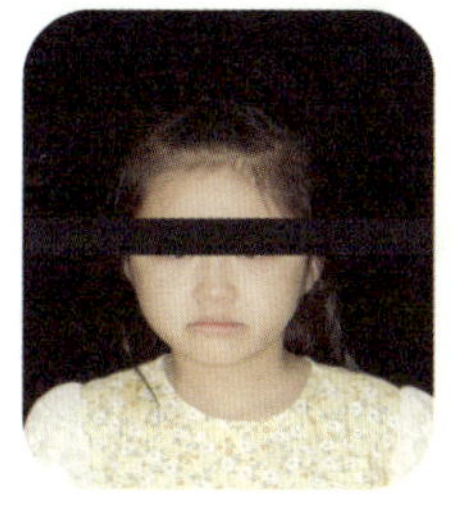
正面照

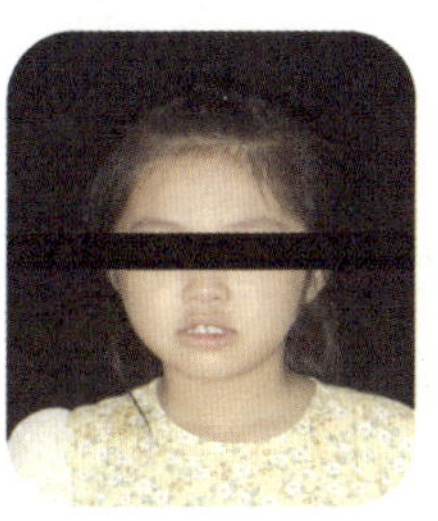
正面微笑照

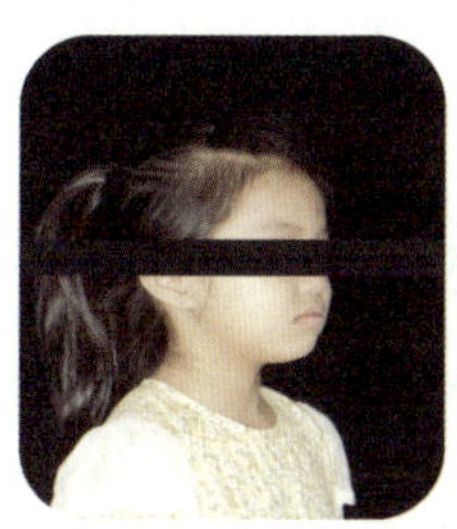
侧面45°照

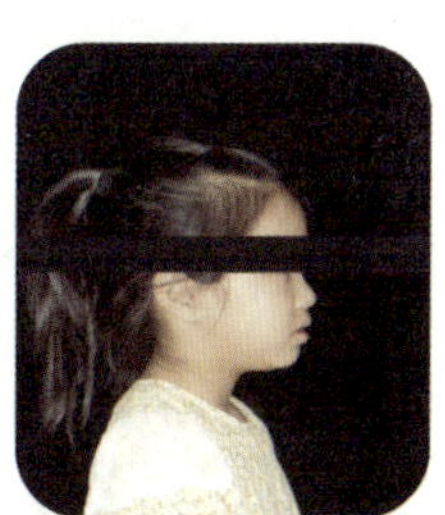
侧面照

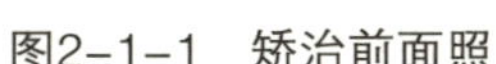
图2-1-1 矫治前面照

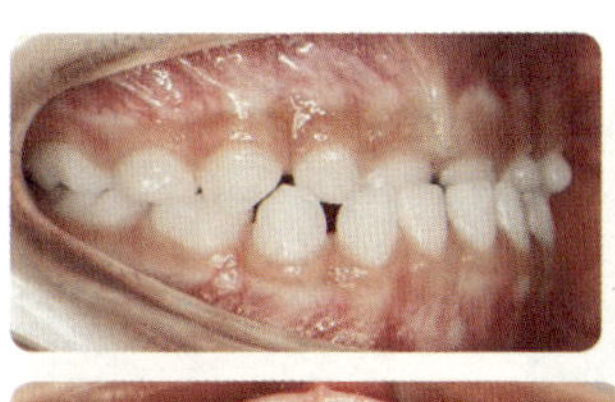

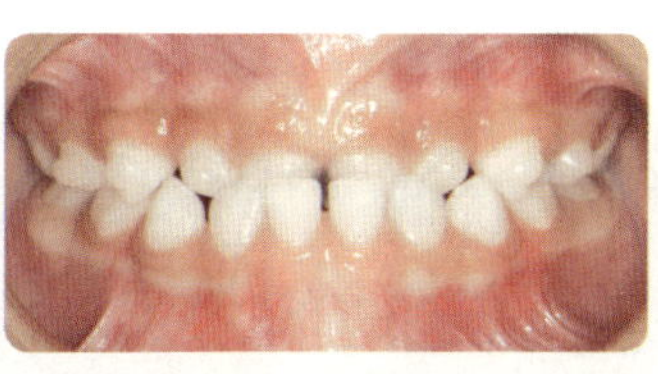

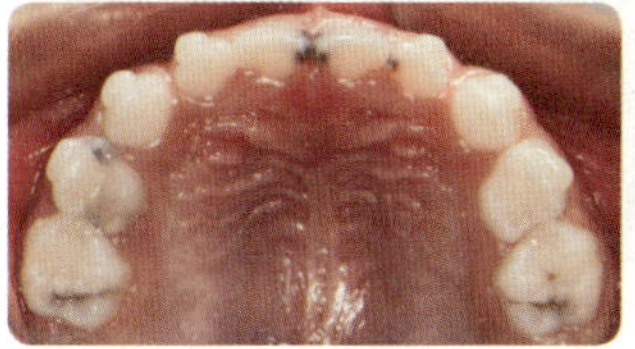

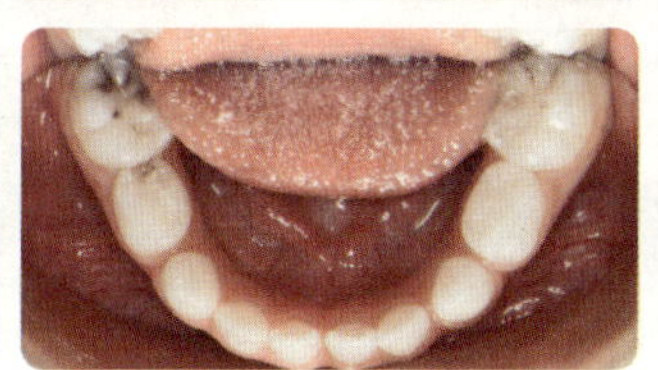

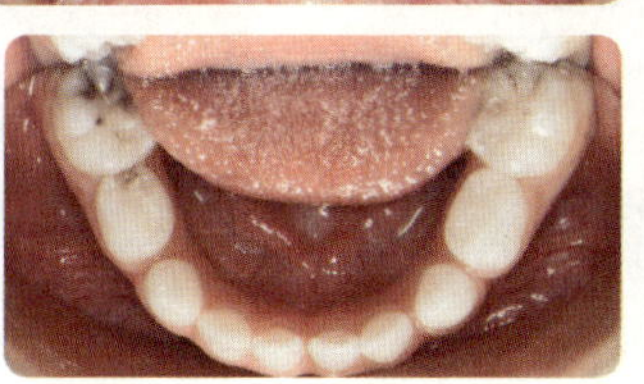

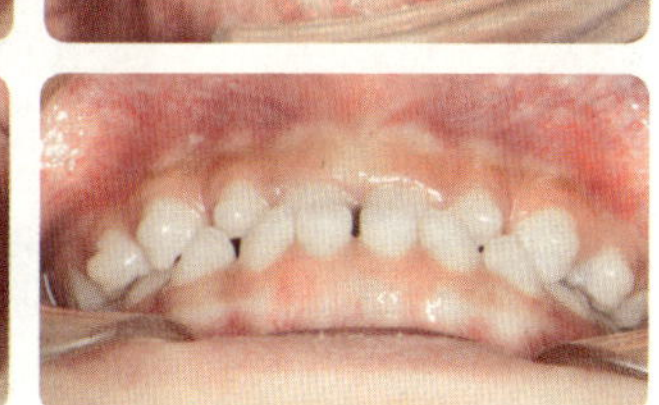

图2-1-2 矫治前口内像

更加贴合，提高隐形矫治器表达率，能够有效减少矫治器脱套情况的发生。进食后需要做好牙面清洁并保持矫治器洁净，以防蛀牙的形成。矫治后用压膜保持器和硅胶矫治器保持。矫治持续4个月，反𬌗解除，最终恢复卵圆形弓形，覆𬌗、覆盖正常，患者的咀嚼效率提高，呼吸改善，面貌改善。

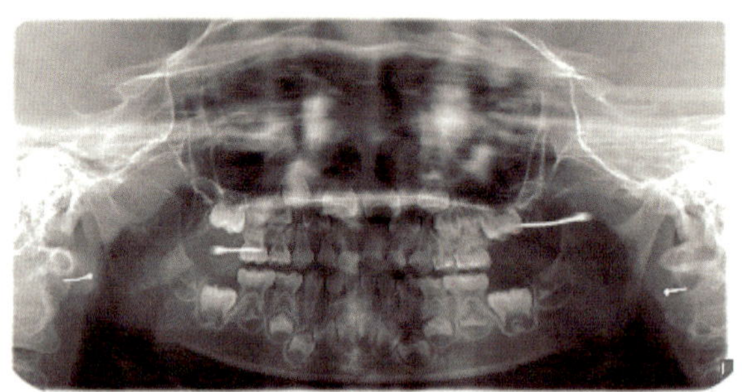

图2-1-3 矫治前X线片

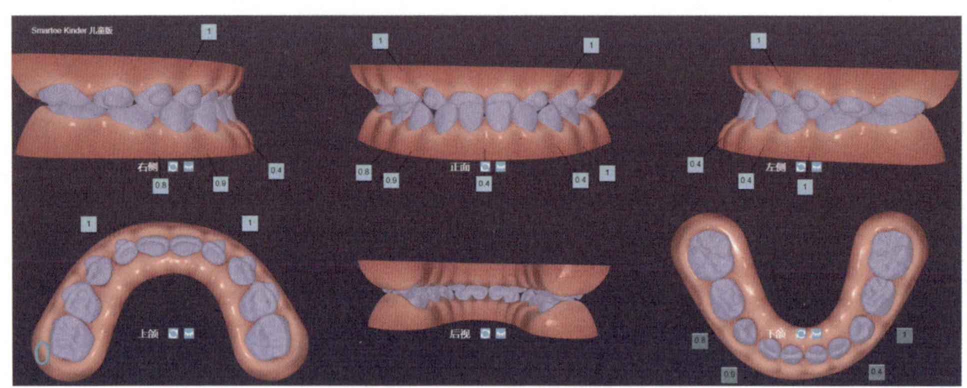

图2-1-4 矫治动画截图

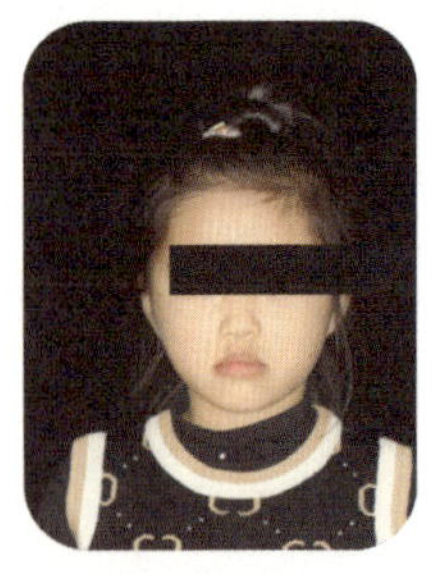

正面照

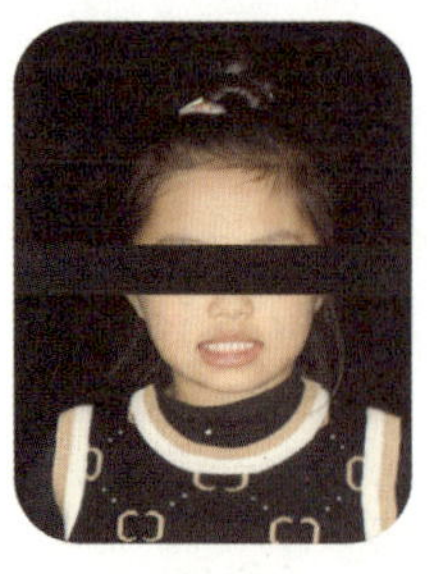

正面微笑照

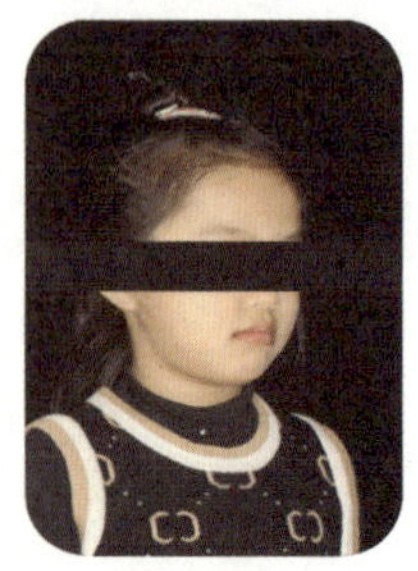

侧面45°照

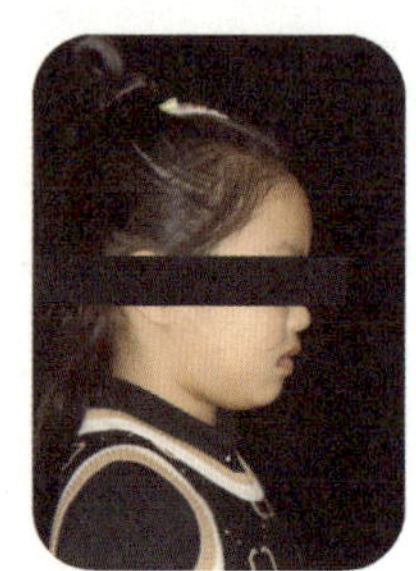

侧面照

图2-1-5 矫治后面照

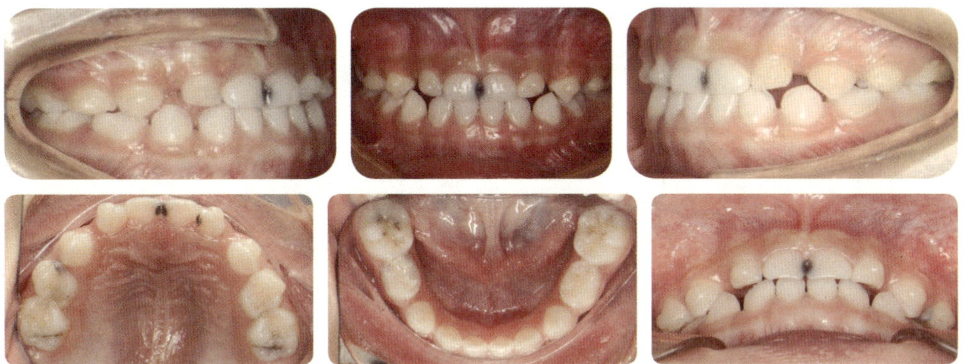

图2-1-6　矫治后口内像

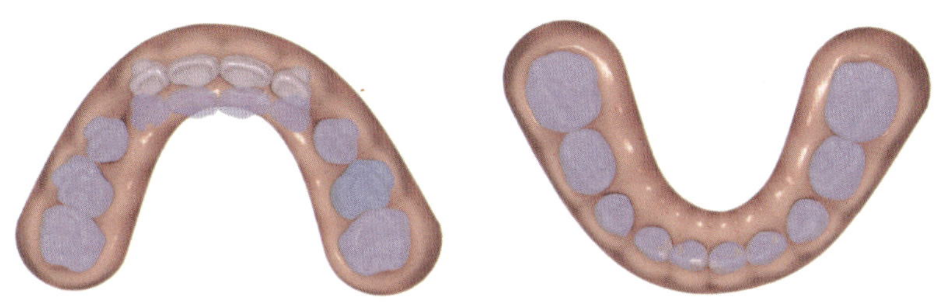

图2-1-7　牙列模型重叠图

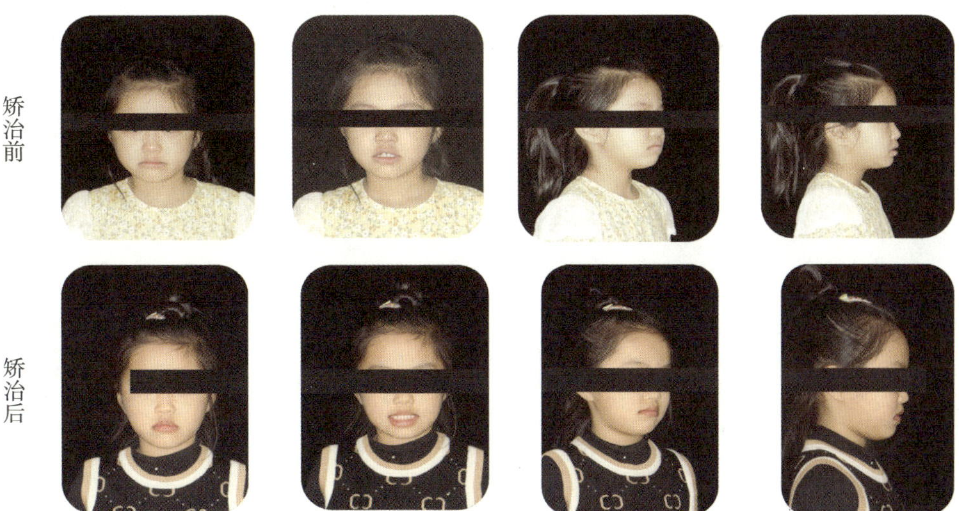

图2-1-8　矫治前后面照对比

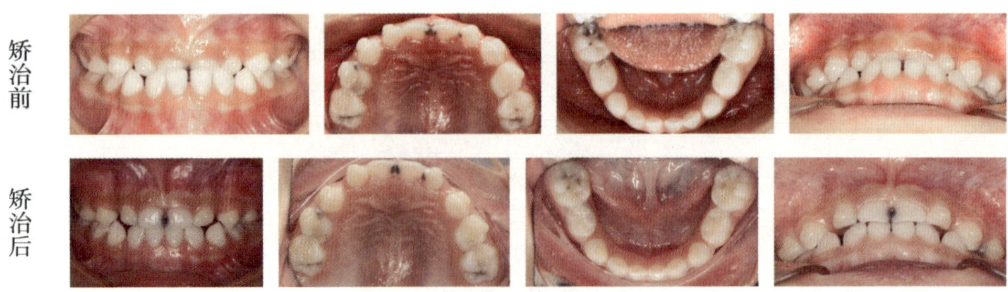

图2-1-9　矫治前后牙列对比

病例小结

本病例为隐形矫治早期干预。乳牙列表现出前牙反𬌗，局部的咬合干扰会对上颌骨的发育产生影响，故选择早期干预，解除反𬌗，恢复正常覆𬌗、覆盖关系，保证上颌骨发育不受反𬌗限制。在方案设计中重点在推上前牙向唇侧移动，打开咬合，解除乳牙反𬌗。继续保持和观察后续牙列替换情况，继续用咬咬齐进行肌功能训练。

矫治结束后佩戴3个月的隐形保持器，后期使用硅胶矫治器做保持。因患儿年龄较小，目前无法准确预判其生长趋势，需继续监控颌骨发育情况及面型，存在若反𬌗复发需再次调整的可能性。

病例 2

病例简介

患者，女，3岁，主诉地包天。乳牙列，前牙反殆，未伴乳磨牙反殆。使用隐形矫治器，调整上下前牙，解除反殆。最终反殆解除，前牙排齐，达到“硬碰硬”接触。疗程7个月。

关键词：乳牙列前牙反殆。

一般信息：女，3岁，家长代诉地包天影响美观，要求治疗。

现病史及既往史：无特殊。

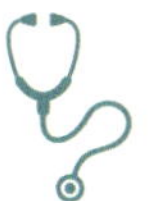

临床诊治

口外检查：面型基本对称，开口度正常，开口型向下，关节区无弹响，双侧耳屏前无压痛。

口内检查：乳牙列，全口卫生情况良好，未见明显牙体异常；上下前牙区反殆、散隙；下中线左偏。

诊断：前牙反殆。

治疗方案：通过咬合诱导，推上前牙向唇侧移动，扩大上颌牙弓，下前牙内收排齐，解除反殆，协调中线。长期监控颌骨发育情况，存在若复发需二次矫治的可能性。

治疗设计：全口隐形矫治，推上前牙向唇侧移动，上颌扩弓，下前牙利用间隙适量内收排齐，解除前牙反殆，协调上下颌中线。因乳牙列临床牙冠短，固位条件较差，矫治器设计覆盖黏膜的特殊切割方式以增强矫治器固位。上下颌牙列全程选择自主附件，用以增强矫治器固位效果。上颌腭侧切牙乳突处增加舌突装置，引导正确舌位，辅助破除不良舌习惯。

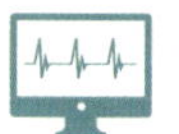

治疗过程

治疗过程如图2–2–1至图2–2–8。全口隐形矫治，共13副矫治器，每7天更换一副。隐形矫治器每日佩戴时间不得少于12小时，在家长监督的情况下尽可能地增加佩戴时长。复诊监控牙齿移动情况，矫治器是否贴合，以及前牙咬合干扰点情况，必要时可对乳牙做调殆处理。因患者上下前牙区存在咬合障碍，矫治过程中要求患者佩戴矫治器进食。此举可以使膜片与牙齿更加贴合，提高隐形矫治器表达率，能够有效减少矫治器脱套情况的发生。进食后需要做好牙面清洁并保持矫治器洁净，以防蛀牙的形成。矫治后用压膜保持器和硅胶矫治器保持。矫治持续4个月，反殆解除，最终恢复卵圆形弓形，覆殆、覆盖正常，患者的咀嚼效率提高，呼吸改善，面貌改善。

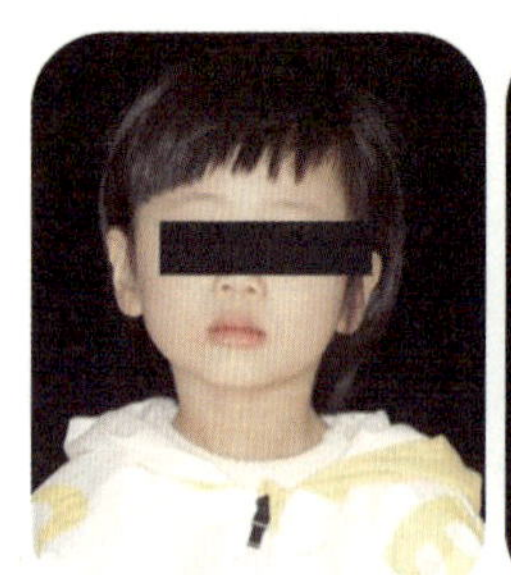
正面照

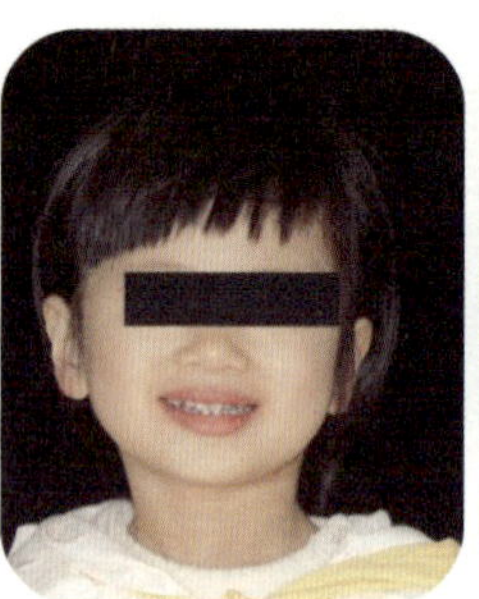
正面微笑照

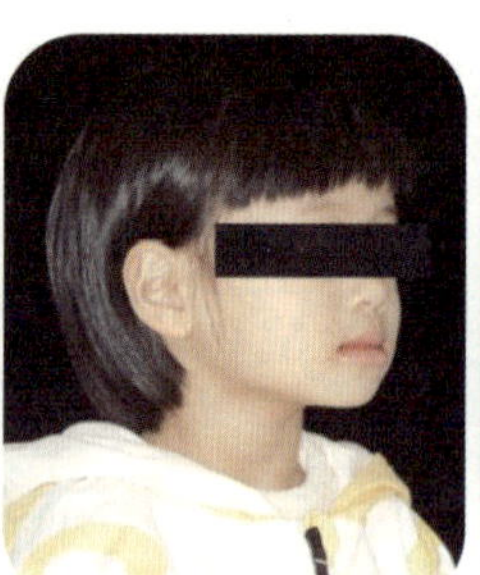
侧面45°照

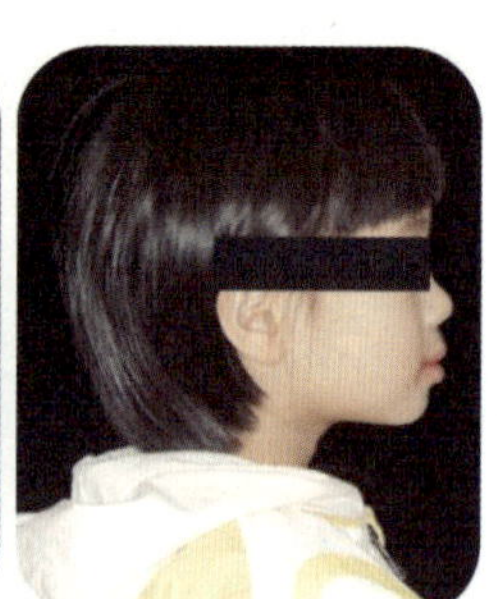
侧面照

图2–2–1　矫治前面照

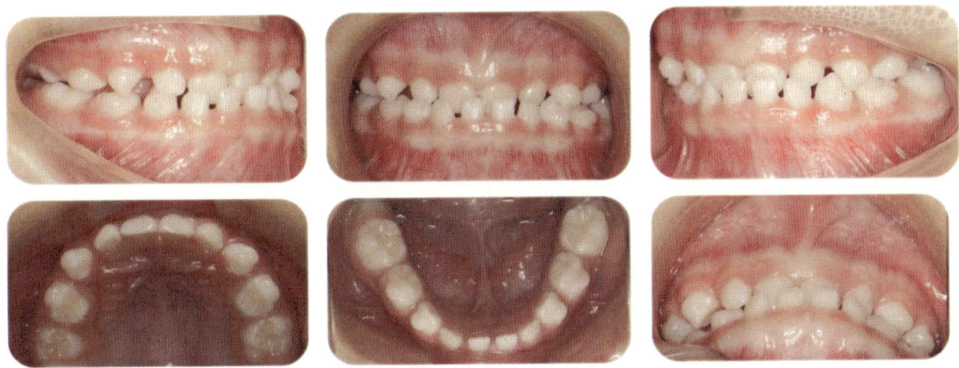

图2-2-2 矫治前口内像

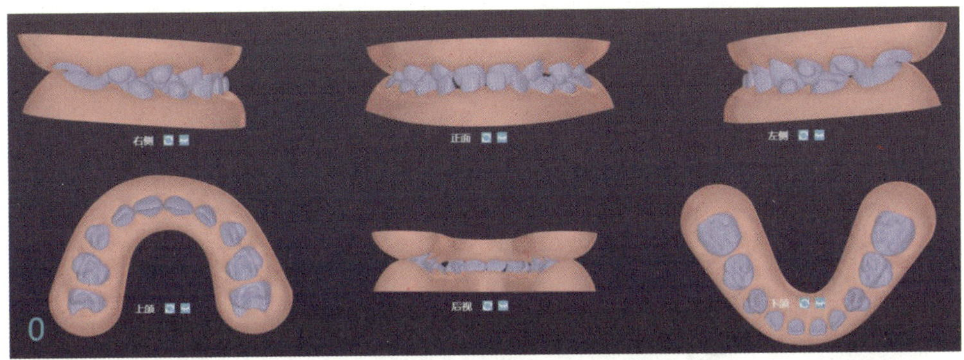

图2-2-3 矫治动画截图

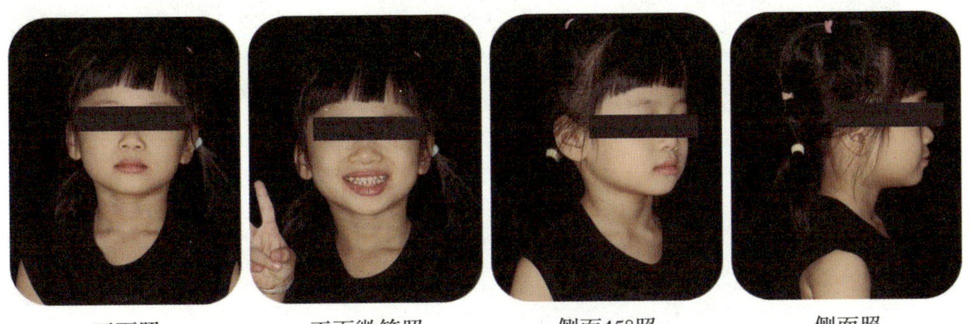

正面照　正面微笑照　侧面45°照　侧面照

图2-2-4 矫治后面照

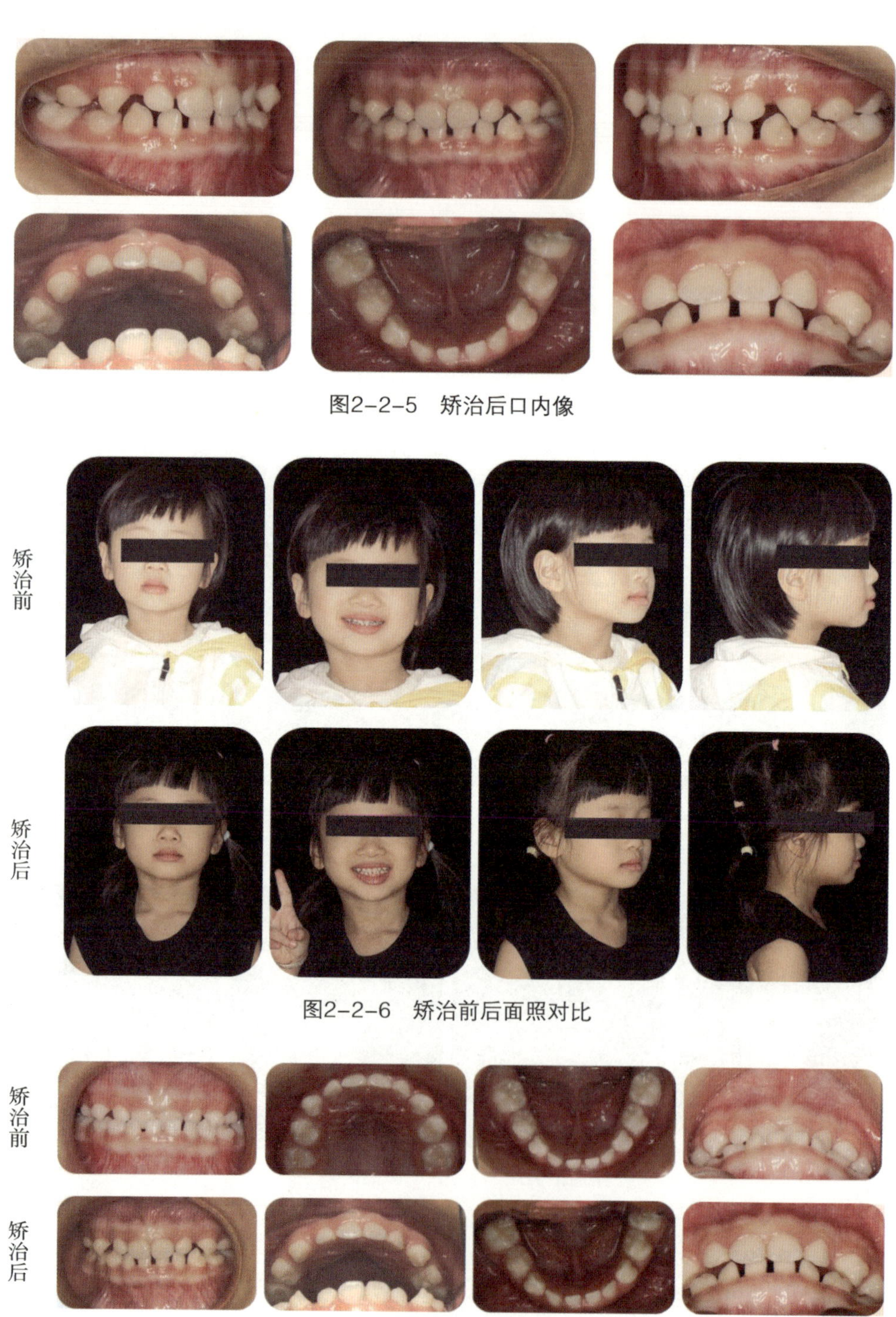

图2-2-5　矫治后口内像

图2-2-6　矫治前后面照对比

图2-2-7　矫治前后牙列对比

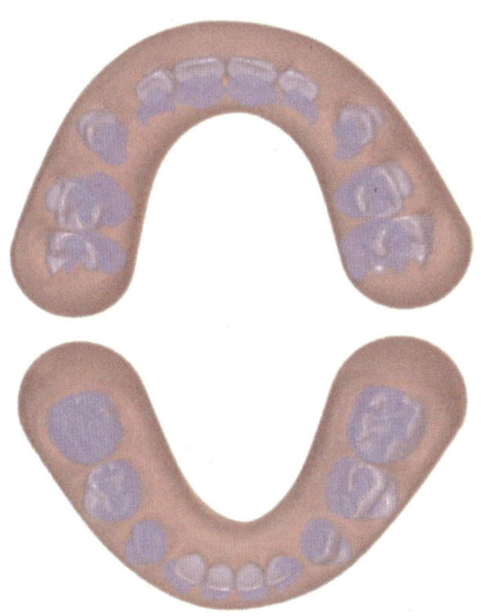

图2-2-8 牙列模型重叠图

病例小结

本病例为隐形矫治早期干预。乳牙列表现出前牙反𬌗，局部的咬合干扰会对上颌的发育产生影响，故选择早期干预，解除反𬌗，恢复正常覆𬌗、覆盖关系，保证上颌骨发育不受反𬌗限制。在方案设计中重点推上前牙，让其向唇侧移动，扩大上颌牙弓，解除乳牙反𬌗，同时改善上下颌偏斜的中线。继续保持和观察后续牙列替换情况，继续用咬咬齐进行肌功能训练。

矫治结束后佩戴3个月的隐形保持器，后期使用硅胶矫治器做保持。因患儿年龄较小，目前无法准确预判其生长趋势，需继续监控颌骨发育情况及面型，存在若反𬌗复发需再次调整的可能性。

病例3

病例简介

男，4岁，主诉地包天。患者乳牙列，前牙反𬌗，未伴乳磨牙反𬌗。使用隐形矫治器，调整上下前牙，解除反𬌗。最终反𬌗解除，前牙排齐，达到“硬碰硬”接触。疗程10个月。

关键词：乳牙列前牙反𬌗。

一般信息：男，4岁，家长代诉地包天影响美观，要求治疗。

现病史及既往史：无特殊。

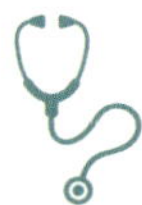

临床诊治

口外检查：面型基本对称，开口度正常，开口型向下，关节区无弹响，双侧耳屏前无压痛。

口内检查：乳牙列，全口卫生情况一般，7E、8E𬌗面色素沉着；上下前牙区反𬌗。

辅助检查：恒牙牙胚数目正常，未见多生牙。头影测量骨性Ⅲ类，均角，聚合生长型，下颌体厚重三角形，正中联合处凹势较浅。

诊断：前牙反𬌗。

治疗方案：通过咬合诱导，推上前牙向唇侧移动，下前牙内收排齐，解除反𬌗。长期监控颌骨发育情况，存在若复发需二次矫治的可能性。

治疗设计：全口隐形矫治，推上前牙向唇侧移动，打开咬合，下前牙利用间隙适量压低内收排齐，解除前牙反𬌗。因乳牙列临床牙冠短，固位条件较差，矫治器设计覆盖黏膜的特殊切割方式以增强矫治器固位。上颌牙列全程选择自主附件，用以增强矫治器固位效果，下颌牙列移动量不大，故未设计附件。上颌腭侧切牙乳突处增加舌突装置，引导正确舌位，辅助破除不良舌习惯。

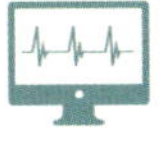

治疗过程

治疗过程如图2-3-1至图2-3-15，表2-3-1至表2-3-2。全口隐形矫治，共15副矫治器，每7天更换一副。隐形矫治器每日佩戴时间不得少于12小时，在家长监督的情况下尽可能地增加佩戴时长。复诊监控牙齿移动情况，矫治器是否贴合，以及前牙咬合干扰点情况，必要时可对乳牙做调𬌗处理。因患者上下前牙区存在咬合障碍，矫治过程中可以要求患者佩戴矫治器进食。此举可同时使膜片与牙齿更加贴合，提高隐形矫治器表达率，能够有效减少矫治器脱套情况的发生。进食后需要做好牙面清洁并保持矫治器洁净，以防蛀牙的形成。矫治后用压膜保持器和硅胶矫治器保持。矫治持续5个月，反𬌗解除，最终恢复卵圆形弓形，覆𬌗、覆盖正常，患者的咀嚼效率提高，呼吸改善，面貌改善。

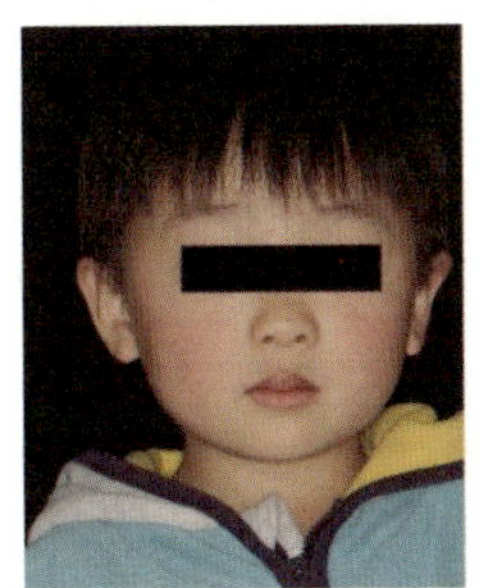

正面照

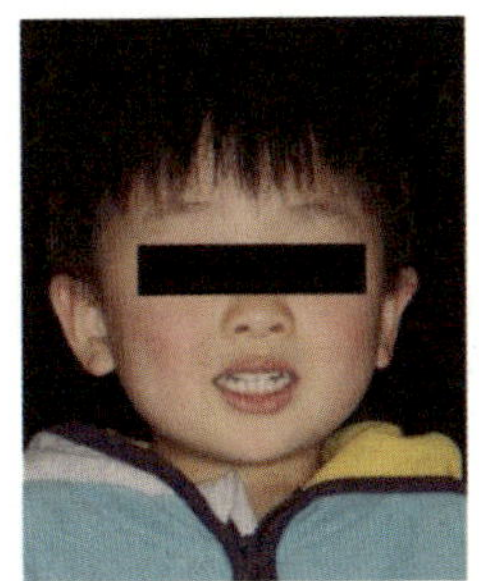

正面微笑照

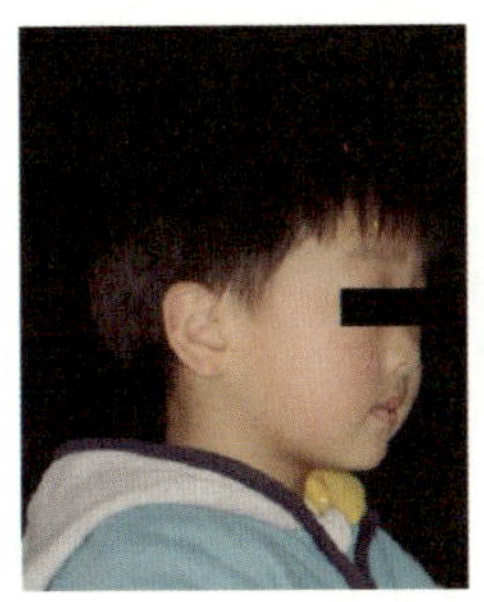

侧面45°照

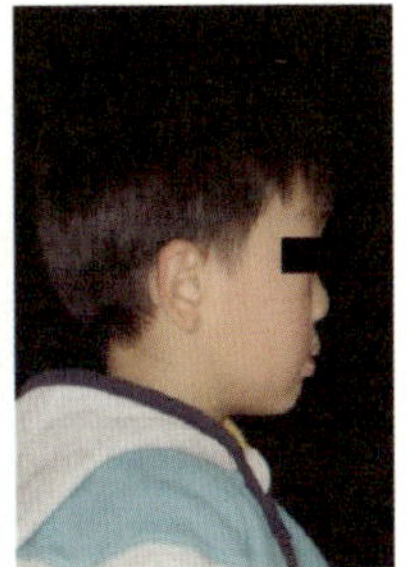

侧面照

图2-3-1　矫治前面照

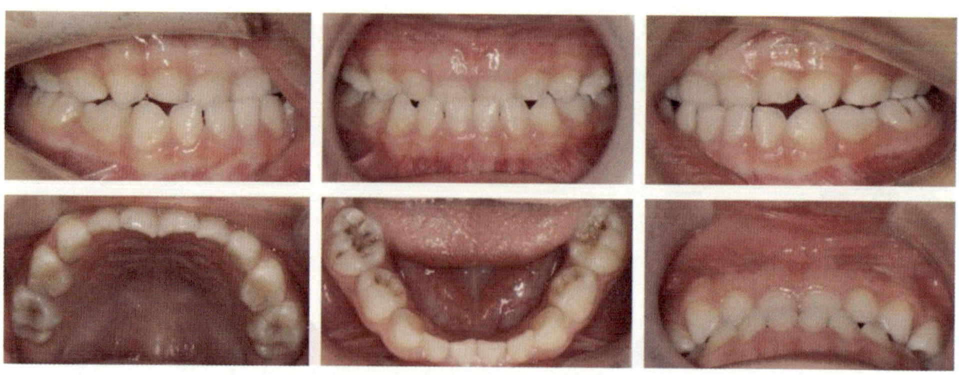

图2-3-2　矫治前口内像

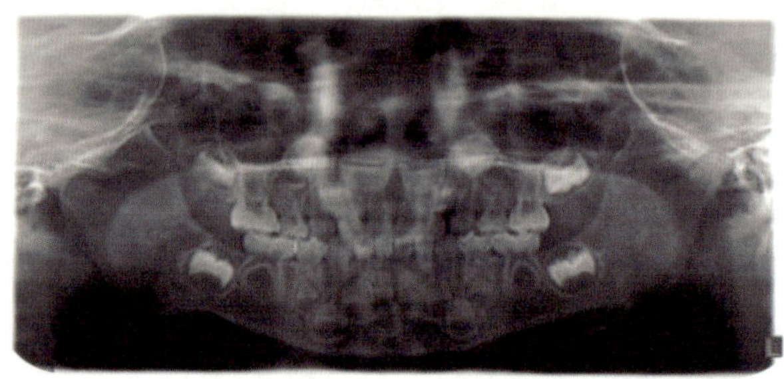

图2-3-3　矫治前X线片

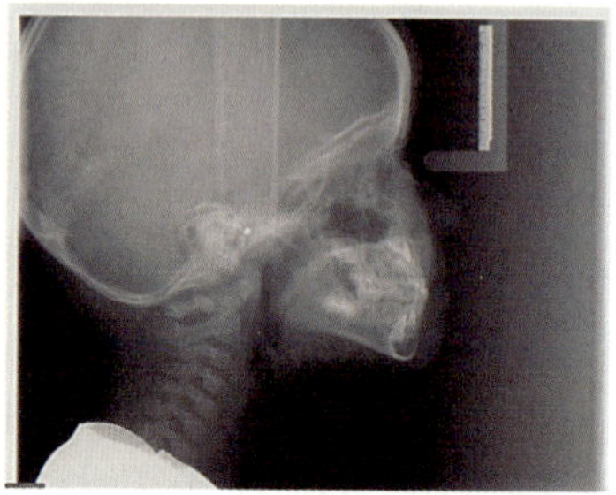

图2-3-4　矫治前侧位片

表2-3-1　矫治前头影测量数据

测量项目	测量值	标准值	测量结果
骨测量			
SNA/°	79.02	82.8 ± 4.0	上颌相对颅底位置正常
SNB/°	76.62	80.1 ± 3.9	下颌相对颅底位置正常
ANB/°	2.4	2.7 ± 2.0	趋向于I类错合
FH-NPo（面角）/°	97.55	85.4 ± 3.7	颏部前突
NA-APo（颌凸角）/°	171.83	6.0 ± 4.4	上颌相对面部前突
FMA（FH-MP下颌平面角）/°	27.47	31.1 ± 5.6	均角型，下颌平面陡度正常
SGn-FH（Y轴角）/°	60.05	66.3 ± 7.1	生长方向正常，颏部位置关系正常
MP-SN/°	37.87	32.5 ± 5.2	下颌体陡度大，面部高度较大
Po-NB/mm	2.04	1.0 ± 1.5	颏部发育量、颏部位置关系正常
牙测量			
U1-NA/mm	0.93	5.1 ± 2.4	上中切牙后缩
U1-NA/°	6.86	22.8 ± 5.7	上中切牙舌向倾斜
L1-NB/mm	2.53	6.7 ± 2.1	下中切牙后缩
L1-NB/°	22.42	30.3 ± 5.8	下中切牙舌向倾斜
U1-L1（上下中切牙角）/°	148.32	125.4 ± 7.9	上下中切牙/上下前部牙弓突度较小
U1-SN/°	85.88	105.7 ± 6.3	上中切牙相对前颅底平面舌向倾斜
IMPA（L1-MP）/°	91.02	91.6 ± 7.0	下中切牙相对下颌平面倾斜度正常

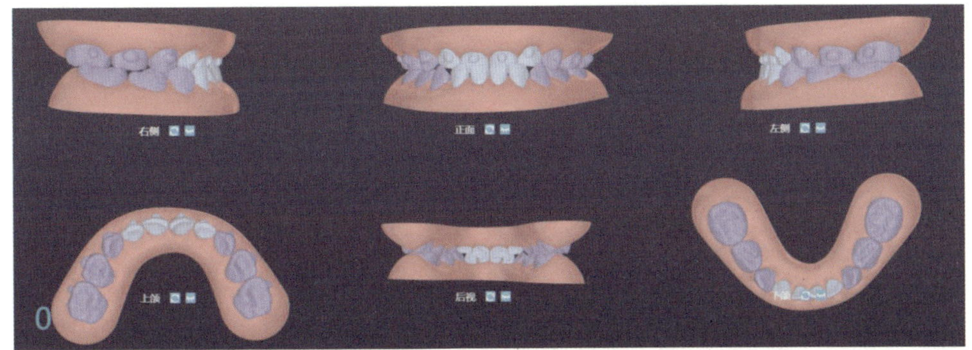

图2-3-5　矫治动画截图

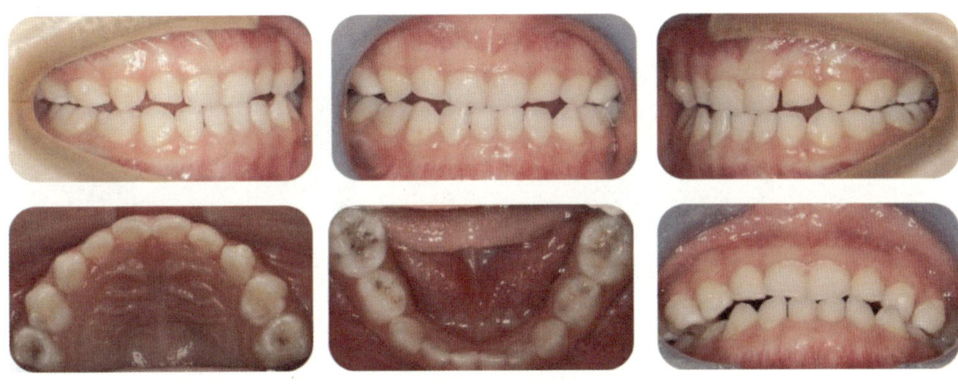
图2-3-6　矫治两个月牙列

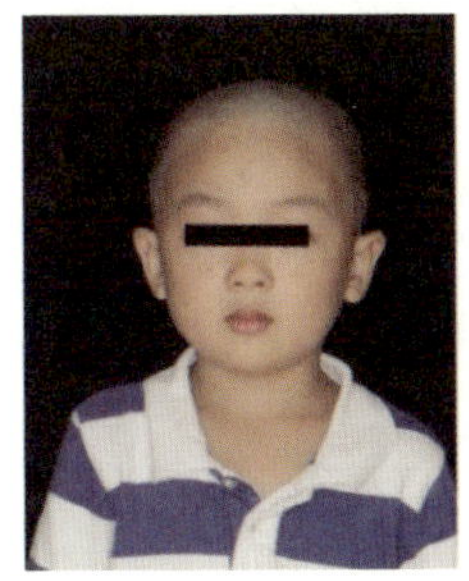
正面照

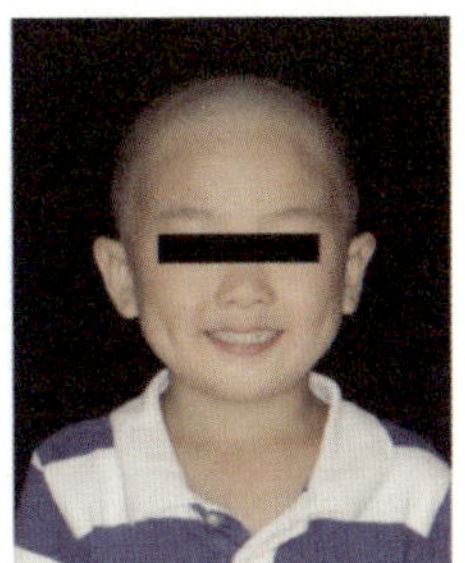
正面微笑照

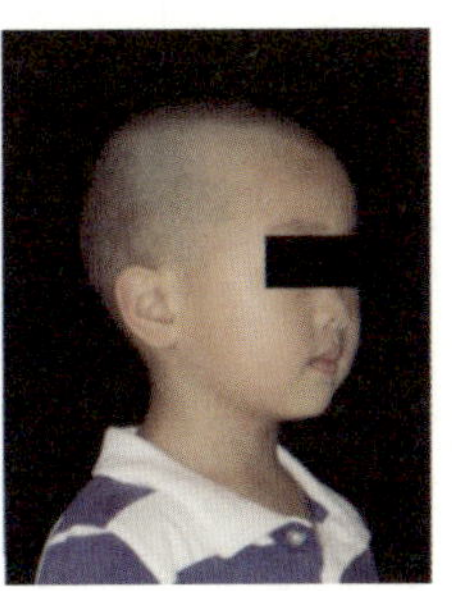
侧面45°照

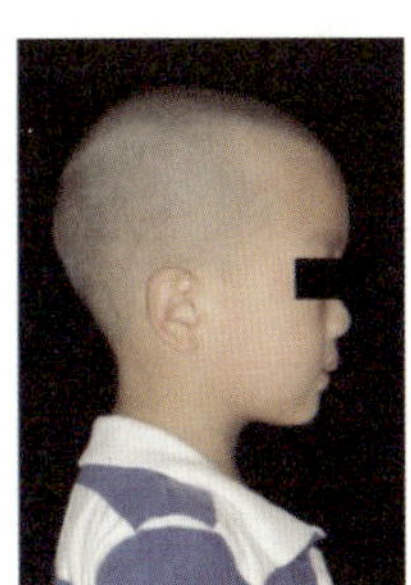
侧面照

图2-3-7　矫治后面照

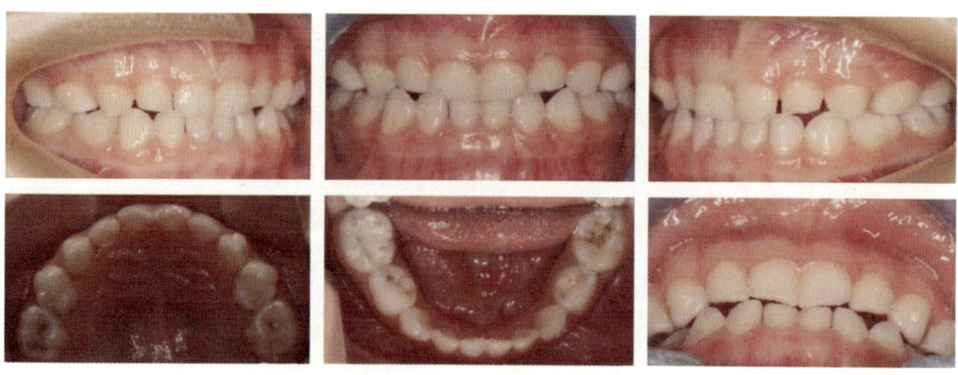

图2-3-8　矫治后口内像

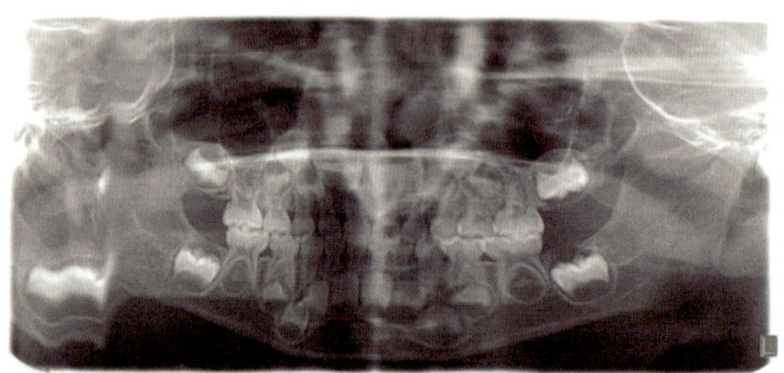

图2-3-9　矫治后X线片

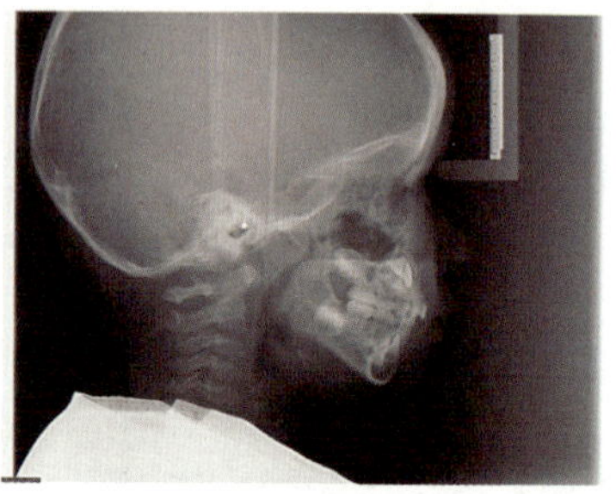

图2-3-10　矫治后侧位片

表2-3-2　矫治后头影测量数据

测量项目	测量值	标准值	测量结果
骨测量			
SNA/°	81.38	82.8 ± 4.0	上颌相对颅底位置正常
SNB/°	76.54	80.1 ± 3.9	下颌相对颅底位置正常
ANB/°	4.84	2.7 ± 2.0	趋向于II类错合
FH-NPo（面角）/°	98.21	85.4 ± 3.7	颏部前突
NA-APo（颌凸角）/°	167.16	6.0 ± 4.4	上颌相对面部前突
FMA（FH-MP下颌平面角）/°	29.95	31.1 ± 5.6	均角型，下颌平面陡度正常
SGn-FH（Y轴角）/°	61.97	66.3 ± 7.1	生长方向正常，颏部位置关系正常
MP-SN/°	39.99	32.5 ± 5.2	下颌体陡度大，面部高度较大
Po-NB/mm	1.8	1.0 ± 1.5	颏部发育量、颏部位置关系正常
牙测量			
U1-NA/mm	0.95	5.1 ± 2.4	上中切牙后缩
U1-NA/°	13.84	22.8 ± 5.7	上中切牙舌向倾斜
L1-NB/mm	2.5	6.7 ± 2.1	下中切牙后缩
L1-NB/°	21.72	30.3 ± 5.8	下中切牙舌向倾斜
U1-L1（上下中切牙角）/°	139.6	125.4 ± 7.9	上下中切牙/上下前部牙弓突度较小
U1-SN/°	95.22	105.7 ± 6.3	上中切牙相对前颅底平面舌向倾斜
IMPA（L1-MP）/°	88.57	91.6 ± 7.0	下中切牙相对下颌平面倾斜度正常

矫治前

矫治后

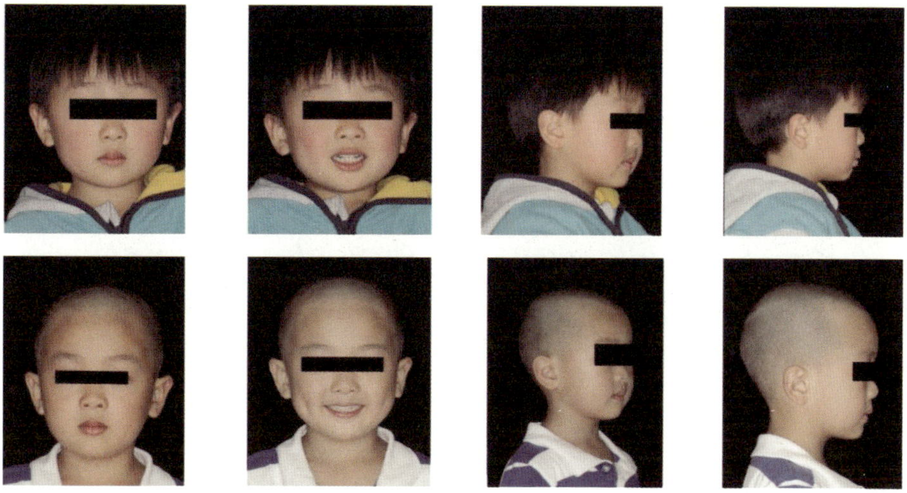

图2-3-11 矫治前后面照对比

矫治前

矫治中

矫治后

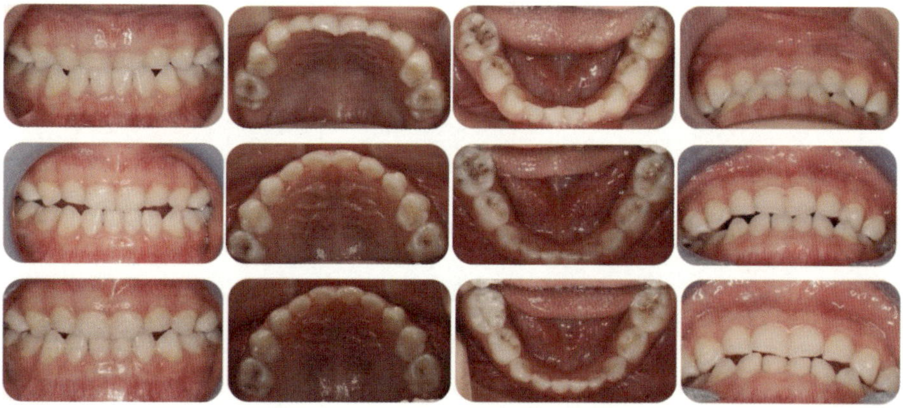

图2-3-12 矫治前后牙列对比

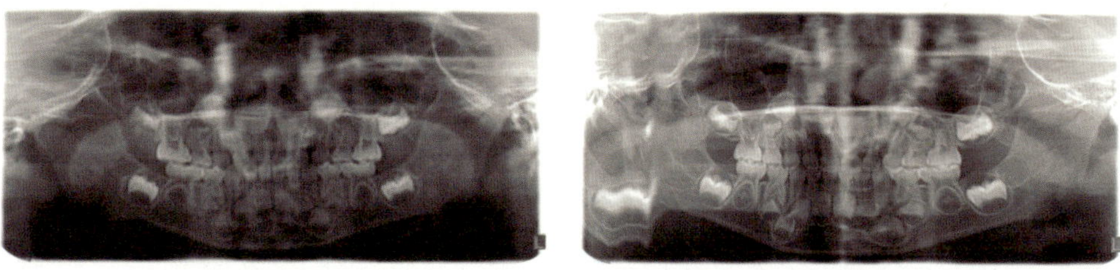

矫治前　　矫治后

图2-3-13 矫治前后X线片对比

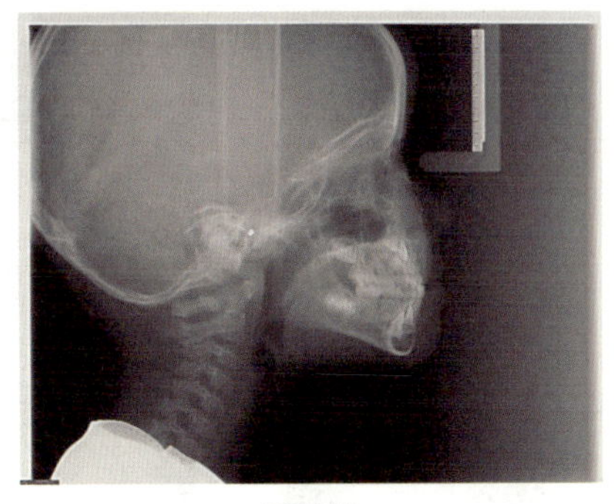

矫治前

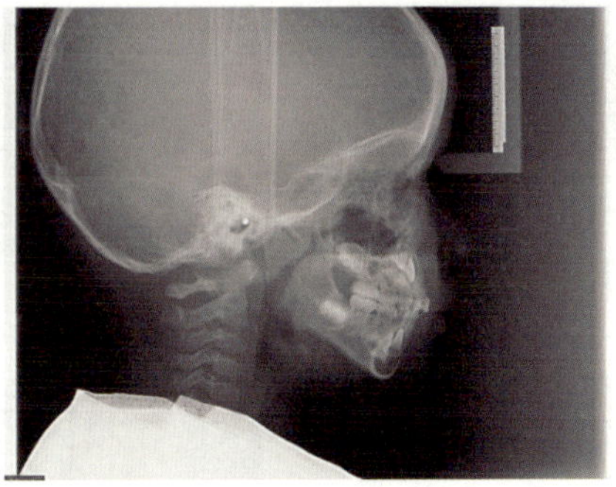

矫治后

图2-3-14　矫治前后侧位片对比（气道）

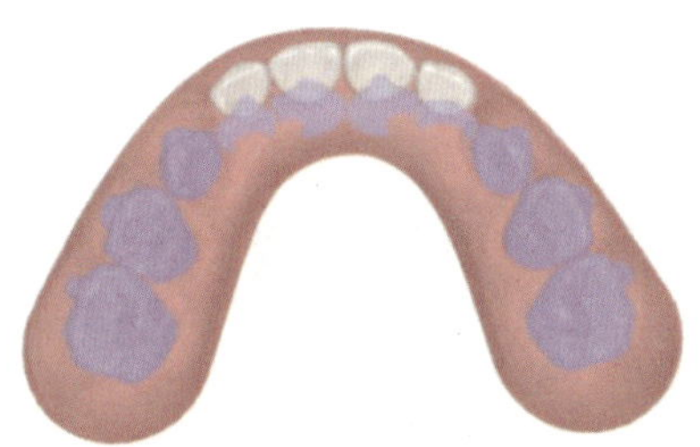

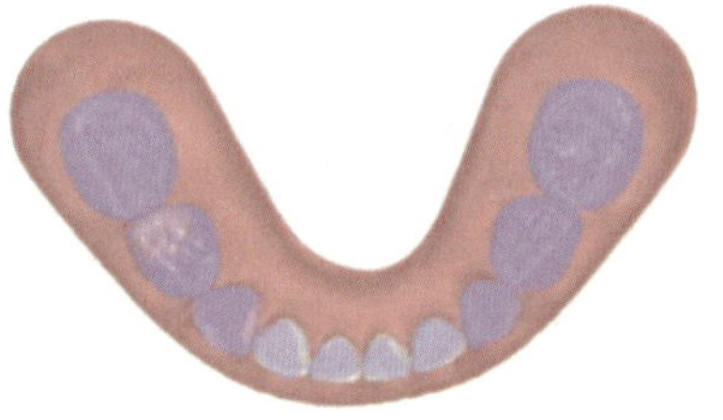

图2-3-15　牙列模型重叠图

病例小结

本病例为隐形矫治早期干预。乳牙列表现出前牙反𬌗，局部的咬合干扰会对上颌骨的发育产生影响，故选择早期干预，解除反𬌗，恢复正常覆𬌗、覆盖关系，保证上颌骨发育不受反𬌗限制。在方案设计中重点推上前牙向唇侧移动，打开咬合，解除乳牙反𬌗。继续保持和观察后续牙列替换情况，继续用咬咬齐进行肌功能训练。

矫治结束后佩戴3个月的隐形保持器，后期使用硅胶矫治器做保持。因患儿年龄较小，目前无法准确预判其生长趋势，需继续监控颌骨发育情况及面型，存在若反𬌗复发需再次调整的可能性。

病例4

病例简介

患者，男，9岁，主诉地包天。混合牙列，前牙反殆，伴上下颌拥挤。使用隐形矫治器治疗，调整上下前牙，解除反殆。最终反殆解除，前牙排齐，达到“硬碰硬”接触。疗程5个月。

关键词：前牙反殆。

一般信息：男，9岁，家长代诉地包天影响美观，要求治疗。

现病史及既往史：无特殊。

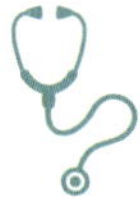

临床诊治

口外检查：面型基本对称，开口度正常，开口型向下，关节区无弹响，双侧耳屏前无压痛。

口内检查：替牙期，全口卫生情况一般；5E近中、7D远中探及龋损达牙本质浅层，探诊（－），叩诊（－），无明显松动；上下颌中切牙、侧切牙已替换，16、26、36、46萌出建殆；上下前牙区反殆。

辅助检查：恒牙牙胚数目正常，未见多生牙。头影测量骨性Ⅲ类，低角，聚合生长型，下颌体厚重三角形，正中联合处凹势较深。

诊断：前牙反殆。

治疗方案：通过咬合诱导，推上前牙向唇侧移动，扩大上下颌牙弓，下前牙内收排齐，解除反殆。长期监控颌骨发育情况，存在若复发需二次矫治的可能性。

治疗设计：全口隐形矫治，推上前牙向唇侧移动，打开咬合，上下颌扩弓，下前牙利用间隙适量内收排齐，解除前牙反𬌗。因乳磨牙临床牙冠短，固位条件较差，矫治器设计覆盖黏膜的特殊切割方式以增强矫治器固位。上颌牙列全程选择自主附件，用以增强矫治器固位效果，下颌牙列移动量不大，故未设计附件。上颌腭侧切牙乳突处增加舌突装置，引导正确舌位，辅助破除不良舌习惯。

治疗过程

治疗过程如图2-4-1至图2-4-15和表2-4-1至表2-4-2。全口隐形矫治，共32副矫治器，每7天更换一副。隐形矫治器每日佩戴时间不得少于12小时，在家长监督的情况下尽可能地增加佩戴时长。复诊监控牙齿移动情况，矫治器是否贴合，以及前牙咬合干扰点情况，必要时可对乳牙做调𬌗处理。因患者上下前牙区存在咬合障碍，矫治过程中可以要求患者佩戴矫治器进食。此举可以使膜片与牙齿更加贴合，提高隐形矫治器表达率，能够有效减少矫治器脱套情况的发生。进食后需要做好牙面清洁并保持矫治器洁净，以防蛀牙的形成。第一次设计13副隐形矫治器，但因患者配合程度较差，未能保证每日佩戴时长，在佩戴至第10副矫治器时出现难以就位情况。此时上下颌扩弓目标已实现，但前牙反𬌗仍未纠正，故精调继续设计上前牙唇移及下前牙内收。精调12副矫治器佩戴结束后，临床检查发现前牙覆盖很浅，便又设计10副矫治器继续调整上下前牙覆𬌗、覆盖关系。矫治后用压膜保持器和硅胶矫治器保持。矫治持续16个月，反𬌗解除，最终恢复卵圆形弓形，覆𬌗、覆盖正常，患者的咀嚼效率提高，呼吸改善，面貌改善。

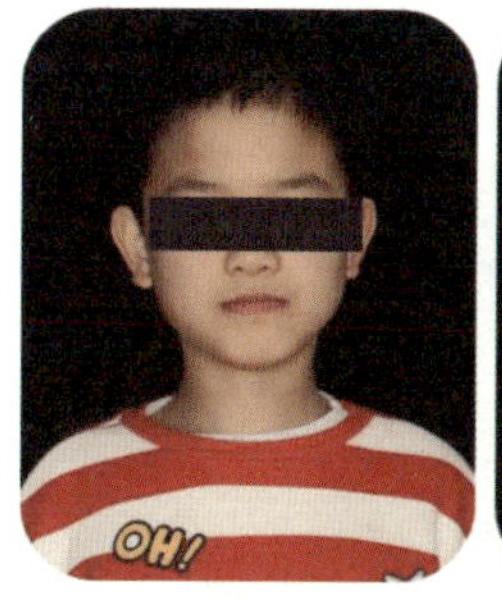

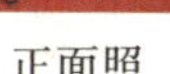

正面照

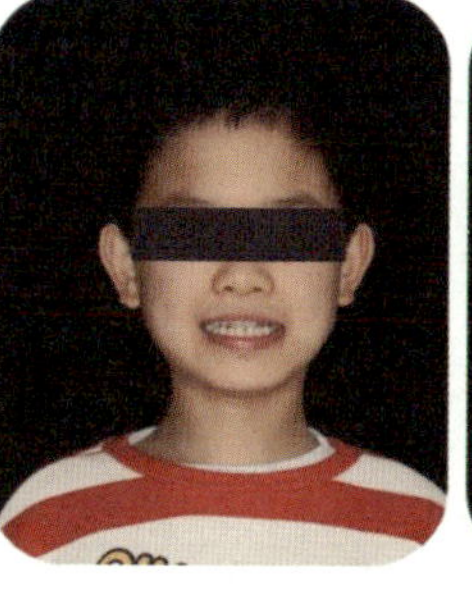

正面微笑照

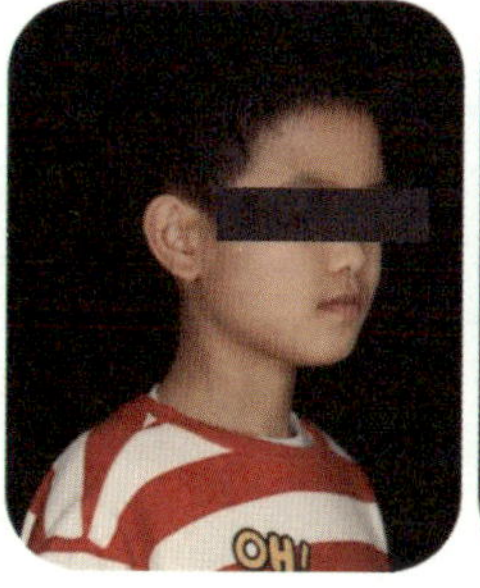

侧面45°照

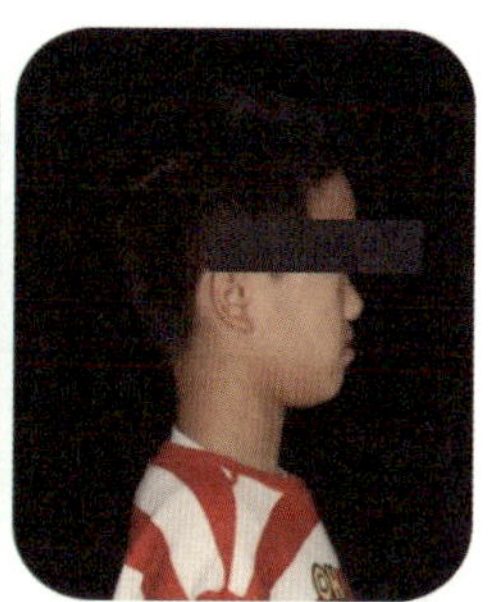

侧面照

图2-4-1　矫治前面照

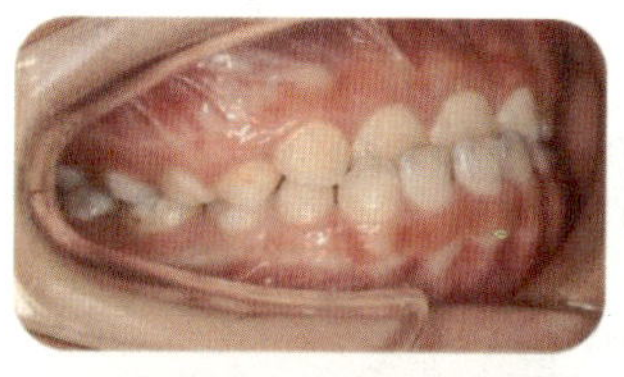
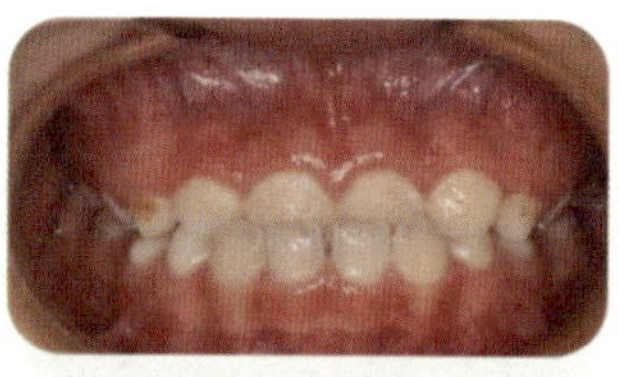
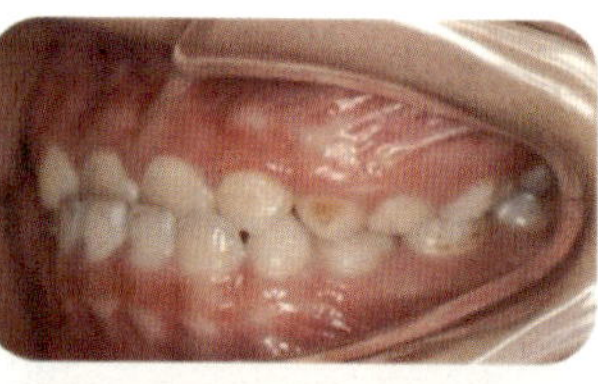
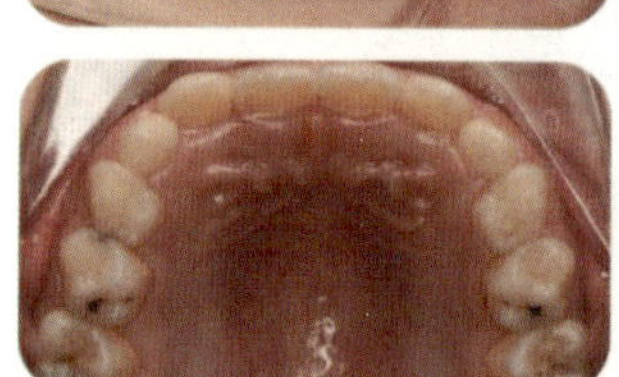
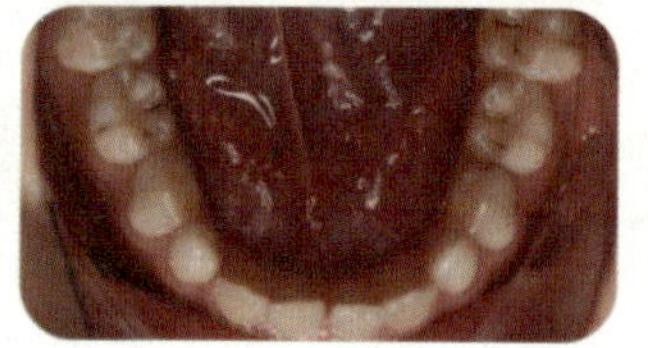
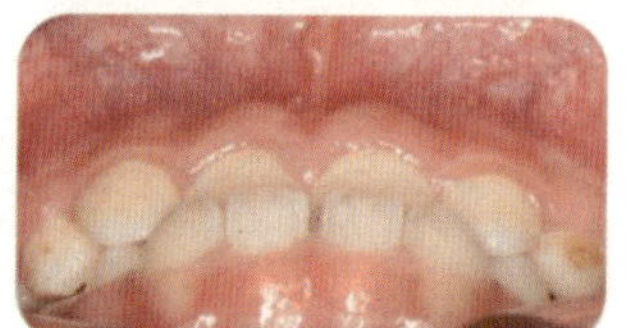

图2-4-2　矫治前口内像

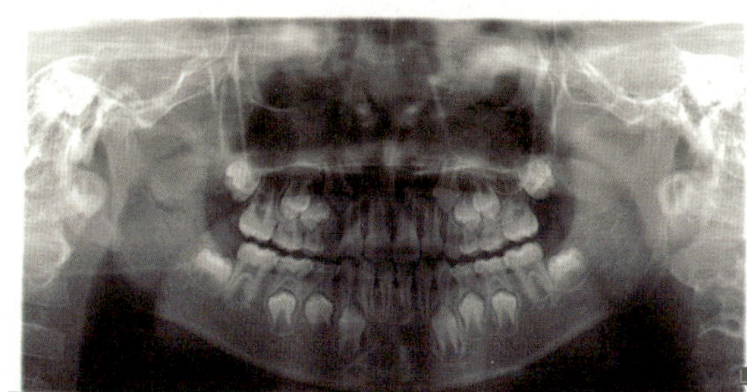

图2-4-3　矫治前X线片

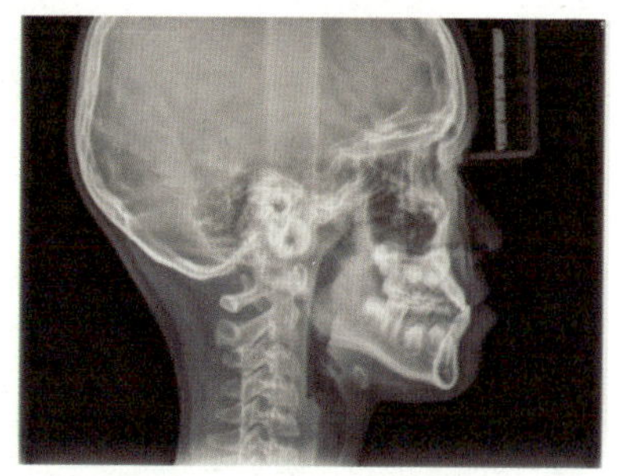

图2-4-4　矫治前侧位片

表2-4-1　矫治前头影测量数据

测量项目	测量值	标准值	测量结果
骨测量			
SNA/°	80.96	82.8 ± 4.0	上颌相对颅底位置正常
SNB/°	82.72	80.1 ± 3.9	下颌相对颅底位置正常

续表

测量项目	测量值	标准值	测量结果
ANB/°	-1.76	2.7 ± 2.0	趋向于III类错合
FH-NPo（面角）/°	90.18	85.4 ± 3.7	颏部前突
NA-APo（颌凸角）/°	176.71	6.0 ± 4.4	上颌相对面部前突
FMA（FH-MP下颌平面角）/°	22.98	31.1 ± 5.6	低角型，下颌平面平坦，面高可能偏小
SGn-FH（Y轴角）/°	60.29	66.3 ± 7.1	生长方向正常，颏部位置关系正常
MP-SN/°	33.6	32.5 ± 5.2	下颌体陡度、面部高度适宜
Po-NB/mm	0.39	1.0 ± 1.5	颏部发育量、颏部位置关系正常
牙测量			
U1-NA/mm	4.7	5.1 ± 2.4	上中切牙突度正常
U1-NA/°	25.15	22.8 ± 5.7	上中切牙倾斜度正常
L1-NB/mm	4.87	6.7 ± 2.1	下中切牙突度正常
L1-NB/°	24	30.3 ± 5.8	下中切牙舌向倾斜
U1-L1（上下中切牙角）/°	132.6	125.4 ± 7.9	上下中切牙/上下前部牙弓突度正常
U1-SN/°	106.11	105.7 ± 6.3	上中切牙相对前颅底平面倾斜度正常
IMPA（L1-MP）/°	90.99	91.6 ± 7.0	下中切牙相对下颌平面倾斜度正常

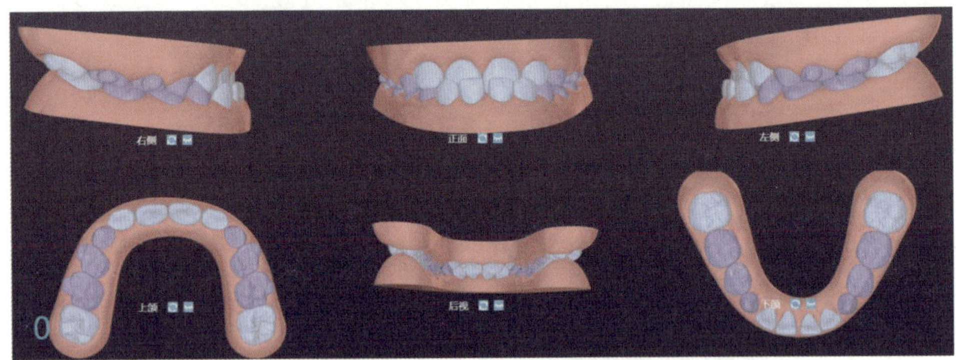

图2-4-5　矫治动画截图

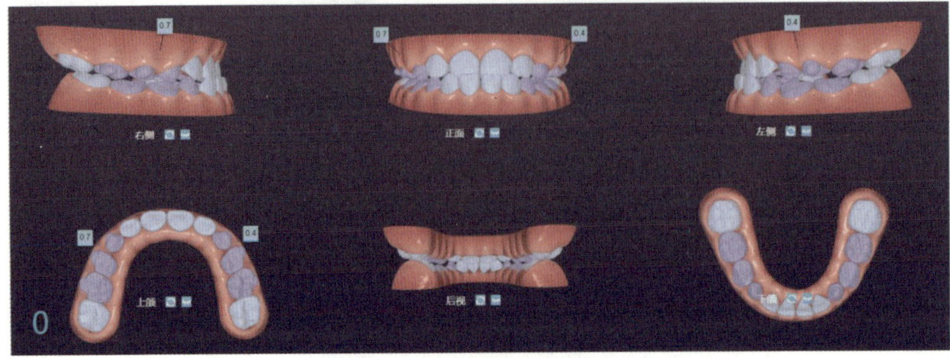

图2-4-6　精调动画截图一

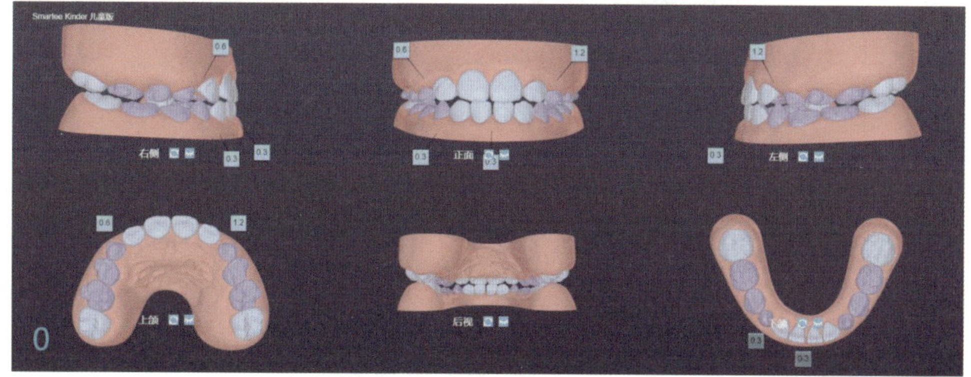

图2-4-7　精调动画截图二

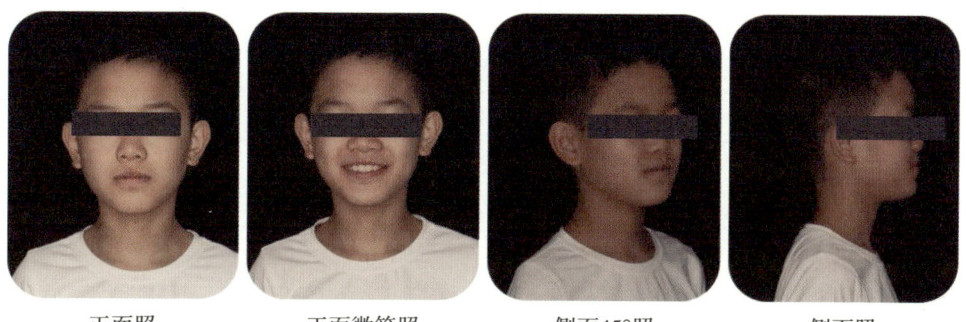

正面照　　正面微笑照　　侧面45°照　　侧面照

图2-4-8　矫治后面照

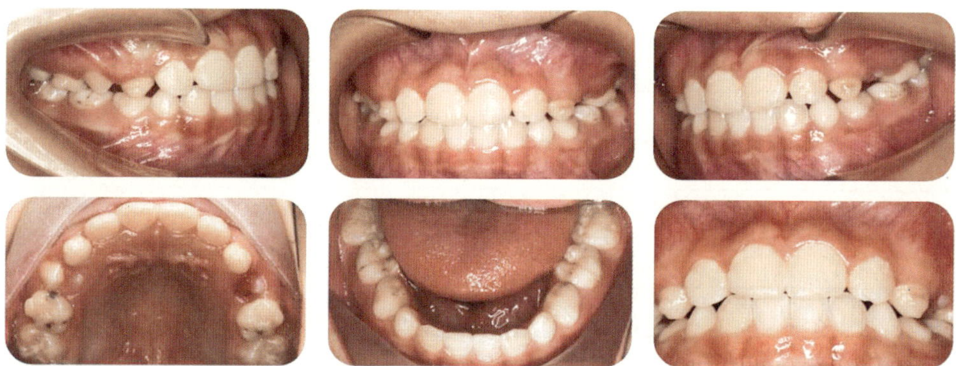

图2-4-9　矫治后口内像

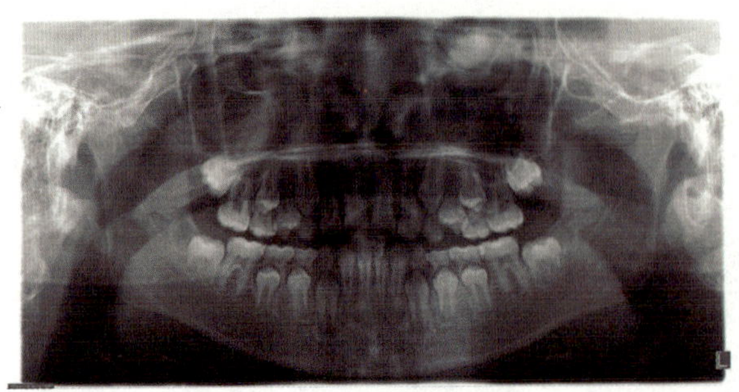
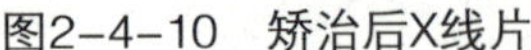

图2-4-10　矫治后X线片

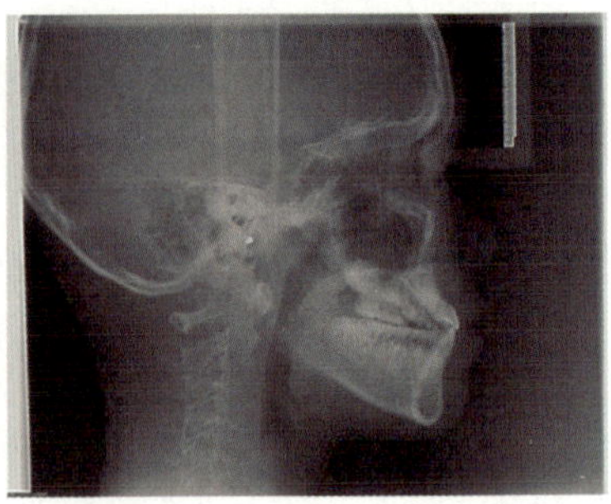

图2-4-11　矫治后侧位片

表2-4-2　矫治后头影测量数据

测量项目	测量值	标准值	测量结果
骨测量			
SNA/°	80.75	82.8 ± 4.0	上颌相对颅底位置正常
SNB/°	81.52	80.1 ± 3.9	下颌相对颅底位置正常
ANB/°	−0.78	2.7 ± 2.0	趋向于III类错合
FH–NPo（面角）/°	90.82	85.4 ± 3.7	颏部前突
NA–APo（颌凸角）/°	177.99	6.0 ± 4.4	上颌相对面部前突
FMA（FH–MP下颌平面角）/°	25.23	31.1 ± 5.6	低角型，下颌平面平坦，面高可能偏小
SGn–FH（Y轴角）/°	60.88	66.3 ± 7.1	生长方向正常，颏部位置关系正常
MP–SN/°	36.32	32.5 ± 5.2	下颌体陡度、面部高度适宜
Po–NB/mm	0.35	1.0 ± 1.5	颏部发育量、颏部位置关系正常
牙测量			
U1–NA/mm	6.63	5.1 ± 2.4	上中切牙突度正常
U1–NA/°	31.59	22.8 ± 5.7	上中切牙唇向倾斜
L1–NB/mm	3.72	6.7 ± 2.1	下中切牙后缩
L1–NB/°	22.19	30.3 ± 5.8	下中切牙舌向倾斜
U1–L1（上下中切牙角）/°	127	125.4 ± 7.9	上下中切牙/上下前部牙弓突度正常
U1–SN/°	112.33	105.7 ± 6.3	上中切牙相对前颅底平面唇向倾斜
IMPA（L1–MP）/°	87.97	91.6 ± 7.0	下中切牙相对下颌平面倾斜度正常

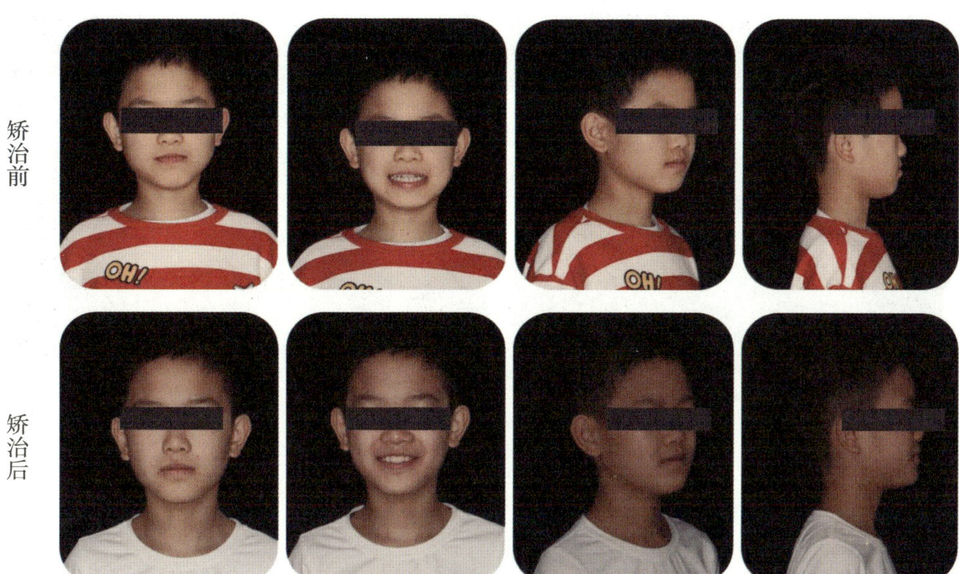

图2-4-12　矫治前后面照对比

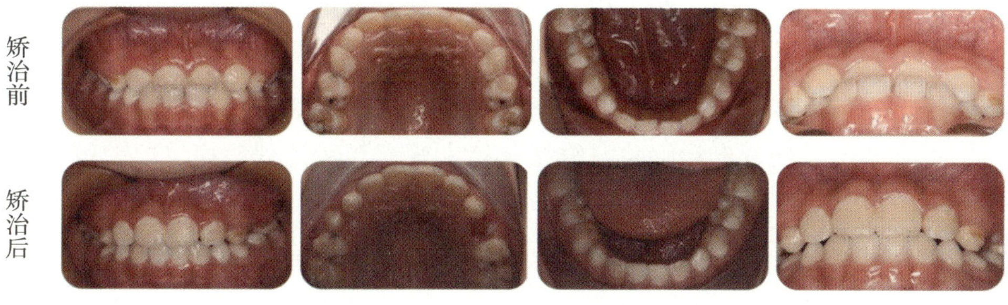

图2-4-13　矫治前后牙列对比

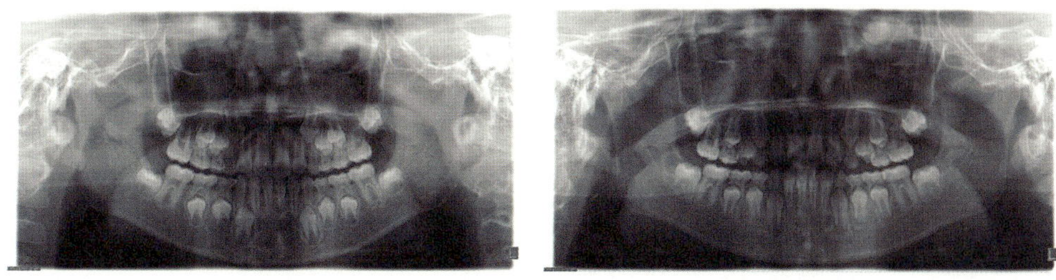

图2-4-14　矫治前后X线片对比

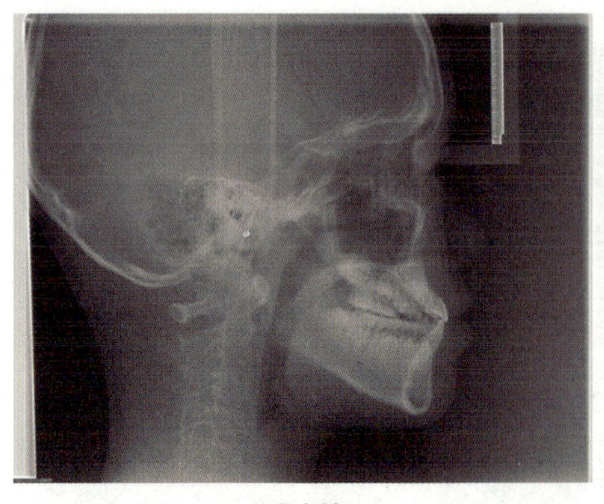

矫治前

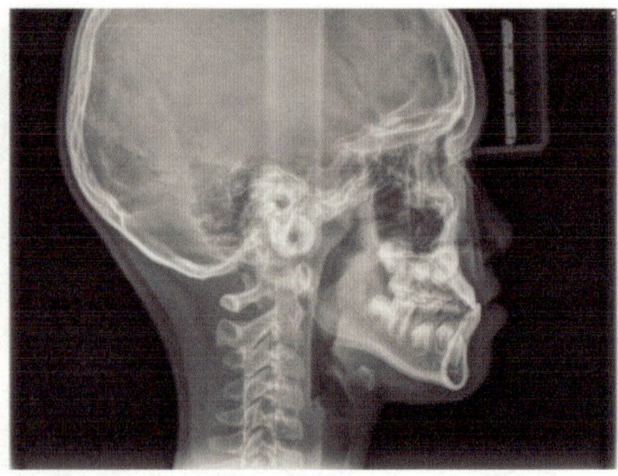

矫治后

图2-4-15 矫治前后侧位片对比

病例小结

本病例为隐形矫治早期干预。替牙期牙列表现出前牙反㓚，局部的咬合干扰会对上颌的发育产生影响，故选择早期干预，解除反㓚，恢复正常覆㓚、覆盖关系，保证上颌骨发育不受反㓚限制。在方案设计中重点在推上前牙向唇侧移动，前牙反㓚解除。继续保持和观察后续牙列替换情况，继续用咬咬齐进行肌功能训练。

矫治结束后佩戴3个月的隐形保持器，后期使用硅胶矫治器做保持。需长期监控患者颌骨发育情况，定期复诊监控。患儿处于第一年龄段，存在骨源性上下源型凹面伴下颌体三角深凹趋势，需要长期监控颌骨发育情况，存在若复发再次调整，配合前牵矫形，甚至手术改善面型的可能性。对于凹面病例，需做全周期管理方案，长期的监控颌骨发育以及换牙情况，并做好术前沟通。

病例 5

病例简介

患者，男，8岁，主诉地包天。混合牙列，前牙反𬌗，未伴拥挤。使用隐形矫治器，调整上下前牙，解除反𬌗。最终反𬌗解除，前牙排齐，达到“硬碰硬”接触。疗程8个月。

关键词：前牙反𬌗。

一般信息：男，8岁，家长代诉地包天影响美观，要求治疗。

现病史及既往史：无特殊。

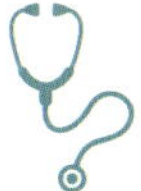

临床诊治

口外检查：面型基本对称，开口度正常，开口型向下，关节区无弹响，双侧耳屏前无压痛。

口内检查：替牙期，全口卫生情况一般；5D、6D远中，8E近中探及龋损达牙本质中层，探诊（–），叩诊（–），无明显松动；7D、8D残冠，7E残根；11、21、31、32、41已替换，5B、6B、8B未脱落，16、36、46萌出，26未出龈；上下前牙区反𬌗，11、21近中舌向扭转。

辅助检查：恒牙牙胚数目正常，未见多生牙。头影测量骨性Ⅲ类，均角，平均生长型，下颌体厚重三角形，正中联合处凹势浅，扁桃体疑肥大。

诊断：前牙反𬌗。

治疗方案：通过咬合诱导，推上前牙向唇侧移动，扩大上下颌牙弓，下前牙内收排齐，解除反𬌗。长期监控颌骨发育情况，存在复发需二次矫治可能性。扁桃体肥大需至耳鼻喉科完善气道检查。

治疗设计：全口隐形矫治，向唇侧移动11、21并排齐，关闭11、21间隙，形成正常的覆合覆盖。上下颌扩弓，下前牙利用间隙适量内收排齐，解除前牙反㧟。因乳磨牙临床牙冠短，固位条件较差，矫治器设计覆盖黏膜的特殊切割方式以增强矫治器固位。上颌牙列全程选择自主附件，用以增强矫治器固位效果，下颌牙列移动量不大，故未设计附件。上颌腭侧切牙乳突处增加舌突装置，引导正确舌位，辅助破除不良舌习惯。

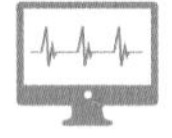

治疗过程

治疗过程如图2–5–1至图2–5–17和表2–5–1至表2–5–2。全口隐形矫治，共28副矫治器，每7天更换一副。隐形矫治器每日佩戴时间不得少于12小时，在家长监督的情况下尽可能地增加佩戴时长。复诊监控牙齿移动情况，矫治器是否贴合，以及前牙咬合干扰点情况，必要时可对乳牙做调㧟处理。因患者上下前牙区存在咬合障碍，矫治过程中可以要求患者佩戴矫治器进食。此举可同时使膜片与牙齿更加贴合，提高隐形矫治器表达率，能够有效减少矫治器脱套情况的发生。进食后需要做好牙面清洁并保持矫治器洁净，以防蛀牙的形成。第一次设计15副隐形矫治器，但因患者配合程度较差，未能保证每日佩戴时长，在佩戴至第13副矫治器时上前牙处出现难以就位情况。此时前牙反㧟仍未纠正，故精调15副矫治器继续设计上前牙唇移，下前牙内收，上下颌扩弓排齐。矫治后用压膜保持器和硅胶矫治器保持。矫治持续8个月，反㧟解除，最终恢复卵圆形弓形，覆㧟、覆盖正常，患者的咀嚼效率提高，呼吸改善，面貌改善。

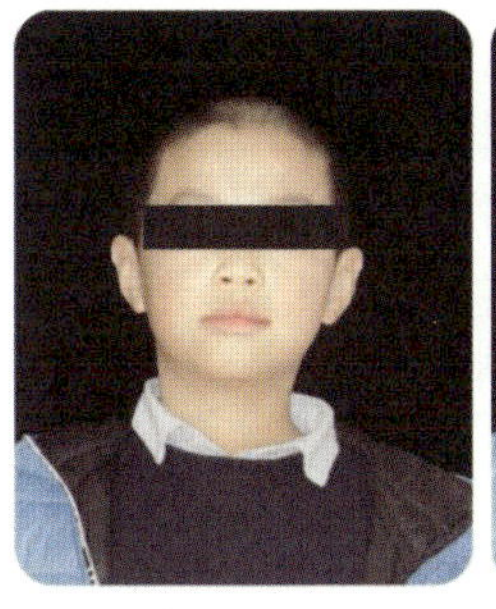
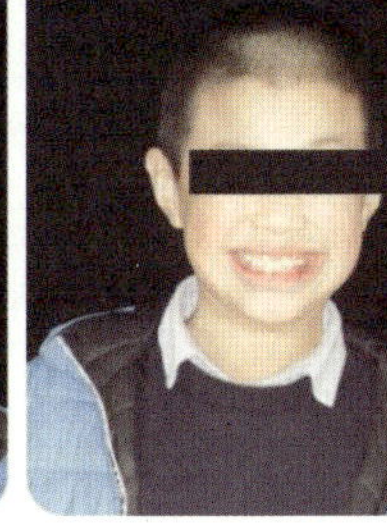
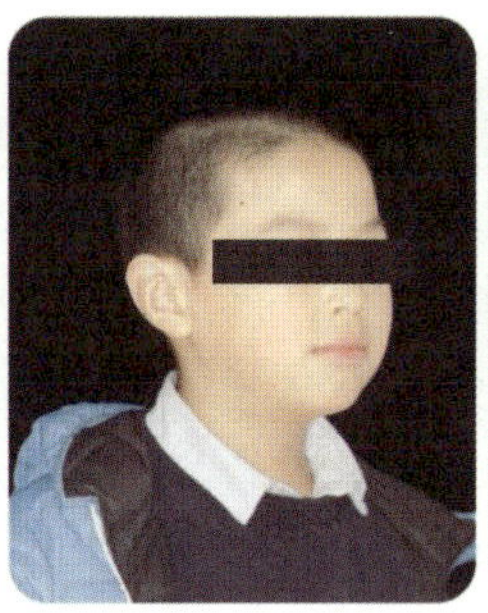
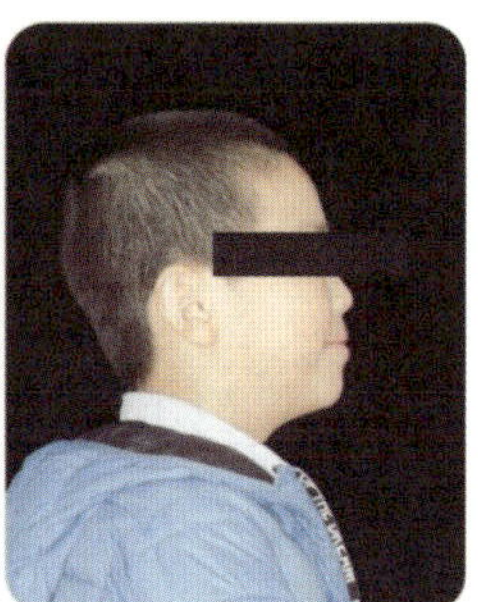

正面照　正面微笑照　侧面45°照　侧面照

图2-5-1　矫治前面照

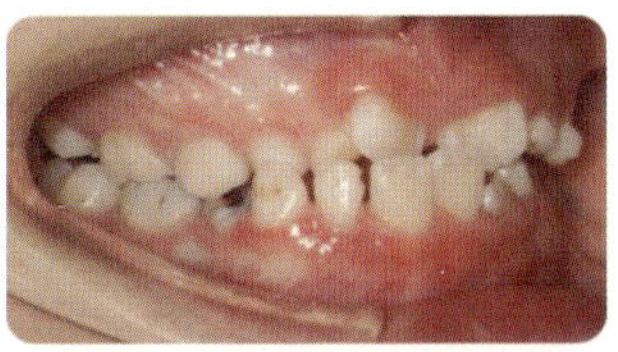
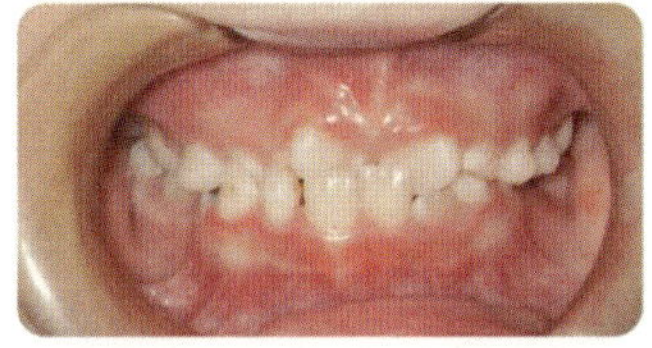
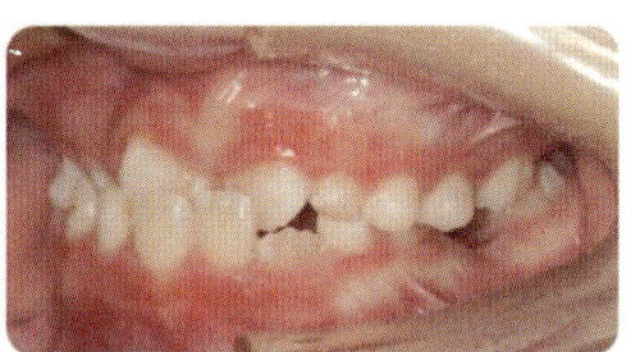
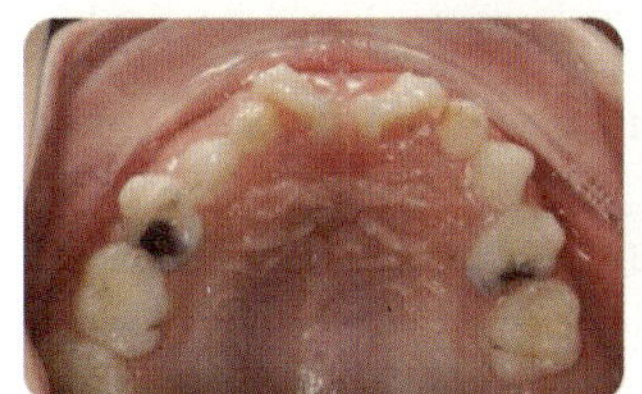
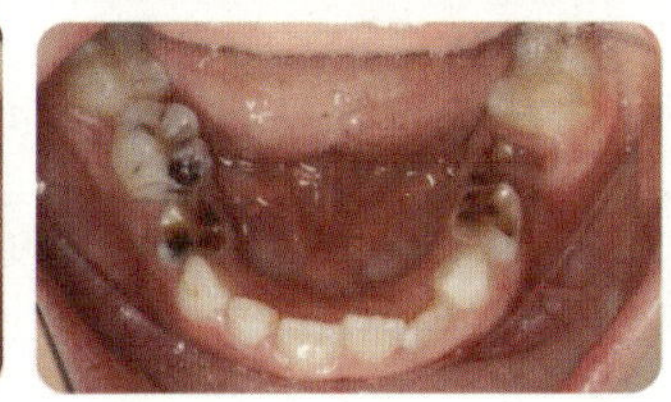
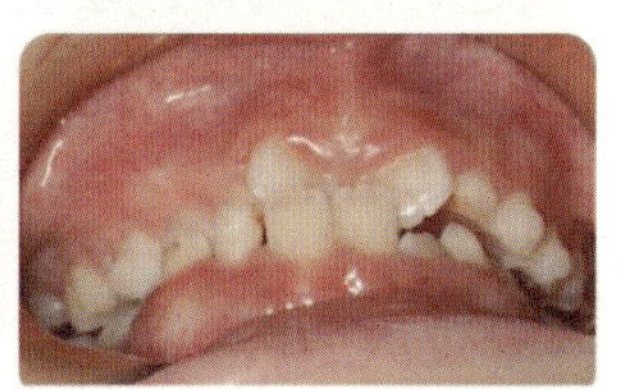

图2-5-2　矫治前口内像

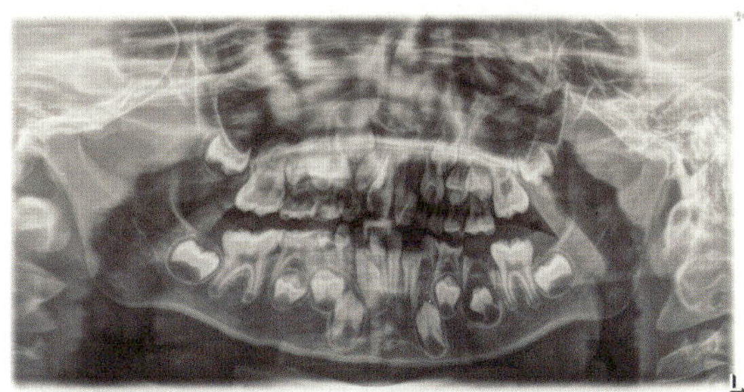
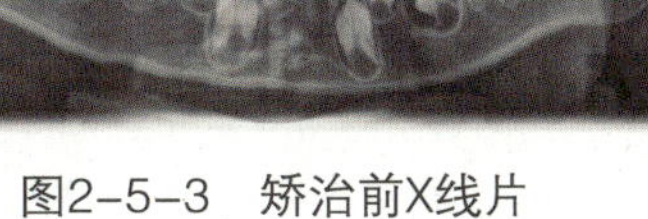

图2-5-3　矫治前X线片

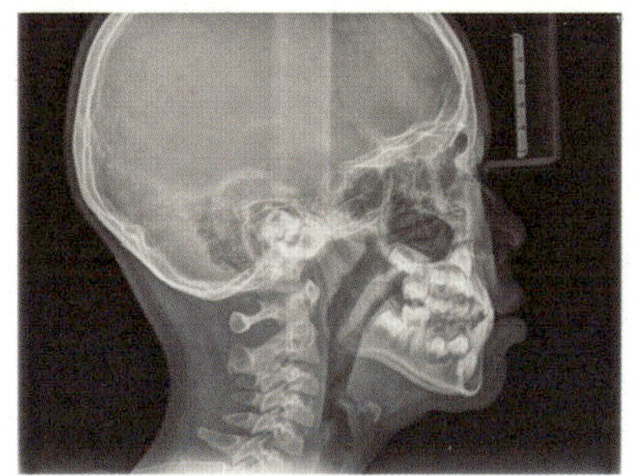

图2-5-4　矫治前侧位片

表2-5-1　矫治前头影测量数据

测量项目	测量值	标准值	测量结果
骨测量			
SNA/°	81.72	82.8 ± 4.0	上颌相对颅底位置正常
SNB/°	80.6	80.1 ± 3.9	下颌相对颅底位置正常

续表

测量项目	测量值	标准值	测量结果
ANB/°	1.12	2.7 ± 2.0	趋向于I类错合
FH-NPo（面角）/°	95.64	85.4 ± 3.7	颏部前突
NA-APo（颌凸角）/°	176.87	6.0 ± 4.4	上颌相对面部前突
FMA（FH-MP下颌平面角）/°	26.27	31.1 ± 5.6	均角型，下颌平面陡度正常
SGn-FH（Y轴角）/°	63.38	66.3 ± 7.1	生长方向正常，颏部位置关系正常
MP-SN/°	33.45	32.5 ± 5.2	下颌体陡度、面部高度适宜
Po-NB/mm	0.7	1.0 ± 1.5	颏部发育量、颏部位置关系正常
牙测量			
U1-NA/mm	2.09	5.1 ± 2.4	上中切牙后缩
U1-NA/°	19.07	22.8 ± 5.7	上中切牙倾斜度正常
L1-NB/mm	4.47	6.7 ± 2.1	下中切牙后缩
L1-NB/°	24.86	30.3 ± 5.8	下中切牙倾斜度正常
U1-L1（上下中切牙角）/°	134.95	125.4 ± 7.9	上下中切牙/上下前部牙弓突度较小
U1-SN/°	100.79	105.7 ± 6.3	上中切牙相对前颅底平面倾斜度正常
IMPA（L1-MP）/°	93.8	91.6 ± 7.0	下中切牙相对下颌平面倾斜度正常

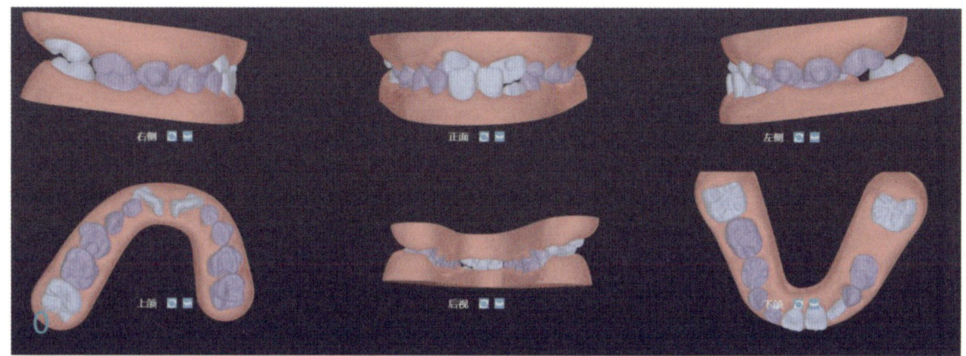

图2-5-5　矫治动画截图

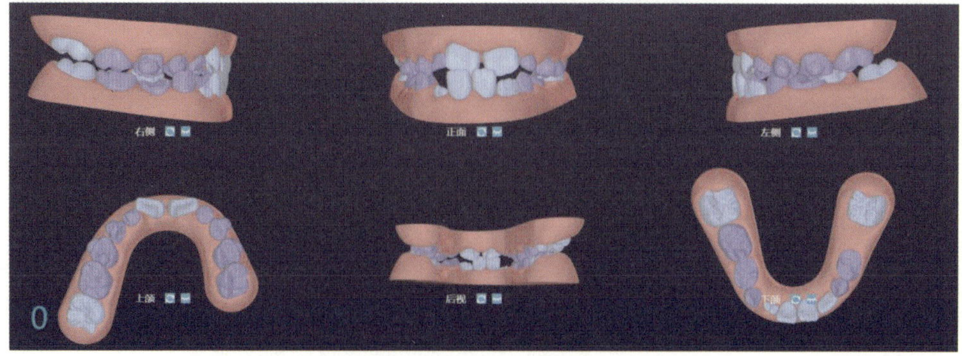

图2-5-6　精调动画截图

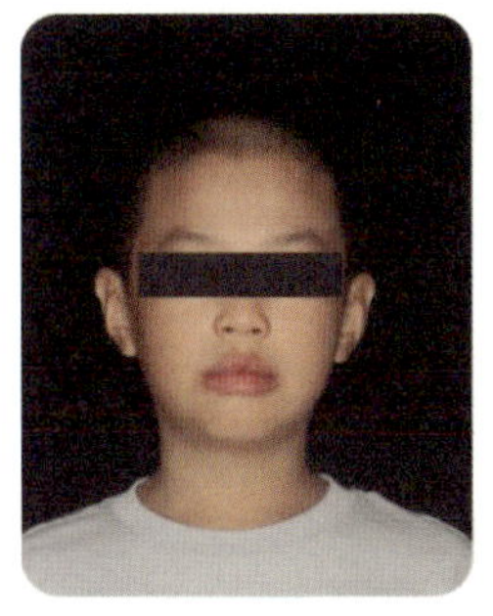
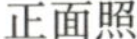
正面照

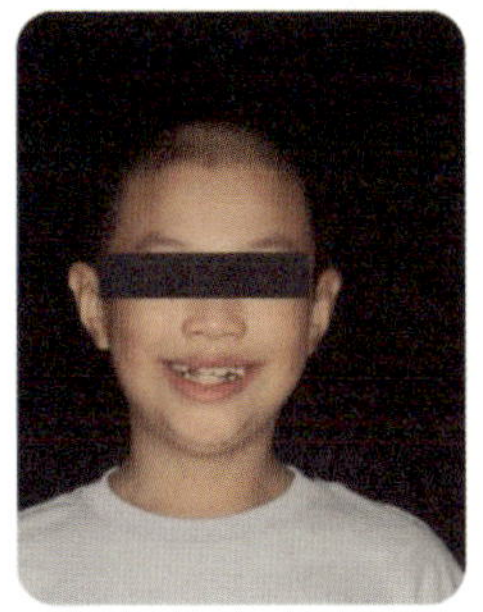
正面微笑照

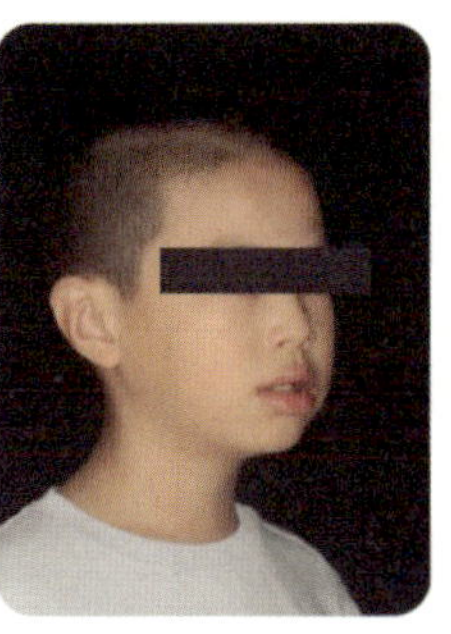
侧面45°照

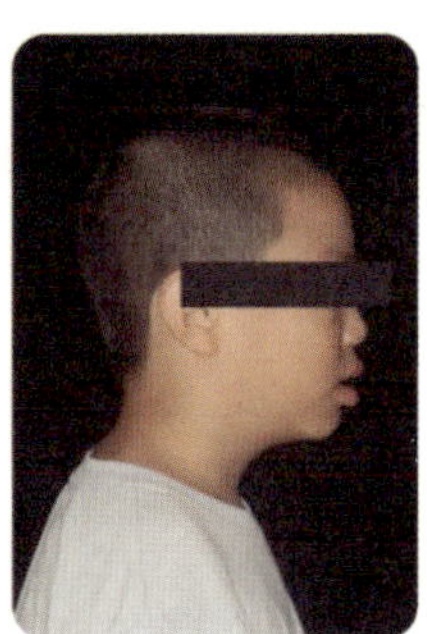
侧面照

图2-5-7 矫治后面照

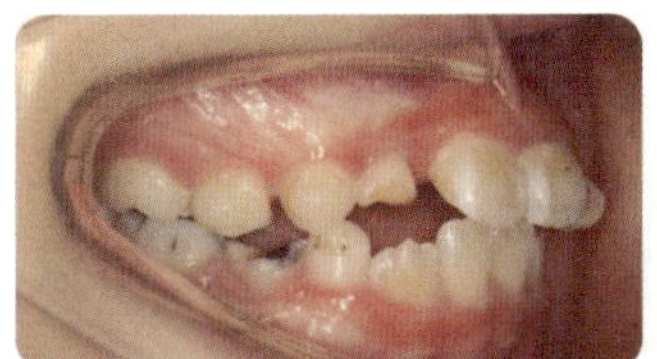
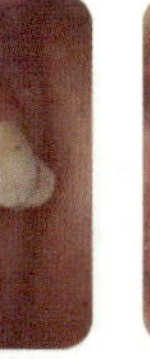
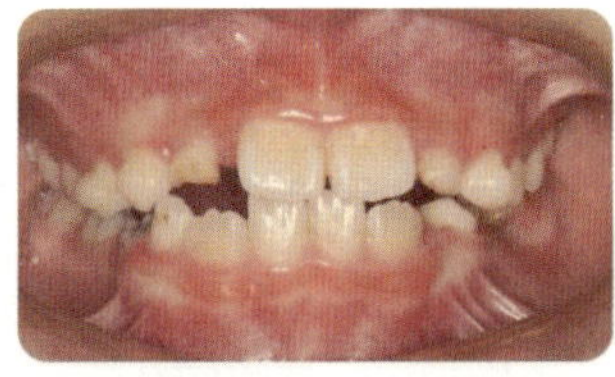
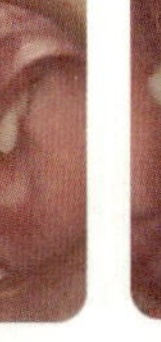
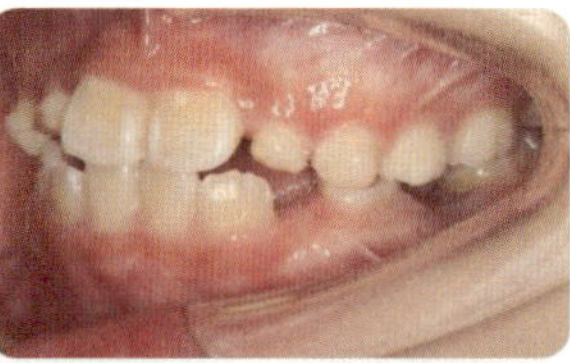
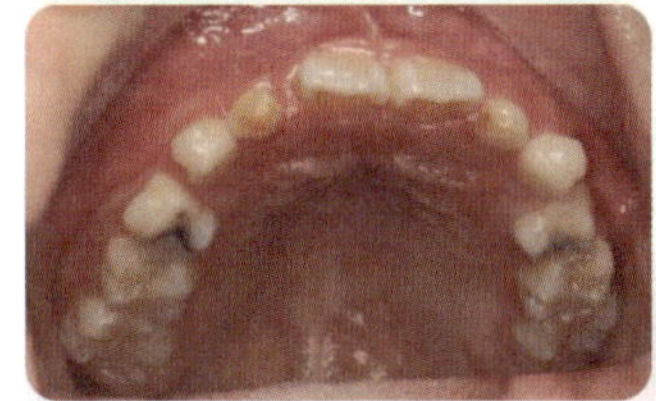
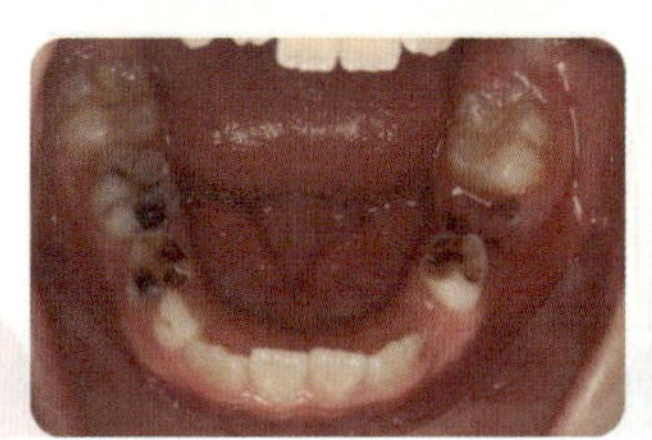
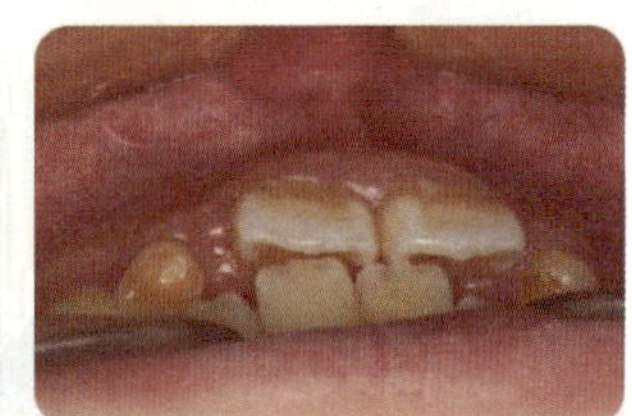

图2-5-8 矫治后口内像

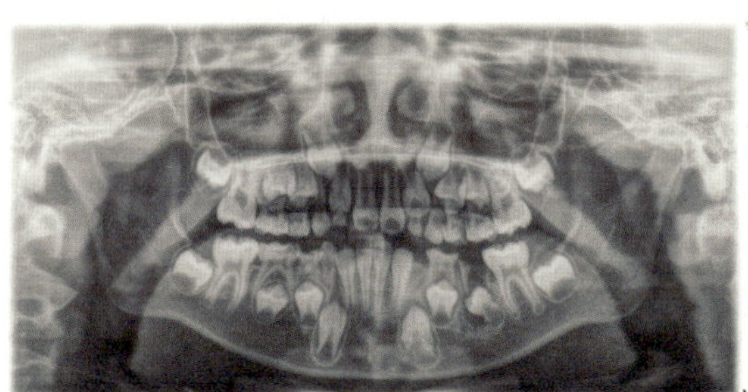

图2-5-9 矫治后X线片

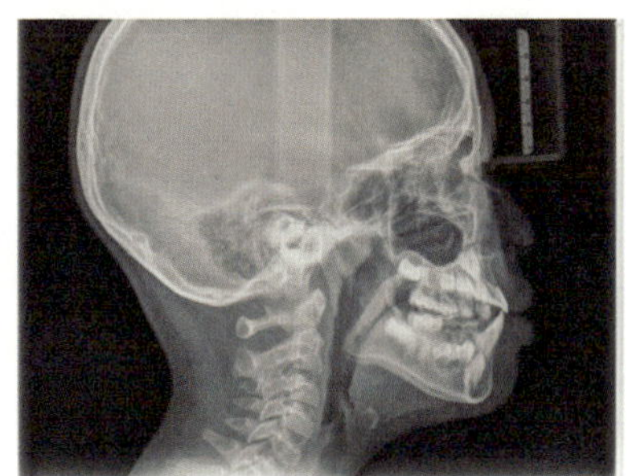

图2-5-10 矫治后侧位片

表2-5-2 矫治后头影测量数据

测量项目	测量值	标准值	测量结果
骨测量			
SNA/°	81.65	82.8 ± 4.0	上颌相对颅底位置正常
SNB/°	80.09	80.1 ± 3.9	下颌相对颅底位置正常
ANB/°	1.55	2.7 ± 2.0	趋向于Ⅰ类错合
FH-NPo（面角）/°	95.43	85.4 ± 3.7	颏部前突
NA-APo（颌凸角）/°	175.13	6.0 ± 4.4	上颌相对面部前突
FMA（FH-MP下颌平面角）/°	27.03	31.1 ± 5.6	均角型，下颌平面陡度正常
SGn-FH（Y轴角）/°	63.88	66.3 ± 7.1	生长方向正常，颏部位置关系正常
MP-SN/°	36.22	32.5 ± 5.2	下颌体陡度、面部高度适宜
Po-NB/mm	1.86	1.0 ± 1.5	颏部发育量、颏部位置关系正常
牙测量			
U1-NA/mm	6.66	5.1 ± 2.4	上中切牙突度正常
U1-NA/°	29.77	22.8 ± 5.7	上中切牙唇向倾斜
L1-NB/mm	6.49	6.7 ± 2.1	下中切牙突度正常
L1-NB/°	26.09	30.3 ± 5.8	下中切牙倾斜度正常
U1-L1（上下中切牙角）/°	122.59	125.4 ± 7.9	上下中切牙/上下前部牙弓突度正常
U1-SN/°	111.42	105.7 ± 6.3	上中切牙相对前颅底平面倾斜度正常
IMPA（L1-MP）/°	93.62	91.6 ± 7.0	下中切牙相对下颌平面倾斜度正常

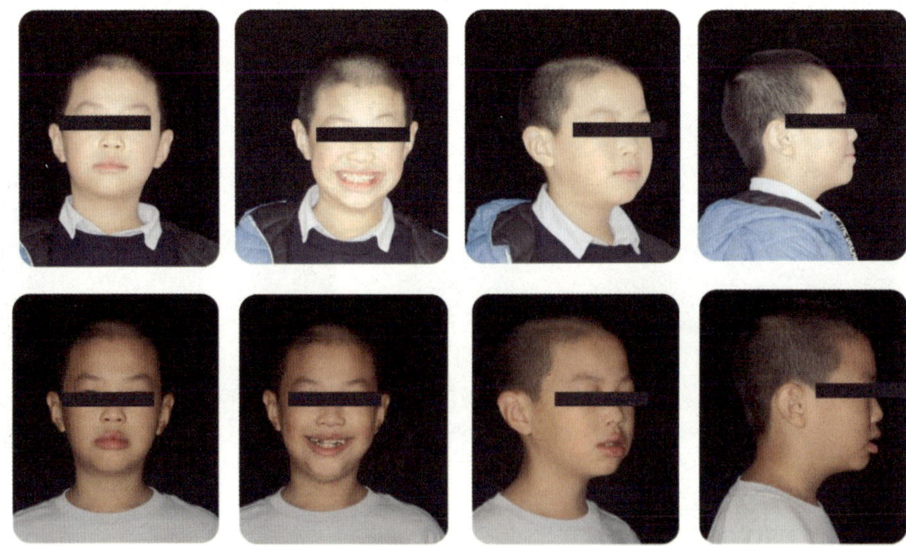

图2-5-11 矫治前后面照对比

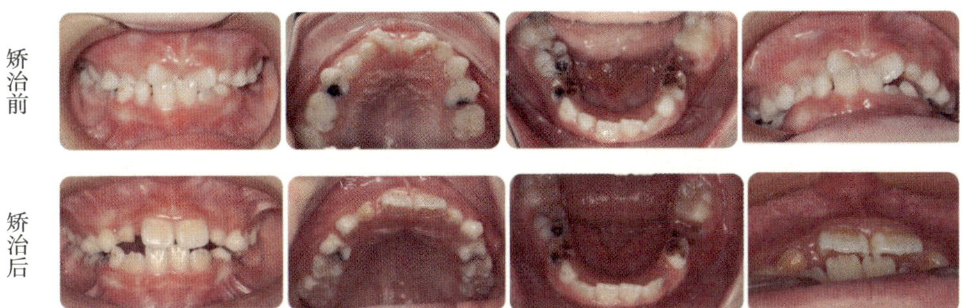

图2-5-12　矫治前后牙列对比

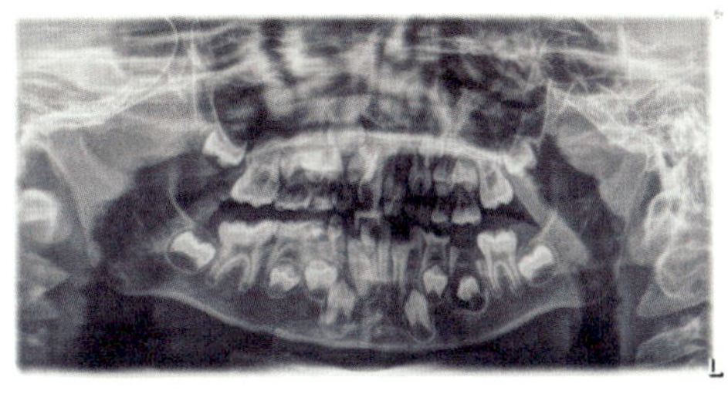

矫治前

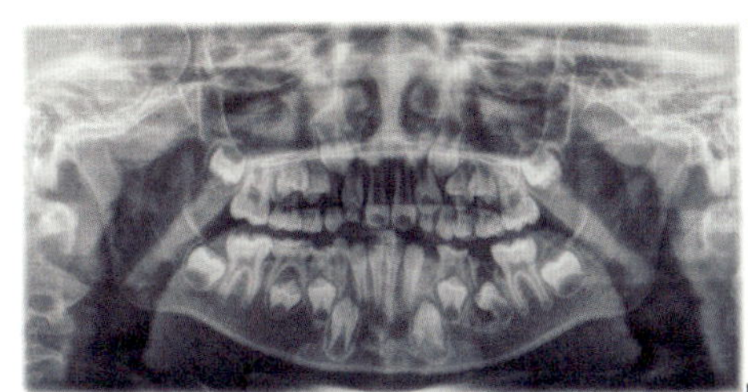

矫治后

图2-5-13　矫治前后X线片对比

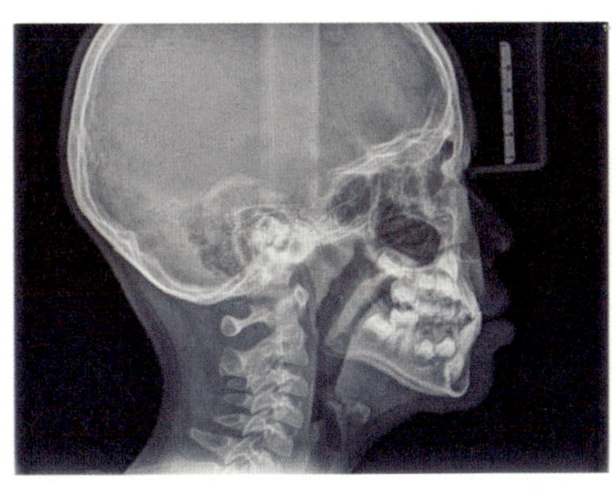

矫治前

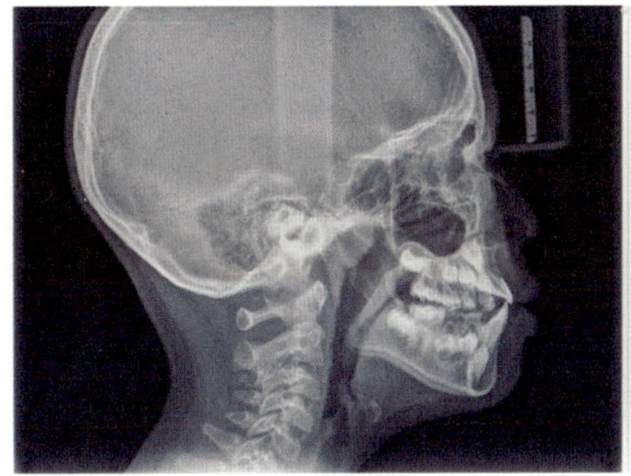

矫治后

图2-5-14　矫治前后侧位片对比

病例小结

本病例为隐形矫治早期干预。替牙期牙列表现出前牙反殆，局部的咬合干扰会对上颌的发育产生影响，故选择早期干预，解除反殆，恢复正常覆殆、覆盖关系，保证上颌骨发育不受反殆限制。在方案设计中重点为推上前牙向唇侧移动，排齐扭转的11、21，前牙反殆解除。继续保持和观察后续牙列替换情况，继续使用咬咬齐进行肌功能训练。

矫治结束后佩戴3个月的隐形保持器，后期使用硅胶矫治器做保持。需长期监控患者颌骨发育情况，定期复诊监控。患儿处于第一年龄段，存在骨源性上下源型凹面伴下颌体三角深凹的趋势，需要长期监控颌骨发育情况，存在若复发需再次调整，配合前牵矫形，甚至手术改善面型的可能性。对于凹面病例，需做全周期管理方案，长期监控颌骨发育以及换牙情况，并做好术前沟通。

病例 6

病例简介

患者，女，9岁，主诉地包天。混合牙列，前牙反𬌗，未伴拥挤。使用隐形矫治器，调整上下前牙，解除反𬌗。最终反𬌗解除，前牙排齐，达到“硬碰硬”接触。疗程10个月。

关键词： 前牙反𬌗。

一般信息： 女，9岁，家长代诉地包天影响美观，要求治疗。

现病史及既往史： 无特殊。

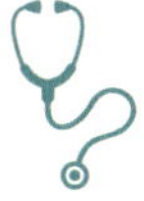

临床诊治

口外检查： 面型基本对称，开口度正常，开口型向下，关节区无弹响，双侧耳屏前无压痛。

口内检查： 替牙期，全口卫生情况良好；6C近中、6D远中探及龋损达牙本质中层，探诊（-），叩诊（-），无明显松动；上下颌中切牙、侧切牙已替换，26、36、46萌出，16未出龈；上下前牙区反𬌗。

辅助检查： 恒牙牙胚数目正常，未见多生牙。

诊断： 前牙反𬌗。

治疗方案： 通过咬合诱导，推上前牙向唇侧移动，扩大上下颌牙弓，下前牙内收排齐，解除反𬌗。长期监控颌骨发育情况，存在若复发需二次矫治的可能性。

治疗设计： 全口隐形矫治，推上前牙向唇侧移动，打开咬合，扩大上下颌牙弓，下前牙利用间隙适量内收排齐，解除前牙反䶃。因乳磨牙临床牙冠短，固位条件较差，矫治器设计覆盖黏膜的特殊切割方式以增强矫治器固位。上下颌牙列全程选择自主附件，用以增强矫治器固位效果。上颌腭侧切牙乳突处增加舌突装置，引导正确舌位，辅助破除不良舌习惯。

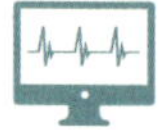

治疗过程

治疗过程如图2-6-1至图2-6-10。全口隐形矫治，共22副矫治器，每7天更换一副。隐形矫治器每日佩戴时间不得少于12小时，在家长监督的情况下尽可能地增加佩戴时长。复诊监控牙齿移动情况，矫治器是否贴合，以及前牙咬合干扰点情况，必要时可对乳牙做调䶃处理。因患者上下前牙区存在咬合障碍，矫治过程中可以要求患者佩戴矫治器进食。此举可同时使膜片与牙齿更加贴合，提高隐形矫治器表达率，能够有效减少矫治器脱套情况的发生。进食后需要做好牙面清洁并保持矫治器洁净，以防蛀牙的形成。第一次设计16副隐形矫治器，全部佩戴完成后，临床检查发现前牙覆盖很浅，便又设计了6副矫治器继续唇移上前牙，调整上下前牙覆䶃、覆盖关系。矫治后用压膜保持器和硅胶矫治器保持。矫治持续10个月，反䶃解除，最终恢复卵圆形弓形，覆䶃、覆盖正常，患者的咀嚼效率提高，呼吸改善，面貌改善。

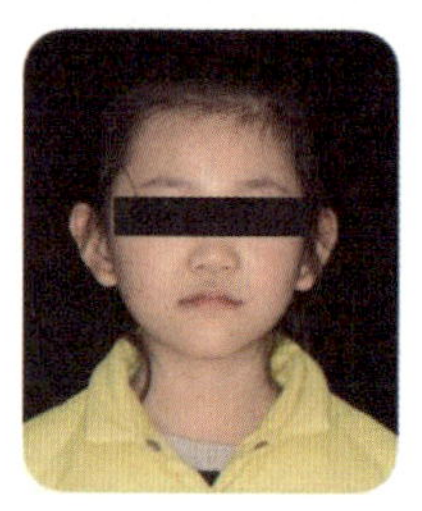
正面照

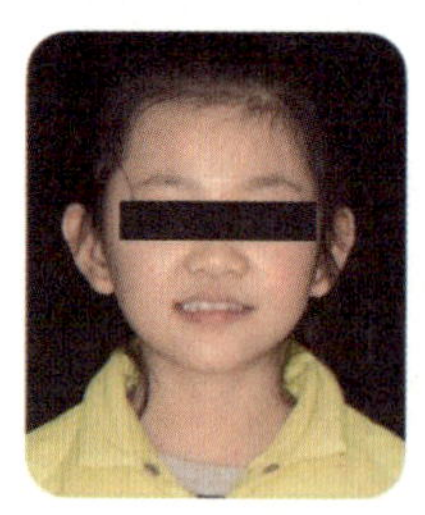
正面微笑照

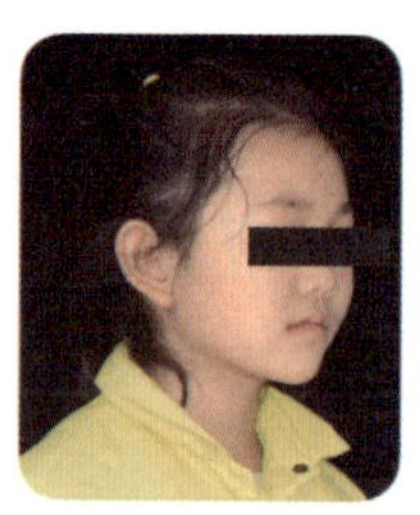
侧面45°照

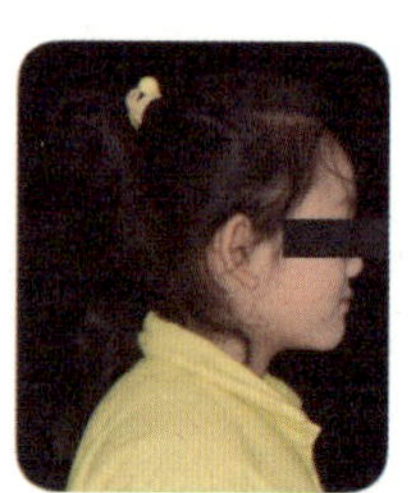
侧面照

图2-6-1　矫治前面照

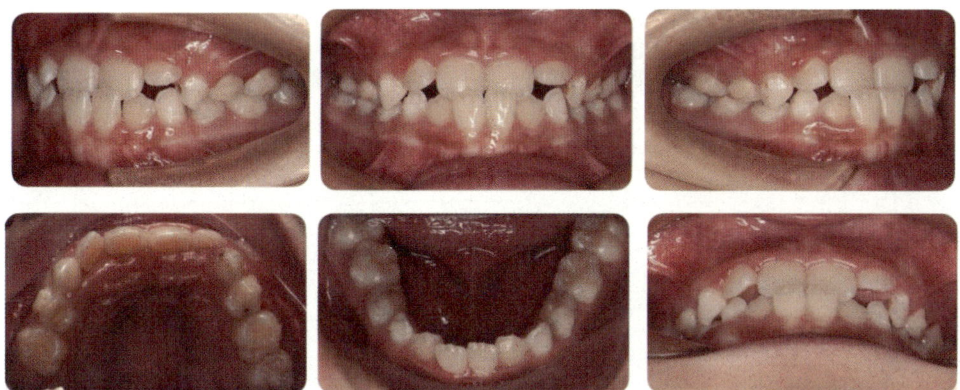

图2-6-2　矫治前口内像

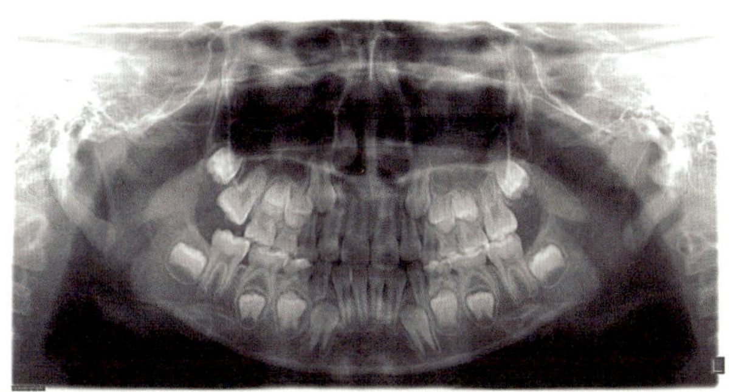

图2-6-3　矫治前X线片

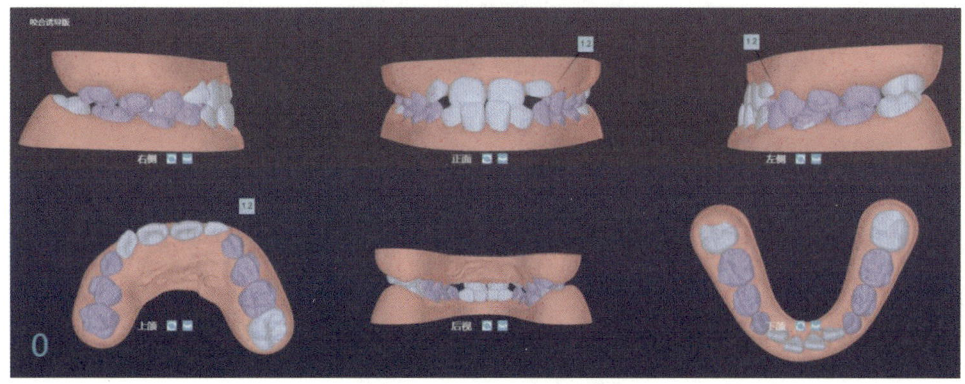

图2-6-4　矫治动画截图

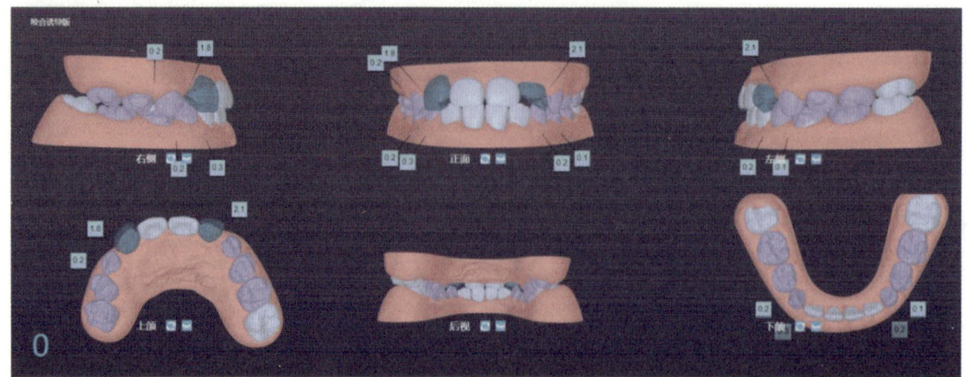

图2-6-5　精调动画截图

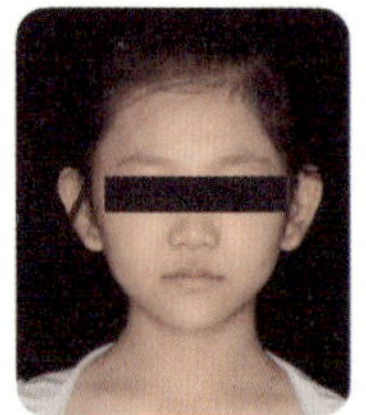

正面照

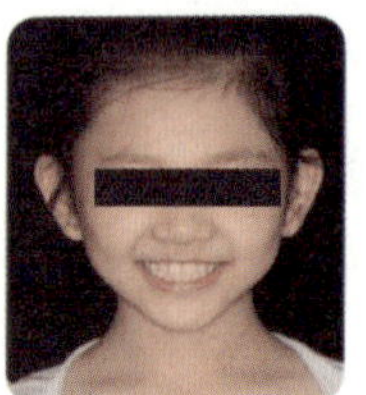

正面微笑照

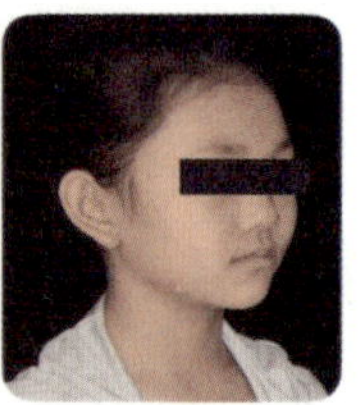

侧面45°照

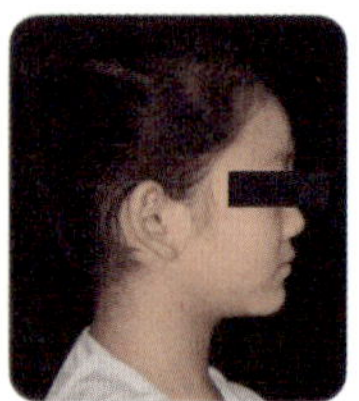

侧面照

图2-6-6　矫治后面照

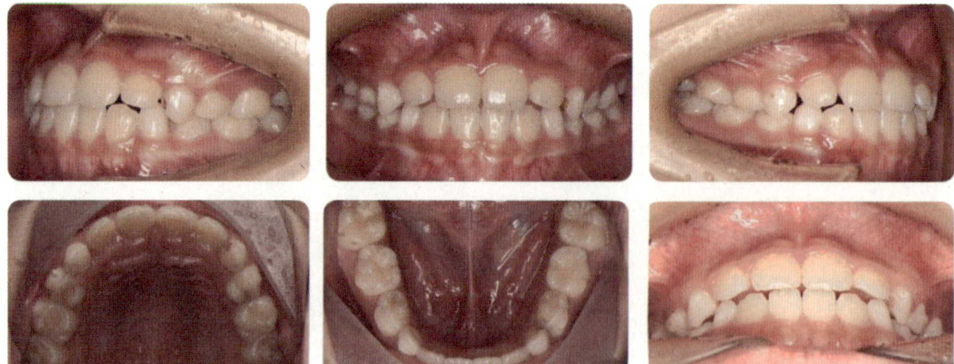

图2-6-7　矫治后口内像

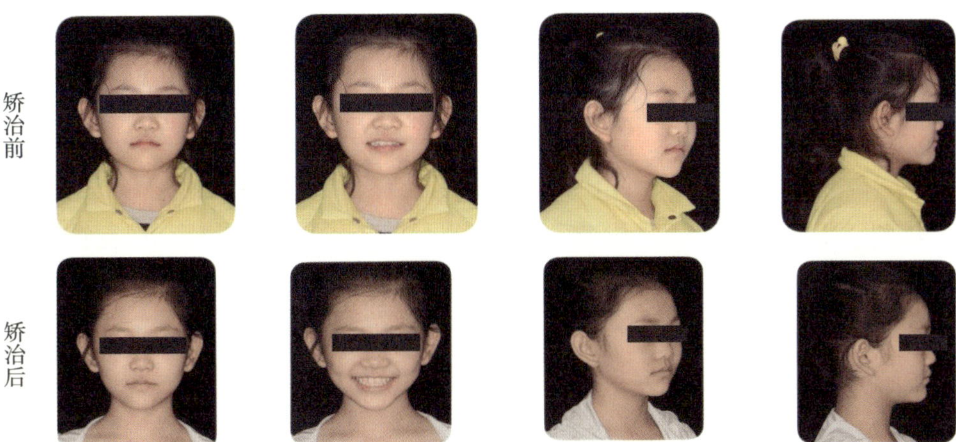

图2-6-8　矫治前后面照对比

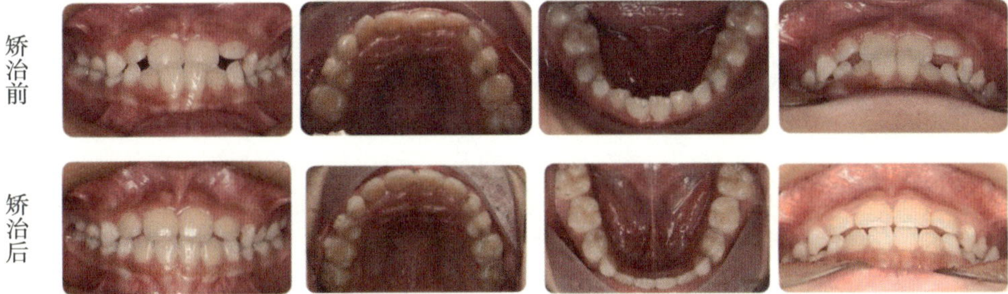

图2-6-9　矫治前后牙列对比

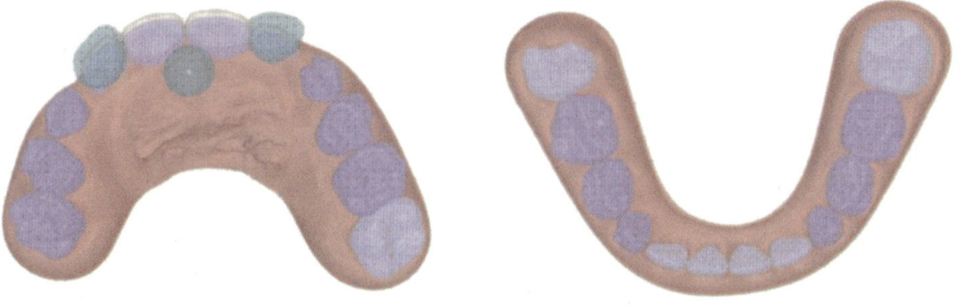

图2-6-10　牙列模型重叠图

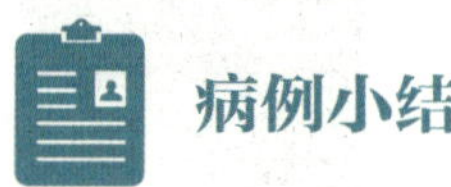

病例小结

本病例为隐形矫治早期干预。替牙期牙列表现出前牙反殆，局部的咬合干扰会对上颌的发育产生影响，故选择早期干预，解除反殆，恢复正常覆殆、覆盖关系，保证上颌骨发育不受反殆限制。在方案设计中重点为推上前牙向唇侧移动，前牙反殆解除。继续保持和观察后续牙列替换情况，继续使用咬咬齐进行肌功能训练。

矫治结束后佩戴3个月的隐形保持器，后期使用硅胶矫治器做保持。需长期监控患者颌骨发育情况，定期复诊监控。患儿处于第一年龄段，存在骨源性上下源型凹面伴下颌体三角深凹趋势，需要长期监控颌骨发育情况，存在若复发需再次调整，配合前牵矫形，甚至手术改善面型的可能性。对于凹面病例，需做全周期管理方案，长期的监控颌骨发育以及换牙情况，并做好术前沟通。

病例 7

病例简介

患者，男，8岁，主诉地包天。混合牙列，前牙反䍁，上颌萌出空间不足。使用隐形矫治器，调整上下前牙，解除反䍁。最终反䍁解除，前牙排齐，达到“硬碰硬”接触。疗程6个月。

关键词： 前牙反䍁。

一般信息： 男，8岁，家长代诉地包天影响美观，要求治疗。

现病史及既往史： 无特殊。

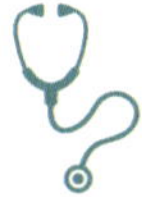

临床诊治

口外检查： 面型基本对称，开口度正常，开口型向下，关节区无弹响，双侧耳屏前无压痛。

口内检查： 替牙期，全口卫生情况良好；5D、6D、7D、7E、8E䍁面白色补料；11、21、31、32、41、42已替换，5B脱落，6B未脱落，12未出龈，16、26、36、46萌出建䍁；上下前牙区反䍁。

辅助检查： 恒牙牙胚数目正常，未见多生牙。头影测量骨性Ⅲ类，均角，平均生长型，下颌体厚重三角形，正中联合处凹势较深。

诊断： 前牙反䍁。

治疗方案： 通过咬合诱导，推上前牙向唇侧移动，下前牙内收排齐，解除反䍁。长期监控颌骨发育情况，存在若复发需二次矫治的可能性。

治疗设计： 全口隐形矫治，推上前牙向唇侧移动，打开咬合，下前牙利用间隙适量压低内收排齐，解除前牙反殆。因乳磨牙临床牙冠短，固位条件较差，矫治器设计覆盖黏膜的特殊切割方式以增强矫治器固位。上颌牙列全程选择自主附件，用以增强矫治器固位效果，下颌牙列移动量不大，故未设计附件。上颌腭侧切牙乳突处增加舌突装置，引导正确舌位，辅助破除不良舌习惯。

治疗过程

治疗过程如图2-7-1至图2-7-10及表2-7-1。全口隐形矫治，共12副矫治器，每7天更换一副。隐形矫治器每日佩戴时间不得少于12小时，在家长监督的情况下尽可能地增加佩戴时长。复诊监控牙齿移动情况，矫治器是否贴合，以及前牙咬合干扰点情况，必要时可对乳牙做调殆处理。因患者上下前牙区存在咬合障碍，矫治过程中可以要求患者佩戴矫治器进食。此举可同时使膜片与牙齿更加贴合，提高隐形矫治器表达率，能够有效减少矫治器脱套情况的发生。进食后需要做好牙面清洁并保持矫治器洁净，以防蛀牙的形成。矫治后用压膜保持器和硅胶矫治器保持。矫治持续6个月，反殆解除，最终恢复卵圆形弓形，覆殆、覆盖正常，患者的咀嚼效率提高，呼吸改善，面貌改善。

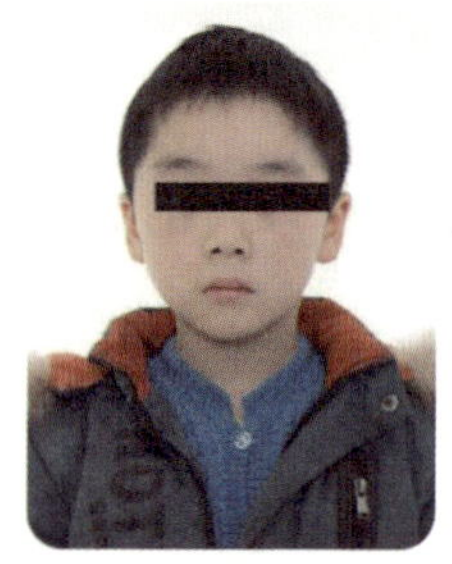
正面照

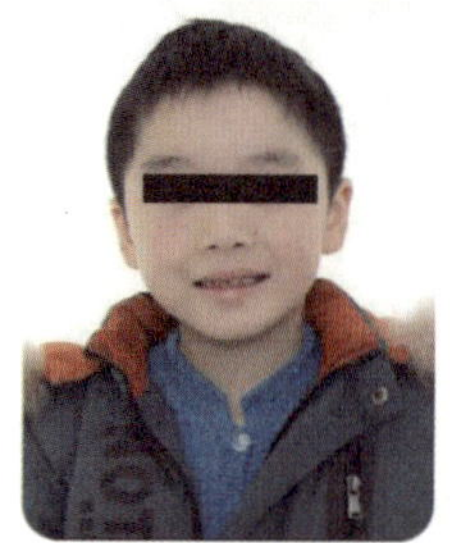
正面微笑照

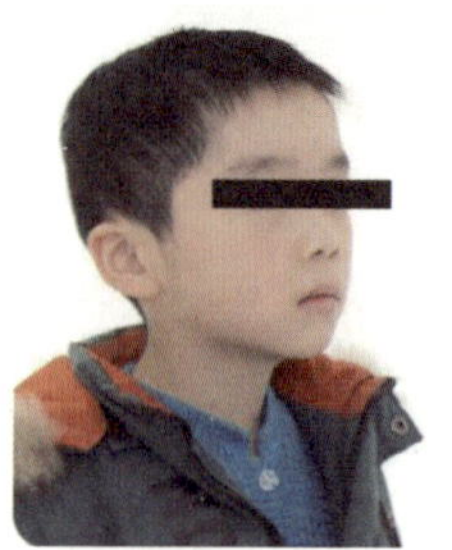
侧面45°照

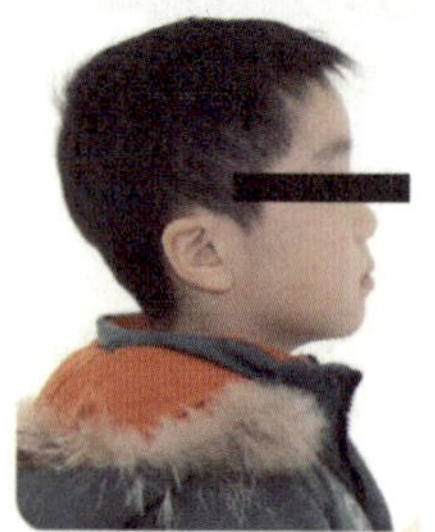
侧面照

图2-7-1　矫治前面照

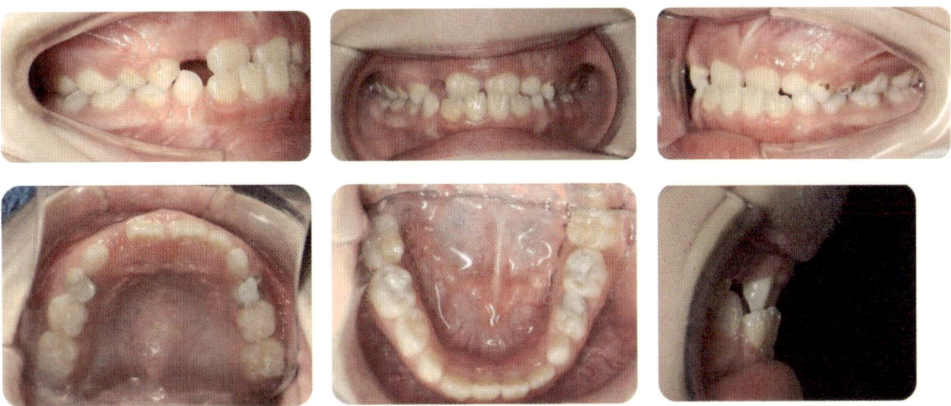

图2-7-2 矫治前口内像

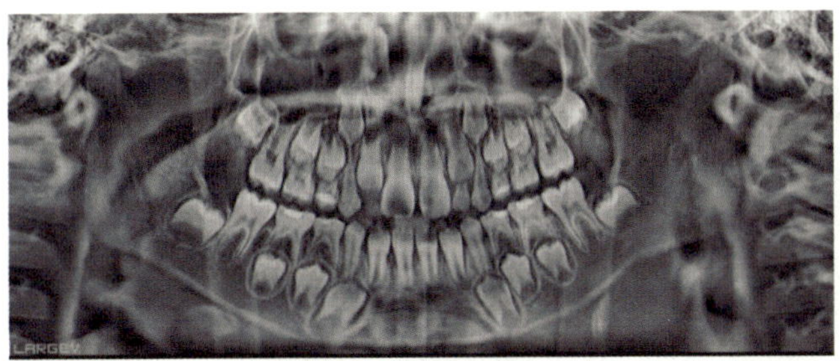

图2-7-3 矫治前X线片

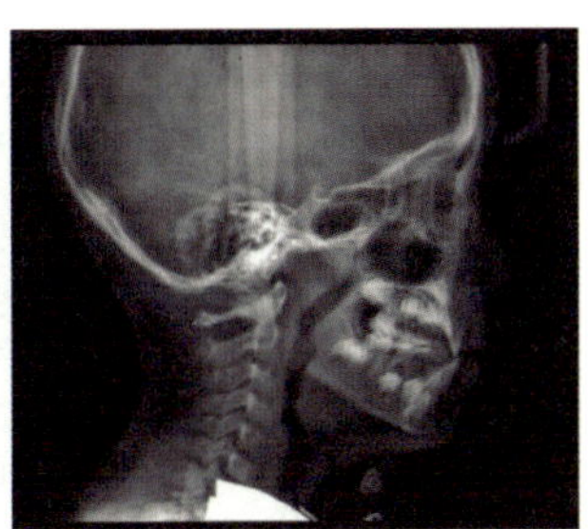

图2-7-4 矫治前侧位片

表2-7-1 矫治前头影测量数据

测量项目	测量值	标准值	测量结果
骨测量			
SNA/°	73.95	82.8 ± 4.0	上颌相对颅底后缩
SNB/°	72.21	80.1 ± 3.9	下颌相对颅底后缩
ANB/°	1.74	2.7 ± 2.0	趋向于Ⅰ类错合
FH-NPo（面角）/°	98.12	85.4 ± 3.7	颏部前突
NA-APo（颌凸角）/°	174.02	6.0 ± 4.4	上颌相对面部前突
FMA（FH-MP下颌平面角）/°	27.1	31.1 ± 5.6	均角型，下颌平面陡度正常
SGn-FH（Y轴角）/°	66.22	66.3 ± 7.1	生长方向正常，颏部位置关系正常
MP-SN/°	40.63	32.5 ± 5.2	下颌体陡度大，面部高度较大
Po-NB/mm	2.36	1.0 ± 1.5	颏部发育量、颏部位置关系正常

续表

测量项目	测量值	标准值	测量结果
牙测量			
U1-NA/mm	0.3	5.1 ± 2.4	上中切牙后缩
U1-NA/°	10.57	22.8 ± 5.7	上中切牙舌向倾斜
L1-NB/mm	4.84	6.7 ± 2.1	下中切牙突度正常
L1-NB/°	25.02	30.3 ± 5.8	下中切牙倾斜度正常
U1-L1（上下中切牙角）/°	142.67	125.4 ± 7.9	上下中切牙/上下前部牙弓突度较小
U1-SN/°	84.52	105.7 ± 6.3	上中切牙相对前颅底平面舌向倾斜
IMPA（L1-MP）/°	94.89	91.6 ± 7.0	下中切牙相对下颌平面倾斜度正常

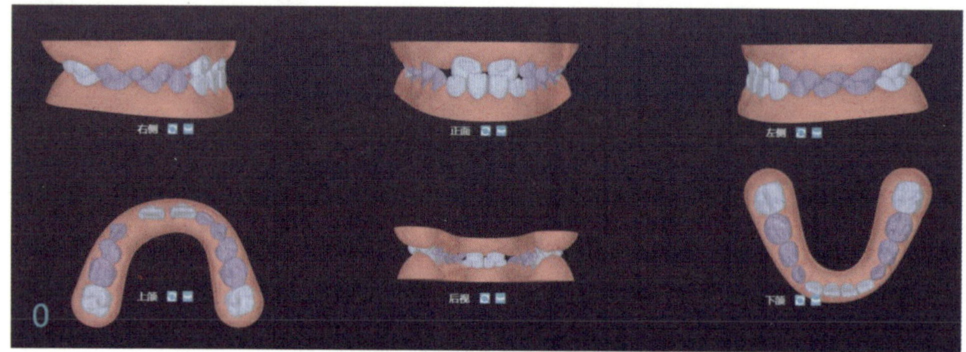

图2-7-5　矫治动画截图

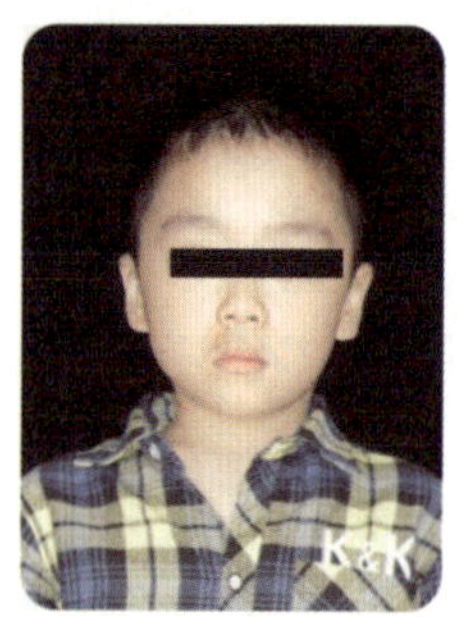

正面照

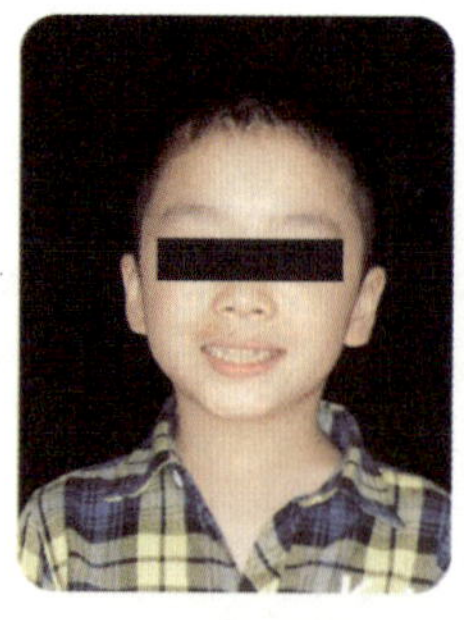

正面微笑照

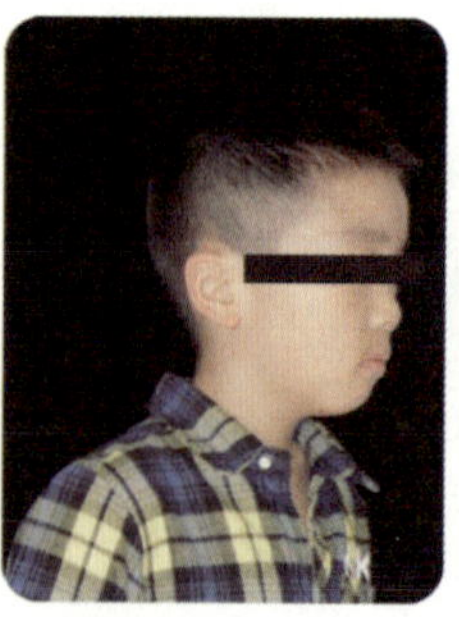

侧面45°照

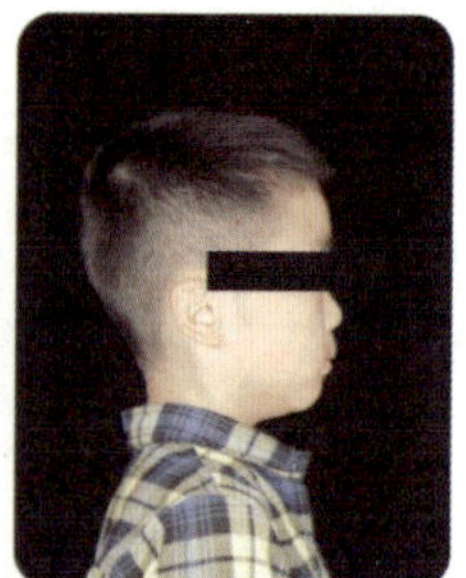

侧面照

图2-7-6　矫治后面照

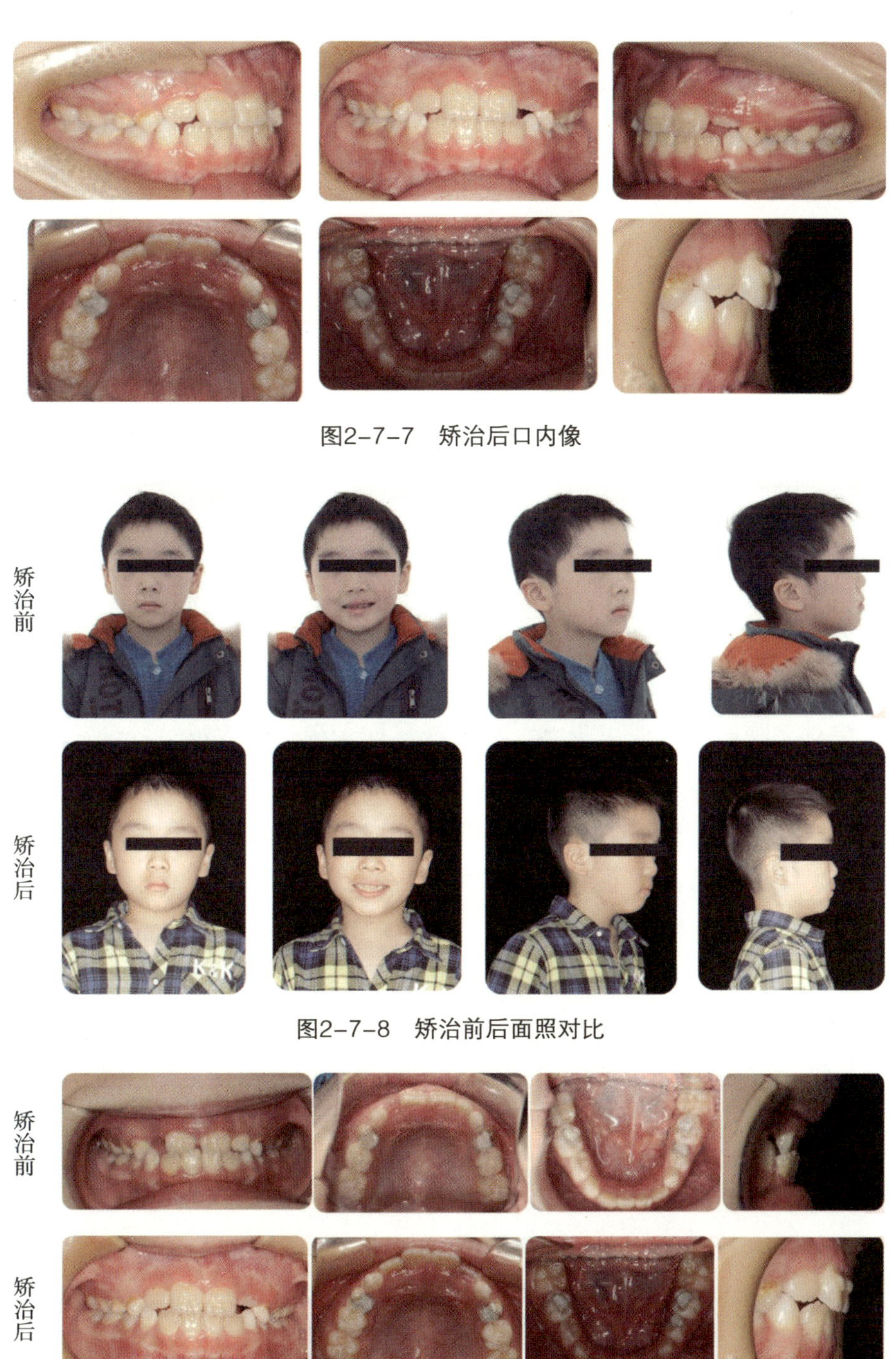

图2-7-7 矫治后口内像

图2-7-8 矫治前后面照对比

图2-7-9 矫治前后牙列对比

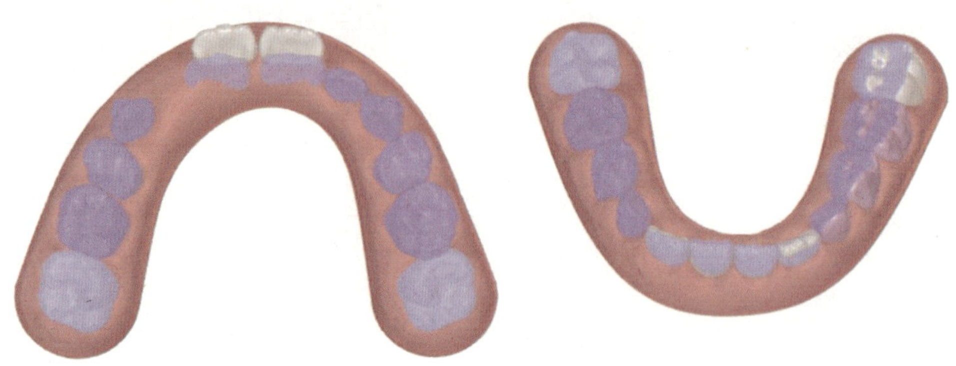

图2-7-10　牙列模型重叠图

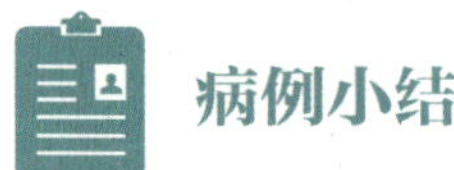

病例小结

本病例为隐形矫治早期干预。替牙期牙列表现出前牙反殆，局部的咬合干扰会对上颌的发育产生影响，故选择早期干预，解除反殆，恢复正常覆殆、覆盖关系，保证上颌骨发育不受反殆限制。在方案设计中重点为推上前牙向唇侧移动，扩宽上颌牙弓，为12、22萌出预留更多的空间，前牙反殆解除。继续保持和观察后续牙列替换情况，继续使用咬咬齐进行肌功能训练。

矫治结束后佩戴3个月的隐形保持器，后期使用硅胶矫治器做保持。患儿处于第一年龄段，存在骨源性上下源型凹面伴下颌体三角深凹趋势，需要长期监控颌骨发育情况，存在若复发需再次调整，配合前牵矫形，甚至手术改善面型的可能性。对于凹面病例，需做全周期管理方案，长期监控颌骨发育以及换牙情况，并做好术前沟通。

病例 8

病例简介

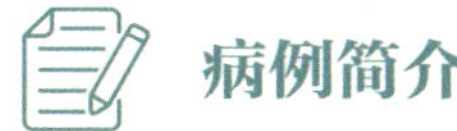

患者，女，7岁，主诉地包天。混合牙列，前牙反𬌗，引起下前牙咬合创伤。使用隐形矫治器，调整上下前牙，解除反𬌗。最终反𬌗解除，前牙排齐，达到“硬碰硬”接触。疗程8个月。

关键词：前牙反𬌗。

一般信息：女，7岁，家长代诉地包天影响美观，要求治疗。

现病史及既往史：无特殊。

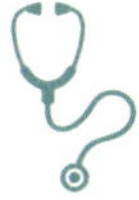

临床诊治

口外检查：面型基本对称，开口度正常，开口型向下，关节区无弹响，双侧耳屏前无压痛。

口内检查：替牙期，全口卫生情况一般；6C颊侧、8C近中探及龋损达牙本质中层，探诊（-），叩诊（-），无明显松动；7D残冠，7E、8D、8E残根；11、21、31、32、41、42已替换，5B、6B未脱落，16、26、36、46萌出建𬌗；11远中唇向扭转，11—41反𬌗。

辅助检查：恒牙牙胚数目正常，未见多生牙。

诊断：前牙反𬌗。

治疗方案：通过咬合诱导，排齐上前牙，避免咬合创伤的形成，扩大上下颌牙弓，下前牙内收排齐，解除反𬌗。长期监控颌骨发育情况，存在若复发需二次矫治的可能性。

治疗设计：全口隐形矫治，排齐扭转的11，关闭11、21间隙，打开咬合，扩大上下颌牙弓，推下前牙向前排齐，使患儿能达到“硬碰硬”，解除前牙反殆。因乳磨牙临床牙冠短，固位条件较差，矫治器设计覆盖黏膜的特殊切割方式以增强矫治器固位。上下颌牙列全程选择自主附件，用以增强矫治器固位效果。上颌腭侧切牙乳突处增加舌突装置，引导正确舌位，辅助破除不良舌习惯。

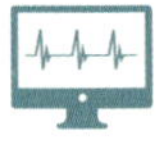

治疗过程

治疗过程如图2-8-1至图2-8-10。全口隐形矫治，共22副矫治器，每7天更换一副。隐形矫治器每日佩戴时间不得少于12小时，在家长监督的情况下尽可能地增加佩戴时长。复诊监控牙齿移动情况，矫治器是否贴合，以及前牙咬合干扰点情况，必要时可对乳牙做调殆处理。因患者上下前牙区存在咬合障碍，矫治过程中可以要求患者佩戴矫治器进食。此举可以使膜片与牙齿更加贴合，提高隐形矫治器表达率，能够有效减少矫治器脱套情况的发生。进食后需要做好牙面清洁并保持矫治器洁净，以防蛀牙的形成。矫治后用压膜保持器和硅胶矫治器保持。矫治持续8个月，反殆解除，最终恢复卵圆形弓形，覆殆、覆盖正常，患者的咀嚼效率提高，呼吸改善，面貌改善。

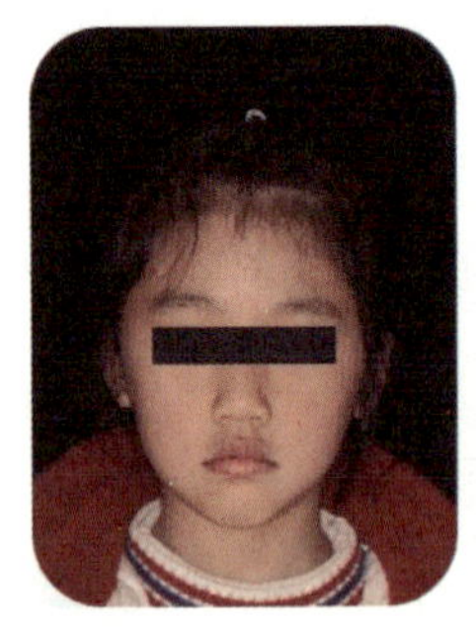
正面照

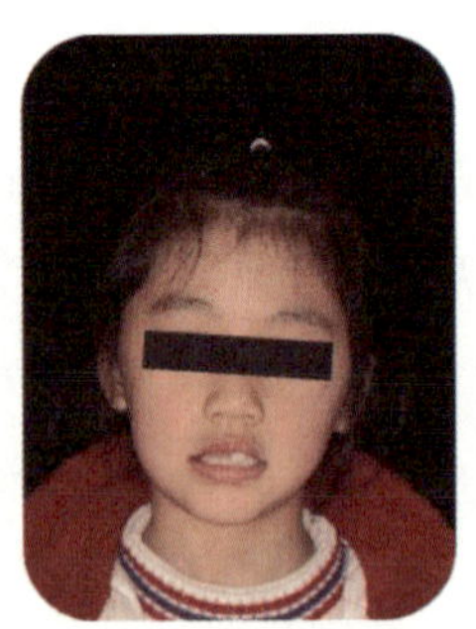
正面微笑照

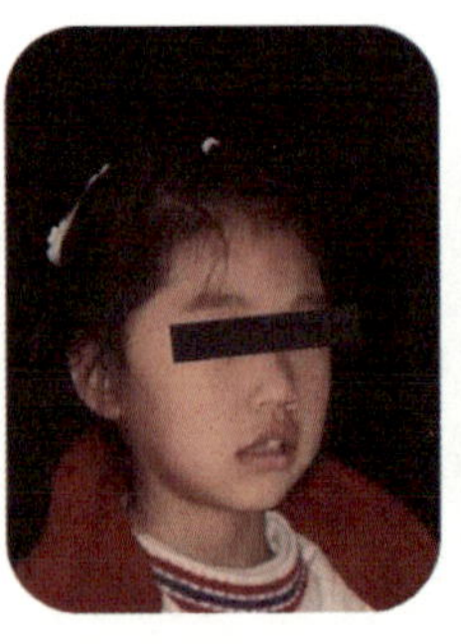
侧面45°照

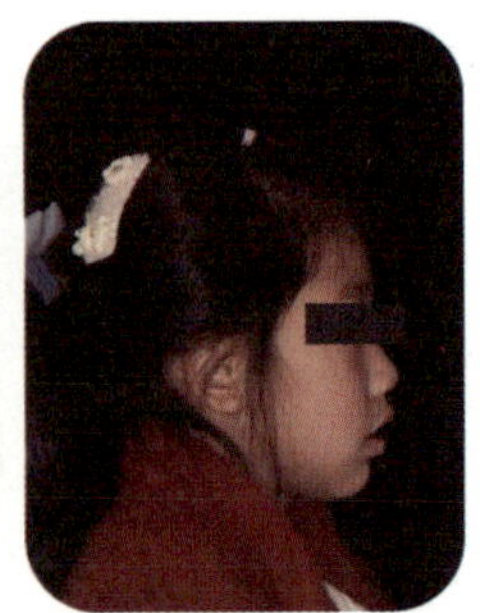
侧面照

图2-8-1　矫治前面照

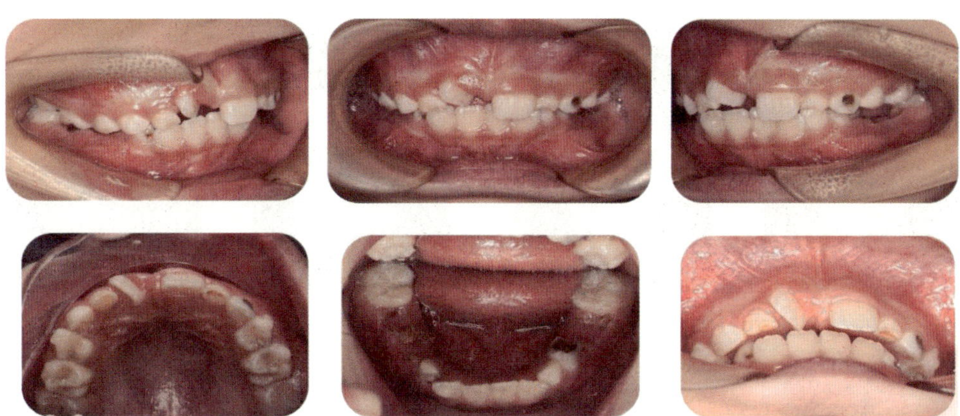

图2-8-2 矫治前口内像

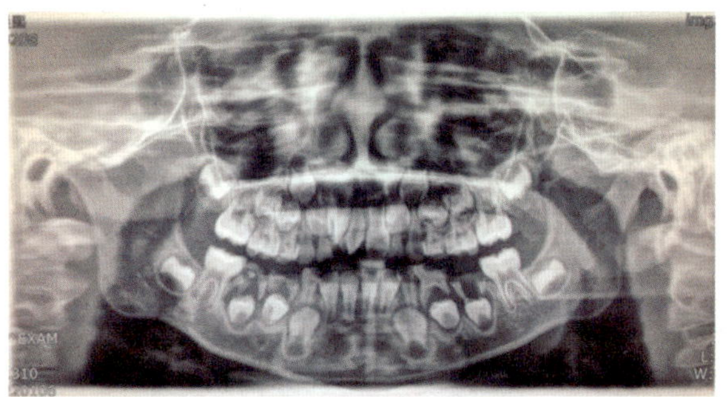

图2-8-3 矫治前X线片

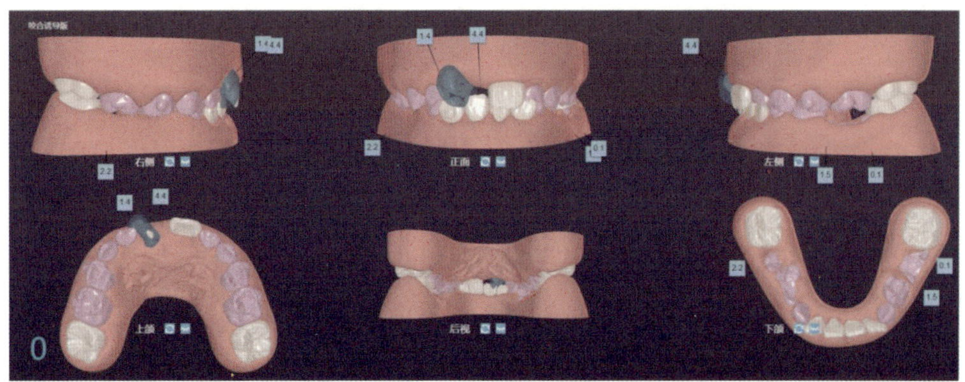

图2-8-4 矫治动画截图

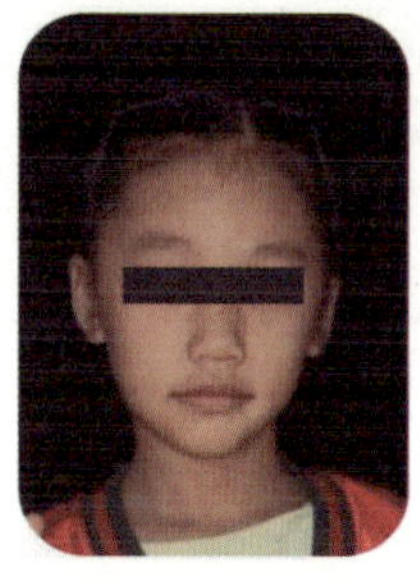
正面照

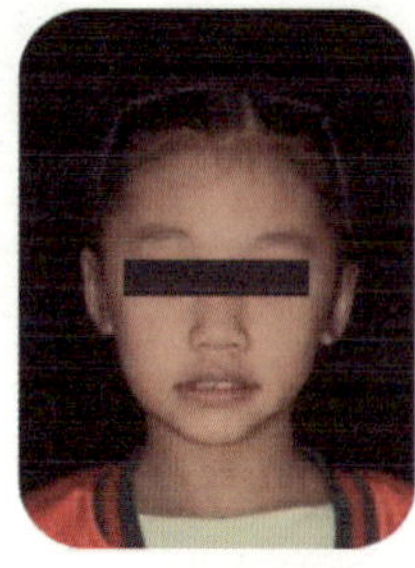
正面微笑照

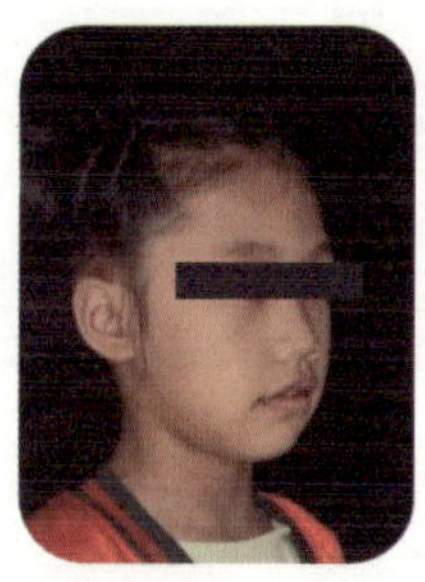
侧面45°照

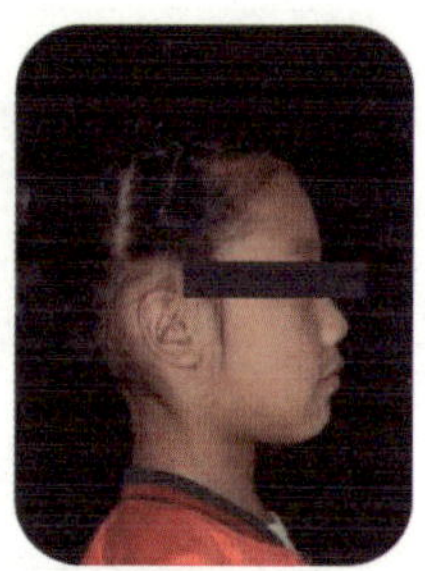
侧面照

图2-8-5 矫治后面照

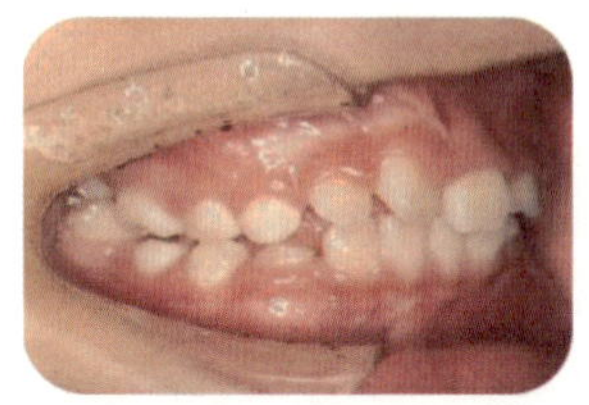
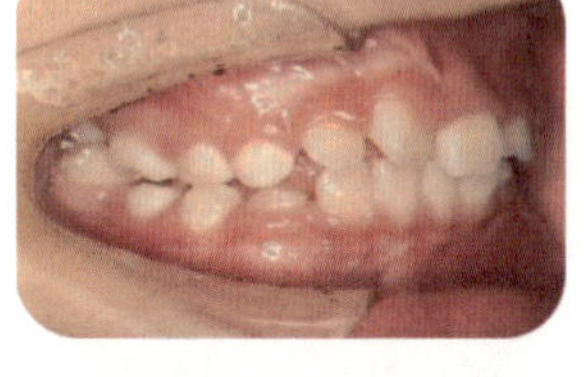
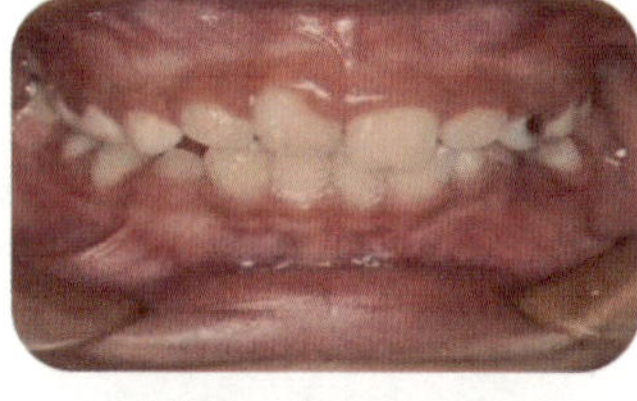
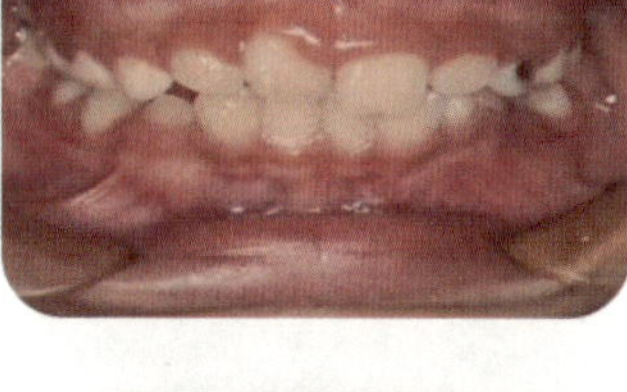
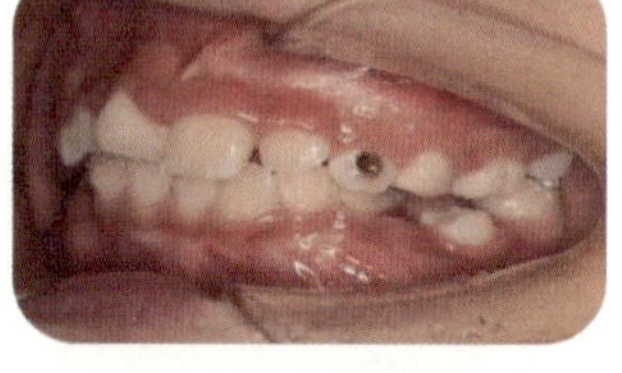
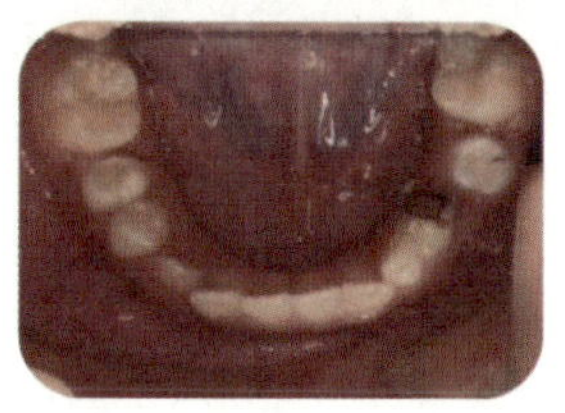
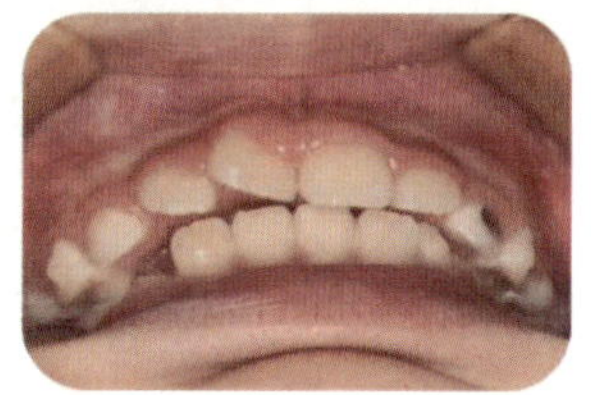

图2-8-6 矫治后口内像

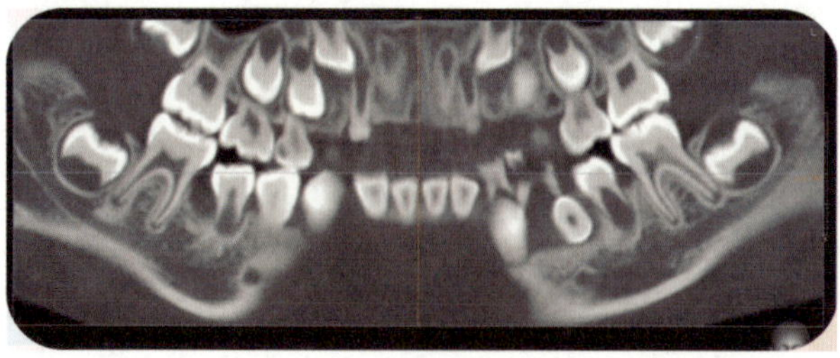

图2-8-7 矫治后X线片

矫治前

矫治后

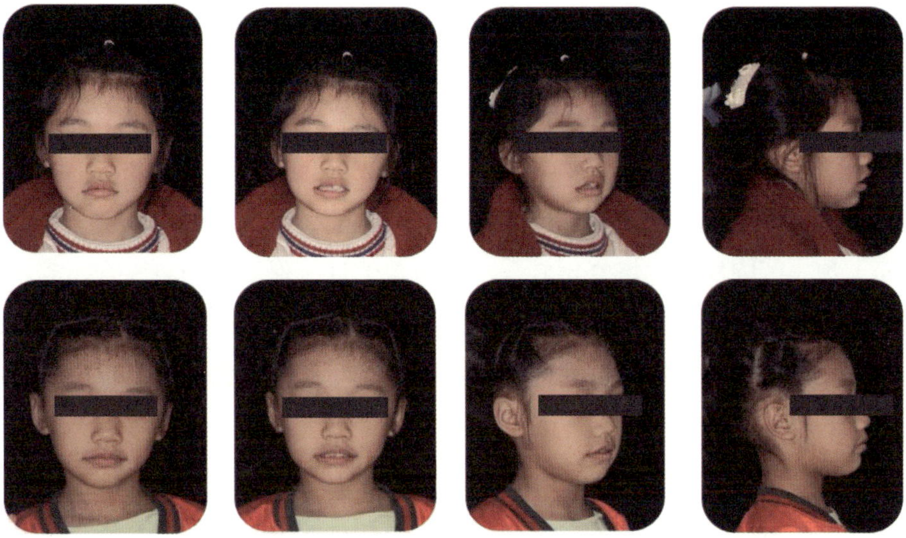

图2-8-8 矫治前后面照对比

矫治前

矫治后

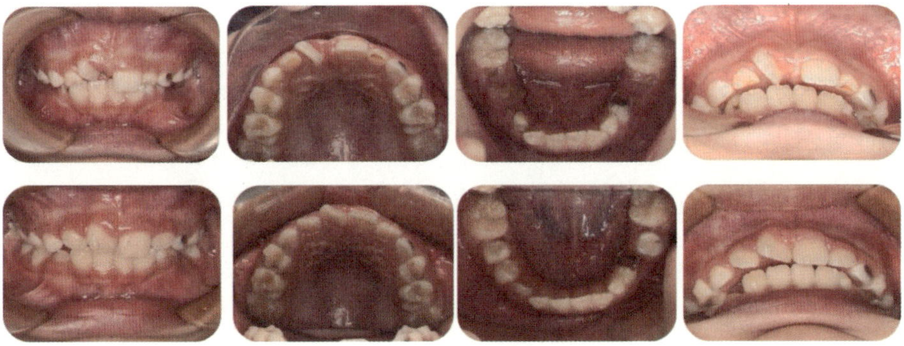

图2-8-9 矫治前后牙列对比

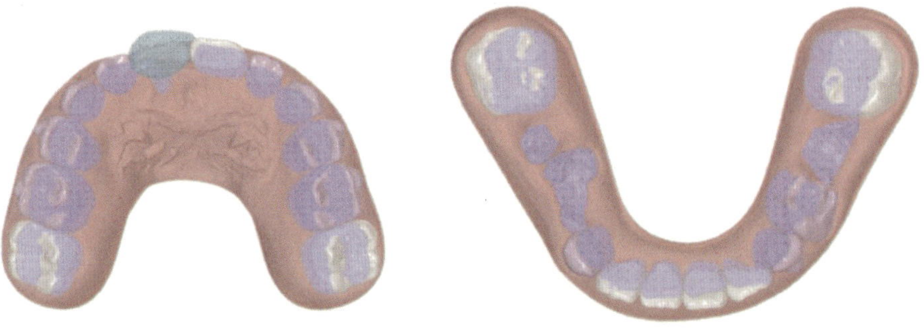

图2-8-10 牙列模型重叠图

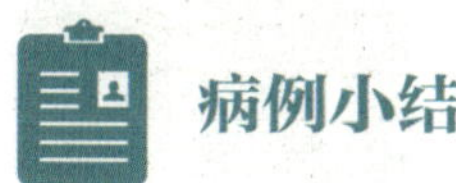

病例小结

本病例为隐形矫治早期干预。替牙期牙列表现出前牙反殆，局部的咬合干扰会引起下前牙咬合创伤，同时对下颌颌位及发育产生影响。故选择早期干预，解除反殆，恢复正常覆殆、覆盖关系，保证上颌骨发育不受反殆限制，减小上前牙外伤概率。在方案设计中重点为排齐扭转的11牙，前牙反殆解除，颌间高度增加。继续保持和观察后续牙列替换情况，继续使用咬咬齐进行肌功能训练。

矫治结束后佩戴3个月的隐形保持器，后期使用硅胶矫治器做保持。因患儿年龄较小，目前无法准确预判其生长趋势，需继续监控颌骨发育情况及面型，存在若反殆复发需再次调整的可能性。

病例 9

病例简介

患者，女，7岁，主诉地包天。混合牙列，前牙反𬌗，伴上下颌前牙拥挤。使用隐形矫治器，调整上下前牙，解除反𬌗。最终反𬌗解除，前牙排齐，达到“硬碰硬”接触。疗程8个月。

关键词：前牙反𬌗。

一般信息：女，7岁，家长代诉地包天影响美观，要求治疗。

现病史及既往史：无特殊。

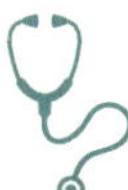

临床诊治

口外检查：面型基本对称，开口度正常，开口型向下，关节区无弹响，双侧耳屏前无压痛。

口内检查：替牙期，全口卫生情况一般；7E、8E𬌗面见白色补料，7D、8D远中探及龋损达牙本质中层，探诊（－），叩诊（－），无明显松动；11、21、31、32、41、42已替换，5B、6B未脱落，16、26、36、46萌出建𬌗；11、21反𬌗。

诊断：前牙反𬌗。

治疗方案：通过咬合诱导，推上前牙向唇侧移动，扩大上下颌牙弓，下前牙内收排齐，解除反𬌗。长期监控颌骨发育情况，存在若复发需二次矫治的可能性。

治疗设计：全口隐形矫治，推上前牙向唇侧移动，打开咬合，扩大上下颌牙弓，下前牙适量内收排齐，解除前牙反殆。因乳磨牙临床牙冠短，固位条件较差，矫治器设计覆盖黏膜的特殊切割方式以增强矫治器固位。上下颌牙列全程选择自主附件，用以增强矫治器固位效果。上颌腭侧切牙乳突处增加舌突装置，引导正确舌位，辅助破除不良舌习惯。

治疗过程

治疗过程如图2-9-1至图2-9-9。全口隐形矫治，共19副矫治器，每7天更换一副。隐形矫治器每日佩戴时间不得少于12小时，在家长监督的情况下尽可能地增加佩戴时长。复诊监控牙齿移动情况，矫治器是否贴合，以及前牙咬合干扰点情况，必要时可对乳牙做调殆处理。因患者上下前牙区存在咬合障碍，矫治过程中可以要求患者佩戴矫治器进食。此举可以使膜片与牙齿更加贴合，提高隐形矫治器表达率，能够有效减少矫治器脱套情况的发生。进食后需要做好牙面清洁并保持矫治器洁净，以防蛀牙的形成。第一次设计15副隐形矫治器，但因患者配合程度较差，未能保证每日佩戴时长，且此时上前牙萌出高度改变，在佩戴至第9副矫治器时上前牙处出现难以就位情况。此时前牙反殆仍未纠正，故精调10副矫治器继续设计上前牙唇移，关闭11、21间隙，上下颌扩弓排齐。矫治后用压膜保持器和硅胶矫治器保持。矫治持续8个月，反殆解除，最终恢复卵圆形弓形，覆殆、覆盖正常，患者的咀嚼效率提高，呼吸改善，面貌改善。

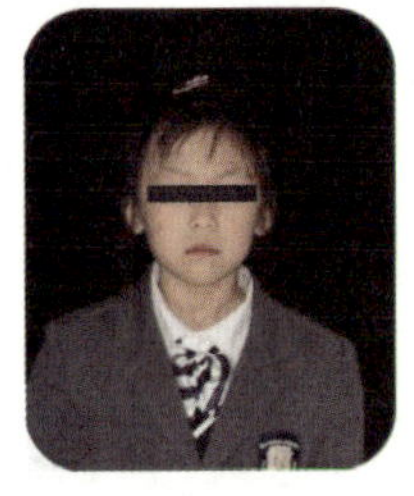
正面照

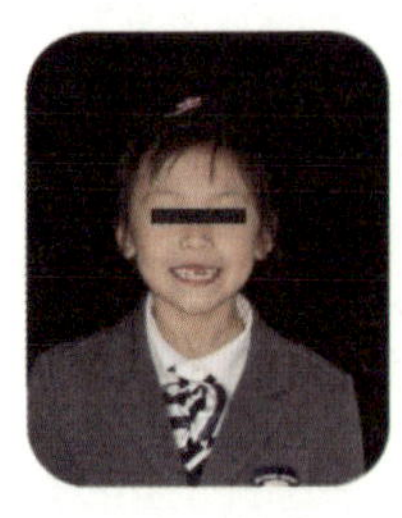
正面微笑照

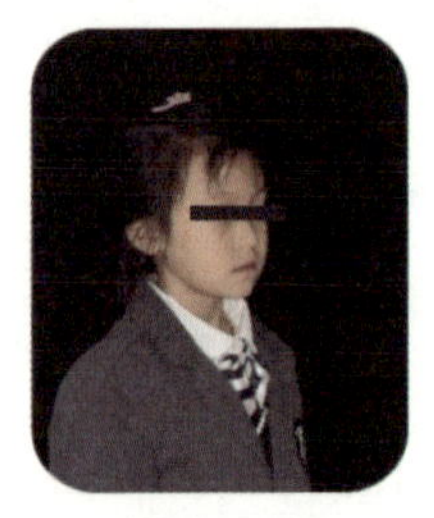
侧面45°照

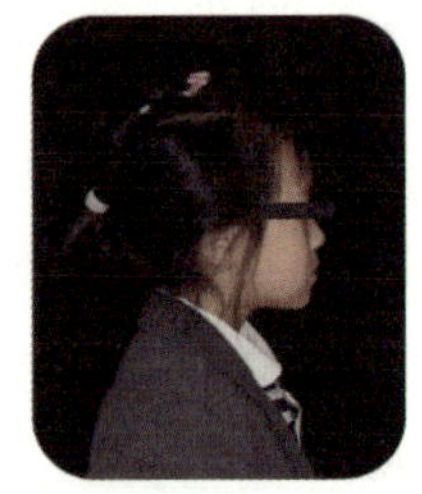
侧面照

图2-9-1 矫治前面照

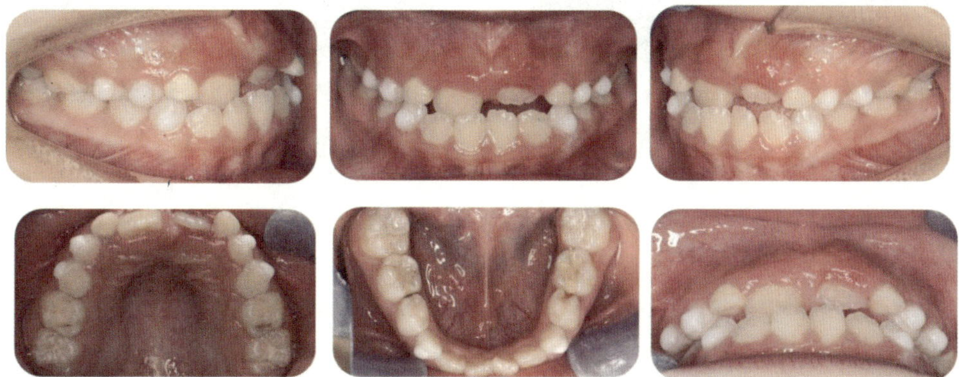

图2-9-2 矫治前口内像

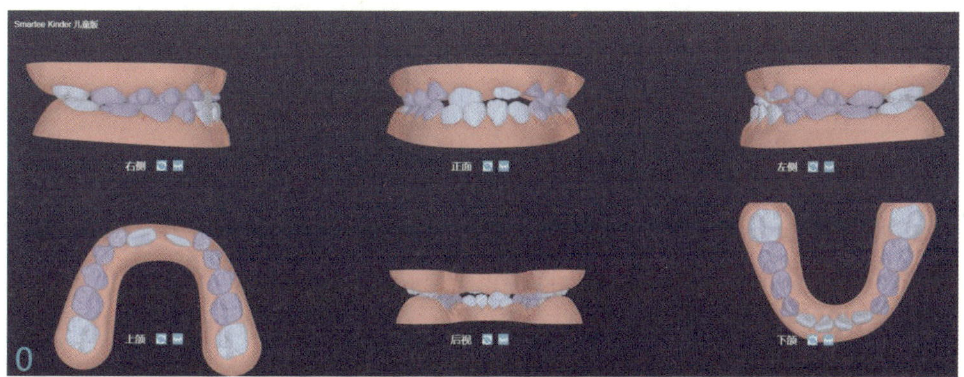

图2-9-3 矫治动画截图

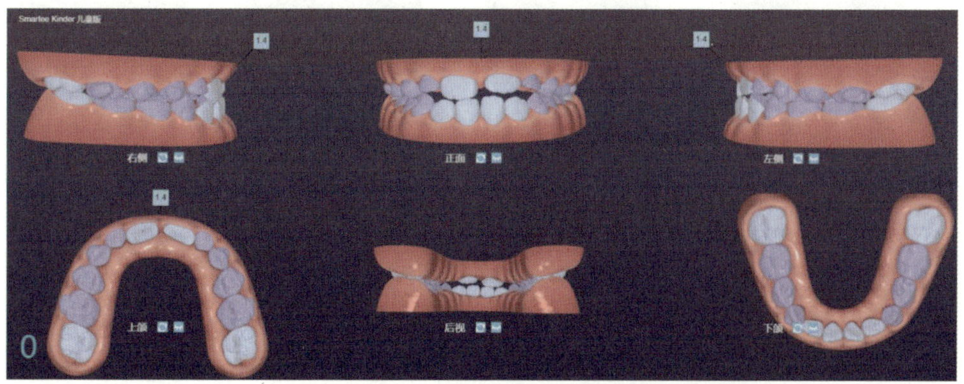

图2-9-4 精调动画截图

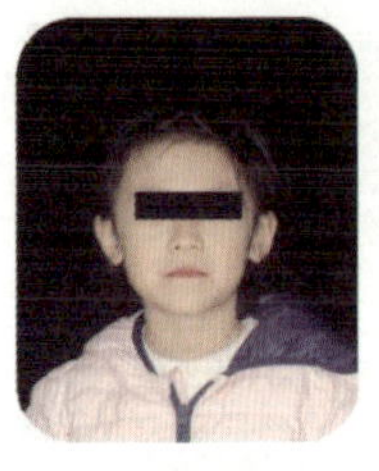
正面照

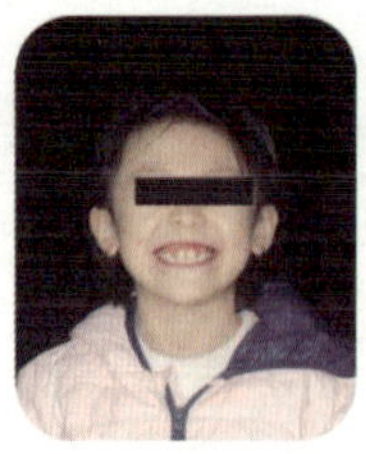
正面微笑照

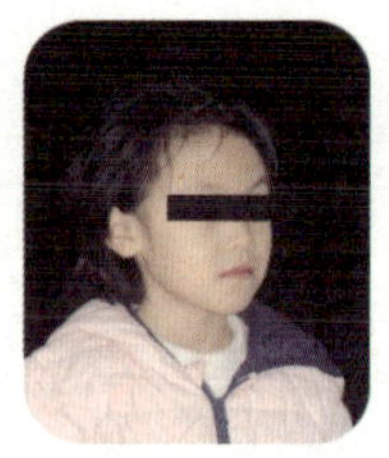
侧面45°照

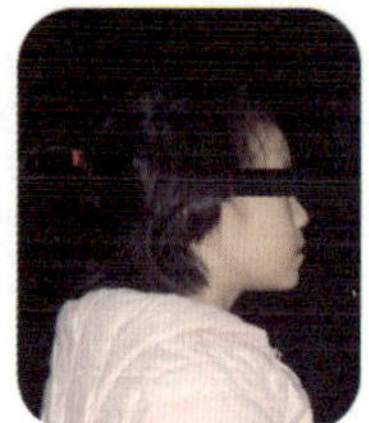
侧面照

图2-9-5　矫治后面照

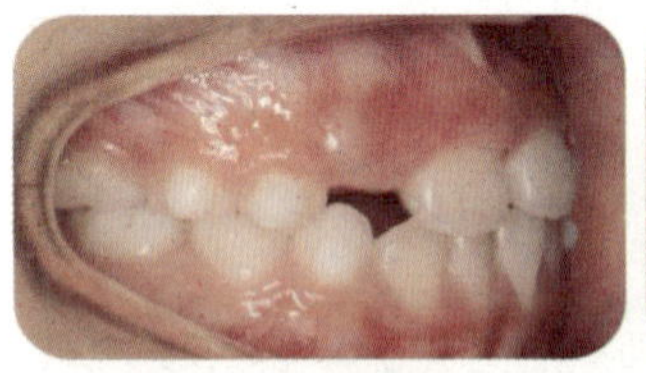
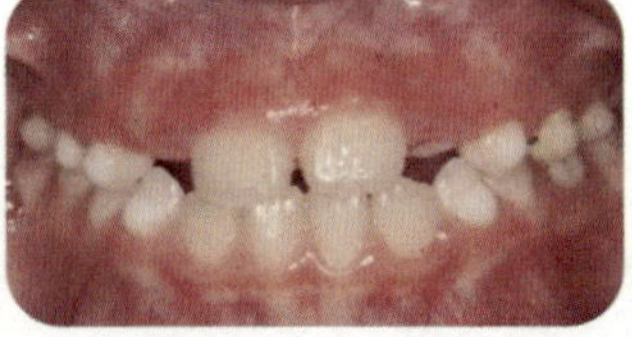
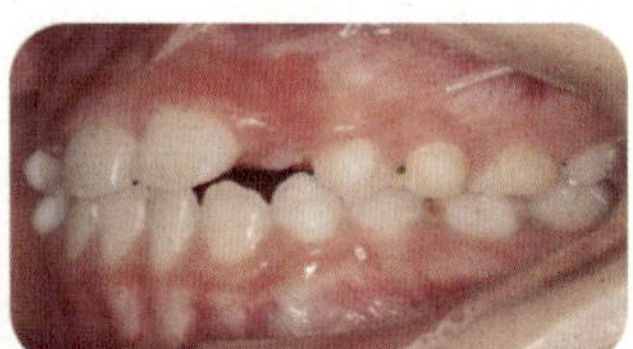
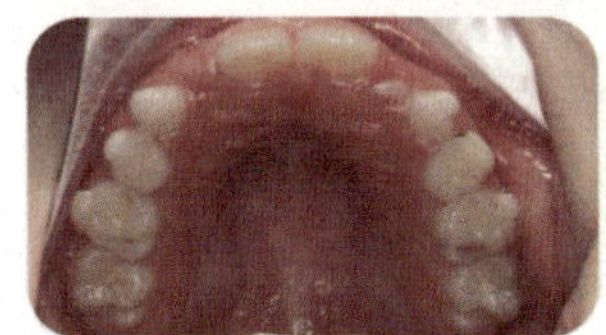
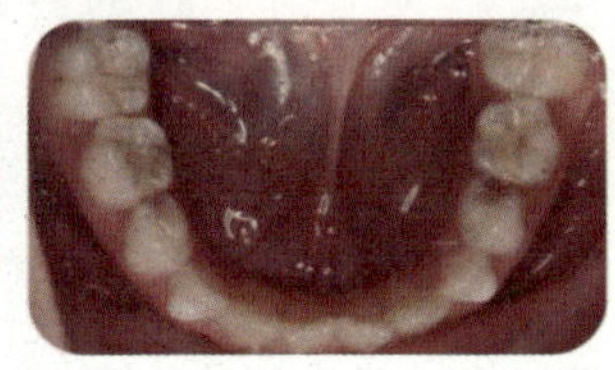
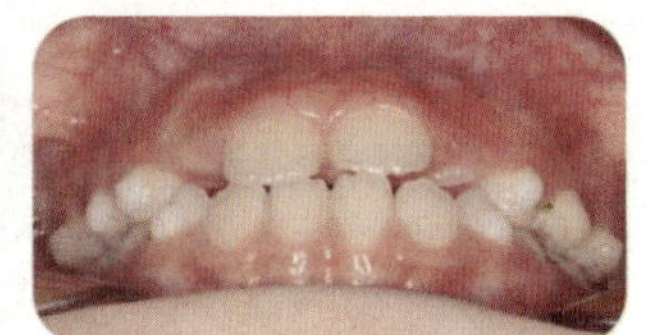

图2-9-6　矫治后口内像

矫治前

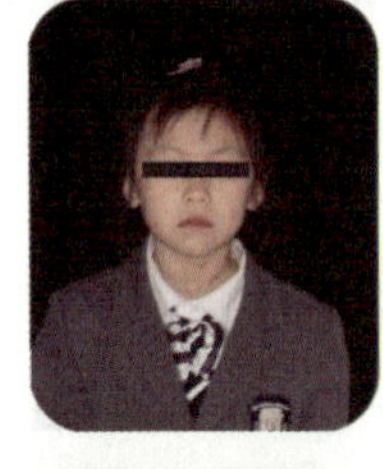
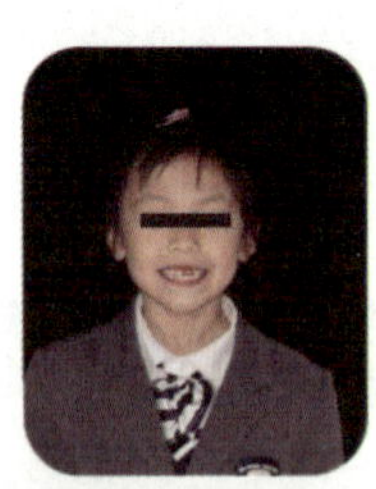
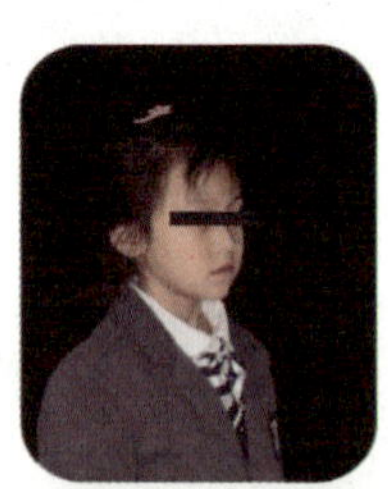
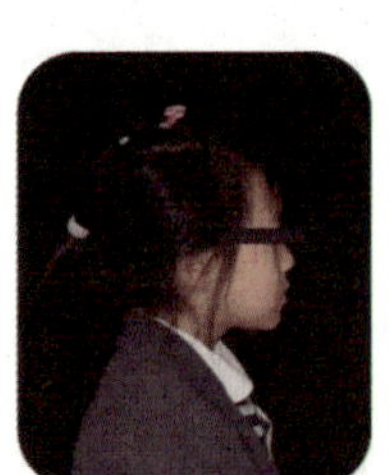

矫治后

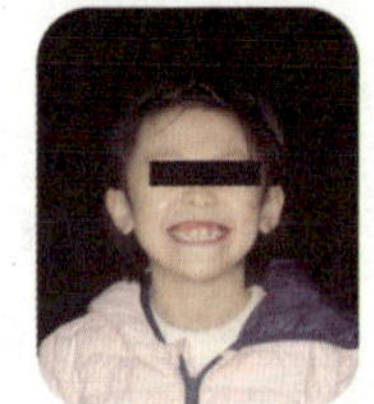
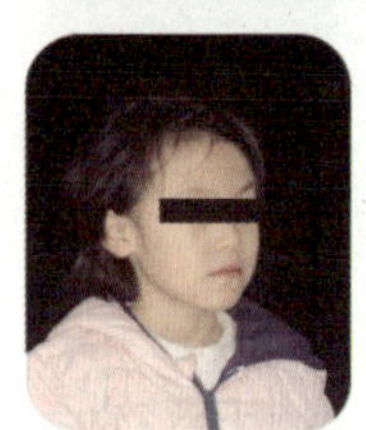
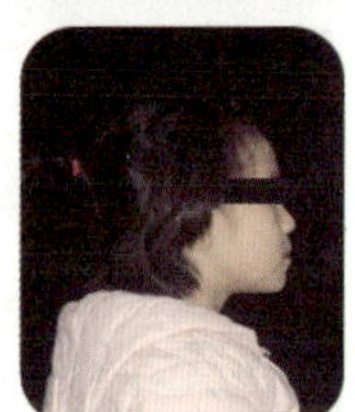

图2-9-7　矫治前后面照对比

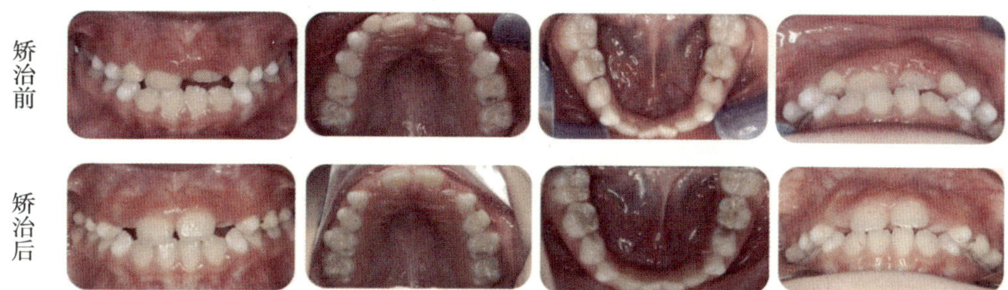

图2-9-8 矫治前后牙列对比

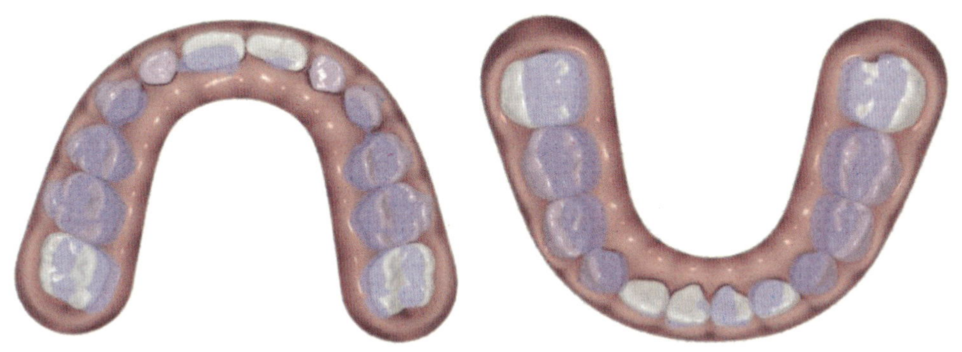

图2-9-9 牙列模型重叠图

病例小结

本病例为隐形矫治做早期干预。替牙期牙列表现出前牙反𬌗，局部的咬合干扰会对上颌的发育产生影响，故选择早期干预，解除反𬌗，恢复正常覆𬌗、覆盖关系，保证上颌骨发育不受反𬌗限制。在方案设计中重点为推上前牙向唇侧移动，前牙反𬌗解除。继续保持和观察后续牙列替换情况，继续使用咬咬齐进行肌功能训练。

矫治结束后佩戴3个月的隐形保持器，后期使用硅胶矫治器做保持。需长期监控患者颌骨发育情况，定期复诊监控。因患儿年龄较小，目前无法准确预判其生长趋势，需继续监控颌骨发育情况及面型，存在若反𬌗复发需再次调整的可能性。

病例10

病例简介

患者，男，8岁，主诉地包天。混合牙列，前牙反䝉，伴上下颌前牙拥挤。使用隐形矫治器，调整上下前牙，解除反䝉。最终反䝉解除，前牙排齐，达到“硬碰硬”接触。疗程7个月。

关键词：前牙反䝉。

一般信息：男，8岁，家长代诉地包天影响美观，要求治疗。

现病史及既往史：无特殊。

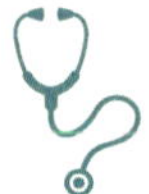

临床诊治

口外检查：面型基本对称，开口度正常，开口型向下，关节区无弹响，双侧耳屏前无压痛。

口内检查：替牙期，全口卫生情况一般；5B、6B、6D近中，5D、6C远中，8D近远中，8E䝉面探及龋损达牙本质中层，探诊（－），叩诊（－），无明显松动；11、21、31、32、41、42已替换，5B、6B未脱落，16、26、36、46萌出建䝉；下前牙区拥挤，21舌倾，32、42舌侧萌出，21—31反䝉。

辅助检查：恒牙牙胚数目正常，未见多生牙。头影测量骨性Ⅲ类，均角，垂直生长型，下颌体厚重三角形，正中联合处凹势较深。

诊断：前牙反䝉

治疗方案：通过咬合诱导，推上前牙向唇侧移动，解除反䝉，扩大上下颌牙弓，为后续恒牙萌出预留更多空间。长期监控颌骨发育情况，存在若复发需二次矫治的可能性。

治疗设计： 全口隐形矫治，推21、32、42向唇侧移动，打开咬合，扩大上下颌牙弓，排齐牙列，解除个别牙反𬌗，管理间隙。因乳磨牙临床牙冠短，固位条件较差，矫治器设计覆盖黏膜的特殊切割方式以增强矫治器固位。上下颌牙列全程选择自主附件，用以增强矫治器固位效果。上颌腭侧切牙乳突处增加舌突装置，引导正确舌位，辅助破除不良舌习惯。

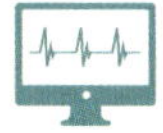

治疗过程

治疗过程如图2-10-1至图2-10-12及表2-10-1。全口隐形矫治，共25副矫治器，每7天更换一副。隐形矫治器每日佩戴时间不得少于12小时，在家长监督的情况下尽可能地增加佩戴时长。复诊监控牙齿移动情况，矫治器是否贴合，以及前牙咬合干扰点情况，必要时可对乳牙做调𬌗处理。因患者上下前牙区存在咬合障碍，矫治过程中可以要求患者佩戴矫治器进食。此举可以使膜片与牙齿更加贴合，提高隐形矫治器表达率，能够有效减少矫治器脱套情况的发生。进食后需要做好牙面清洁并保持矫治器洁净，以防蛀牙的形成。矫治后用压膜保持器和硅胶矫治器保持。矫治持续8个月，反𬌗解除，最终恢复卵圆形弓形，覆𬌗、覆盖正常，患者的咀嚼效率提高，呼吸改善，面貌改善。

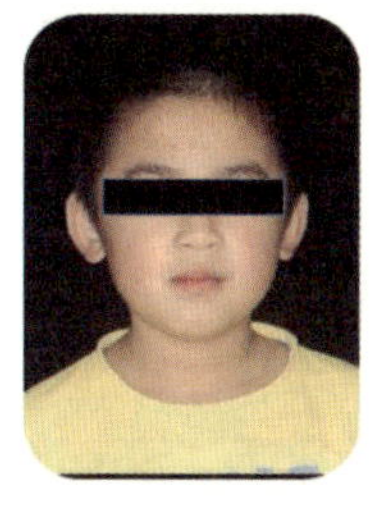

正面照

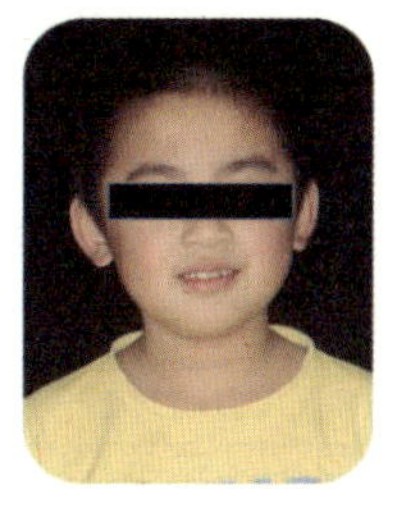

正面微笑照

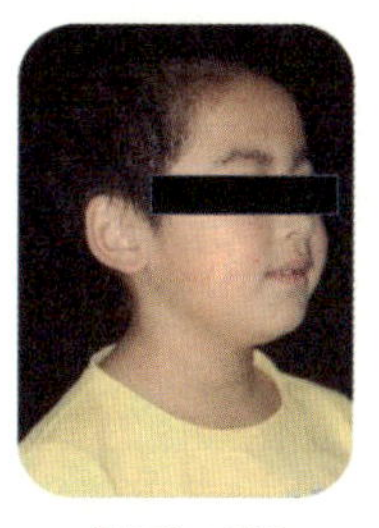

侧面45°照

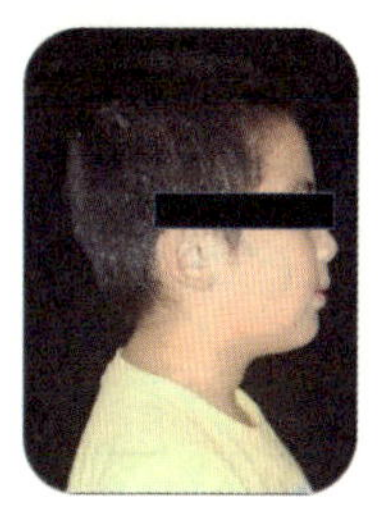

侧面照

图2-10-1 矫治前面照

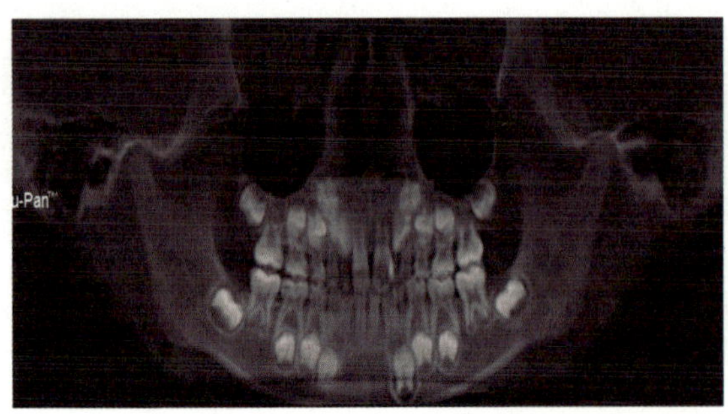

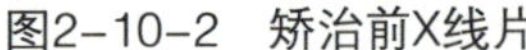
图2-10-2　矫治前X线片

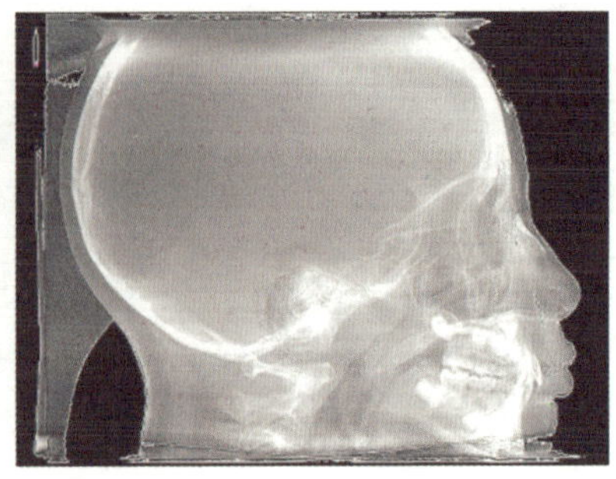

图2-10-3　矫治前侧位片

表2-10-1　头影测量数据

测量项目	测量值	标准值	测量结果
骨测量			
SNA/°	80.33	82.8 ± 4.0	上颌相对颅底位置正常
SNB/°	76.19	80.1 ± 3.9	下颌相对颅底后缩
ANB/°	4.14	2.7 ± 2.0	趋向于I类错合
FH-NPo（面角）/°	92.14	85.4 ± 3.7	颏部前突
NA-APo（颌凸角）/°	172.08	6.0 ± 4.4	上颌相对面部前突
FMA（FH-MP下颌平面角）/°	23.34	31.1 ± 5.6	低角型，下颌平面平坦，面高可能偏小
SGn-FH（Y轴角）/°	58.41	66.3 ± 7.1	聚合生长型，颏部前突
MP-SN/°	35.99	32.5 ± 5.2	下颌体陡度、面部高度适宜
Po-NB/mm	0.26	1.0 ± 1.5	颏部发育量、颏部位置关系正常
牙测量			
U1-NA/mm	0.34	5.1 ± 2.4	上中切牙后缩
U1-NA/°	13.75	22.8 ± 5.7	上中切牙舌向倾斜
L1-NB/mm	1.05	6.7 ± 2.1	下中切牙后缩
L1-NB/°	23.95	30.3 ± 5.8	下中切牙舌向倾斜
U1-L1（上下中切牙角）/°	138.16	125.4 ± 7.9	上下中切牙/上下前部牙弓突度较小
U1-SN/°	94.08	105.7 ± 6.3	上中切牙相对前颅底平面舌向倾斜
IMPA（L1-MP）/°	93.15	91.6 ± 7.0	下中切牙相对下颌平面倾斜度正常

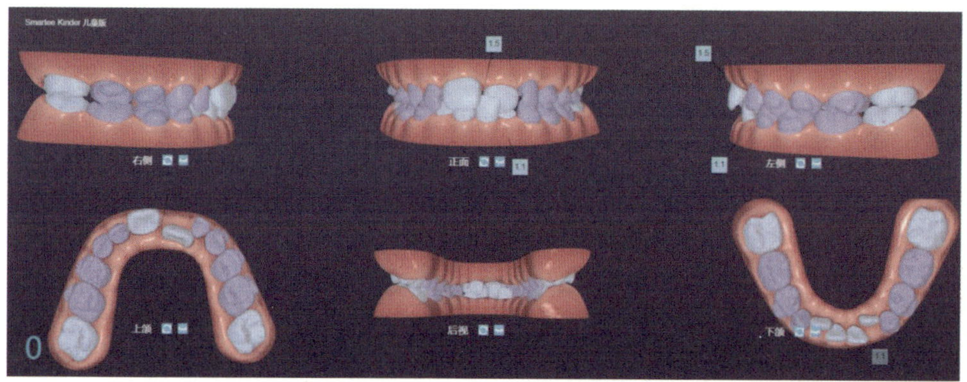

图2-10-4 矫治动画截图

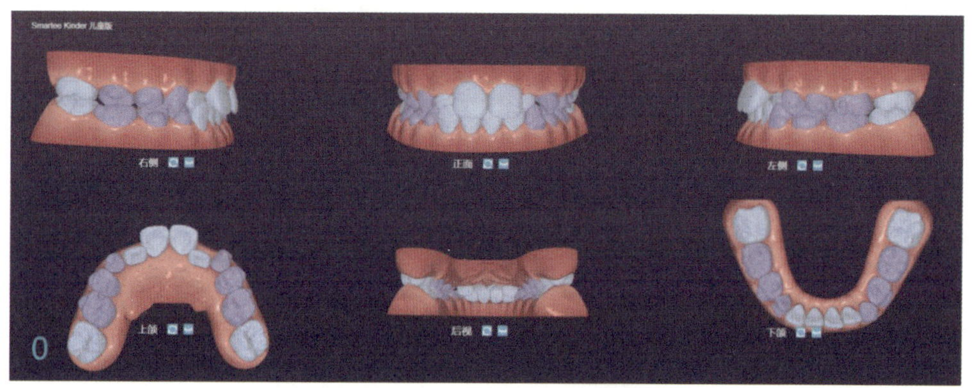

图2-10-5 精调动画截图

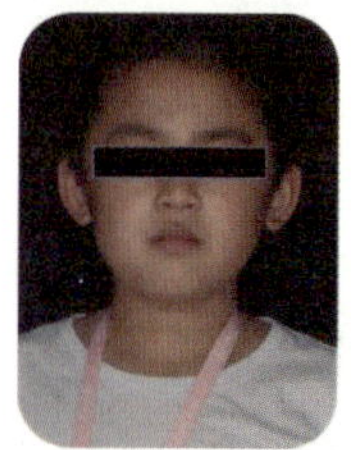

正面照

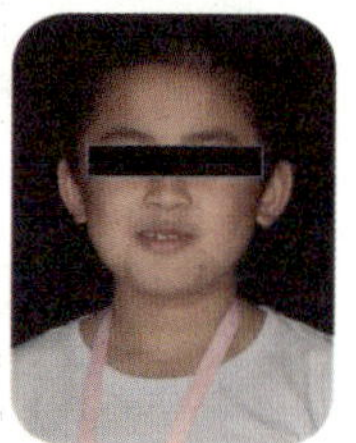

正面微笑照

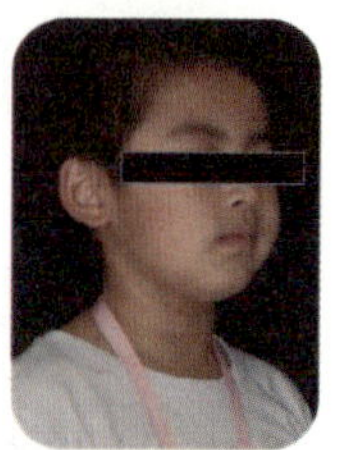

侧面45°照

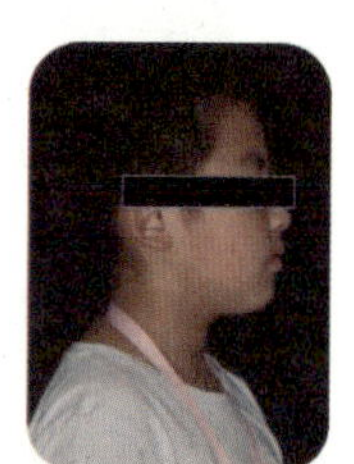

侧面照

图2-10-6 矫治后面照

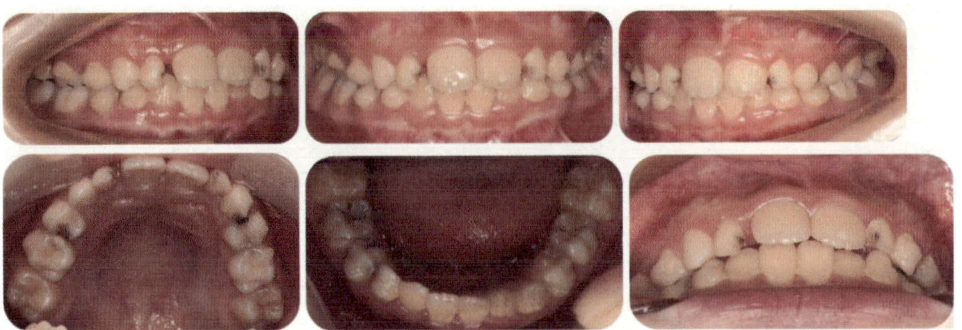

图2-10-7　矫治后口内像

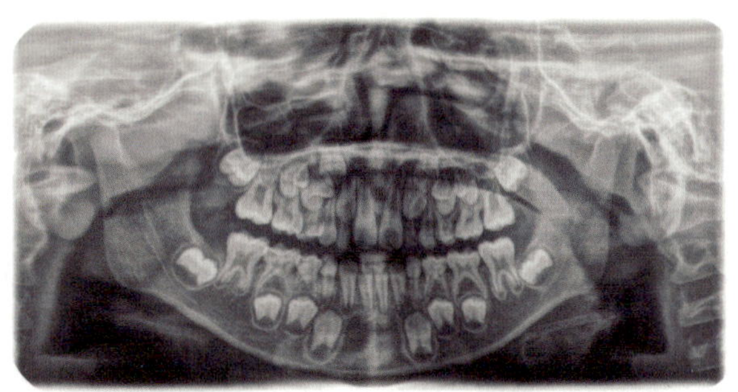

图2-10-8　矫治后X线片

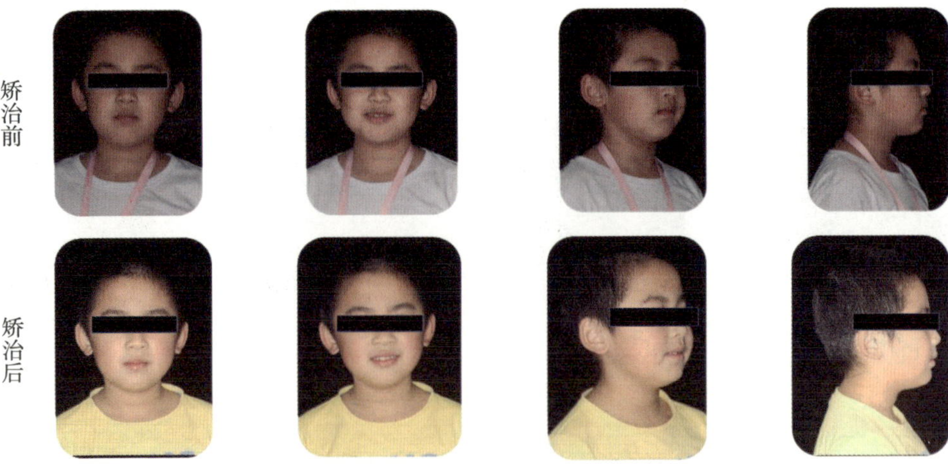

图2-10-9　矫治前后面照对比

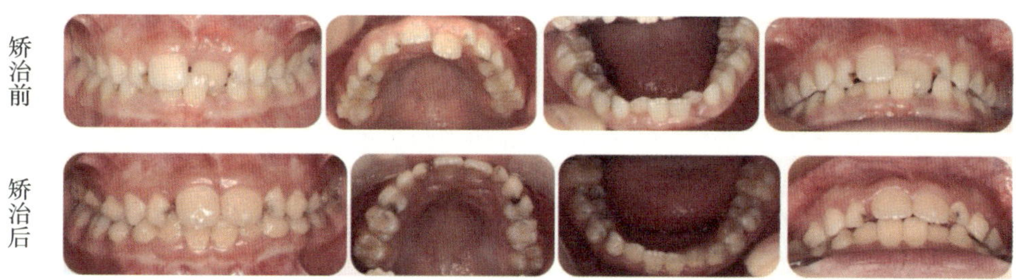

图2-10-10　矫治前后牙列对比

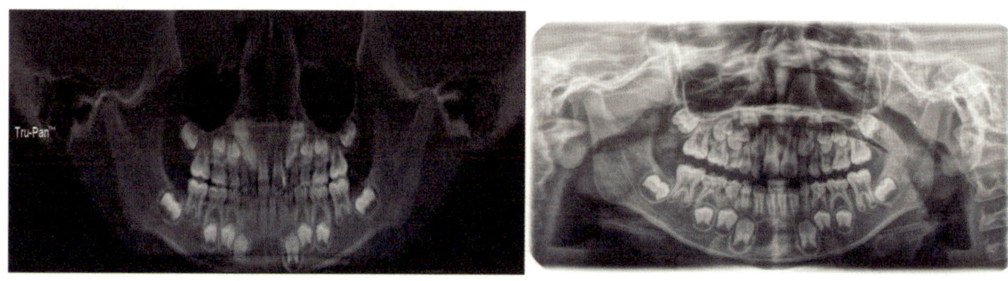

图2-10-11　矫治前后全景片对比

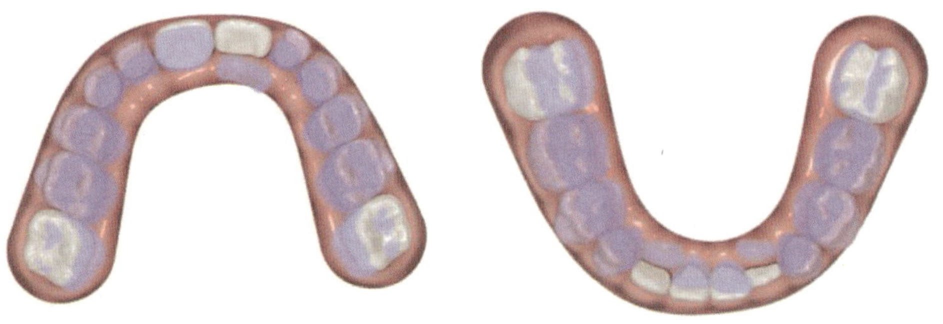

图2-10-12　牙列模型重叠图

病例小结

本病例为隐形矫治早期干预。替牙期牙列表现出个别前牙反𬌗，局部的咬合干扰会对上颌的发育产生影响，故选择早期干预，解除反𬌗，恢复正常覆𬌗、覆盖关系，保证上颌骨发育不受反𬌗限制。在方案设计中重点为推21、32、42向唇侧移动，排齐牙弓，个别牙反𬌗解除，扩宽上下颌牙弓，为后续恒牙萌出预留更多空间。继续保持和观察后续牙列替换情况，继续使用咬咬齐进行肌功能训练。

矫治结束后佩戴3个月的隐形保持器，后期使用硅胶矫治器做保持。患儿处于第一年龄段，存在骨源性上下源型凹面伴下颌体三角深凹趋势，需要长期监控颌骨发育情况，应定期复诊监控，存在若复发需再次调整，配合前牵治疗，甚至手术改善面型的可能性。对于凹面病例，需做全周期管理方案，长期监控颌骨发育以及换牙情况，并做好术前沟通。

病例11

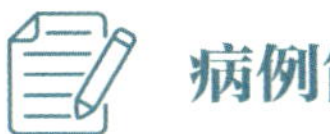

病例简介

患者，男，7岁，主诉地包天。混合牙列，前牙反𬌗，伴下前牙咬合创伤。使用隐形矫治器，调整上下前牙，解除反𬌗。最终反𬌗解除，前牙排齐，达到“硬碰硬”接触。疗程10个月。

关键词：前牙反𬌗。

一般信息：男，7岁，家长代诉地包天影响美观，要求治疗。

现病史及既往史：无特殊。

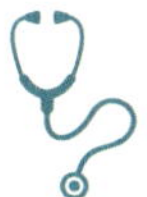

临床诊治

口外检查：面型基本对称，开口度正常，开口型向下，关节区无弹响，双侧耳屏前无压痛。

口内检查：替牙期，全口卫生情况一般；5B、6B近中，5D、5E远中𬌗面，8C近中，7D、8D远中探及龋损达牙本质中层，探诊（－），叩诊（－），无明显松动；6D、6E、7E、8E残冠；11、21、31、32、41、42已替换，5B、6B未脱落，16、26、36、46萌出建𬌗；上下前牙区拥挤，32、42舌侧异位萌出；11近中舌向扭转，11、6C反𬌗。

辅助检查：恒牙牙胚数目正常，未见多生牙。头影测量骨性Ⅲ类，高角，垂直生长型，下颌体厚重三角形，正中联合处凹势较深，扁桃体疑肥大。

诊断：前牙反𬌗。

治疗方案：通过咬合诱导，排齐上下前牙，扩大上下颌牙弓，解除反𬌗，避免咬合创伤的形成，为后续恒牙萌出预留更多空间。长期监控颌骨发育情况，存在若复发需二次矫治的可能性。扁桃体肥大需至耳鼻喉科完善气道检查。

治疗设计：全口隐形矫治，扩大上颌牙弓，预留出空间，排齐扭转的11、21，解除11反𬌗；下前牙拥挤量大，分别设计7D近远中及8D近远中片切，扩大下颌牙弓，利用扩弓及片切产生的间隙解除拥挤，预留32、42空间，推32、42，将其排入牙弓。因乳磨牙临床牙冠短，固位条件较差，矫治器设计覆盖黏膜的特殊切割方式以增强矫治器固位。上下颌牙列全程选择自主附件，用以增强矫治器固位效果。上颌腭侧切牙乳突处增加舌突装置，引导正确舌位，辅助破除不良舌习惯。

治疗过程

治疗过程如图2-11-1至图2-11-15及表2-11-1至表2-11-2。全口隐形矫治，共16副矫治器，每7天更换一副。隐形矫治器每日佩戴时间不得少于12小时，在家长监督的情况下尽可能地增加佩戴时长。复诊监控牙齿移动情况，矫治器是否贴合，以及前牙咬合干扰点情况，必要时可对乳牙做调𬌗处理。因患者上下前牙区存在咬合障碍，矫治过程中可以要求患者佩戴矫治器进食。此举同时可使膜片与牙齿更加贴合，提高隐形矫治器表达率，能够有效减少矫治器脱套情况的发生。进食后需要做好牙面清洁并保持矫治器洁净，以防蛀牙的形成。矫治后用压膜保持器和硅胶矫治器保持。矫治持续10个月，反𬌗解除，最终恢复卵圆形弓形，覆𬌗、覆盖正常，患者的咀嚼效率提高，呼吸改善，面貌改善。

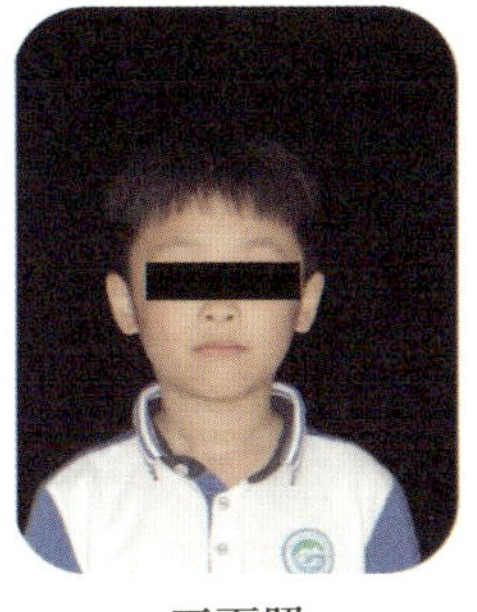
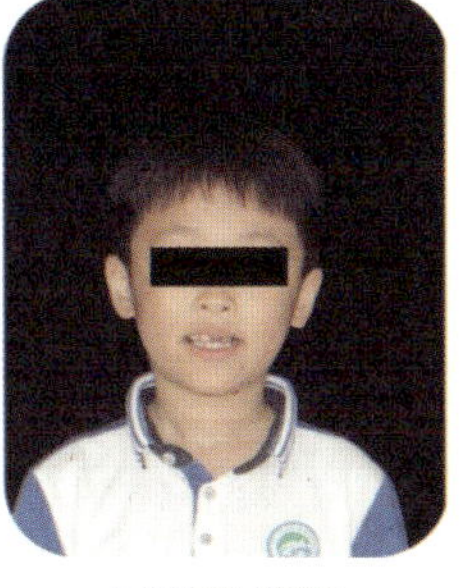
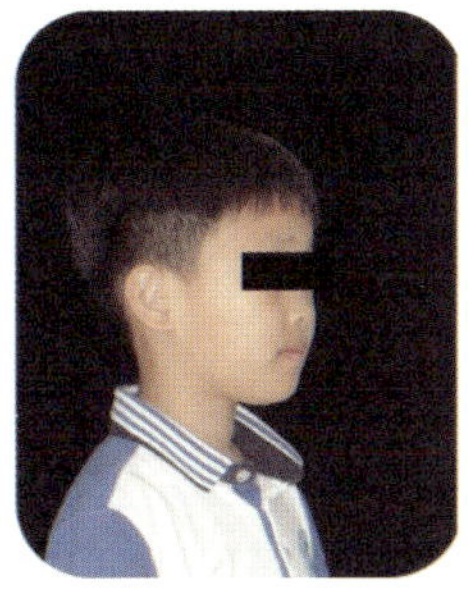
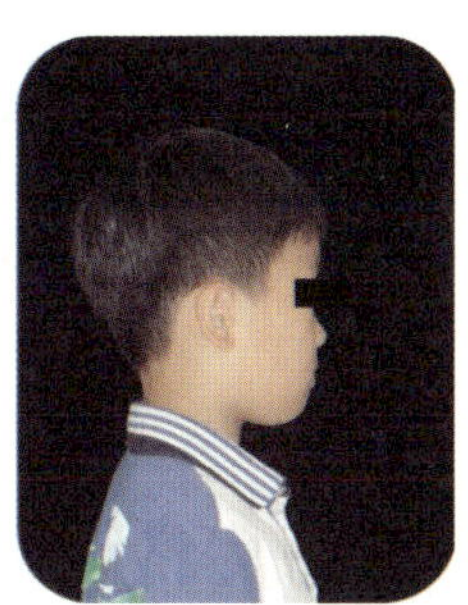

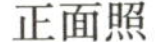
正面照　正面微笑照　侧面45°照　侧面照

图2-11-1 矫治前面照

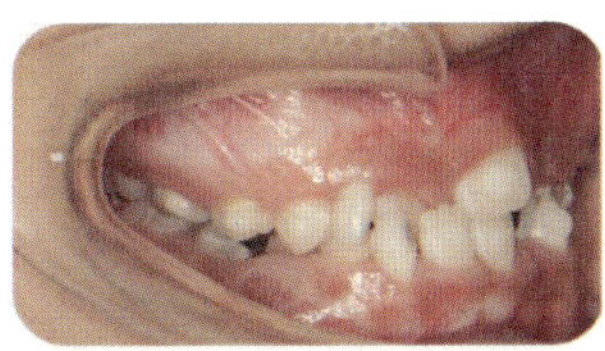
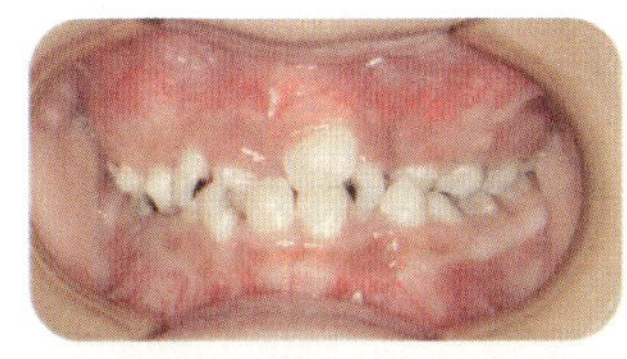
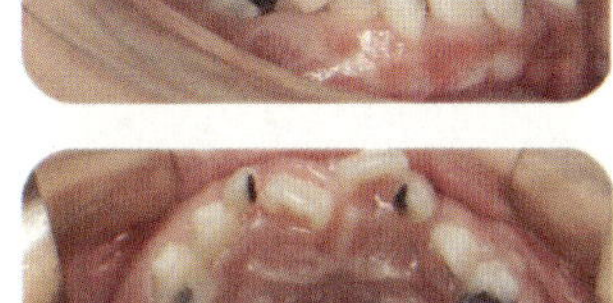
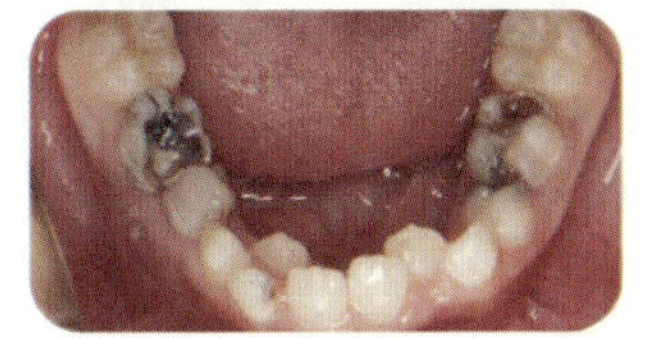
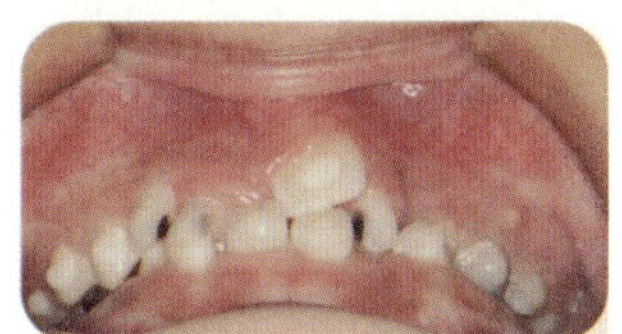

图2-11-2 矫治前口内像

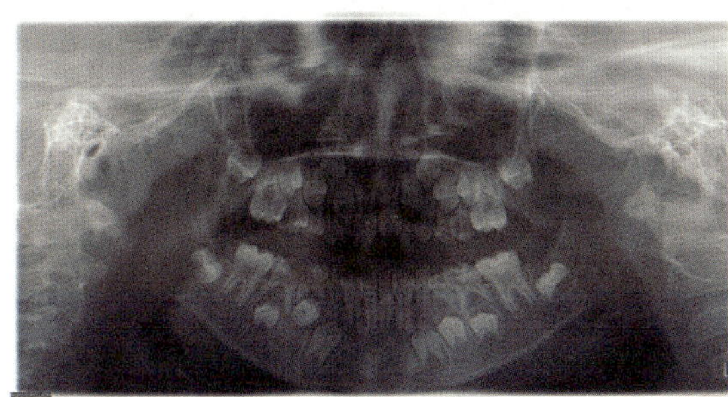

图2-11-3 矫治前X线片

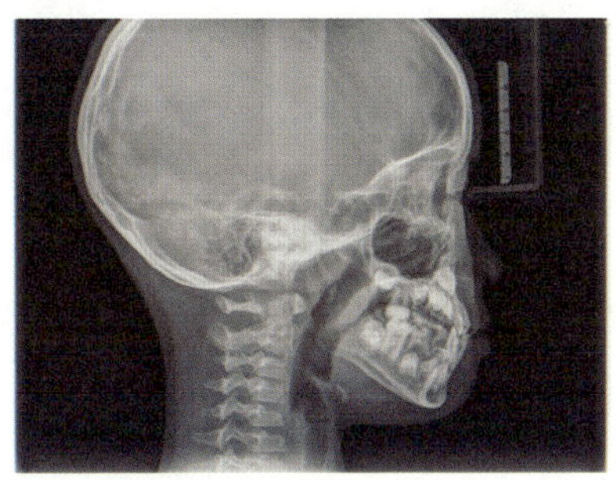

图2-11-4 矫治前侧位片

表2-11-1 矫治前头影测量数据

测量项目	测量值	标准值	测量结果
骨测量			
SNA/°	77.76	82.8 ± 4.0	上颌相对颅底后缩
SNB/°	75.59	80.1 ± 3.9	下颌相对颅底后缩
ANB/°	2.17	2.7 ± 2.0	趋向于I类错合

续表

测量项目	测量值	标准值	测量结果
FH-NPo（面角）/°	98.67	85.4 ± 3.7	颏部前突
NA-APo（颌凸角）/°	172.52	6.0 ± 4.4	上颌相对面部前突
FMA（FH-MP下颌平面角）/°	32.99	31.1 ± 5.6	均角型，下颌平面陡度正常
SGn-FH（Y轴角）/°	65.91	66.3 ± 7.1	生长方向正常，颏部位置关系正常
MP-SN/°	43.21	32.5 ± 5.2	下颌体陡度大，面部高度较大
Po-NB/mm	2.4	1.0 ± 1.5	颏部发育量、颏部位置关系正常
牙测量			
U1-NA/mm	2.04	5.1 ± 2.4	上中切牙后缩
U1-NA/°	18.34	22.8 ± 5.7	上中切牙倾斜度正常
L1-NB/mm	3.69	6.7 ± 2.1	下中切牙后缩
L1-NB/°	19.88	30.3 ± 5.8	下中切牙舌向倾斜
U1-L1（上下中切牙角）/°	139.61	125.4 ± 7.9	上下中切牙/上下前部牙弓突度较小
U1-SN/°	96.1	105.7 ± 6.3	上中切牙相对前颅底平面舌向倾斜
IMPA（L1-MP）/°	84.14	91.6 ± 7.0	下中切牙相对下颌平面舌向倾斜

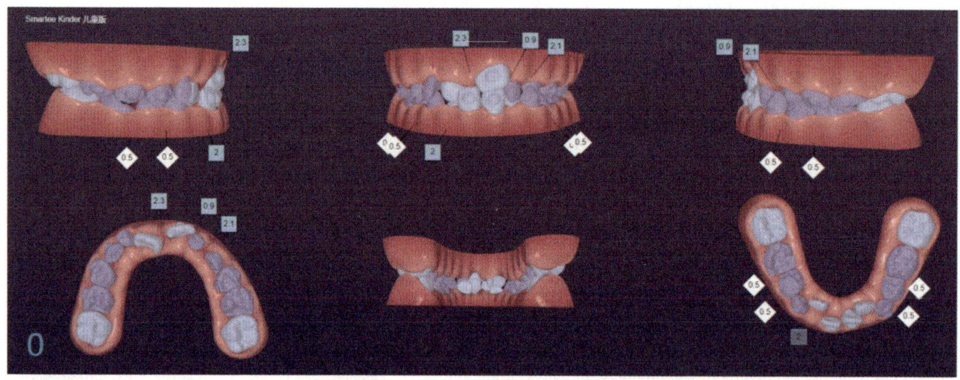

图2-11-5　矫治动画截图

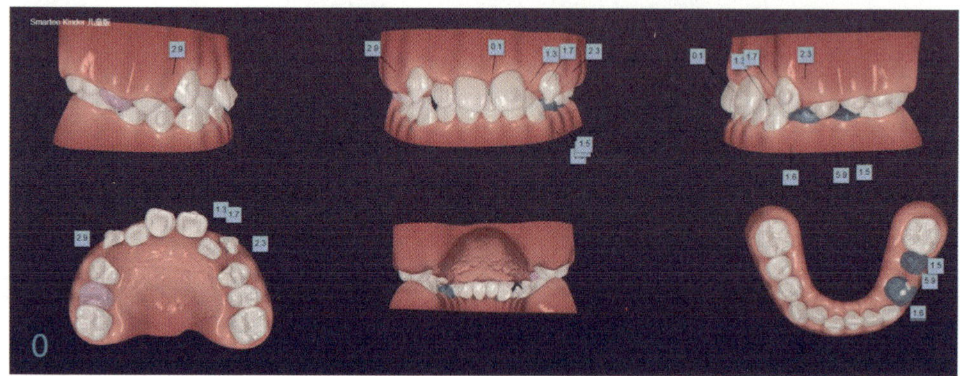

图2-11-6　精调动画截图

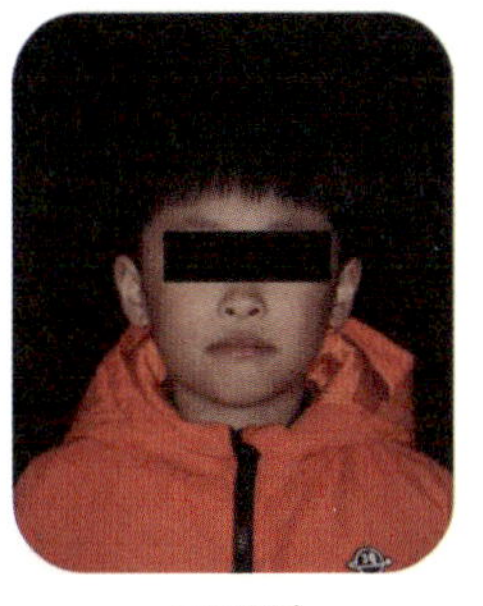

正面照

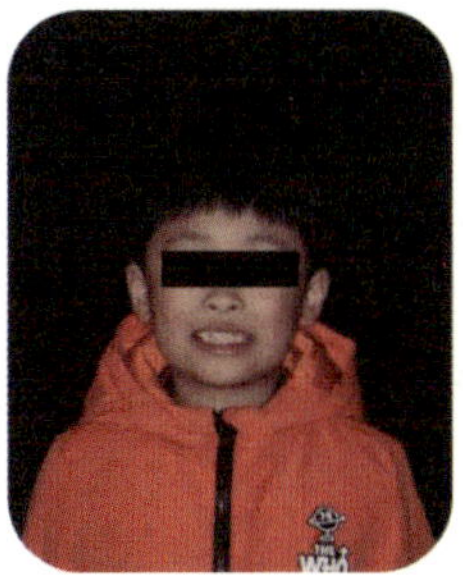

正面微笑照

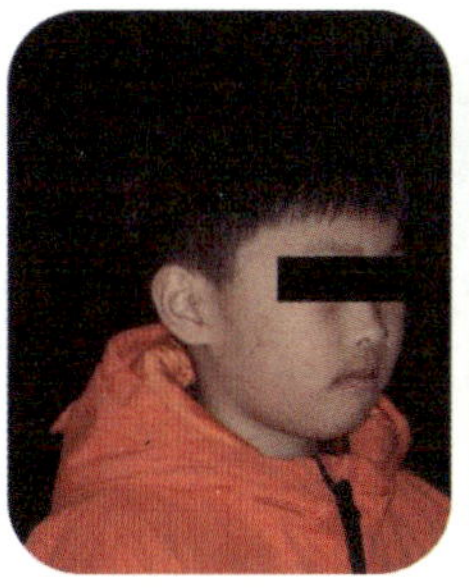

侧面45°照

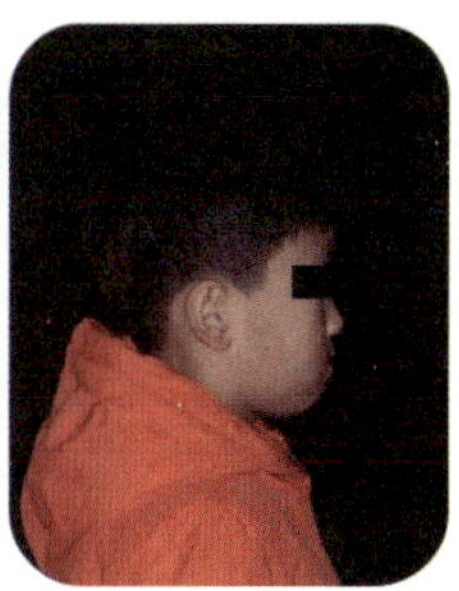

侧面照

图2-11-7 矫治后面照

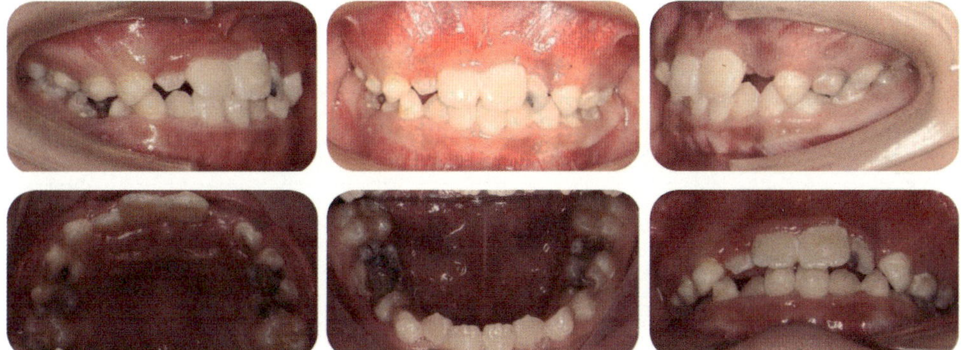

图2-11-8 矫治后口内像

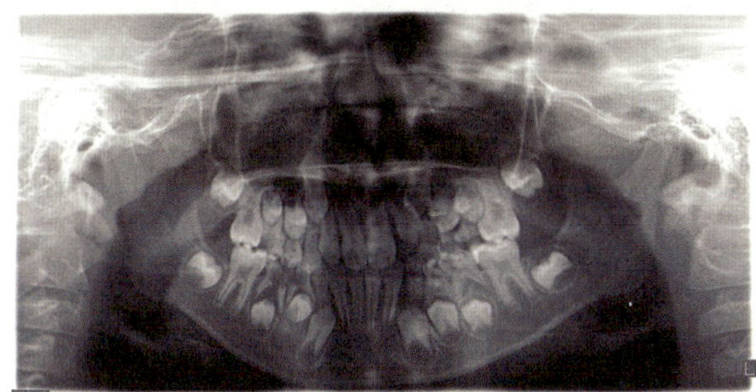

图2-11-9 矫治后X线片

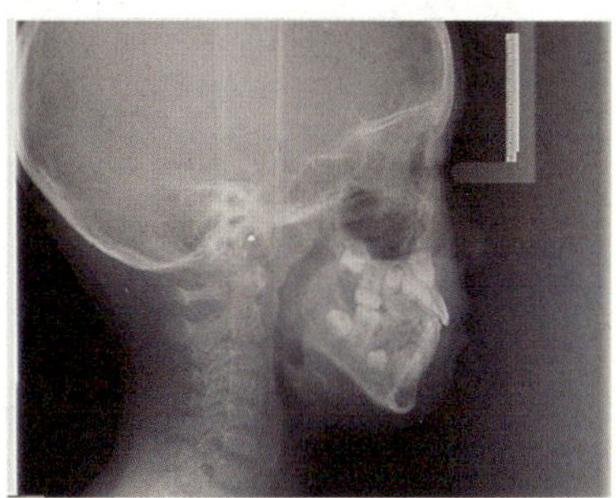

图2-11-10 矫治后侧位片

表2-11-2　矫治后头影测量数据

测量项目	测量值	标准值	测量结果
骨测量			
SNA/°	78.31	82.8 ± 4.0	上颌相对颅底后缩
SNB/°	75.15	80.1 ± 3.9	下颌相对颅底后缩
ANB/°	3.16	2.7 ± 2.0	趋向于I类错合
FH-NPo（面角）/°	99.39	85.4 ± 3.7	颏部前突
NA-APo（颌凸角）/°	171.16	6.0 ± 4.4	上颌相对面部前突
FMA（FH-MP下颌平面角）/°	35.95	31.1 ± 5.6	均角型，下颌平面陡度正常
SGn-FH（Y轴角）/°	67.88	66.3 ± 7.1	生长方向正常，颏部位置关系正常
MP-SN/°	45.54	32.5 ± 5.2	下颌体陡度大，面部高度较大
Po-NB/mm	1.95	1.0 ± 1.5	颏部发育量、颏部位置关系正常
牙测量			
U1-NA/mm	3.03	5.1 ± 2.4	上中切牙突度正常
U1-NA/°	20.61	22.8 ± 5.7	上中切牙倾斜度正常
L1-NB/mm	3.06	6.7 ± 2.1	下中切牙后缩
L1-NB/°	17.21	30.3 ± 5.8	下中切牙舌向倾斜
U1-L1（上下中切牙角）/°	139.02	125.4 ± 7.9	上下中切牙/上下前部牙弓突度较小
U1-SN/°	98.93	105.7 ± 6.3	上中切牙相对前颅底平面舌向倾斜
IMPA（L1-MP）/°	79.49	91.6 ± 7.0	下中切牙相对下颌平面舌向倾斜

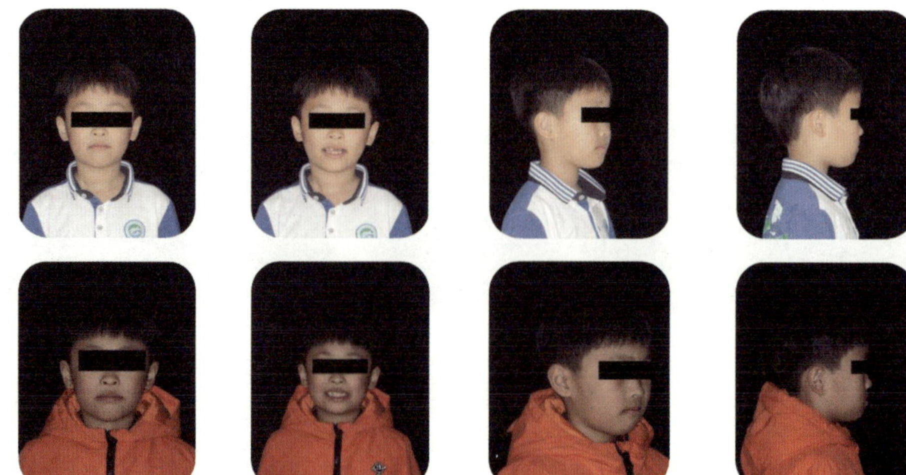

图2-11-11　矫治前后面照对比

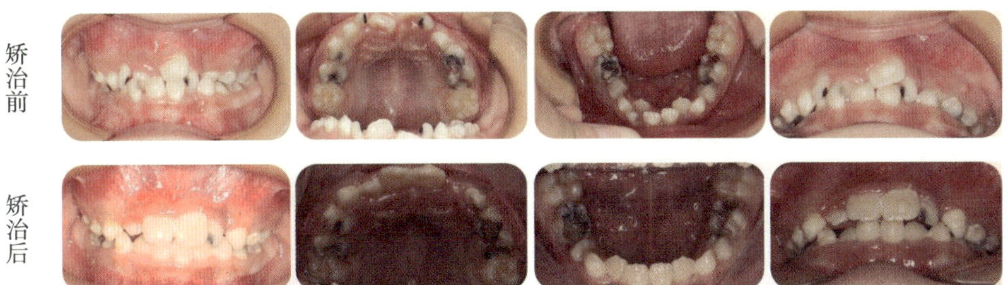

图2-11-12 矫治前后牙列对比

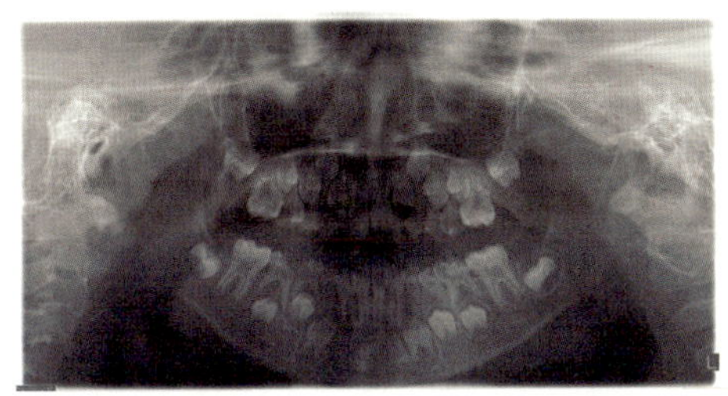

矫治前

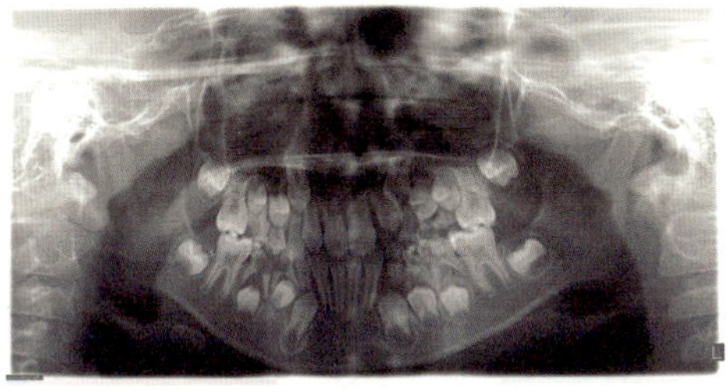

矫治后

图2-11-13 矫治前后X线片对比

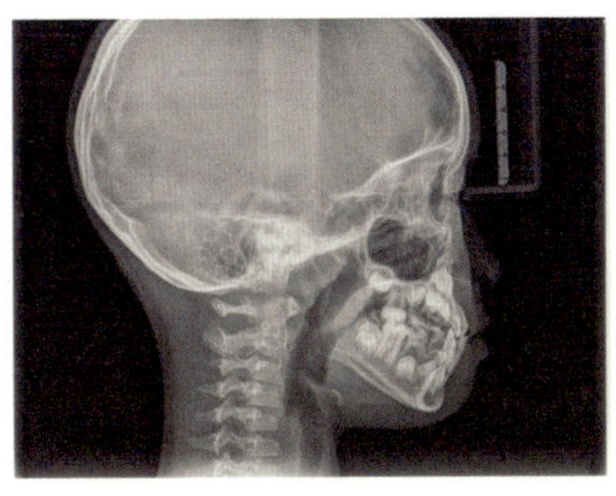

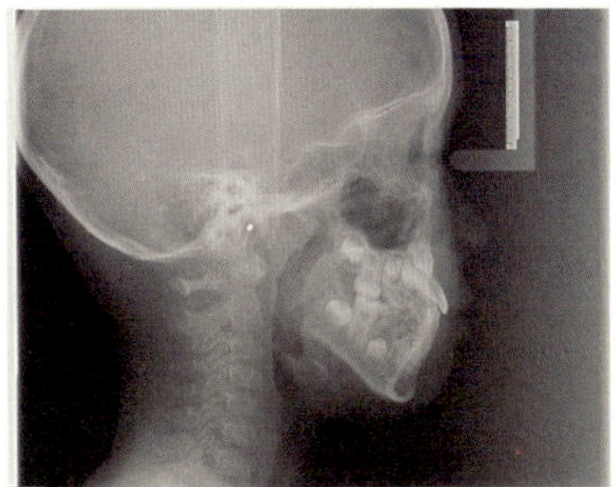

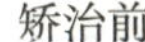

矫治前

矫治后

图2-11-14 矫治前后侧位片对比

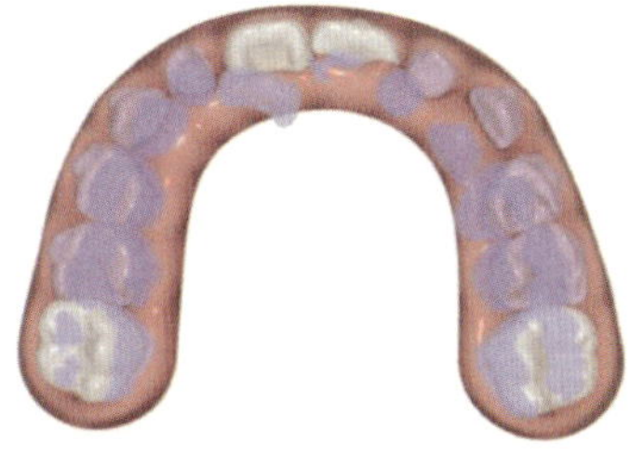

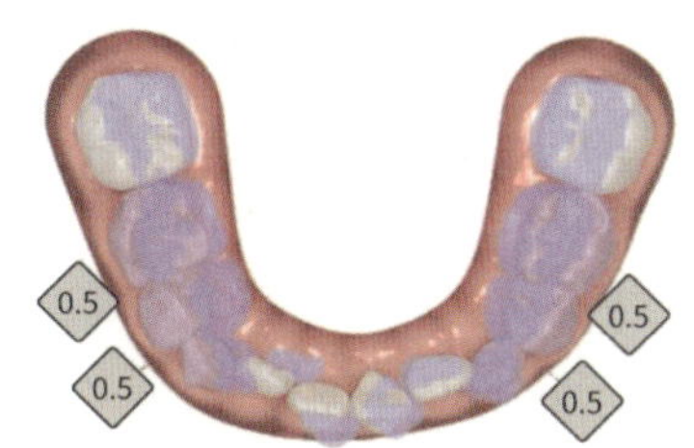

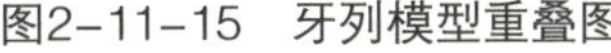

图2-11-15 牙列模型重叠图

病例小结

本病例为隐形矫治早期干预。替牙期牙列表现出前牙反𬌗，局部的咬合干扰会引起下前牙咬合创伤，同时对下颌颌位及发育产生影响。故选择早期干预，解除反𬌗，恢复正常覆𬌗、覆盖关系，保证上颌骨发育不受反𬌗限制，减小上前牙外伤概率。在方案设计中重点为排齐牙弓，个别牙反𬌗解除，扩宽上下颌牙弓，为后续恒牙萌出预留更多空间。继续保持和观察后续牙列替换情况，继续使用咬咬齐进行肌功能训练。

矫治结束后佩戴3个月的隐形保持器，后期使用硅胶矫治器做保持。患儿处于第一年龄段，存在骨源性上下源型凹面伴下颌体三角深凹趋势，需要长期监控颌骨发育情况，存在若复发需再次调整，配合前牵矫形，甚至手术改善面型的可能性。对于凹面病例，需做全周期管理方案，长期监控颌骨发育以及换牙情况，并做好术前沟通。

病例12

病例简介

患者，男，9岁，主诉地包天。混合牙列，前牙反殆，伴上下颌前牙拥挤。使用隐形矫治器，调整上下前牙，解除反殆。最终反殆解除，前牙排齐，达到“硬碰硬”接触。疗程6个月。

关键词： 前牙反殆。

一般信息： 男，9岁，家长代诉地包天影响美观，要求治疗。

现病史及既往史： 无特殊。

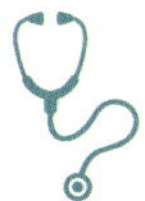

临床诊治

口外检查： 面型基本对称，开口度正常，开口型向下，关节区无弹响，双侧耳屏前无压痛。

口内检查： 替牙期，全口卫生情况一般，牙面大量色素沉着；11、21、31、32、41、42已替换，6B已脱落，5B未脱落，16、26、36、46萌出建殆；下前牙区拥挤，11—41反殆。

辅助检查： 恒牙牙胚数目正常，未见多生牙。头影测量骨性Ⅲ类，低角，聚合生长型，下颌体厚重三角形，正中联合处凹势较深。

诊断： 前牙反殆。

治疗方案： 通过咬合诱导，排齐上前牙，避免咬合创伤的形成，扩大上下颌牙弓，下前牙内收排齐，解除反殆。长期监控颌骨发育情况，存在若复发需二次矫治的可能性。

治疗设计：全口隐形矫治，推11牙向唇侧移动，排齐上下颌牙列，解除个别牙反𬌗，去除咬合创伤；上下颌扩弓为后续恒牙萌出预留更多空间，缓解上下颌牙列拥挤；下前牙拥挤量大，分别设计7D近远中及8D近远中片切，利用扩弓及片切产生的间隙解除拥挤，预留32、42空间，推32、42，将其排入牙弓。因乳磨牙临床牙冠短，固位条件较差，矫治器设计覆盖黏膜的特殊切割方式以增强矫治器固位。上下颌牙列全程选择自主附件，用以增强矫治器固位效果。上颌腭侧切牙乳突处增加舌突装置，引导正确舌位，辅助破除不良舌习惯。

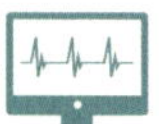

治疗过程

治疗过程如图2-12-1至图2-12-14及表2-12-1至表2-12-2。全口隐形矫治，共24副矫治器，每7天更换一副。隐形矫治器每日佩戴时间不得少于12小时，在家长监督的情况下尽可能地增加佩戴时长。复诊监控牙齿移动情况，矫治器是否贴合，以及前牙咬合干扰点情况，必要时可对乳牙做调𬌗处理。因患者上下前牙区存在咬合障碍，矫治过程中可以要求患者佩戴矫治器进食。此举可以使膜片与牙齿更加贴合，提高隐形矫治器表达率，能够有效减少矫治器脱套情况的发生。进食后需要做好牙面清洁并保持矫治器洁净，以防蛀牙的形成。矫治后用压膜保持器和硅胶矫治器保持。矫治持续6个月，反𬌗解除，最终恢复卵圆形弓形，覆𬌗、覆盖正常，患者的咀嚼效率提高，呼吸改善，面貌改善。

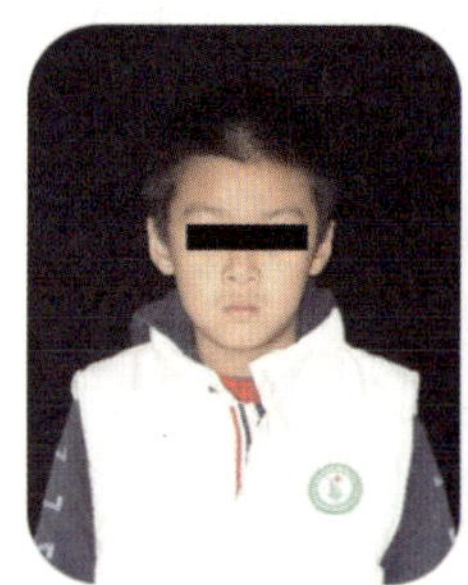
正面照

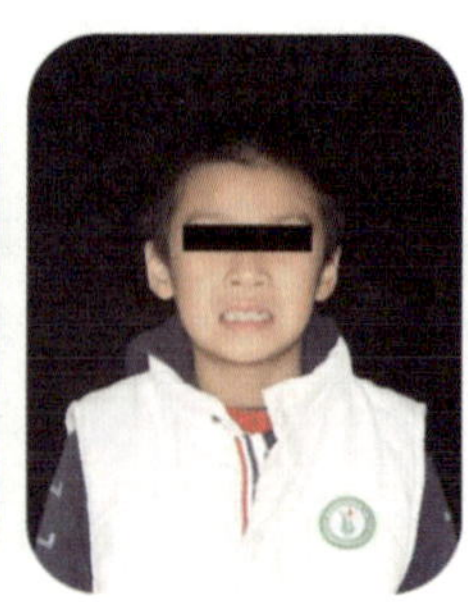
正面微笑照

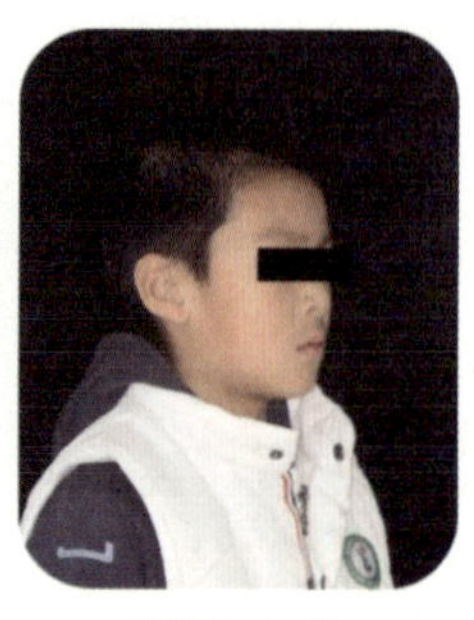
侧面45°照

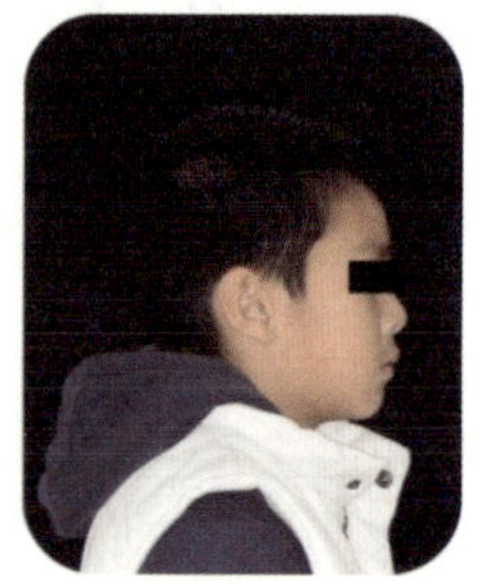
侧面照

图2-12-1　矫治前面照

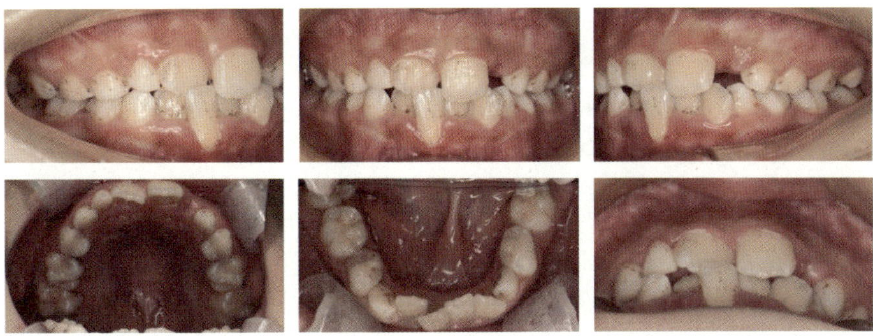

图2-12-2 矫治前口内像

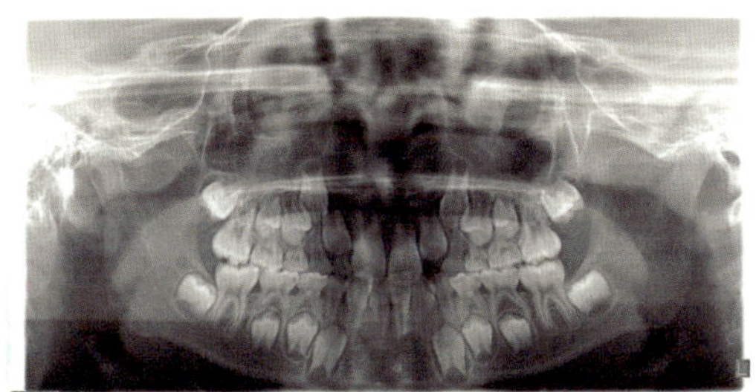

图2-12-3 矫治前X线片

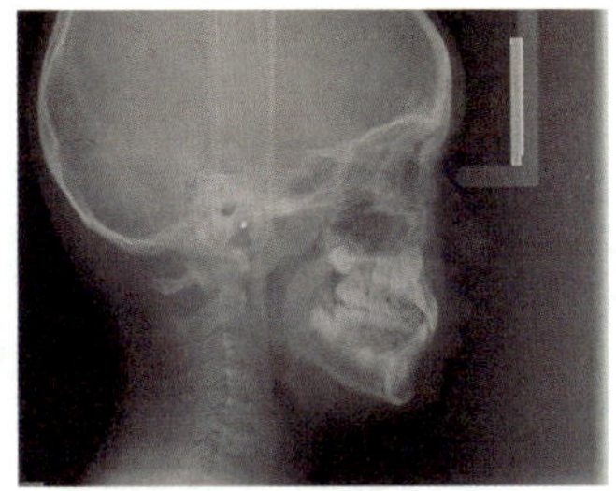

图2-12-4 矫治前侧位片

表2-12-1 矫治前头影测量数据

测量项目	测量值	标准值	测量结果
骨测量			
SNA/°	79.55	82.8 ± 4.0	上颌相对颅底位置正常
SNB/°	78.14	80.1 ± 3.9	下颌相对颅底位置正常
ANB/°	1.41	2.7 ± 2.0	趋向于I类错合
FH-NPo（面角）/°	94.55	85.4 ± 3.7	颏部前突
NA-APo（颌凸角）/°	176.84	6.0 ± 4.4	上颌相对面部前突
FMA（FH-MP下颌平面角）/°	20.96	31.1 ± 5.6	低角型，下颌平面平坦，面高可能偏小
SGn-FH（Y轴角）/°	60.5	66.3 ± 7.1	生长方向正常，颏部位置关系正常
MP-SN/°	31.53	32.5 ± 5.2	下颌体陡度、面部高度适宜
Po-NB/mm	0.16	1.0 ± 1.5	颏部发育量、颏部位置关系正常
牙测量			
U1-NA/mm	2.48	5.1 ± 2.4	上中切牙后缩
U1-NA/°	18.04	22.8 ± 5.7	上中切牙倾斜度正常
L1-NB/mm	2.48	6.7 ± 2.1	下中切牙后缩
L1-NB/°	20.43	30.3 ± 5.8	下中切牙舌向倾斜
U1-L1（上下中切牙角）/°	140.12	125.4 ± 7.9	上下中切牙/上下前部牙弓突度较小
U1-SN/°	97.59	105.7 ± 6.3	上中切牙相对前颅底平面舌向倾斜
IMPA（L1-MP）/°	93.92	91.6 ± 7.0	下中切牙相对下颌平面倾斜度正常

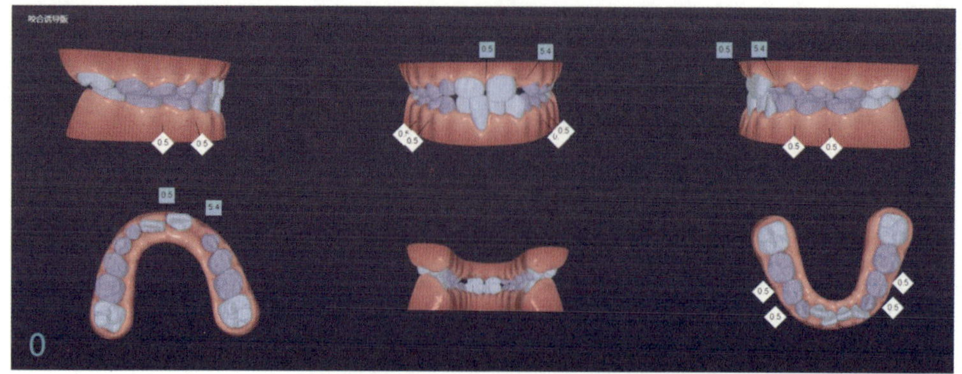

图2-12-5　矫治动画截图

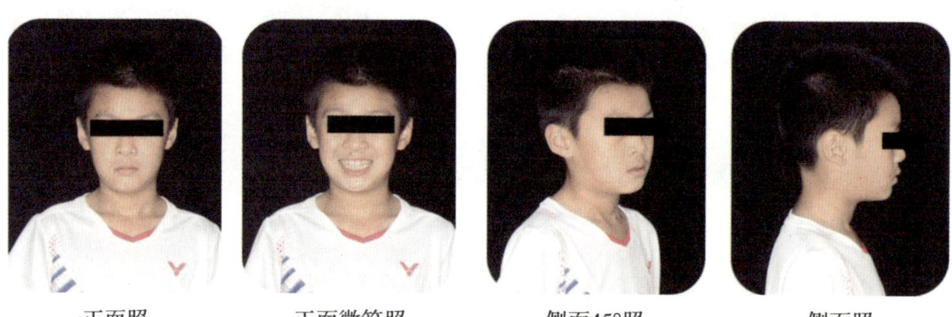

正面照　　正面微笑照　　侧面45°照　　侧面照

图2-12-6　矫治后面照

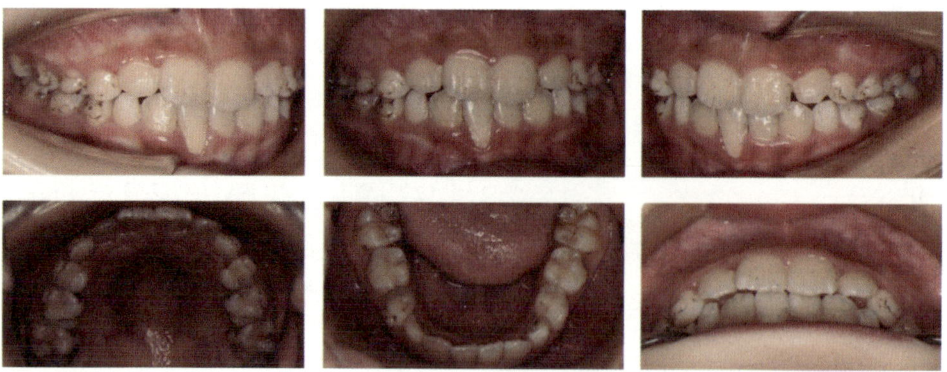

图2-12-7　矫治后口内像

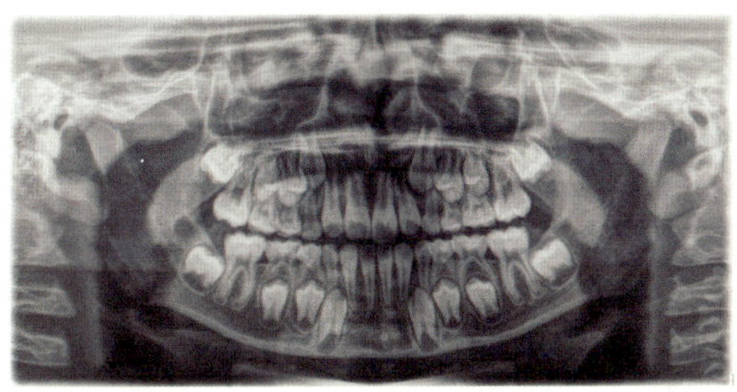
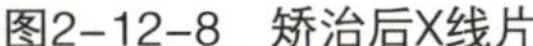

图2-12-8　矫治后X线片

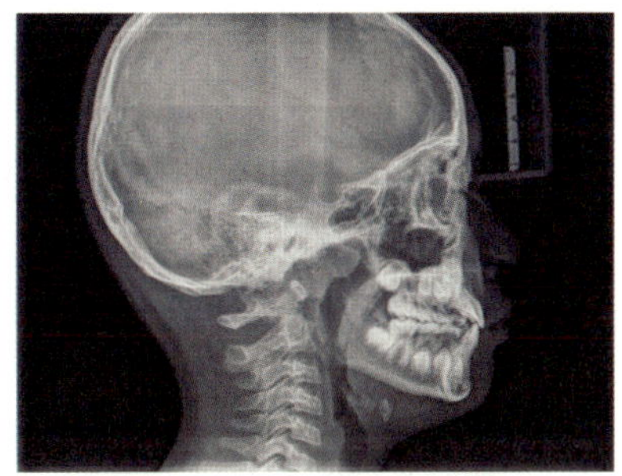

图2-12-9　矫治后侧位片

表2-12-2　矫治后头影测量数据

测量项目	测量值	标准值	测量结果
骨测量			
SNA/°	79.9	82.8 ± 4.0	上颌相对颅底位置正常
SNB/°	78.8	80.1 ± 3.9	下颌相对颅底位置正常
ANB/°	1.11	2.7 ± 2.0	趋向于I类错合
FH-NPo（面角）/°	93.09	85.4 ± 3.7	颏部前突
NA-APo（颌凸角）/°	177.59	6.0 ± 4.4	上颌相对面部前突
FMA（FH-MP下颌平面角）/°	21.24	31.1 ± 5.6	低角型，下颌平面平坦，面高可能偏小
SGn-FH（Y轴角）/°	60.16	66.3 ± 7.1	生长方向正常，颏部位置关系正常
MP-SN/°	32.59	32.5 ± 5.2	下颌体陡度、面部高度适宜
Po-NB/mm	0.05	1.0 ± 1.5	颏部发育量、颏部位置关系正常
牙测量			
U1-NA/mm	4.72	5.1 ± 2.4	上中切牙突度正常
U1-NA/°	24.51	22.8 ± 5.7	上中切牙倾斜度正常
L1-NB/mm	3.28	6.7 ± 2.1	下中切牙后缩
L1-NB/°	22.44	30.3 ± 5.8	下中切牙舌向倾斜
U1-L1（上下中切牙角）/°	131.94	125.4 ± 7.9	上下中切牙/上下前部牙弓突度正常
U1-SN/°	104.41	105.7 ± 6.3	上中切牙相对前颅底平面倾斜度正常
IMPA（L1-MP）/°	94.26	91.6 ± 7.0	下中切牙相对下颌平面倾斜度正常

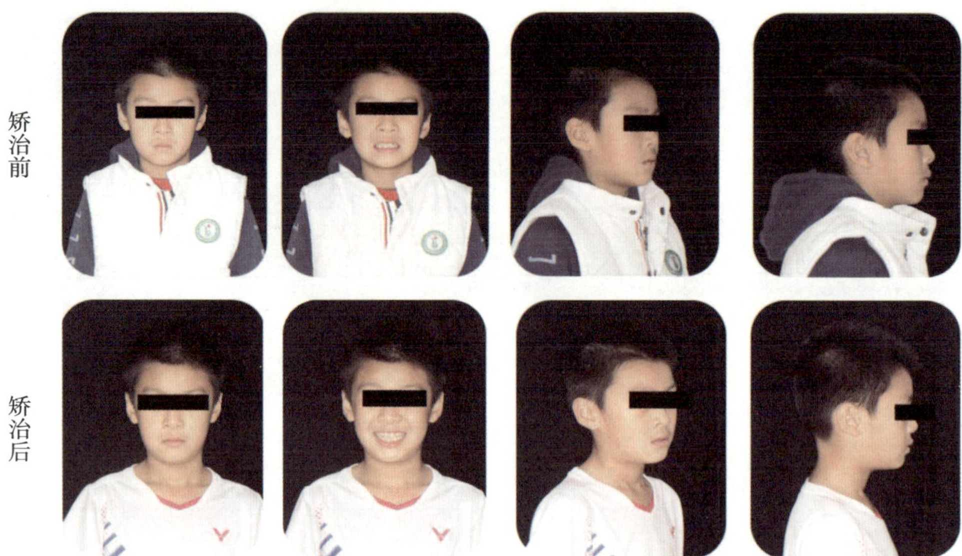

图2-12-10　矫治前后面照对比

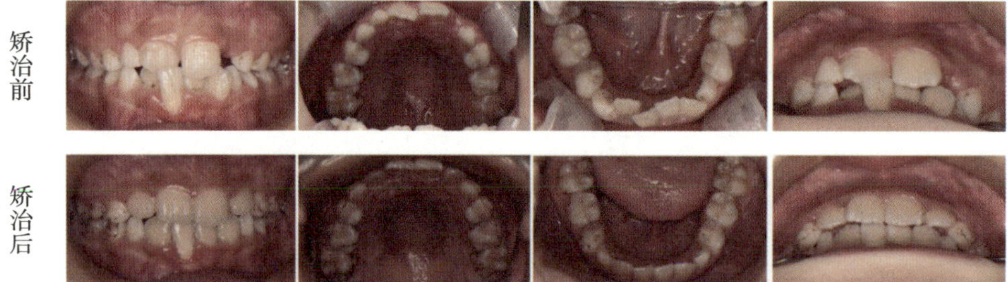

图2-12-11　矫治前后牙列对比

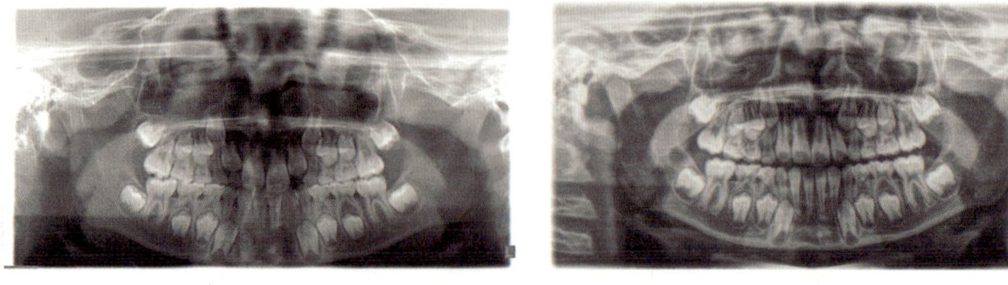

图2-12-12　矫治前后X线片对比

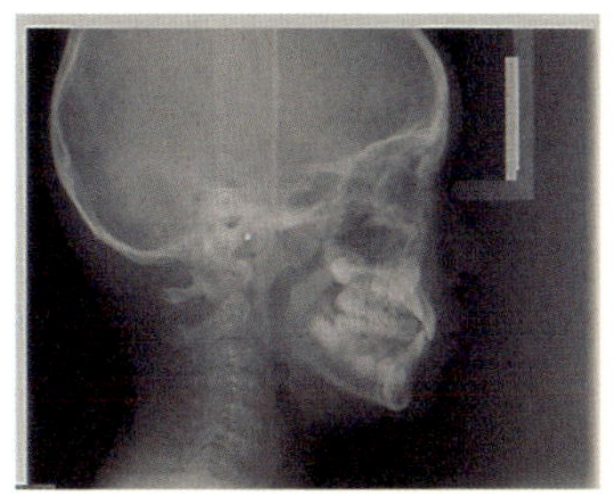

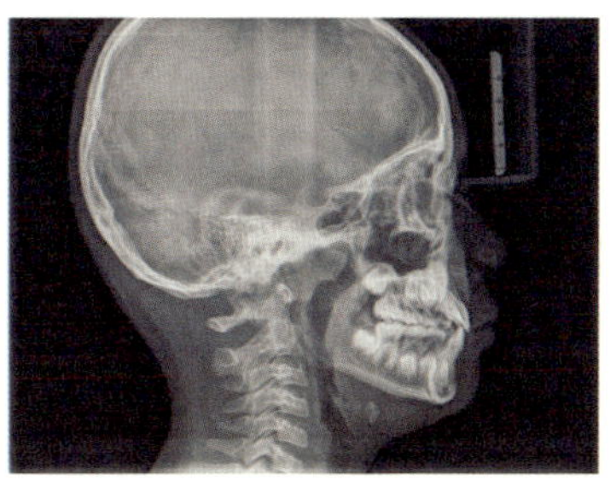

矫治前　　　　矫治后

图2-12-13　矫治前后侧位片对比

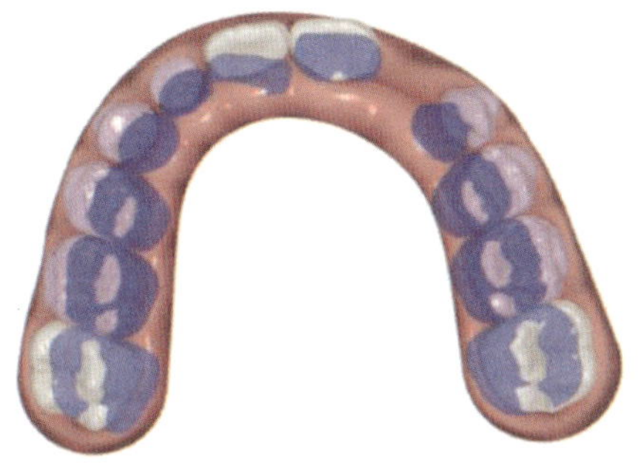

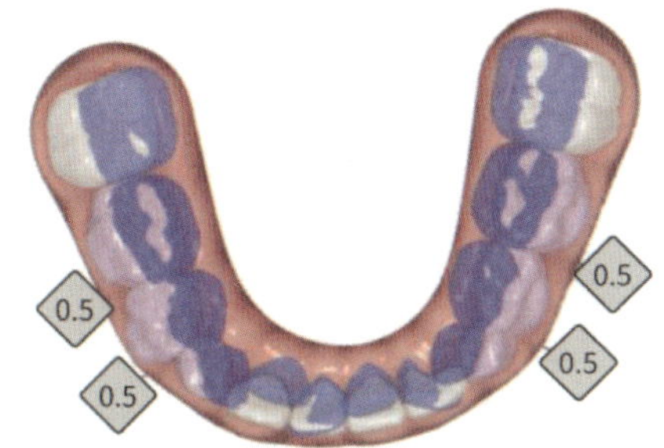

图2-12-14　牙列模型重叠图

病例小结

本病例为隐形矫治早期干预。替牙期牙列表现出前牙反𬌗，局部的咬合干扰会引起下前牙咬合创伤，同时对下颌颌位及发育产生影响。故选择早期干预，解除反𬌗，恢复正常覆𬌗、覆盖关系，保证上颌骨发育不受反𬌗限制，减小下前牙外伤概率。在方案设计中重点为排齐牙弓，个别牙反𬌗解除，扩宽上下颌牙弓，为后续恒牙萌出预留更多空间。继续保持和观察后续牙列替换情况，继续使用咬咬齐进行肌功能训练。

矫治结束后佩戴3个月的隐形保持器，后期使用硅胶矫治器做保持。患儿处于第一年龄段，存在骨源性上下源型凹面伴下颌体三角深凹趋势，需要长期监控颌骨发育情况，存在若复发需再次调整，配合前牵矫形，甚至手术改善面型的可能性。对于凹面病例，需做全周期管理方案，长期监控颌骨发育以及换牙情况，并做好术前沟通。

病例 13

病例简介

患者，男，8岁，主诉牙列不齐。混合牙列，前牙对刃。使用隐形矫治器治疗，弓形匹配，对刃𬌗解除，前牙排齐，达到“硬碰硬”接触。疗程9个月。

关键词： 前牙对刃𬌗。

一般信息： 男，8岁，家长代诉牙列不齐影响美观，要求治疗。

现病史及既往史： 无特殊。

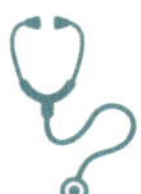

临床诊治

口外检查： 面型基本对称，开口度正常，开口型向下，关节区无弹响，双侧耳屏前无压痛。

口内检查： 替牙期，全口卫生情况良好；7D远中探及龋损达牙本质中层，探诊（-），叩诊（-），无明显松动；上下颌中切牙、侧切牙已替换，12、22萌出高度不足，5C已脱落，13萌出间隙不足，16、26、36、46萌出建𬌗；前牙对刃。

辅助检查： 恒牙牙胚数目正常，未见多生牙。头影测量骨性Ⅲ类，低角，聚合生长型，下颌体厚重三角形，正中联合处凹势较深。

诊断： 前牙对刃𬌗。

治疗方案： 通过咬合诱导，推上前牙向唇侧移动，解除对刃，扩大上下颌牙弓，为后续恒牙萌出预留更多空间。长期监控颌骨发育情况，存在若复发需二次矫治的可能性。

治疗设计：全口隐形矫治，推上前牙向唇侧移动，扩大上下颌牙弓，解除对刃。患儿处于替牙期，12、22尚未完全萌出，矫治器预留出12、22萌出空间，引导12、22生长。设计5D近中片切，利用扩弓及片切产生的间隙预留13、23萌出空间，萌出中的牙齿也进行诱导。因乳磨牙临床牙冠短，固位条件较差，矫治器设计覆盖黏膜的特殊切割方式以增强矫治器固位。上下颌牙列全程选择自主附件，用以增强矫治器固位效果。上颌腭侧切牙乳突处增加舌突装置，引导正确舌位，辅助破除不良舌习惯。

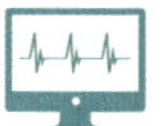

治疗过程

治疗过程如图2-13-1至图2-13-10及表2-13-1。全口隐形矫治，共28副矫治器，每7天更换一副。隐形矫治器每日佩戴时间不得少于12小时，在家长监督的情况下尽可能地增加佩戴时长。复诊监控牙齿移动情况，矫治器是否贴合，以及前牙咬合干扰点情况，必要时可对乳牙做调𬌗处理。因患者上下前牙区存在咬合障碍，矫治过程中可以要求患者佩戴矫治器进食。此举可以使膜片与牙齿更加贴合，提高隐形矫治器表达率，能够有效减少矫治器脱套情况的发生。进食后需要做好牙面清洁并保持矫治器洁净，以防蛀牙的形成。第一次设计13副隐形矫治器，全部佩戴完成后临床检查发现前牙覆盖浅，便又设计15副矫治器继续上下颌扩弓，唇移上前牙，调整上下前牙覆𬌗、覆盖关系。矫治后用压膜保持器和硅胶矫治器保持。矫治持续9个月，反𬌗解除，最终恢复卵圆形弓形，覆𬌗、覆盖正常，患者的咀嚼效率提高，呼吸改善，面貌改善。

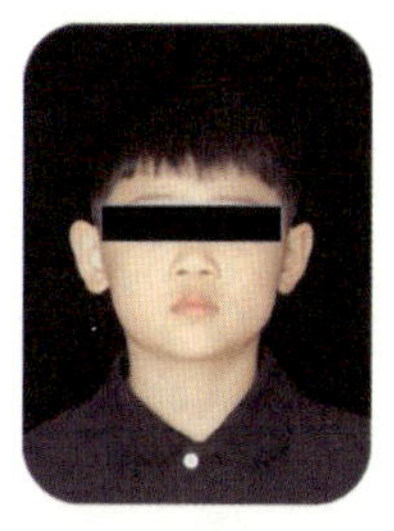
正面照

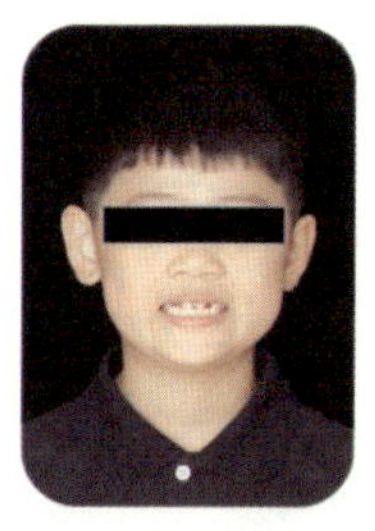
正面微笑照

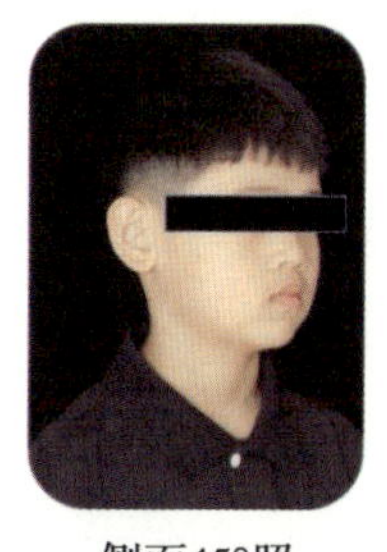
侧面45°照

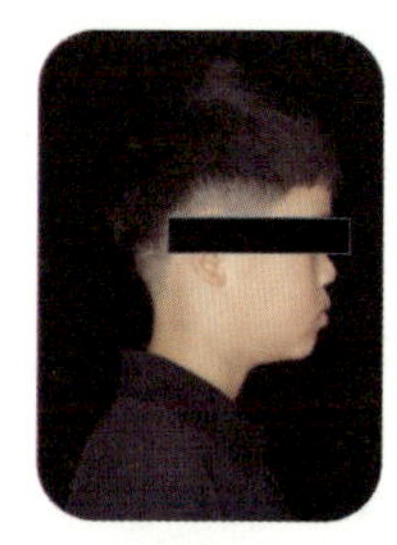
侧面照

图2-13-1 矫治前面照

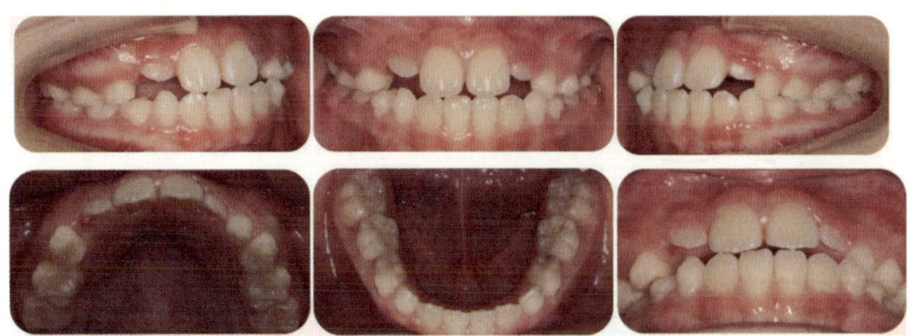

图2-13-2　矫治前口内像

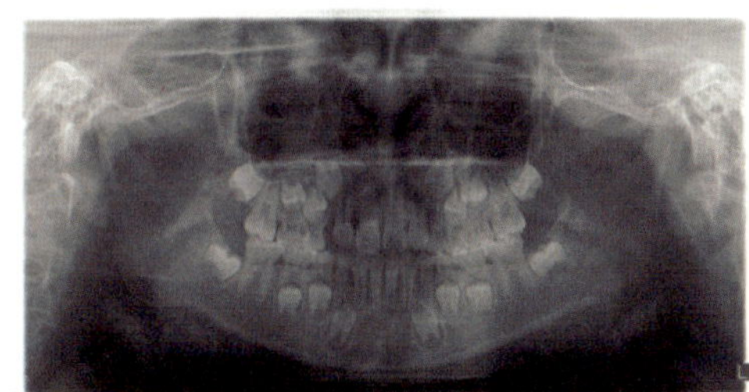

图2-13-3　矫治前X线片

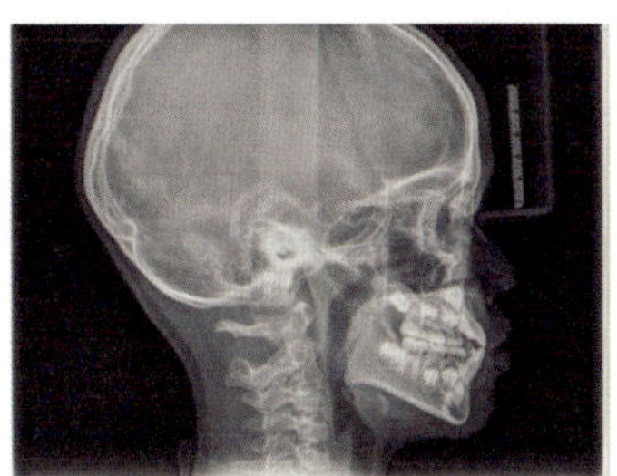

图2-13-4　矫治前侧位片

表2-13-1　矫治前头影测量数据

测量项目	测量值	标准值	测量结果
骨测量			
SNA/°	82.64	82.8 ± 4.0	上颌相对颅底位置正常
SNB/°	82.4	80.1 ± 3.9	下颌相对颅底位置正常
ANB/°	0.24	2.7 ± 2.0	趋向于Ⅲ类错合
FH-NPo（面角）/°	89.79	85.4 ± 3.7	颏部前突
NA-APo（颌凸角）/°	178.97	6.0 ± 4.4	上颌相对面部前突
FMA（FH-MP下颌平面角）/°	18.58	31.1 ± 5.6	低角型，下颌平面平坦，面高可能偏小
SGn-FH（Y轴角）/°	55.38	66.3 ± 7.1	聚合生长型，颏部前突
MP-SN/°	29.56	32.5 ± 5.2	下颌体陡度、面部高度适宜
Po-NB/mm	0.44	1.0 ± 1.5	颏部发育量、颏部位置关系正常
牙测量			
U1-NA/mm	5.76	5.1 ± 2.4	上中切牙突度正常
U1-NA/°	29.66	22.8 ± 5.7	上中切牙唇向倾斜
L1-NB/mm	4.53	6.7 ± 2.1	下中切牙后缩
L1-NB/°	26.09	30.3 ± 5.8	下中切牙倾斜度正常
U1-L1（上下中切牙角）/°	124.01	125.4 ± 7.9	上下中切牙/上下前部牙弓突度正常

续表

测量项目	测量值	标准值	测量结果
U1-SN/°	112.31	105.7 ± 6.3	上中切牙相对前颅底平面唇向倾斜
IMPA（L1-MP）/°	97.02	91.6 ± 7.0	下中切牙相对下颌平面倾斜度正常

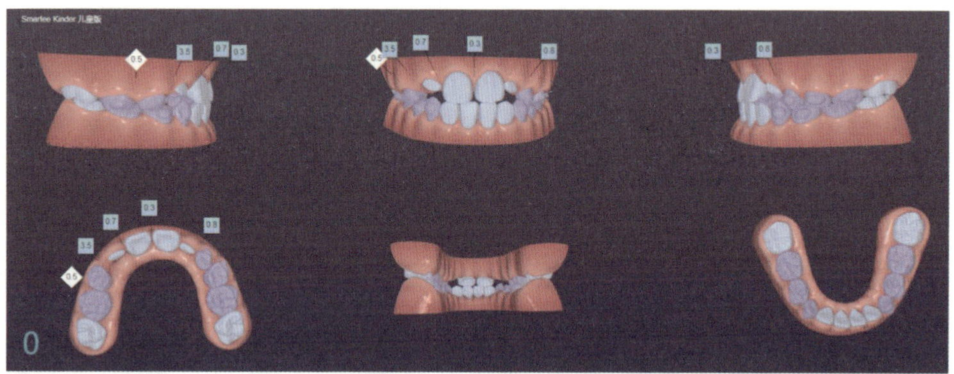

图2-13-5　矫治动画截图

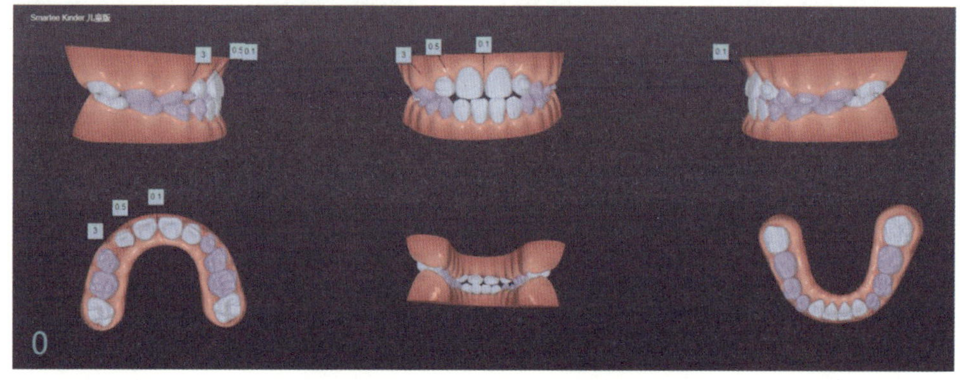

图2-13-6　精调动画截图

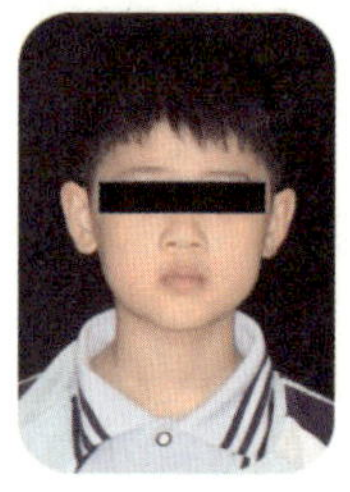

正面照

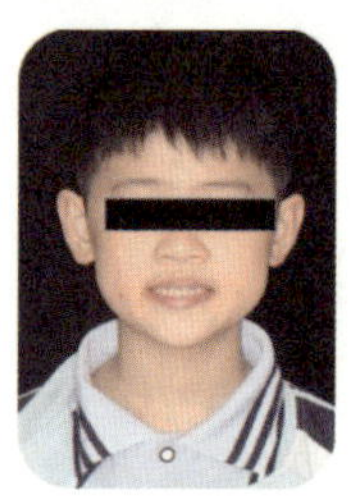

正面微笑照

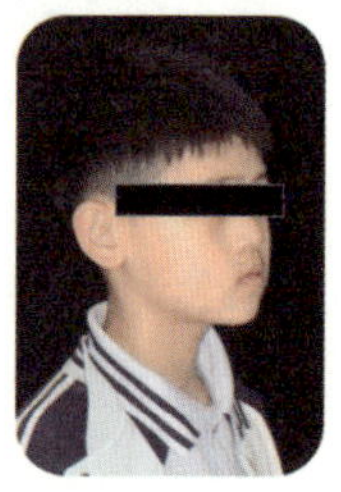

侧面45°照

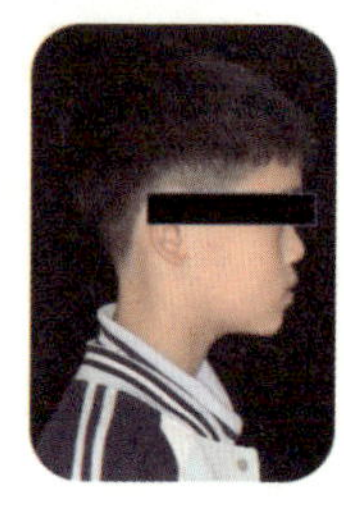

侧面照

图2-13-7　矫治后面照

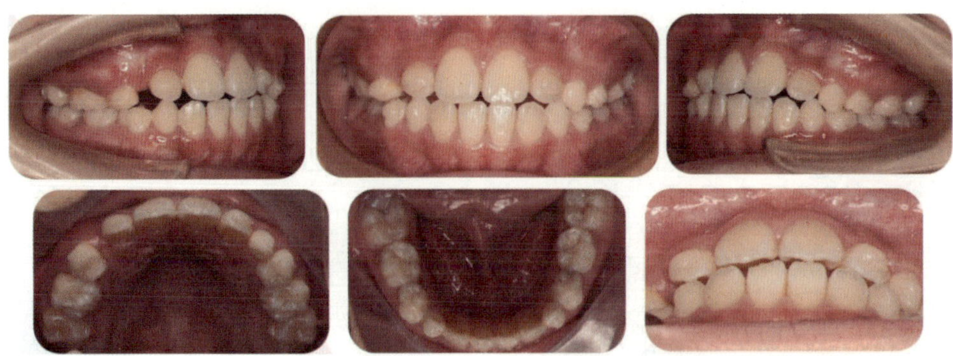

图2-13-8　矫治后口内像

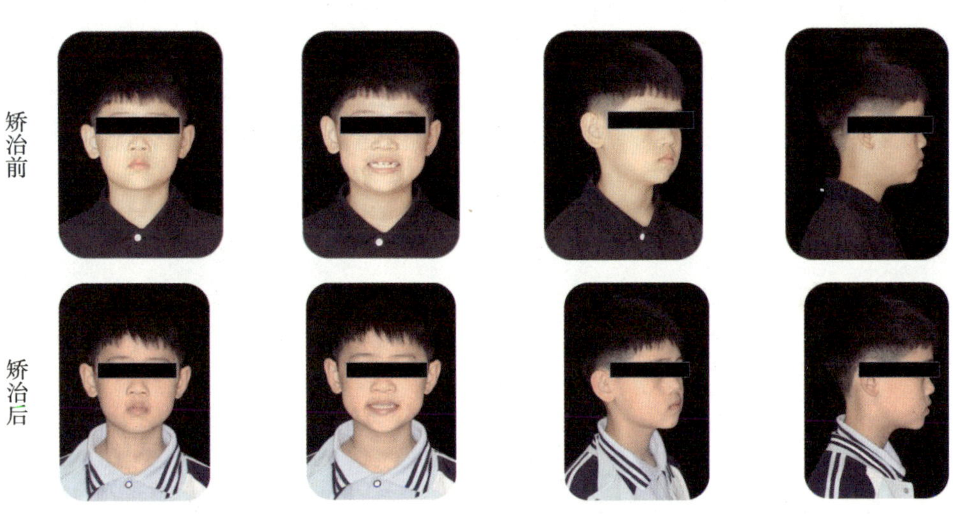

图2-13-9　矫治前后面照对比

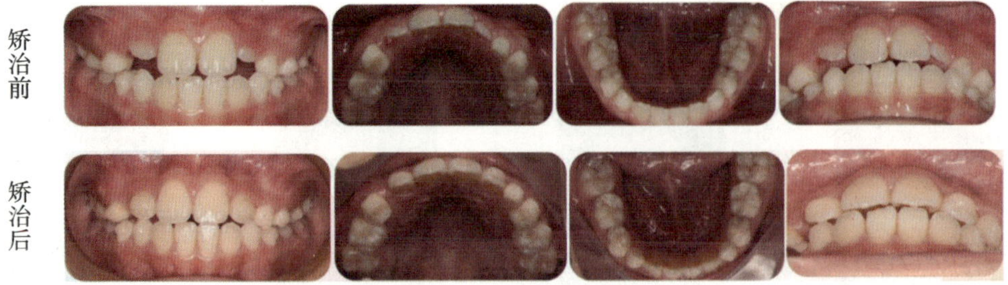

图2-13-10　矫治前后牙列对比

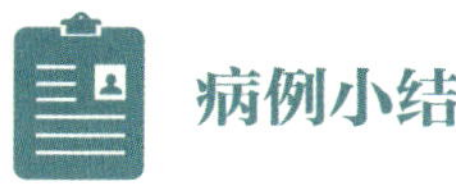

病例小结

本病例为隐形矫治早期干预。替牙期牙列表现出前牙对刃𬌗，局部的咬合干扰会引起下前牙咬合创伤，同时对下颌颌位及发育产生影响。故选择早期干预，解除对刃，恢复正常覆𬌗、覆盖关系，保证上颌骨发育不受反𬌗限制。在方案设计中重点为排齐牙弓，对刃𬌗解除，扩宽上下颌牙弓，为后续恒牙萌出预留更多空间。继续保持和观察后续牙列替换情况，继续使用咬咬齐进行肌功能训练。

矫治结束后佩戴3个月的隐形保持器，后期使用硅胶矫治器做保持。患儿处于第一年龄段，存在骨源性上下源型凹面伴下颌体三角深凹趋势，需要长期监控颌骨发育情况，若存在复发需再次调整，配合前牵矫形，甚至手术改善面型的可能性。对于凹面病例，需做全周期管理方案，长期监控颌骨发育以及换牙情况，并做好术前沟通。

病例14

病例简介

患者，男，8岁，主诉牙列不齐。混合牙列，前牙扭转。使用隐形矫治器治疗，弓形匹配，前牙排齐，达到“硬碰硬”接触。疗程8个月。

关键词：个别牙扭转。

一般信息：男，8岁，家长代诉牙列不齐影响美观，要求治疗。

现病史及既往史：无特殊。

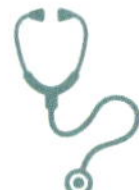

临床诊治

口外检查：面型基本对称，开口度正常，开口型向下，关节区无弹响，双侧耳屏前无压痛。

口内检查：替牙期，全口卫生情况良好；16、26、36、46𬌗面见窝沟封闭材料，6D远中冠部缺损，无明显松动；上下颌中切牙、侧切牙已替换，12未出龈，22萌出高度不足，16、26、36、46萌出建𬌗；11近中舌向扭转。

诊断：牙列不齐；前牙扭转。

治疗方案：通过咬合诱导，排齐上下前牙，避免咬合创伤的形成，扩大上下颌牙弓，为后续恒牙萌出预留更多空间。长期监控颌骨发育情况，存在复发需二次矫治的可能性。

治疗设计：全口隐形矫治，排齐扭转的11牙，扩大上下颌牙弓；患儿处于替牙期，12、22尚未完全萌出，矫治器预留出12、22萌出空间，引导12、22生长。因乳磨牙临床牙冠短，固位条件较差，矫治器设计覆盖黏膜的特殊切割方式以增强矫治器固位。上下颌牙列全程选择自主附件，用以增强矫治器固位效果。上颌腭侧切牙乳突处增加舌突装置，引导正确舌位，辅助破除不良舌习惯。

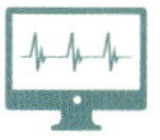

治疗过程

治疗过程如图2-14-1至图2-14-9。全口隐形矫治，共30副矫治器，每7天更换一副。隐形矫治器每日佩戴时间不得少于12小时，在家长监督的情况下尽可能地增加佩戴时长。复诊监控牙齿移动情况，矫治器是否贴合，以及前牙咬合干扰点情况，必要时可对乳牙做调𬌗处理。因患者上下前牙区存在咬合障碍，矫治过程中可以要求患者佩戴矫治器进食。此举可以使膜片与牙齿更加贴合，提高隐形矫治器表达率，能够有效减少矫治器脱套情况的发生。进食后需要做好牙面清洁并保持矫治器洁净，以防蛀牙的形成。第一次设计20副隐形矫治器，全部佩戴完成后临床检查发现11扭转未完全纠正，便又设计10副矫治器继续上下颌扩弓，调整上下前牙覆𬌗、覆盖关系，管理间隙。矫治后用压膜保持器和硅胶矫治器保持。矫治持续9个月，前牙排齐，预留足够恒牙萌出空间，最终恢复卵圆形弓形，覆𬌗、覆盖正常，患者的咀嚼效率提高，呼吸改善，面貌改善。

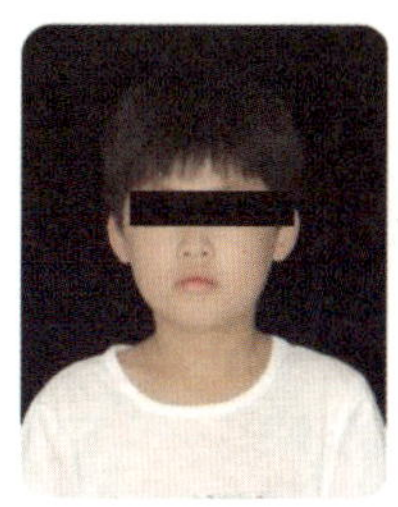
正面照

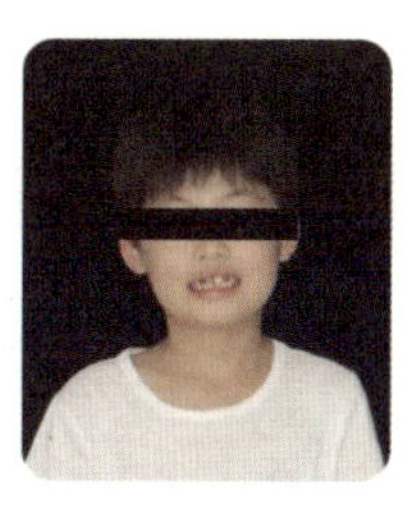
正面微笑照

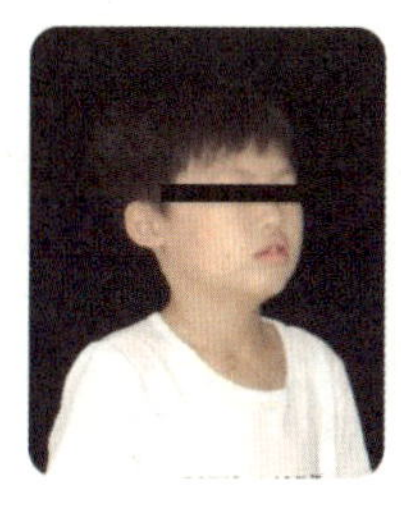
侧面45°照

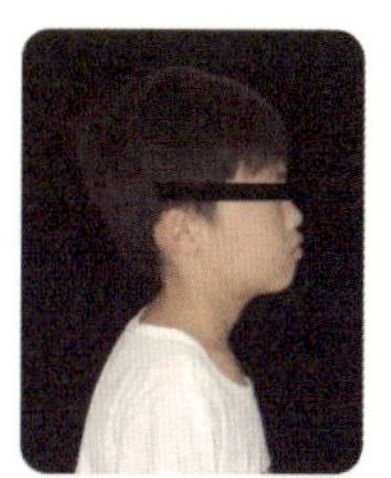
侧面照

图2-14-1 矫治前面照

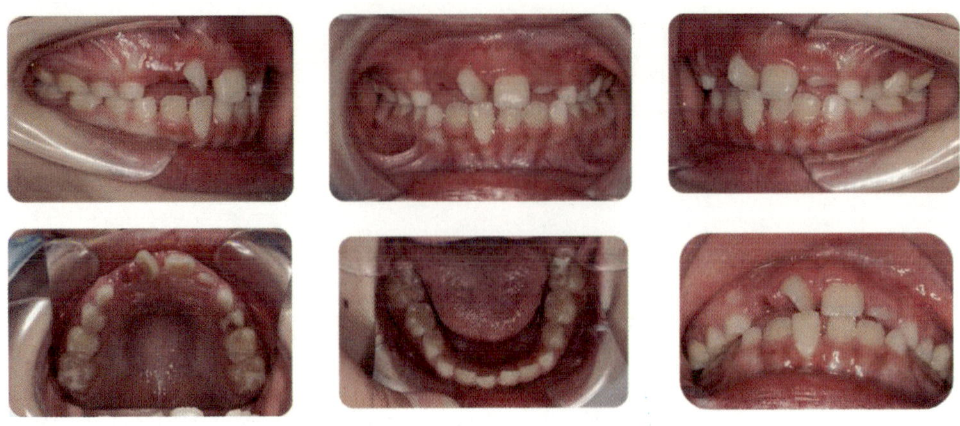

图2-14-2　矫治前口内像

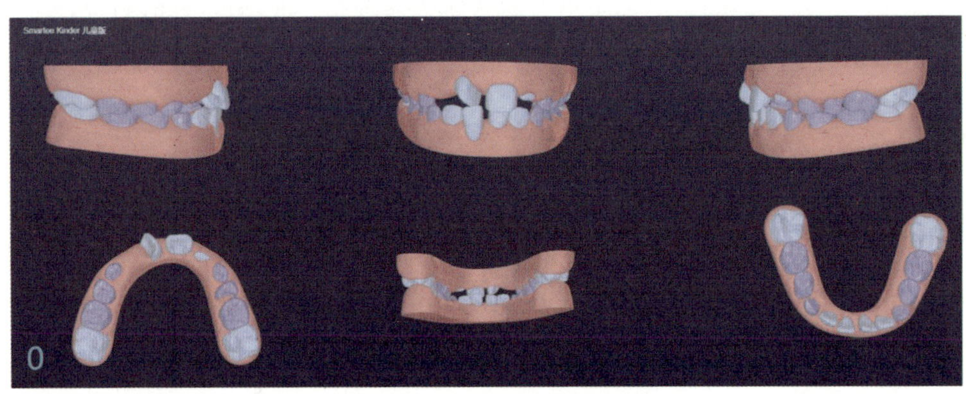

图2-14-3　矫治动画截图

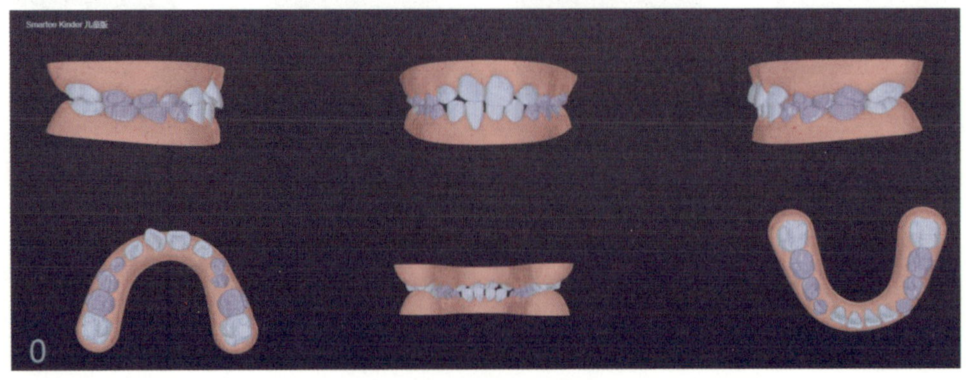

图2-14-4　精调动画截图

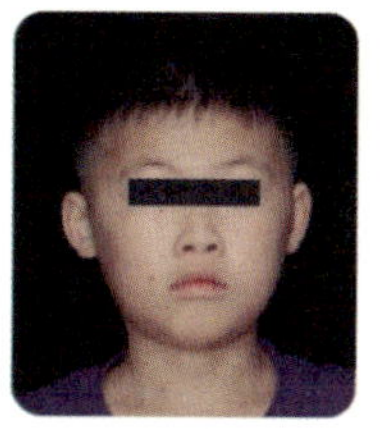
正面照

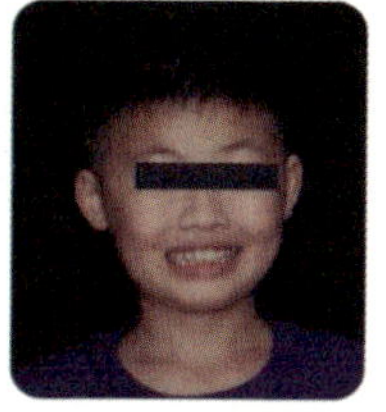
正面微笑照

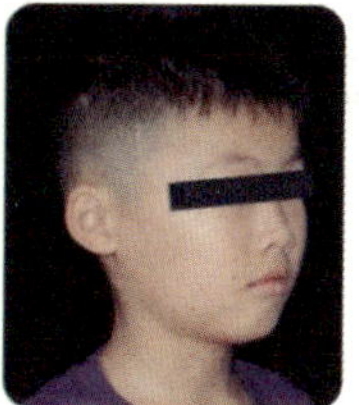
侧面45°照

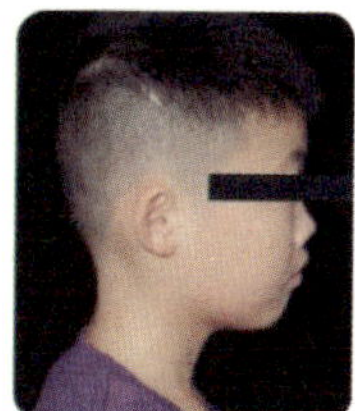
侧面照

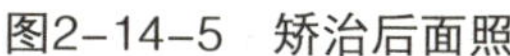
图2-14-5　矫治后面照

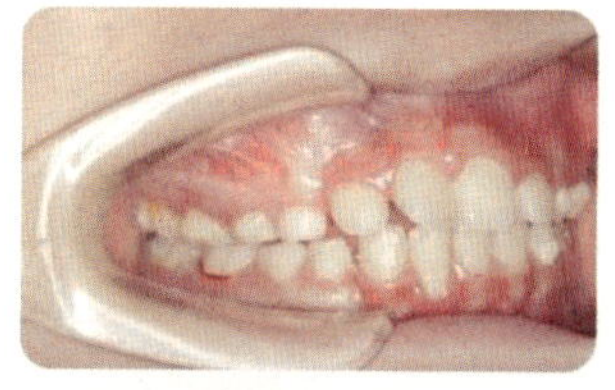
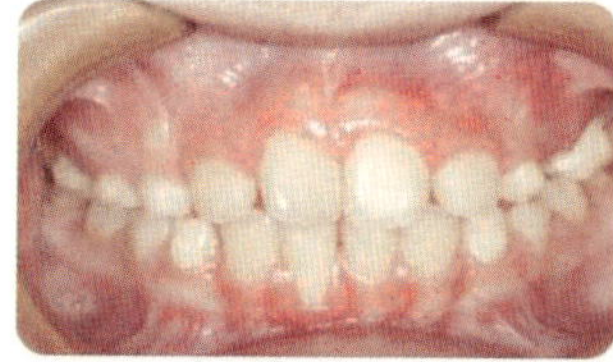
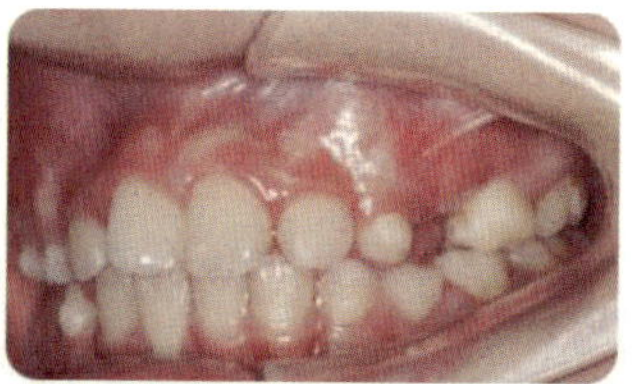
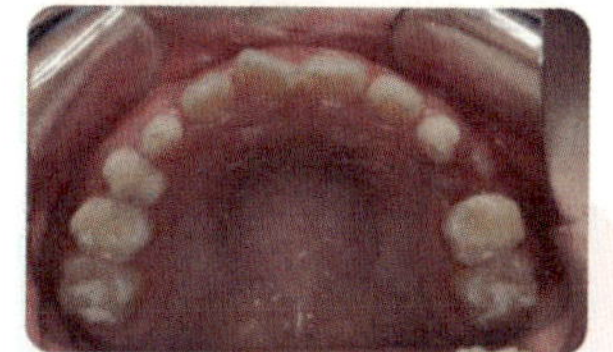
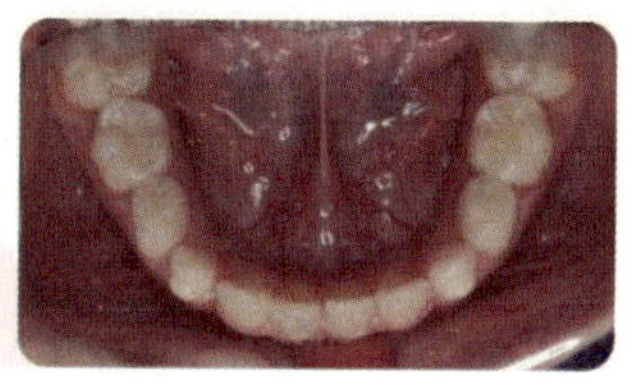
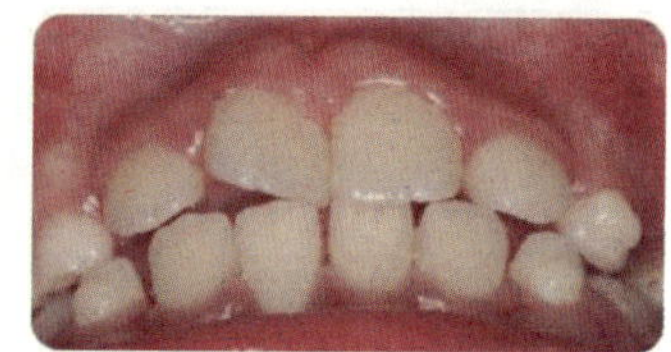

图2-14-6　矫治后口内像

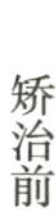
矫治前

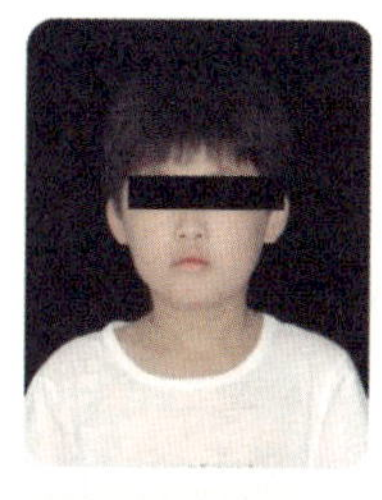
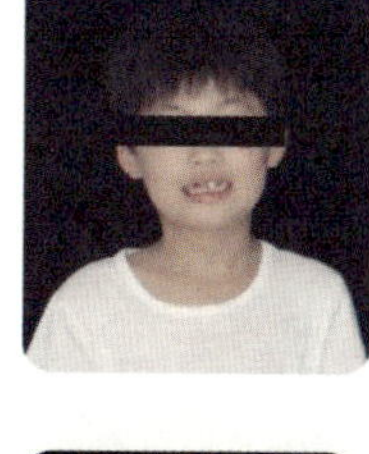
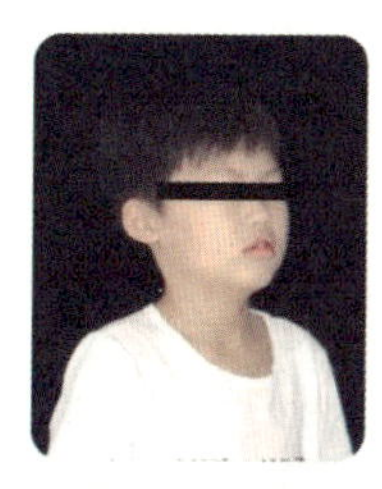
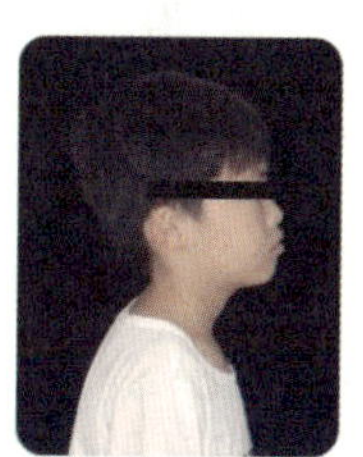

矫治后

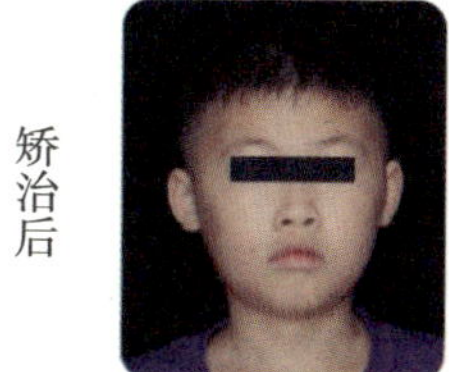
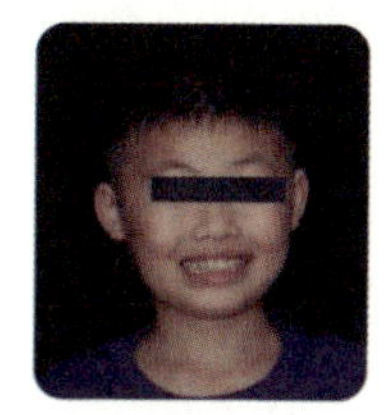
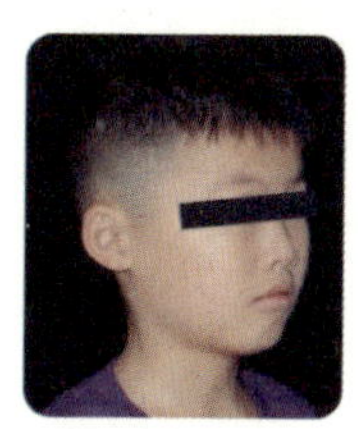
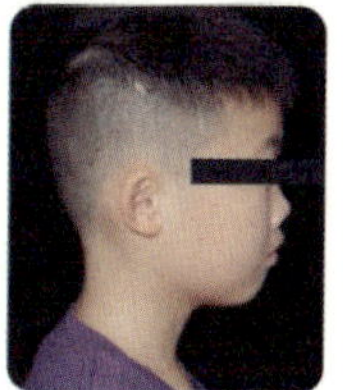

图2-14-7　矫治前后面照对比

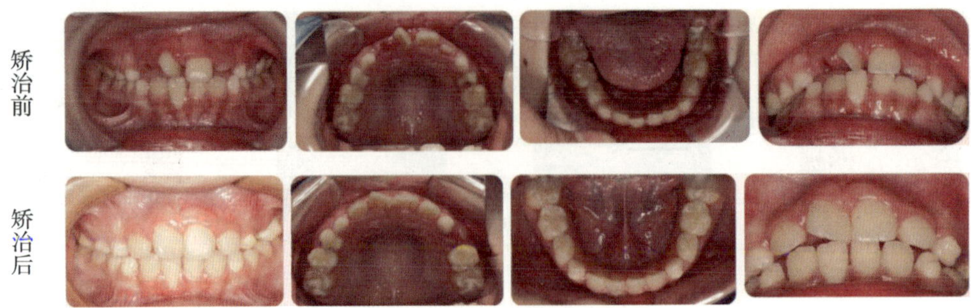

图2-14-8　矫治前后牙列对比

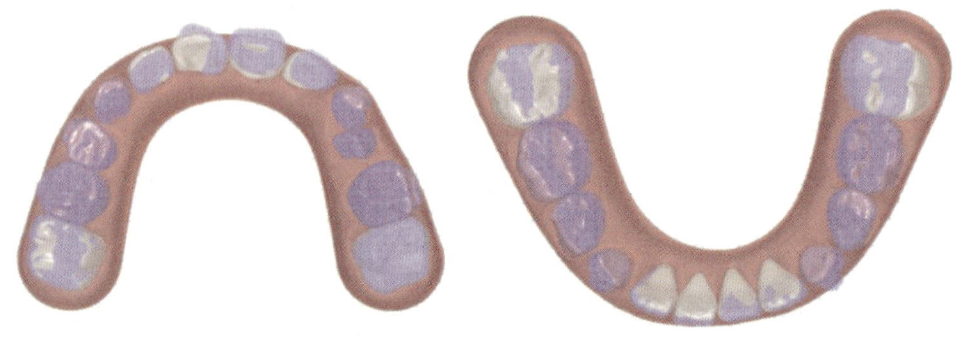

图2-14-9　牙列模型重叠图

病例小结

本病例为隐形矫治早期干预。替牙期牙列表现出前牙扭转，局部的咬合干扰会引起下前牙咬合创伤，同时对下颌颌位产生影响。故选择早期干预，解除前牙扭转，恢复正常覆殆、覆盖关系。在方案设计中重点为纠正扭转的11牙，扩大上下颌牙弓，增大12、22萌出空间，为后续恒牙萌出预留更多空间。继续保持和观察后续牙列替换情况，继续使用咬咬齐进行肌功能训练。

矫治结束后佩戴3个月的隐形保持器，后期使用硅胶矫治器做保持。继续监控颌骨发育情况，等待牙齿更换，待牙齿更换完成后再评估是否需要再次调整。

病例 15

病例简介

患者，女，8岁，主诉牙列不齐。混合牙列，牙列拥挤，萌出间隙不足。使用隐形矫治器治疗，扩弓排齐，创造间隙。矫治后弓形匹配，牙列拥挤解除，达到“硬碰硬”接触。疗程6个月。

关键词：萌出间隙不足，牙列拥挤。

一般信息：女，8岁，家长代诉牙列不齐影响美观，要求治疗。

现病史及既往史：无特殊。

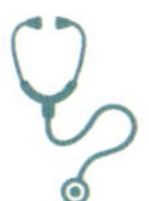

临床诊治

口外检查：面型基本对称，侧貌突面型。开口度正常，开口型向下，关节区无弹响，双侧耳屏前无压痛。

口内检查：替牙期，全口卫生情况良好；上下颌中切牙、侧切牙已替换，16、26、36、46萌出建船；上下颌拥挤，43萌出间隙不足。

辅助检查：恒牙牙胚数目正常，未见多生牙。

诊断：萌出间隙不足，牙列拥挤。

治疗方案：通过咬合诱导，上下颌作水平向拓展，创造间隙，改善拥挤，改善前牙覆殆、覆盖关系。缓解上下颌拥挤，为恒牙萌出预留更多空间。长期监控颌骨发育情况，存在若复发需调整的可能性。

治疗设计：全口隐形矫治，排齐上下牙列，推下前牙向前，扩大上下颌牙弓，缓解上下颌拥挤，为恒牙萌出预留更多空间。因乳磨牙临床牙冠短，固位条件较差，矫治器设计覆盖黏膜的特殊切割方式以增强矫治器固位。上下颌牙列全程选择自主附件，用以增强矫治器固位效果。上颌腭侧切牙乳突处增加舌突装置，引导正确舌位，辅助破除不良舌习惯。

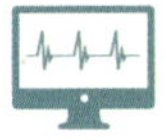

治疗过程

治疗过程如图2-15-1至图2-15-12。全口隐形矫治，共20副矫治器，每7天更换一副。隐形矫治器每日佩戴时间不得少于12小时，在家长监督的情况下尽可能地增加佩戴时长。复诊监控牙齿移动情况，矫治器是否贴合，以及前牙咬合干扰点情况，必要时可对乳牙做调𬌗处理。矫治后用压膜保持器和硅胶矫治器保持。矫治持续9个月，前牙排齐，预留足够恒牙萌出空间，最终恢复卵圆形弓形，覆𬌗、覆盖正常，患者的咀嚼效率提高，呼吸改善，面貌改善。

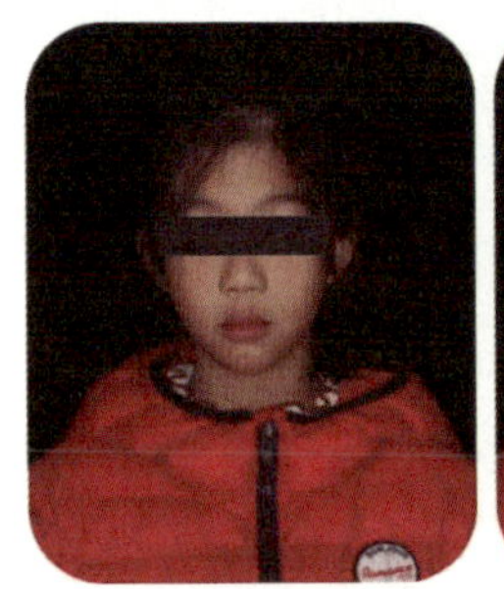

正面照

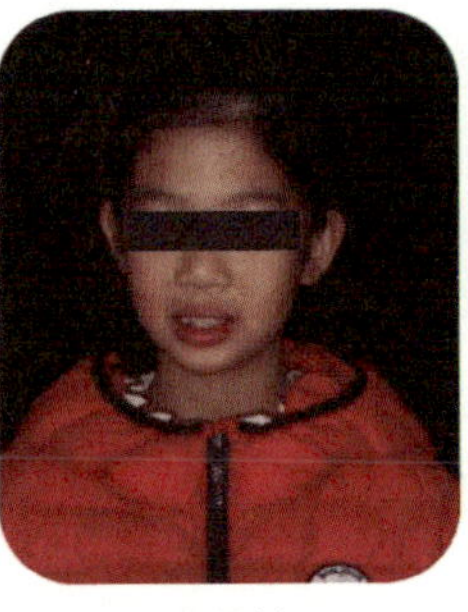

正面微笑照

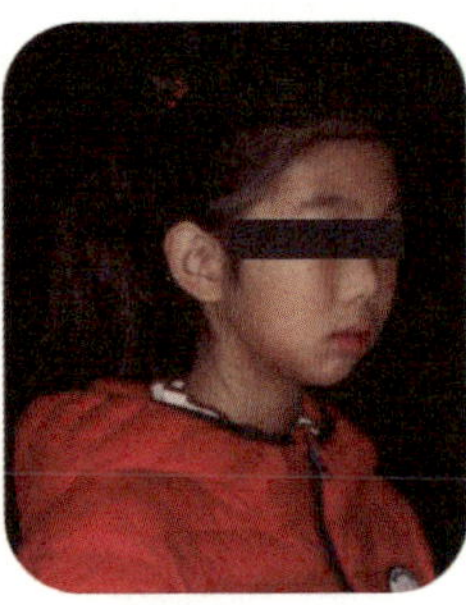

侧面45°照

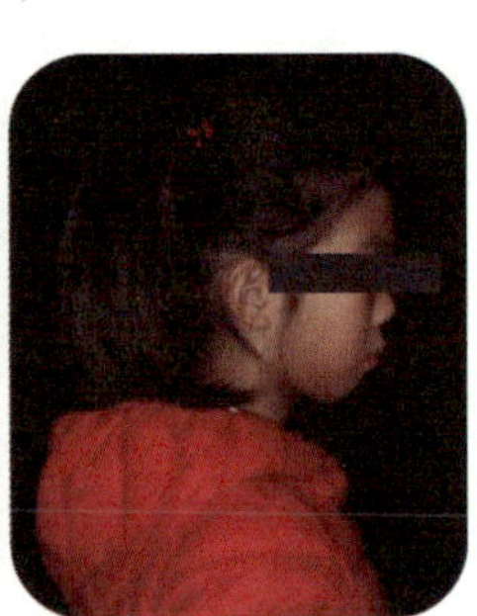

侧面照

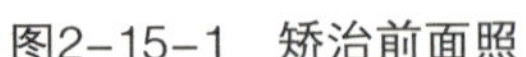

图2-15-1　矫治前面照

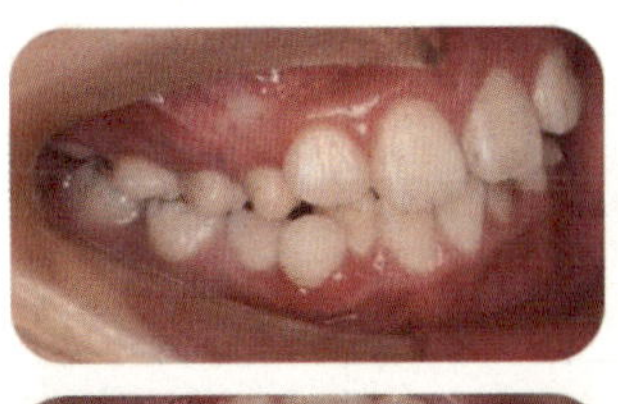

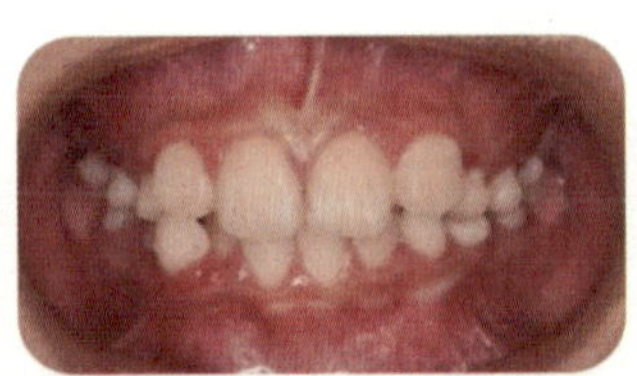

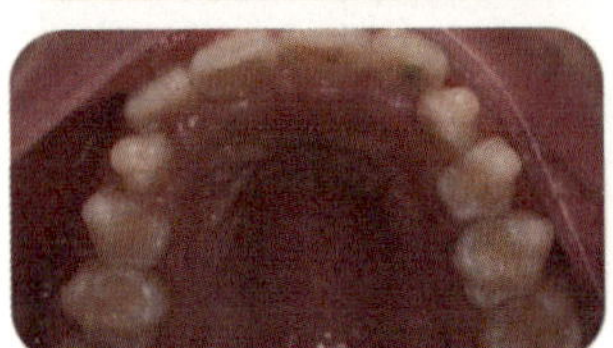

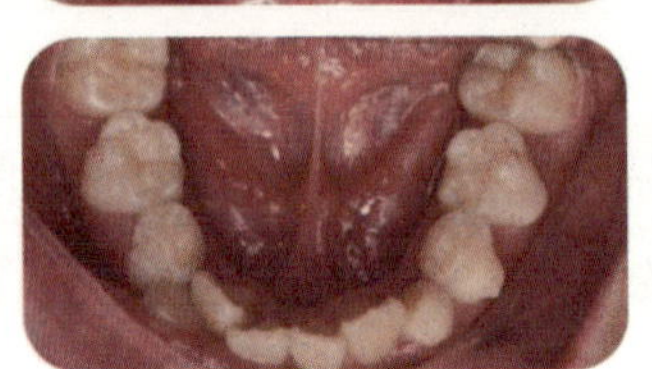

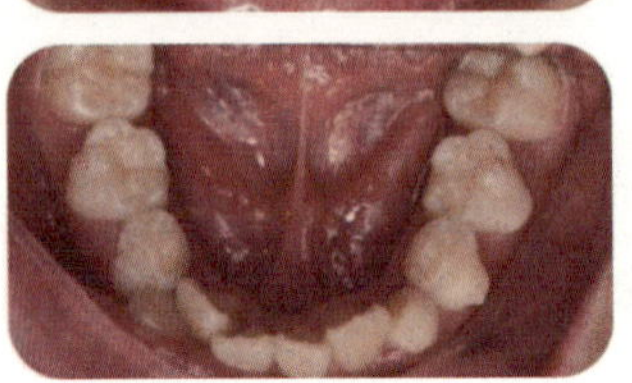

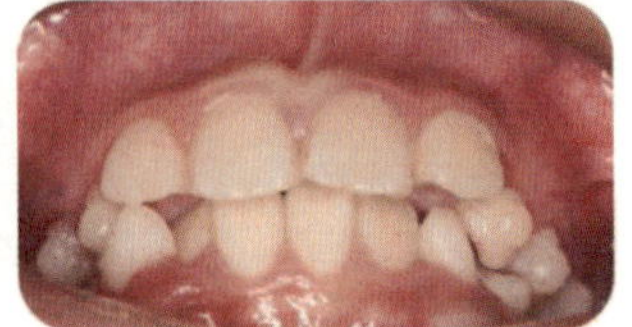

图2-15-2　矫治前口内像

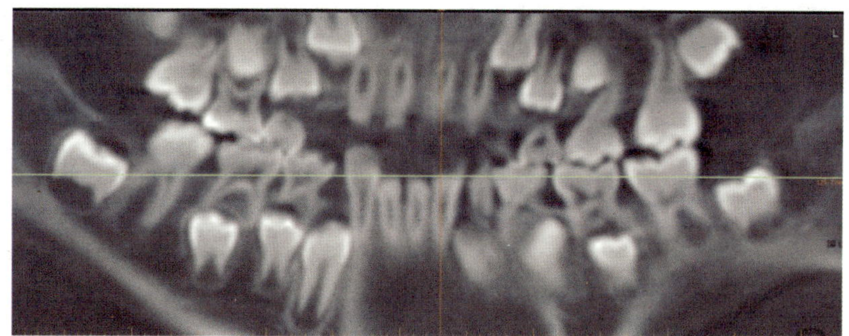

图2-15-3 矫治前X线片

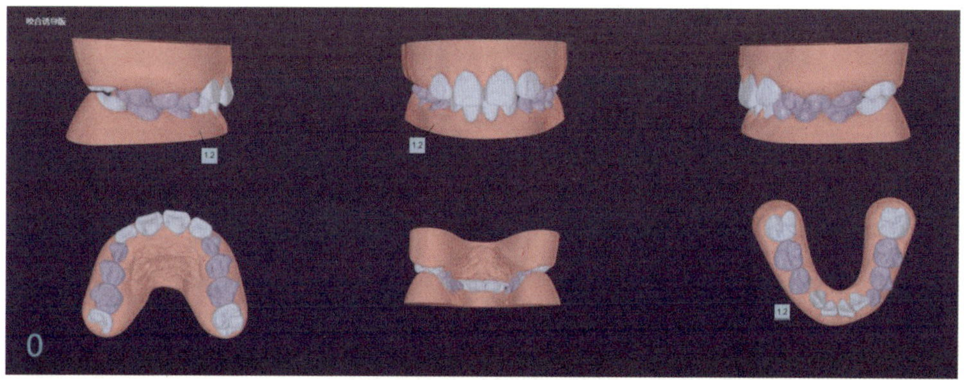

图2-15-4 矫治动画截图

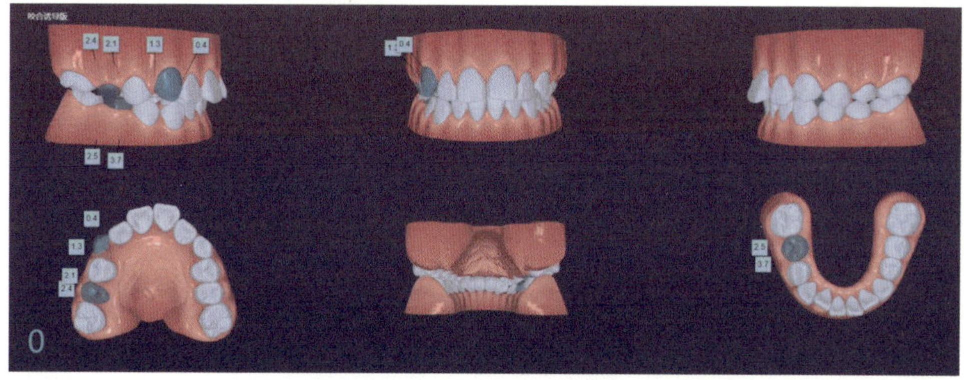

图2-15-5 精调动画截图

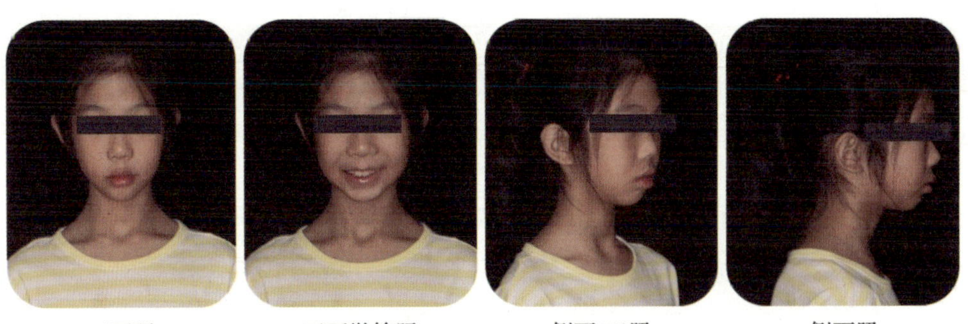

正面照　　正面微笑照　　侧面45°照　　侧面照

图2-15-6　矫治后面照

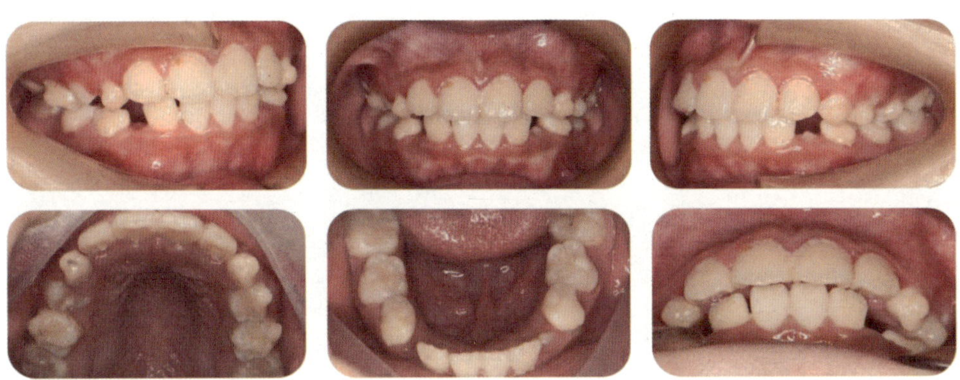

图2-15-7　矫治后口内像

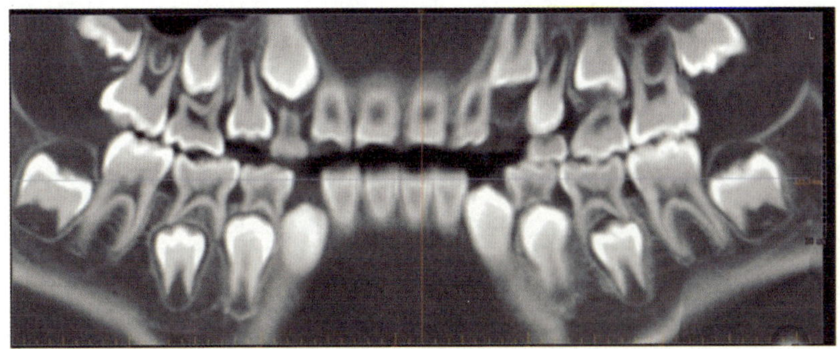

图2-15-8　矫治后X线片

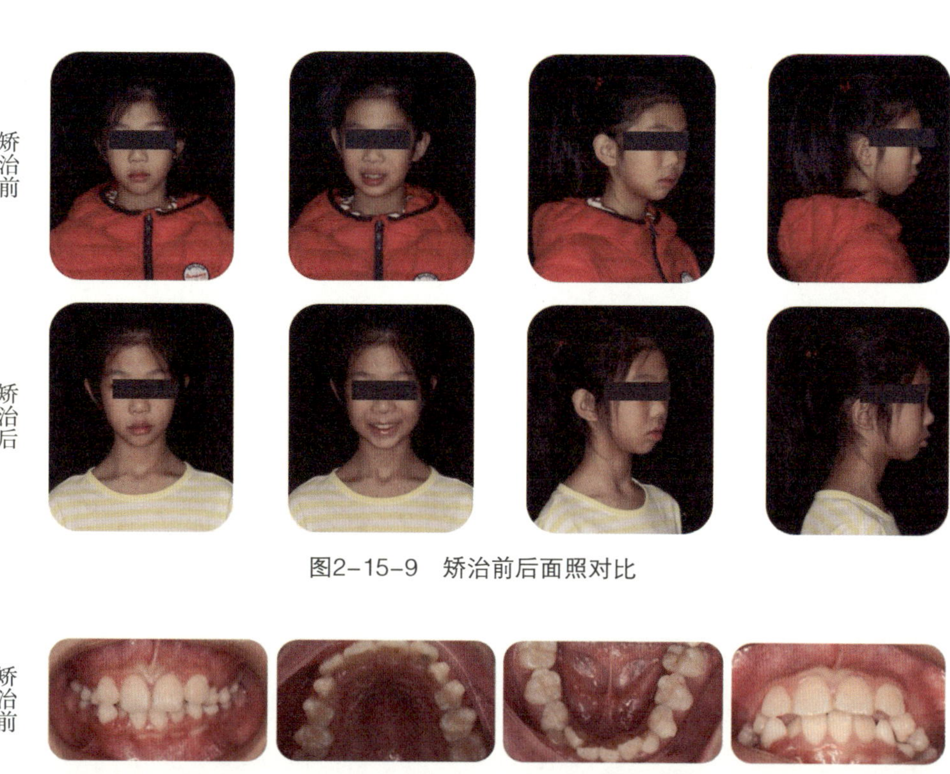

图2-15-9　矫治前后面照对比

矫治前
矫治后

图2-15-10　矫治前后牙列对比

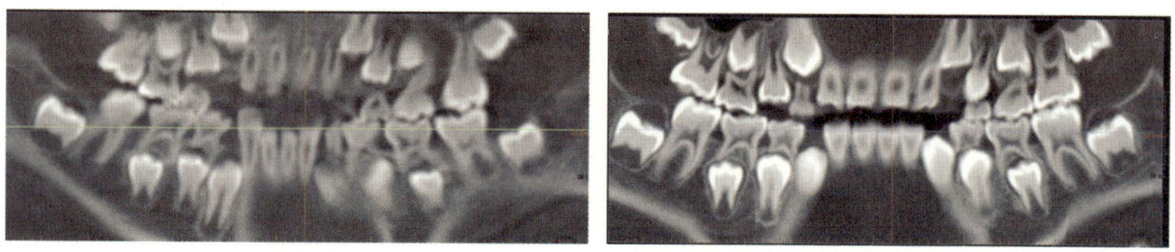

图2-15-11　矫治前后X线片对比

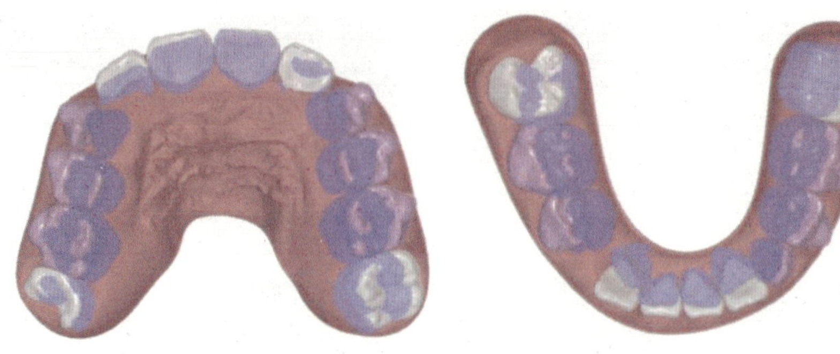

图2-15-12 牙列模型重叠图

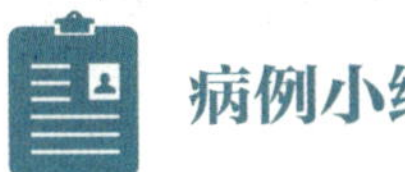

病例小结

本病例为隐形矫治早期干预。替牙期牙列表现出牙列拥挤，萌出间隙不足，可能影响恒牙正常萌出及下颌颌位，故选择早期干预，解除牙列拥挤，恢复正常覆𬌗、覆盖关系。在方案设计中重点为排齐上下牙列，推下前牙向前，扩大上下牙弓，缓解上下颌拥挤，为恒牙萌出预留更多空间。患儿咀嚼效率提高，面容改善。继续保持并观察后续牙列替换情况，继续使用咬咬齐进行肌功能训练。

矫治结束后佩戴3个月的隐形保持器，后期使用硅胶矫治器做保持。继续监控颌骨发育情况，等待牙齿更换，待牙齿更换完成后再评估是否需要再次调整。

病例 16

病例简介

患者，女，8岁，主诉牙列不齐。混合牙列，牙列拥挤，萌出间隙不足。使用隐形矫治器治疗，扩弓排齐，创造间隙。矫治后弓形匹配，牙列拥挤解除，达到“硬碰硬”接触。疗程8个月。

关键词：萌出间隙不足，牙列拥挤。

一般信息：女，8岁，家长代诉牙列不齐影响美观，要求治疗。

现病史及既往史：无特殊。

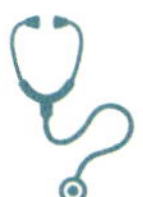

临床诊治

口外检查：面型基本对称，侧貌突面型。开口度正常，开口型向下，关节区无弹响，双侧耳屏前无压痛。

口内检查：替牙期，全口卫生情况良好；上下颌中切牙、侧切牙已替换，16、26、36、46萌出建𬌗，22颊侧高位萌出，7C、8C已脱落，33萌出间隙不足。

辅助检查：恒牙牙胚数目正常，未见多生牙。头影测量骨性Ⅰ类，均角，平均生长型，下颌体扁平长方形，正中联合处凹势较深。

诊断：萌出间隙不足，牙列拥挤。

治疗方案：通过咬合诱导的方式，使上下颌作水平向拓展，创造间隙，改善拥挤，改善前牙覆𬌗、覆盖关系。缓解上下颌拥挤，为恒牙萌出预留更多空间。长期监控颌骨发育情况，存在若复发需调整的可能性。

治疗设计：全口隐形矫治，推上后牙向远中移动，上下颌扩弓，排齐上下牙列。因左侧拥挤量大，分别设计6D近远中及7D远中片切，利用扩弓及片切产生的间隙解除拥挤，预留12、22空间，将12、22排进牙列，排齐上下牙弓，预留33萌出空间。因乳磨牙临床牙冠短，固位条件较差，矫治器设计覆盖黏膜的特殊切割方式以增强矫治器固位。上下颌牙列全程选择自主附件，用以增强矫治器固位效果。上颌腭侧切牙乳突处增加舌突装置，引导正确舌位，辅助破除不良舌习惯。

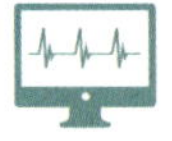

治疗过程

治疗过程如图2-16-1至图2-16-12及表2-16-1。全口隐形矫治，共24副矫治器，每7天更换一副。隐形矫治器每日佩戴时间不得少于12小时，在家长监督的情况下尽可能地增加佩戴时长。复诊监控牙齿移动情况，矫治器是否贴合，以及前牙咬合干扰点情况，必要时可对乳牙做调殆处理。第一次设计20副隐形矫治器，做上下颌扩弓，推上颌后牙远移，第一步乳牙去釉，获得间隙改善拥挤，排列前牙，为未萌出的牙齿预留萌出空间。复诊监控牙齿移动情况，矫治器是否贴合，以及牙齿萌出情况。在佩戴至第11副矫治器时，因6C脱落、83萌出，矫治器不贴合，故设计精调。此时上下颌扩弓效果良好，但前牙区仍有不齐。第二次设计共13副矫治器，继续做牙列调整，上下颌扩弓，前牙唇展排齐，预留23、33、43萌出间隙。本阶段顺利佩戴完成。矫治后用压膜保持器和硅胶矫治器保持。矫治持续8个月，前牙排齐，预留足够恒牙萌出空间，最终恢复卵圆形弓形，覆殆、覆盖正常，患者的咀嚼效率提高，呼吸改善，面貌改善。

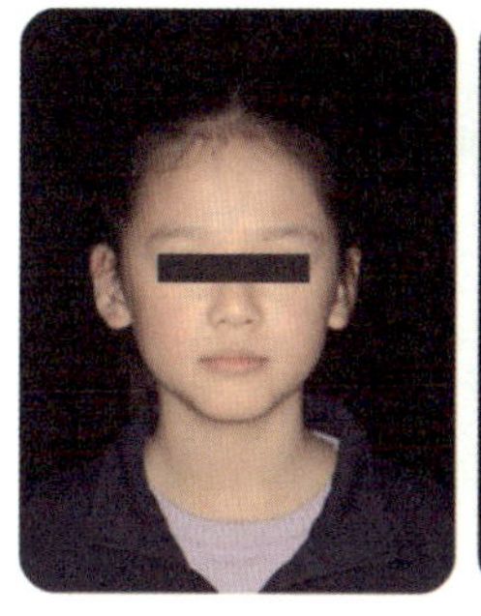
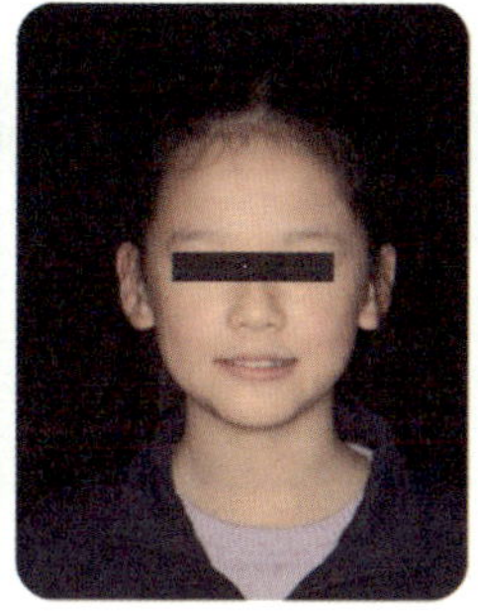
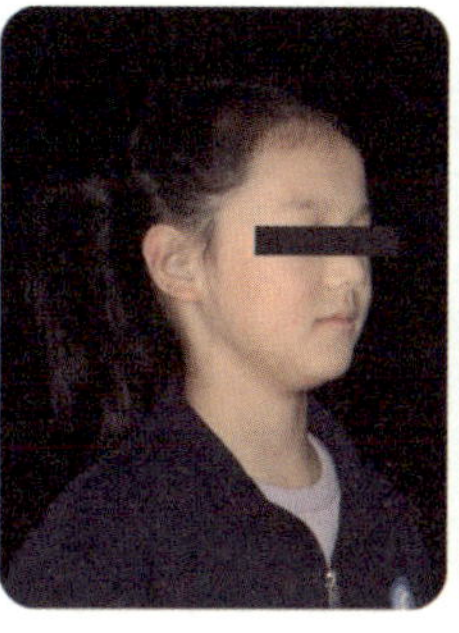
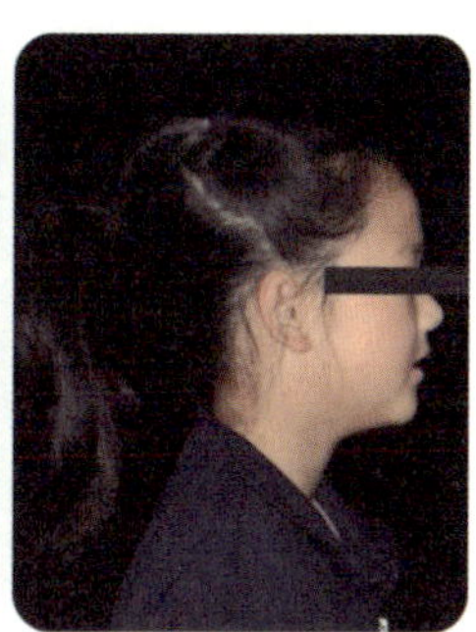

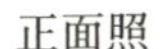
正面照　　正面微笑照　　侧面45°照　　侧面照

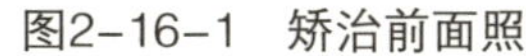
图2-16-1　矫治前面照

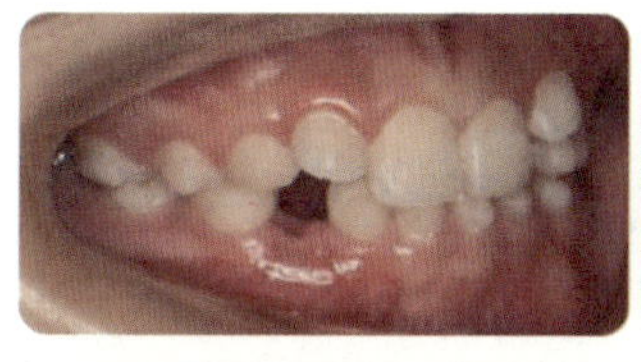
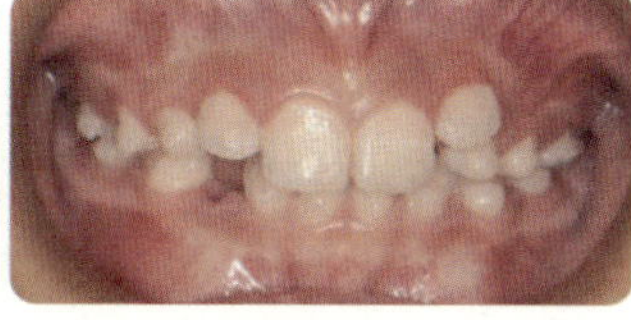
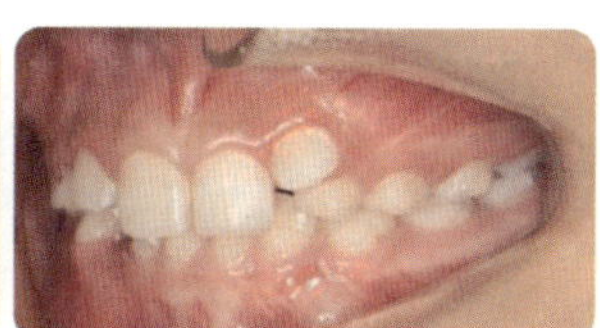
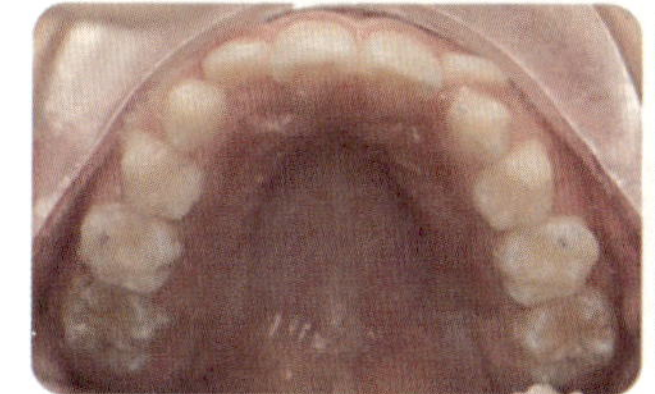
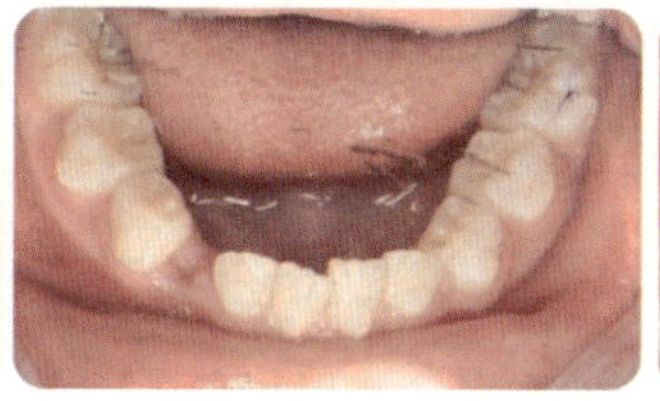
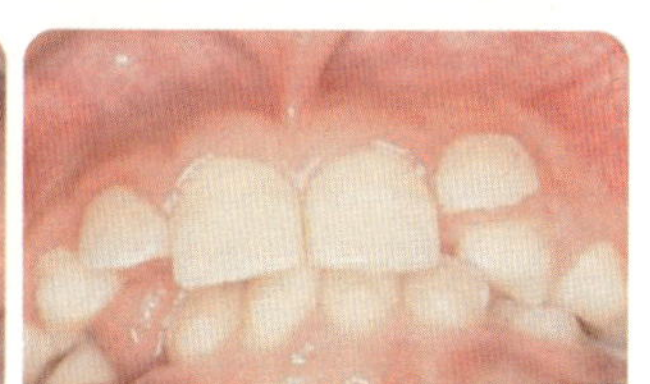

图2-16-2　矫治前口内像

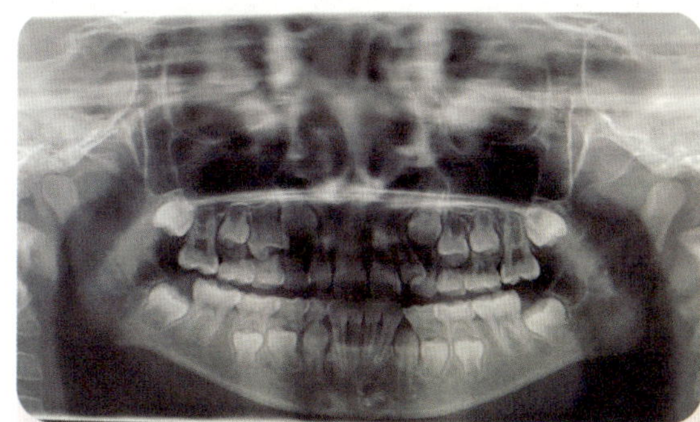

图2-16-3　矫治前X线片

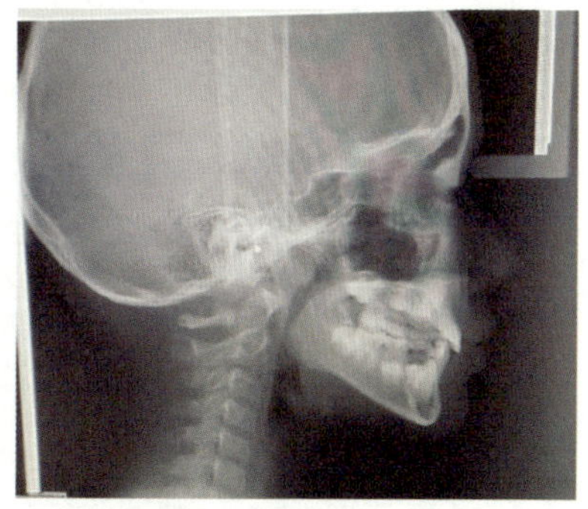

图2-16-4　矫治前侧位片

表2-16-1　矫治前头影测量数据

测量项目	测量值	标准值	测量结果
骨测量			
SNA/°	77.77	82.8 ± 4.0	上颌相对颅底后缩
SNB/°	75.57	80.1 ± 3.9	下颌相对颅底后缩
ANB/°	2.2	2.7 ± 2.0	趋向于Ⅰ类错合
FH-NPo（面角）/°	97.43	85.4 ± 3.7	颏部前突
NA-APo（颌凸角）/°	177.24	6.0 ± 4.4	上颌相对面部前突
FMA（FH-MP下颌平面角）/°	27.72	31.1 ± 5.6	均角型，下颌平面陡度正常
SGn-FH（Y轴角）/°	62.01	66.3 ± 7.1	生长方向正常，颏部位置关系正常
MP-SN/°	37.4	32.5 ± 5.2	下颌体陡度、面部高度适宜
Po-NB/mm	1.51	1.0 ± 1.5	颏部发育量、颏部位置关系正常
牙测量			
U1-NA/mm	3.4	5.1 ± 2.4	上中切牙突度正常
U1-NA/°	21.4	22.8 ± 5.7	上中切牙倾斜度正常
L1-NB/mm	1.1	6.7 ± 2.1	下中切牙后缩
L1-NB/°	16.78	30.3 ± 5.8	下中切牙舌向倾斜
U1-L1（上下中切牙角）/°	139.62	125.4 ± 7.9	上下中切牙/上下前部牙弓突度较小
U1-SN/°	99.17	105.7 ± 6.3	上中切牙相对前颅底平面舌向倾斜
IMPA（L1-MP）/°	87.42	91.6 ± 7.0	下中切牙相对下颌平面倾斜度正常

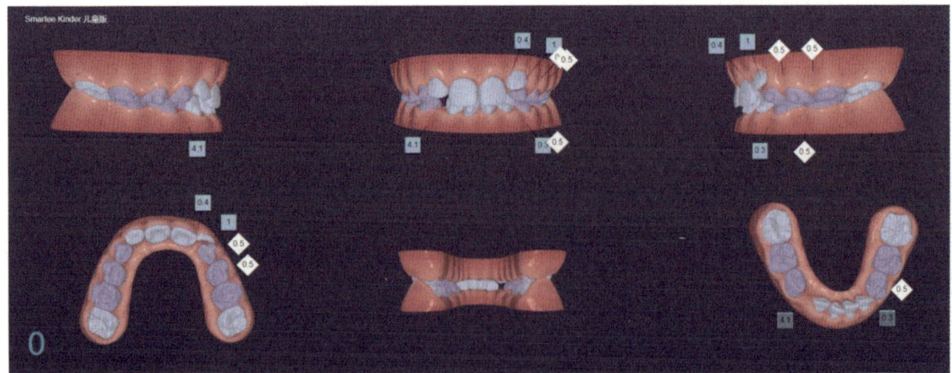

图2-16-5　矫治动画截图

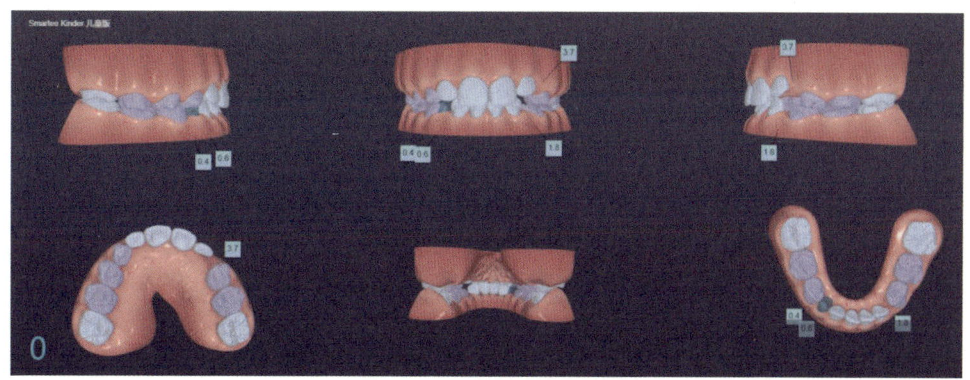

图2-16-6　精调动画截图

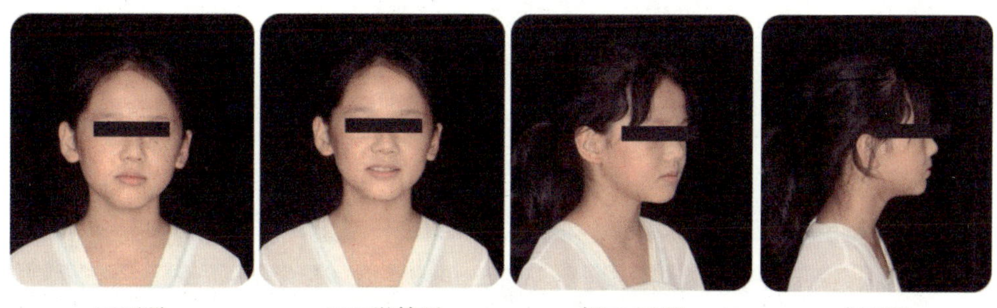

正面照　　正面微笑照　　侧面45°照　　侧面照

图2-16-7　矫治后面照

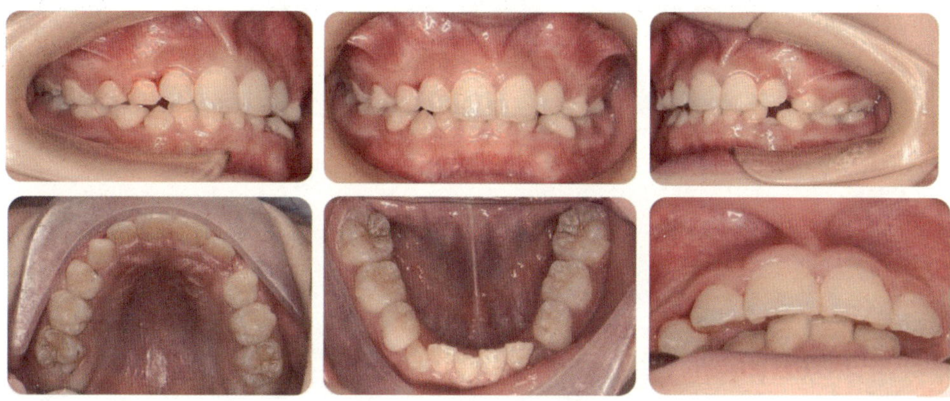

图2-16-8　矫治后口内像

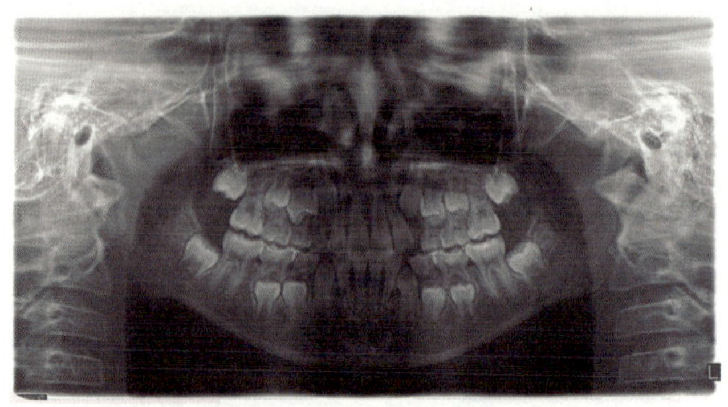

图2-16-9　矫治后X线片

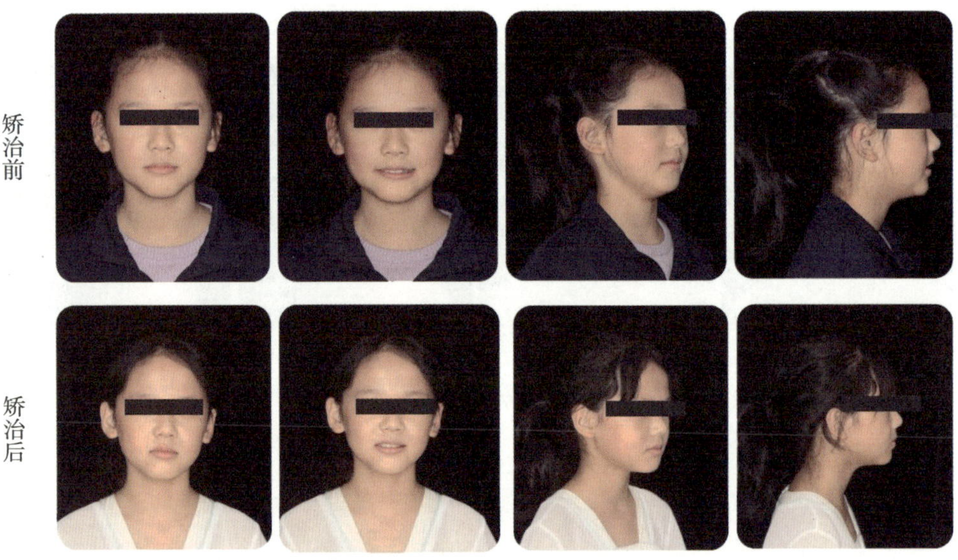

图2-16-10　矫治前后面照对比

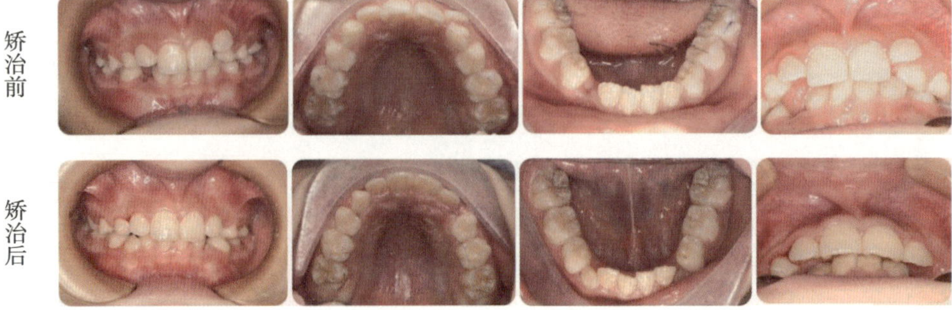

图2-16-11　矫治前后牙列对比

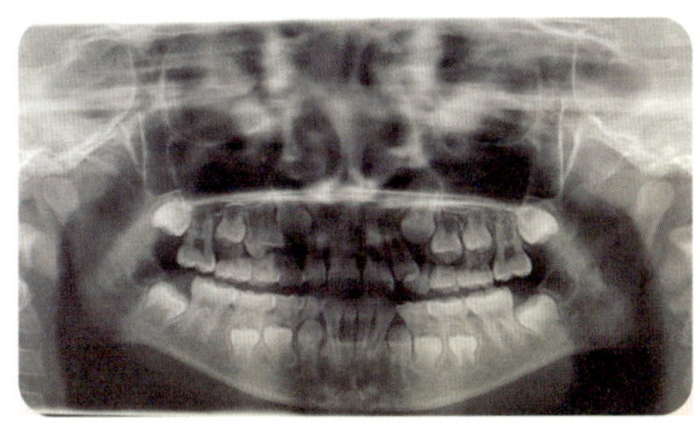
矫治前

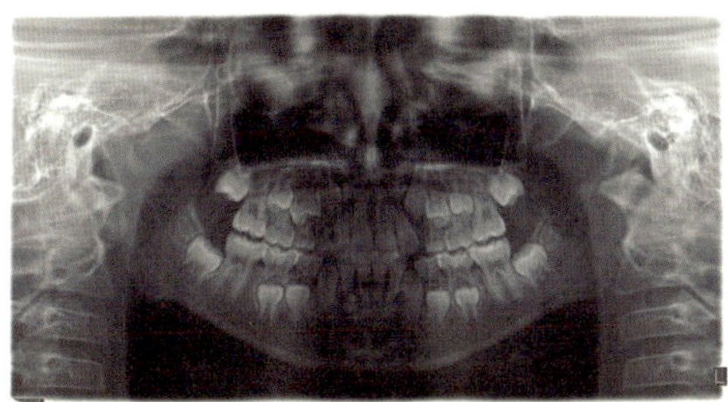
矫治后

图2-16-12 矫治前后X线片对比

病例小结

本病例为隐形矫治早期干预。替牙期牙列表现出牙列拥挤，萌出间隙不足，可能影响恒牙正常萌出及下颌颌位，故选择早期干预，解除牙列拥挤，恢复正常覆𬌗、覆盖关系。在方案设计中重点为排齐上下牙列，推下前牙向前，扩大上下牙弓，缓解上下颌拥挤，为恒牙萌出预留更多空间。患儿咀嚼效率提高，面容改善。继续保持和观察后续牙列替换情况，继续使用咬咬齐进行肌功能训练。

矫治结束后佩戴3个月的隐形保持器，后期使用硅胶矫治器做保持。继续监控颌骨发育情况，等待牙齿更换，待牙齿更换完成后再评估是否需要再次调整。

病例 17

病例简介

患者，女，6岁，主诉牙列不齐。混合牙列，深覆𬌗，萌出间隙不足。使用隐形矫治器治疗，扩弓排齐，创造间隙。矫治后弓形匹配，达到“硬碰硬”接触。疗程5个月。

关键词：萌出间隙不足，深覆𬌗。

一般信息：女，6岁，家长代诉牙列不齐影响美观，要求治疗。

现病史及既往史：无特殊。

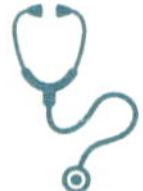

临床诊治

口外检查：面型基本对称，侧貌突面型。开口度正常，开口型向下，关节区无弹响，双侧耳屏前无压痛。

口内检查：替牙期，全口卫生情况良好；5D残冠；上下颌中切牙、侧切牙已替换，16、26、36、46萌出建𬌗；7C、8C已脱落，33、43萌出间隙不足；深覆𬌗，上前牙区散隙。

辅助检查：恒牙牙胚数目正常，未见多生牙。

诊断：前牙散在间隙；深覆𬌗；萌出间隙不足；混合Ⅰ型突面趋势。

治疗方案：通过咬合诱导，上下颌作水平向拓展，改善前牙覆𬌗、覆盖关系，为恒牙萌出预留更多空间；匹配弓形，引导下颌颌位，阻断颌位后退趋势。长期监控颌骨发育情况，存在若复发需调整的可能性。

治疗设计：全口隐形矫治，扩大上下颌牙弓，为后续恒牙萌出预留更多空间，咬合高度提高，覆𬌗、覆盖改善，解除干扰颌位因素。因乳磨牙临床牙冠短，固位条件较差，矫治器设计覆盖黏膜的特殊切割方式以增强矫治器固位。上下颌牙列全程选择自主附件，用以增强矫治器固位效果。上颌腭侧切牙乳突处增加舌突装置，引导正确舌位，辅助破除不良舌习惯。

治疗过程

治疗过程如图2-17-1至图2-17-11。全口隐形矫治，共18副矫治器，每7天更换一副。隐形矫治器每日佩戴时间不得少于12小时，在家长监督的情况下尽可能地增加佩戴时长。复诊监控牙齿移动情况，矫治器是否贴合，以及前牙咬合干扰点情况，必要时可对乳牙做调𬌗处理。矫治后用压膜保持器和硅胶矫治器保持。矫治持续5个月，前牙排齐，预留足够恒牙萌出空间，最终恢复卵圆形弓形，覆𬌗、覆盖正常，患者的咀嚼效率提高，呼吸改善，面貌改善。

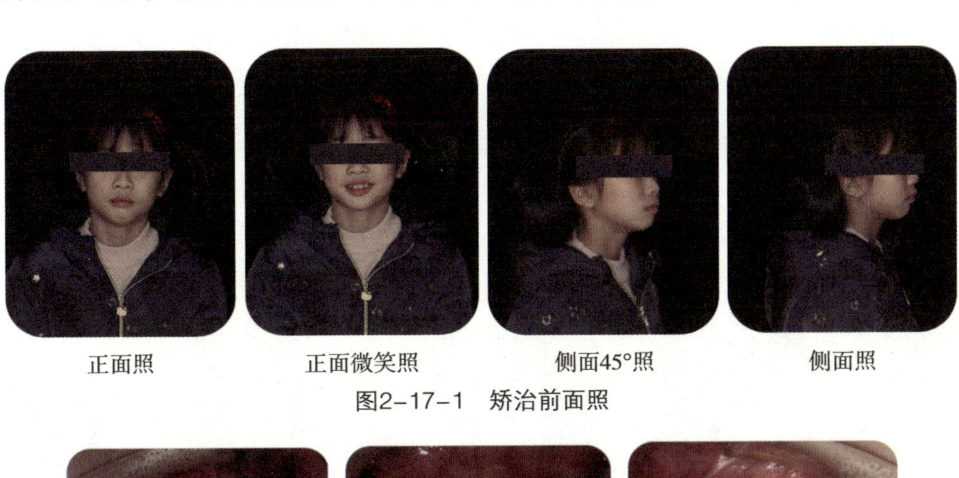

正面照　正面微笑照　侧面45°照　侧面照

图2-17-1　矫治前面照

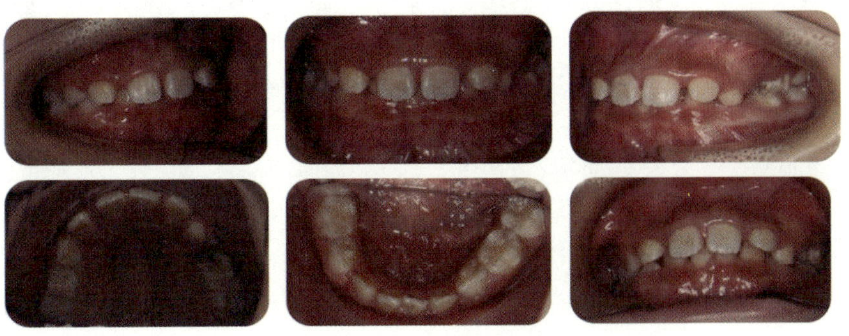

图2-17-2　矫治前口内像

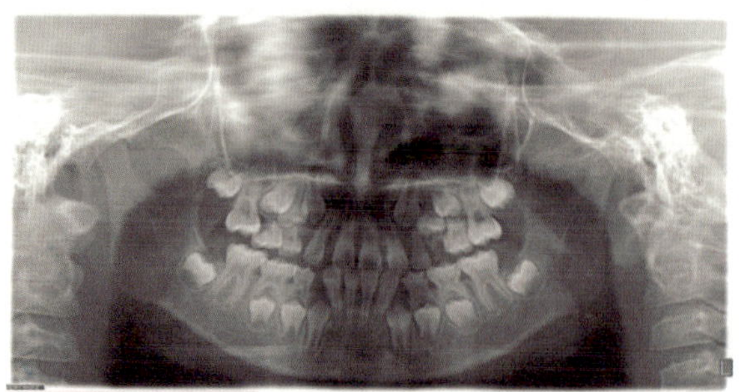

图2-17-3　矫治前X线片

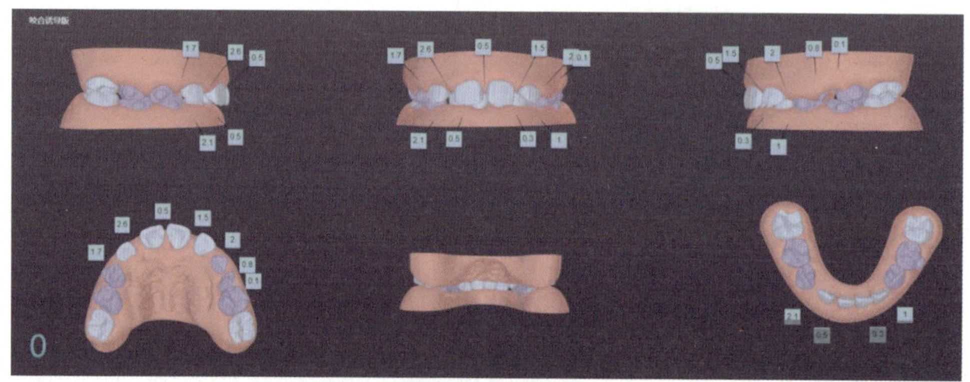

图2-17-4　矫治动画截图

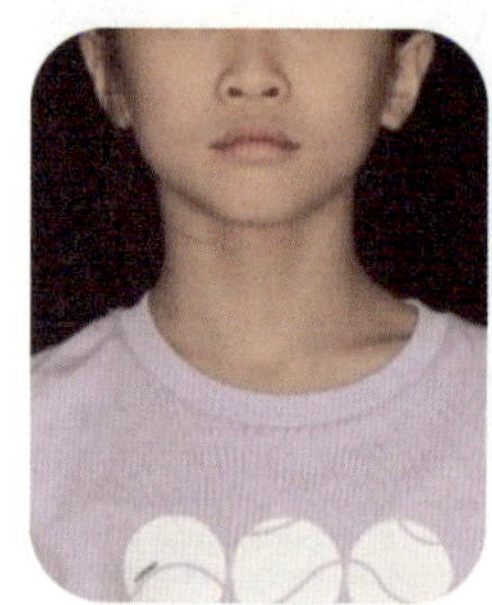

正面照

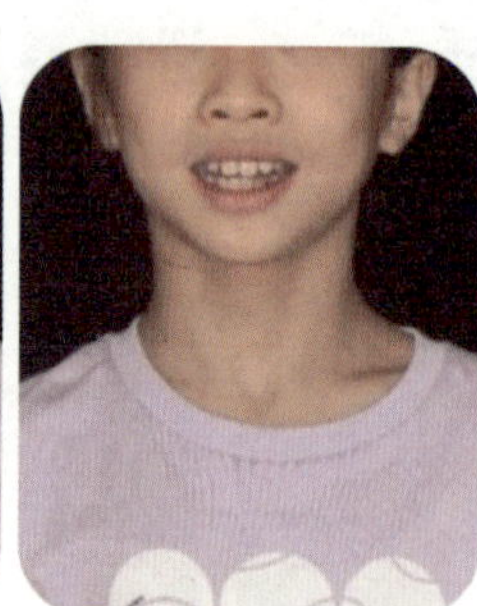

正面微笑照

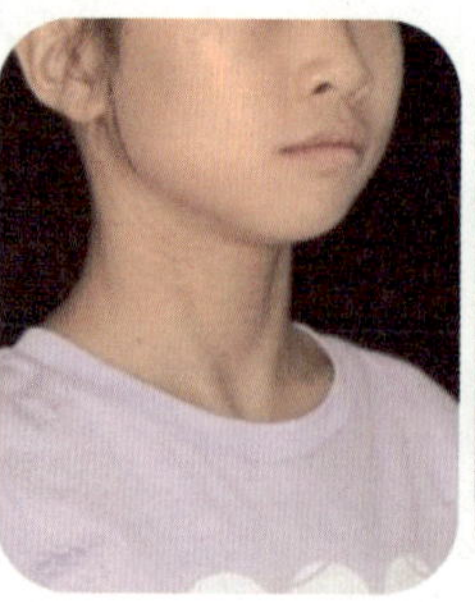

侧面45°照

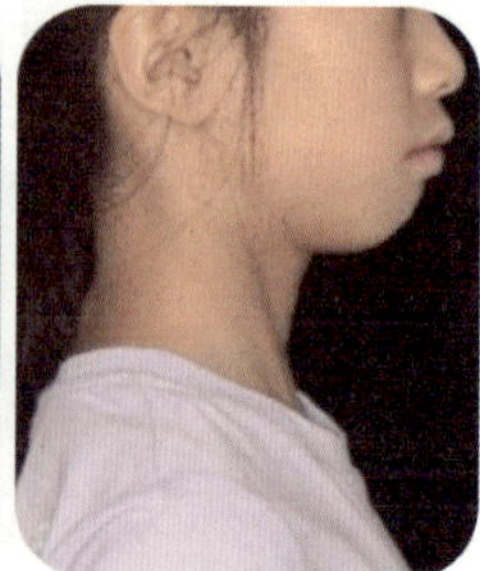

侧面照

图2-17-5　矫治后面照

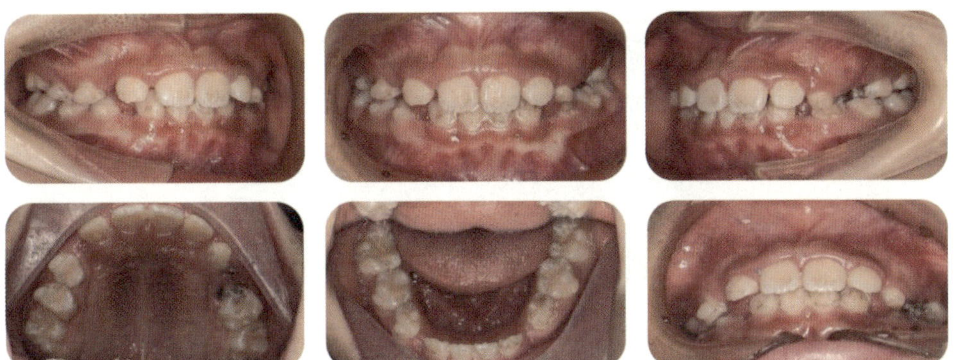

图2-17-6 矫治后口内像

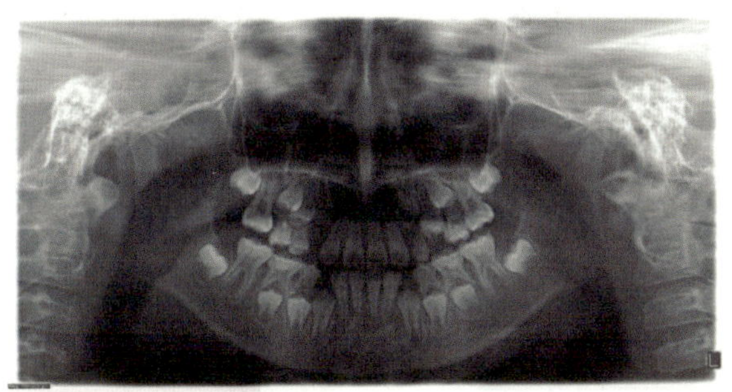

图2-17-7 矫治后X线片

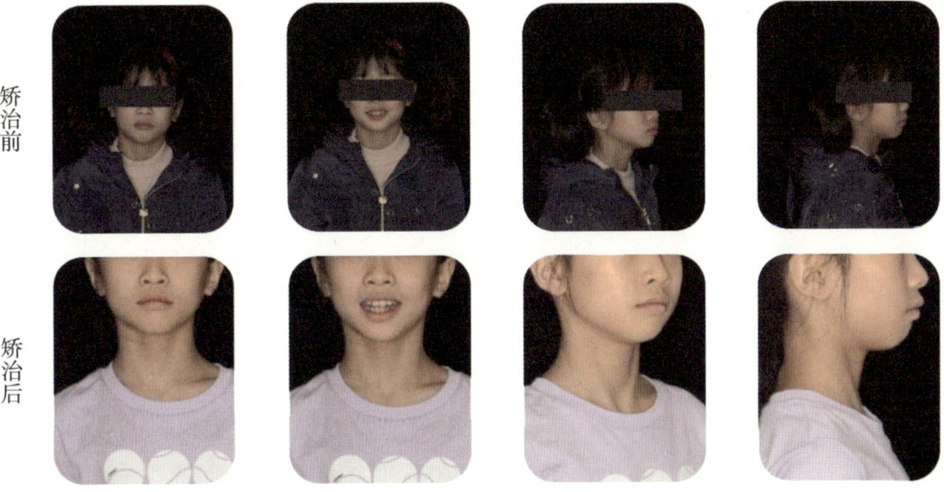

图2-17-8 矫治前后面照对比

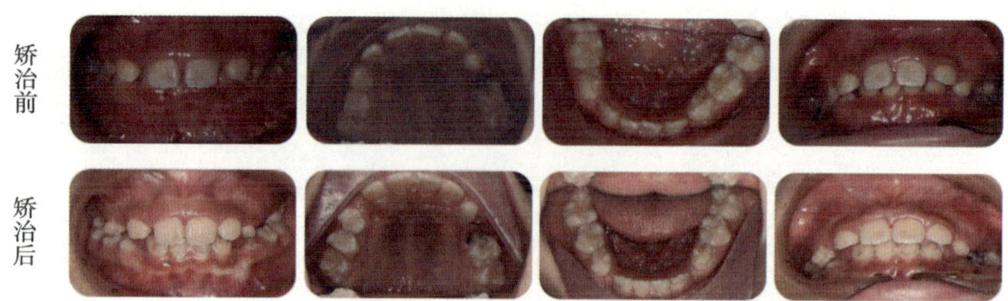

图2-17-9　矫治前后牙列对比

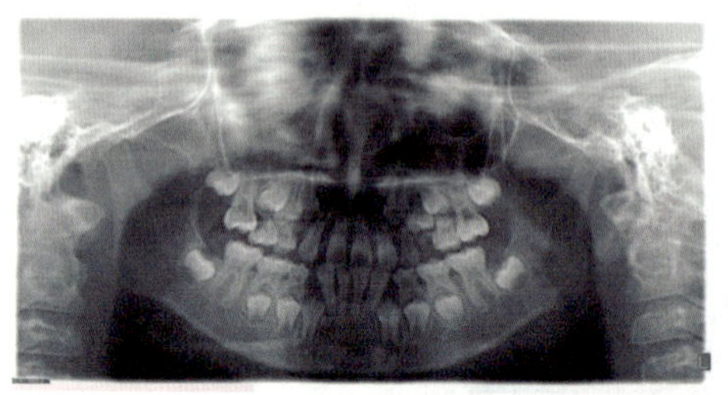

矫治前

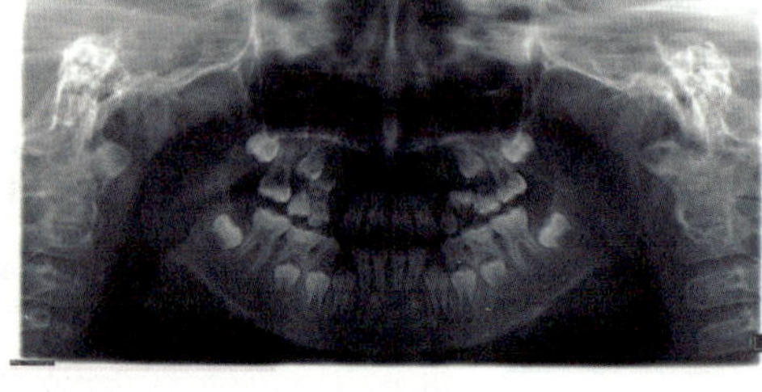

矫治后

图2-17-10　矫治前后X线片对比

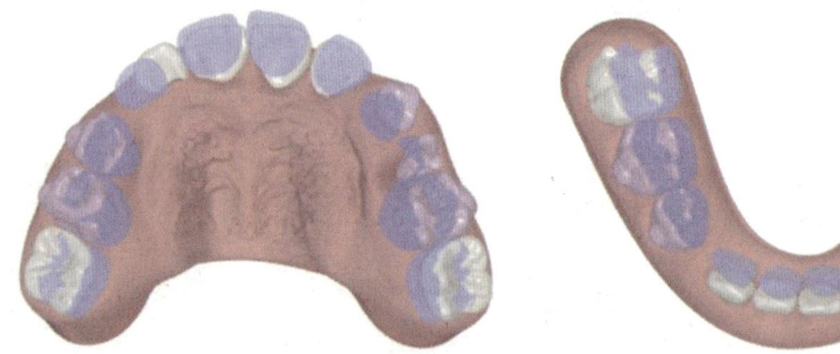

图2-17-11　牙列模型重叠图

病例小结

本病例为隐形矫治早期干预。替牙期牙列表现出深覆𬌗，萌出间隙不足，可能影响恒牙正常萌出及下颌颌位，故选择早期干预，解除牙列拥挤，恢复正常覆𬌗、覆盖关系，引导正确颌位。在方案设计中重点为上下颌作水平向拓展，改善前牙覆𬌗、覆盖关系，引导下颌颌位，为恒牙萌出预留更多空间。患儿咀嚼效率提高，面容改善。继续保持和观察后续牙列替换情况，继续使用咬咬齐进行肌功能训练。

矫治结束后佩戴3个月的隐形保持器，后期使用硅胶矫治器做保持。继续监控颌骨发育情况，等待牙齿更换，待牙齿更换完成后再评估是否需要再次调整及前导。

病例18

病例简介

患者，男，10岁，主诉牙列不齐。混合牙列，深覆𬌗，萌出间隙不足。使用隐形矫治器治疗，扩弓排齐，创造间隙。矫治后弓形匹配，牙列拥挤解除，达到“硬碰硬”接触。疗程6个月。

关键词： 萌出间隙不足，深覆𬌗。

一般信息： 男，10岁，家长代诉上牙前突影响美观，要求治疗。

现病史及既往史： 无特殊。

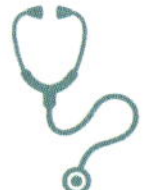

临床诊治

口外检查： 面型基本对称，侧貌突面型。开口度正常，开口型向下，关节区无弹响，双侧耳屏前无压痛。

口内检查： 替牙期，全口卫生情况良好；5C、6C近中，6D、7E𬌗面探及龋损达牙本质中层，探诊（-），叩诊（-），无明显松动；上下颌中切牙、侧切牙已替换，16、26、36、46萌出建𬌗；7C、8C已脱落，33已萌出，43未出龈，萌出间隙不足；深覆𬌗，上前牙内倾。

辅助检查： 恒牙牙胚数目正常，未见多生牙。

诊断： 前牙散在间隙；内倾型深覆𬌗；萌出间隙不足；混合Ⅱ型突面趋势。

治疗方案： 通过咬合诱导，上下颌作水平向拓展，改善前牙覆𬌗、覆盖关系，为恒牙萌出预留更多空间；匹配弓形，引导下颌颌位，阻断颌位后退趋势。长期监控颌骨发育情况，存在若复发需调整的可能性。

治疗设计： 全口隐形矫治，扩大上下颌牙弓，为后续恒牙萌出预留更多空间，咬合高度提高，覆𬌗、覆盖改善，解除干扰颌位因素。右下拥挤量大，故设计6D远中片切，利用扩弓及片切产生的间隙解除拥挤，预留43萌出空间。因乳磨牙临床牙冠短，固位条件较差，矫治器设计覆盖黏膜的特殊切割方式以增强矫治器固位。上下颌牙列全程选择自主附件，用以增强矫治器固位效果。上颌腭侧切牙乳突处增加舌突装置，引导正确舌位，辅助破除不良舌习惯。

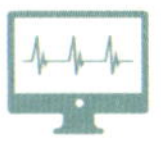

治疗过程

治疗过程如图2-18-1至图2-18-11。全口隐形矫治，共20副矫治器，每7天更换一副。隐形矫治器每日佩戴时间不得少于12小时，在家长监督的情况下尽可能地增加佩戴时长。复诊监控牙齿移动情况，矫治器是否贴合，以及前牙咬合干扰点情况，必要时可对乳牙做调𬌗处理。矫治后用压膜保持器和硅胶矫治器保持。矫治持续6个月，前牙排齐，预留足够恒牙萌出空间，最终恢复卵圆形弓形，覆𬌗、覆盖正常，患者的咀嚼效率提高，呼吸改善，面貌改善。

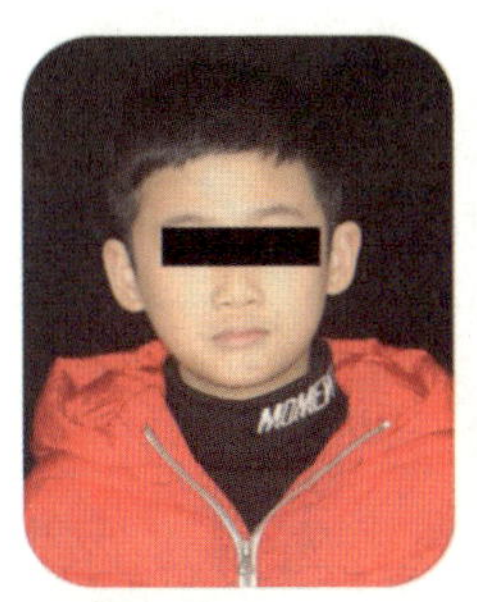

正面照

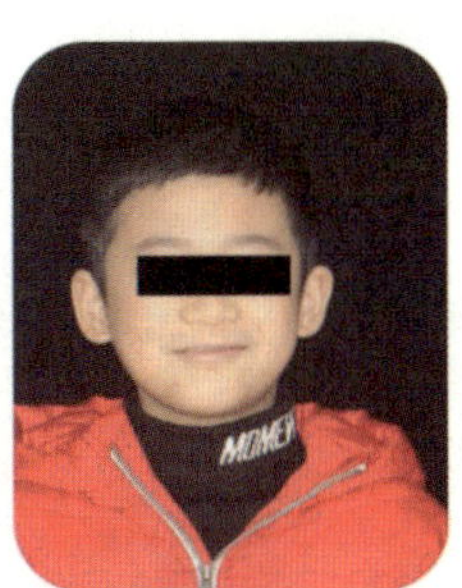

正面微笑照

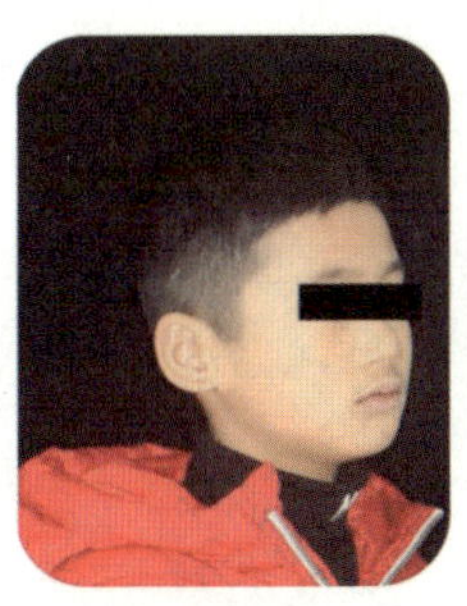

侧面45°照

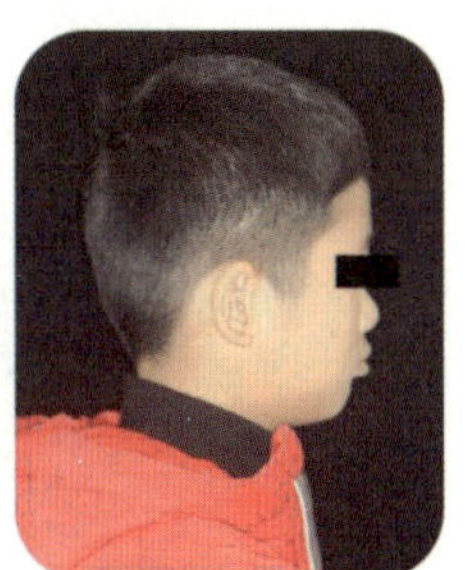

侧面照

图2-18-1 矫治前面照

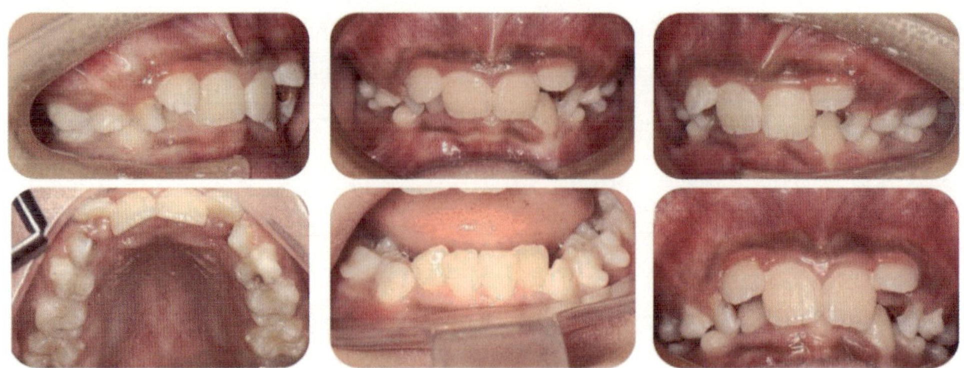

图2-18-2　矫治前口内像

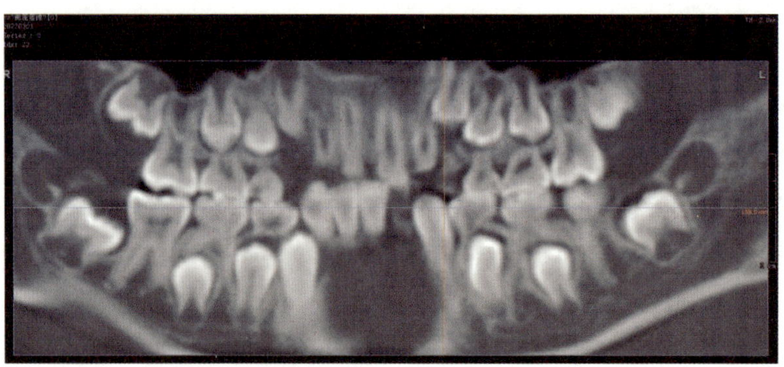

图2-18-3　矫治前X线片

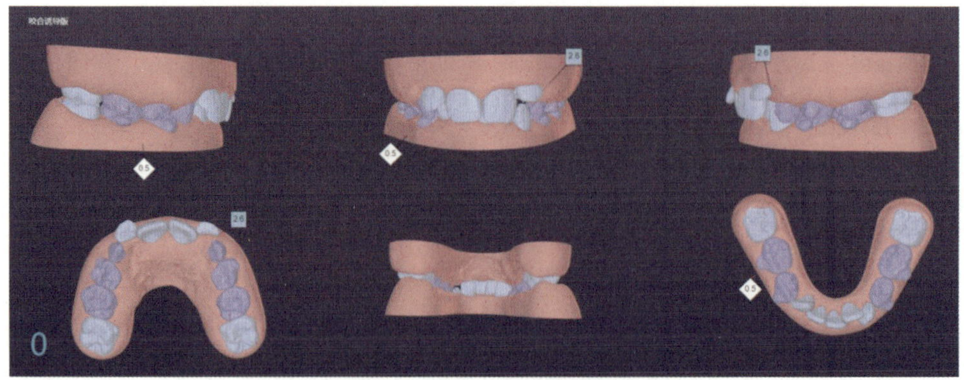

图2-18-4　矫治动画截图

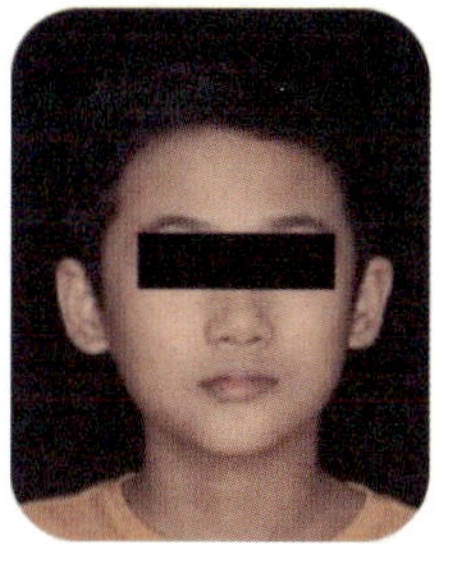
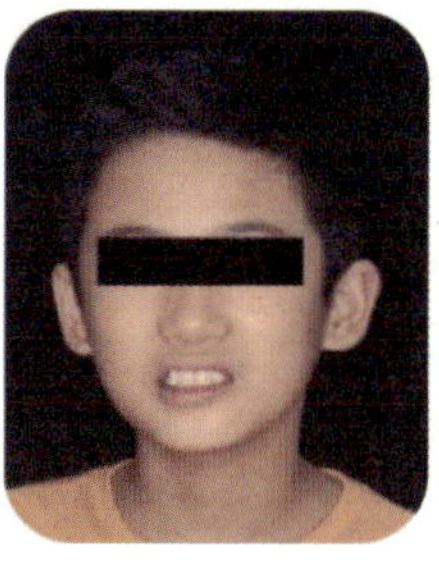
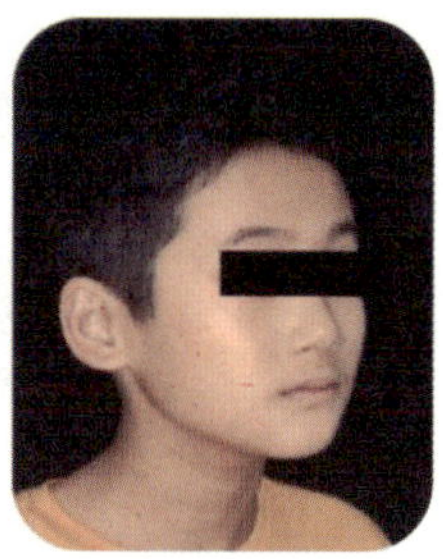
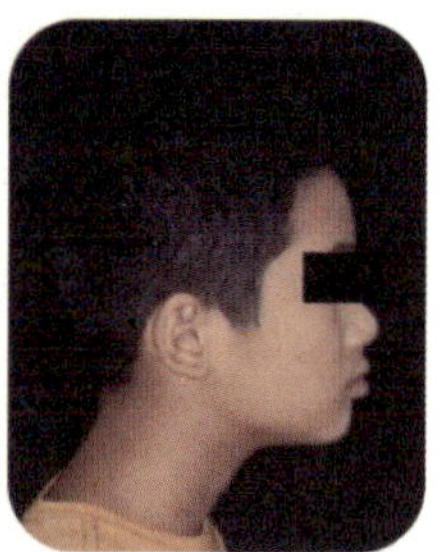

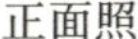

正面照　正面微笑照　侧面45°照　侧面照

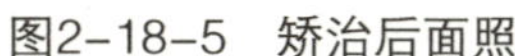

图2-18-5　矫治后面照

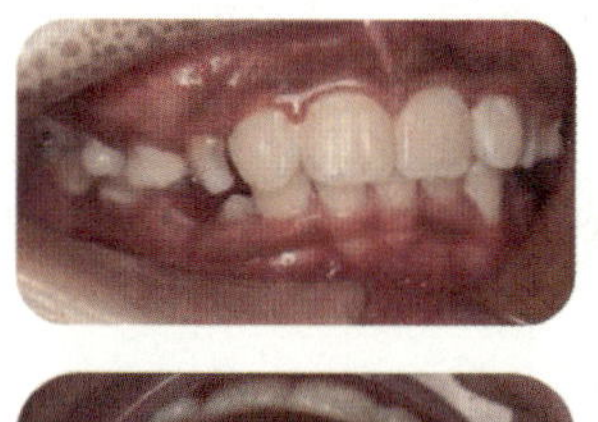
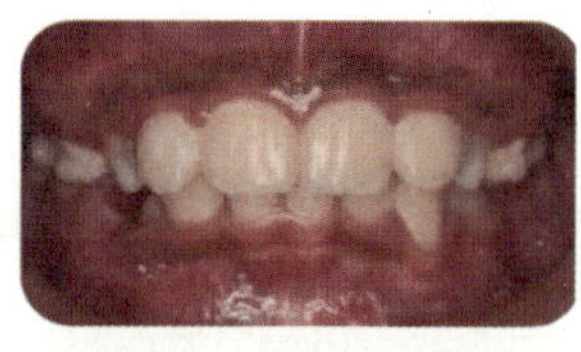
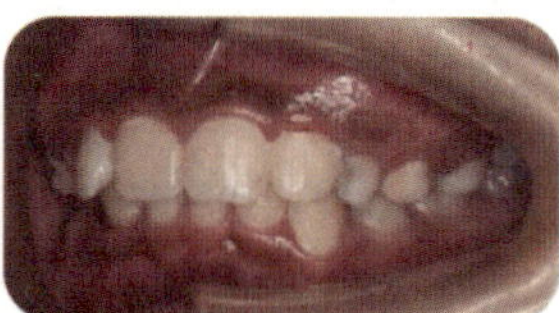
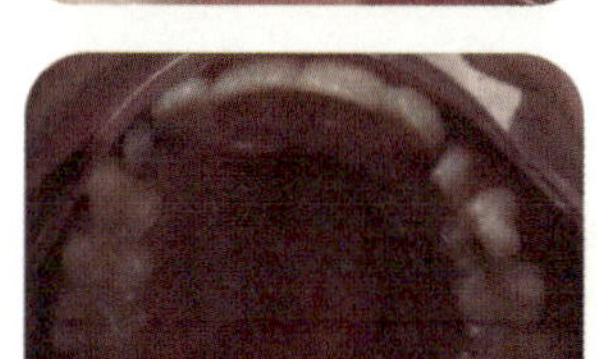
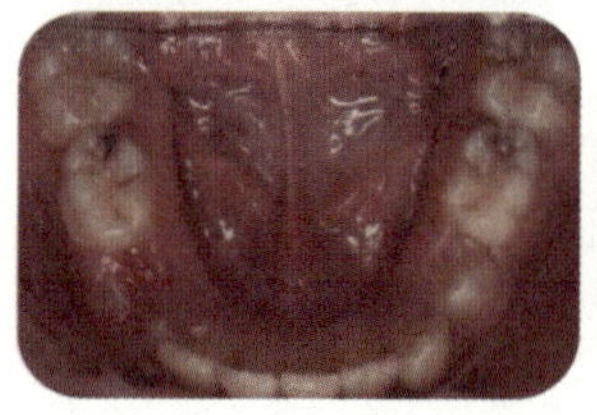
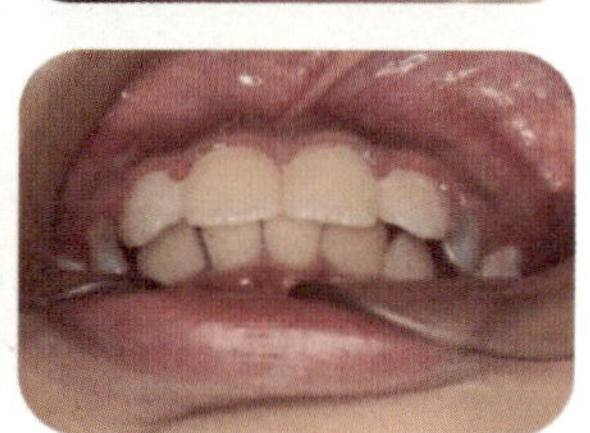

图2-18-6　矫治后口内像

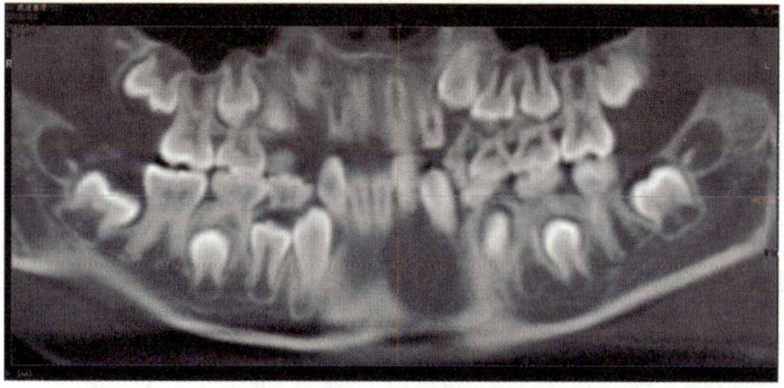

图2-18-7　矫治后X线片

矫治前

矫治后

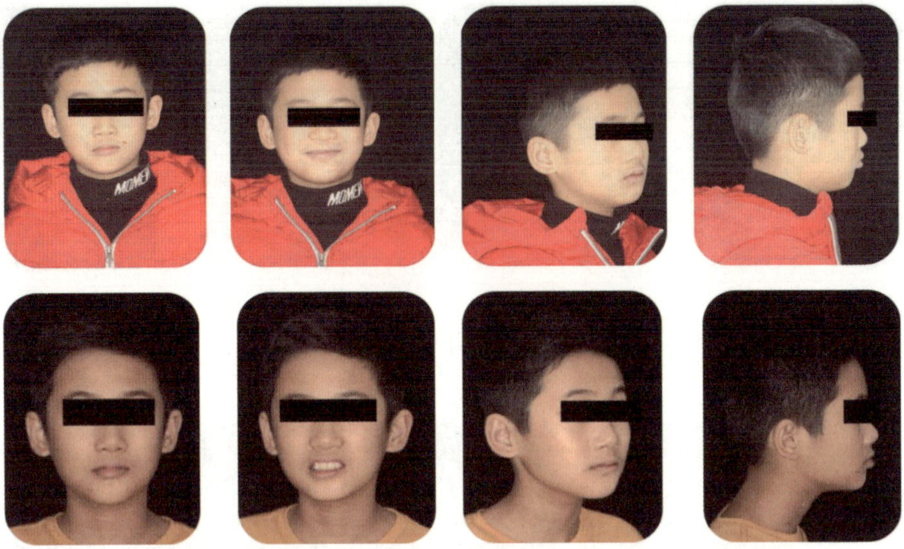

图2-18-8　矫治前后面照对比

矫治前

矫治后

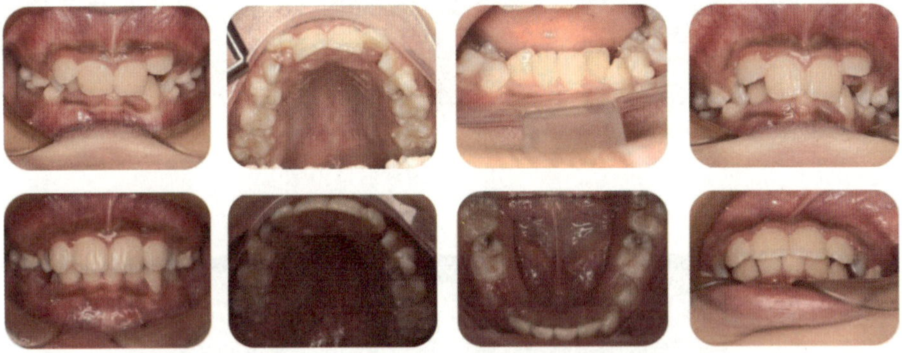

图2-18-9　矫治前后牙列对比

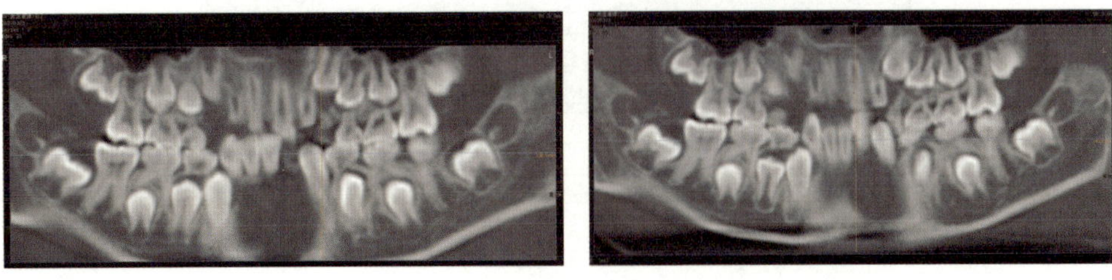

矫治前　　　　矫治后

图2-18-10　矫治前后X线片对比

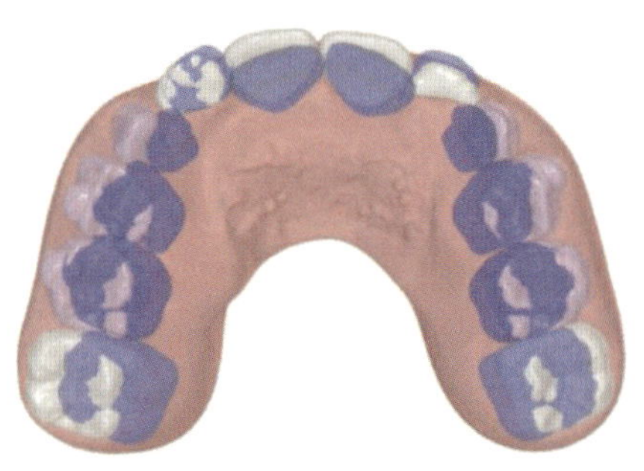

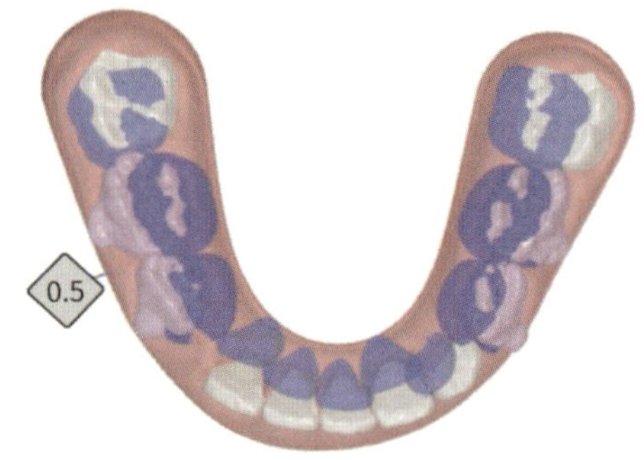

图2-18-11 牙列模型重叠图

病例小结

本病例为隐形矫治早期干预。替牙期牙列表现出内倾型深覆𬌗，萌出间隙不足，可能影响恒牙正常萌出及下颌颌位，故选择早期干预，解除牙列拥挤，恢复正常覆𬌗、覆盖关系，引导正确颌位。在方案设计中重点为上下颌作水平向拓展，改善前牙覆𬌗、覆盖关系，引导下颌颌位，为恒牙萌出预留更多空间。患儿咀嚼效率提高，面容改善。继续保持和观察后续牙列替换情况，继续使用咬咬齐进行肌功能训练。

矫治结束后佩戴3个月的隐形保持器，后期使用硅胶矫治器做保持。继续监控颌骨发育情况，等待牙齿更换，待牙齿更换完成后再评估是否需要再次调整及前导。

病例19

病例简介

患者，女，8岁，主诉牙列不齐。混合牙列，萌出间隙不足。使用隐形矫治器治疗，扩弓排齐，创造间隙。矫治后弓形匹配，牙列拥挤解除，达到“硬碰硬”接触。疗程5个月。

关键词：萌出间隙不足，牙列拥挤。

一般信息：女，8岁，家长代诉牙列拥挤影响美观，要求治疗。

现病史及既往史：无特殊。

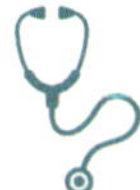

临床诊治

口外检查：面型基本对称，侧貌突面型。开口度正常，开口型向下，关节区无弹响，双侧耳屏前无压痛。

口内检查：替牙期，全口卫生情况良好；16、26、36、46殆面见窝沟封闭材料；上下颌中切牙、侧切牙已替换，16、26、36、46萌出建殆，5C已脱落，13萌出间隙不足。

辅助检查：恒牙牙胚数目正常，未见多生牙。头影测量骨性Ⅰ类，均角，聚合生长型，下颌体扁平长方形，正中联合处凹势较浅。

诊断：萌出间隙不足，牙列拥挤。

治疗方案：通过咬合诱导，上下颌作水平向拓展，创造间隙，改善拥挤，改善前牙覆殆、覆盖关系。缓解上下颌拥挤，为恒牙萌出预留更多空间。长期监控颌骨发育情况，存在若复发需调整的可能性。

治疗设计：全口隐形矫治，推上后牙向远中移动，上下颌扩弓，预留13萌出间隙，排齐上下牙列。下颌设计6D远中及7D远中片切，利用扩弓及片切产生的间隙解除拥挤，为恒牙萌出预留更多空间。因乳磨牙临床牙冠短，固位条件较差，矫治器设计覆盖黏膜的特殊切割方式以增强矫治器固位。上下颌牙列全程选择自主附件，用以增强矫治器固位效果。上颌腭侧切牙乳突处增加舌突装置，引导正确舌位，辅助破除不良舌习惯。

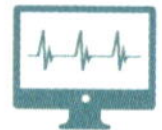

治疗过程

治疗过程如图2-19-1至图2-19-15及表2-19-1至表2-19-2。全口隐形矫治，共15副矫治器，每7天更换一副。隐形矫治器每日佩戴时间不得少于12小时，在家长监督的情况下尽可能地增加佩戴时长。复诊监控牙齿移动情况，矫治器是否贴合，以及前牙咬合干扰点情况，必要时可对乳牙做调𬌗处理。矫治后用压膜保持器和硅胶矫治器保持。矫治持续5个月，前牙排齐，预留足够恒牙萌出空间，最终恢复卵圆形弓形，覆𬌗、覆盖正常，患者的咀嚼效率提高，呼吸改善，面貌改善。

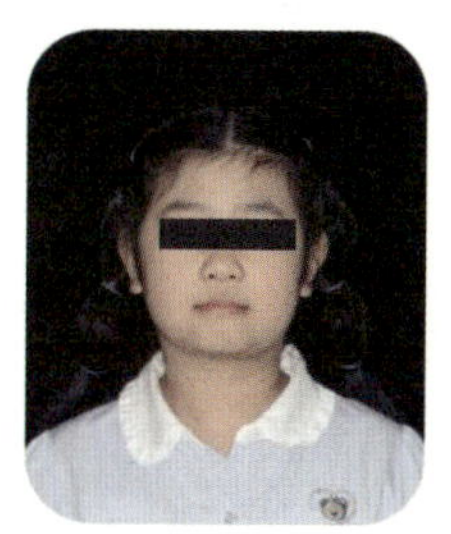

正面照

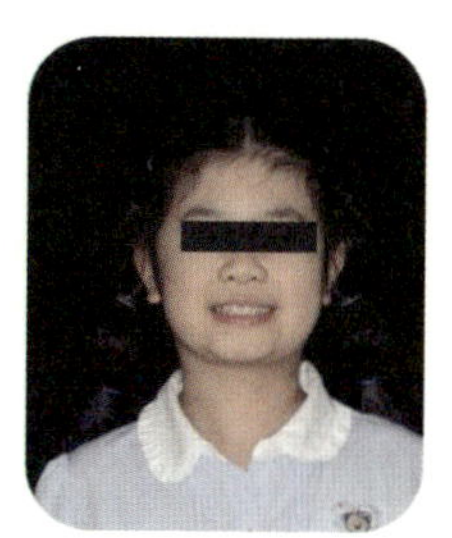

正面微笑照

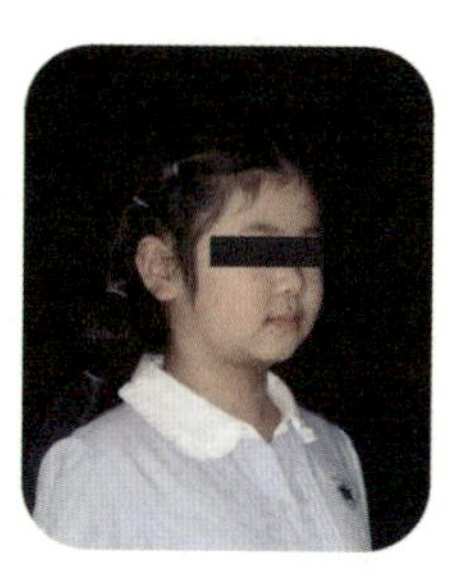

侧面45°照

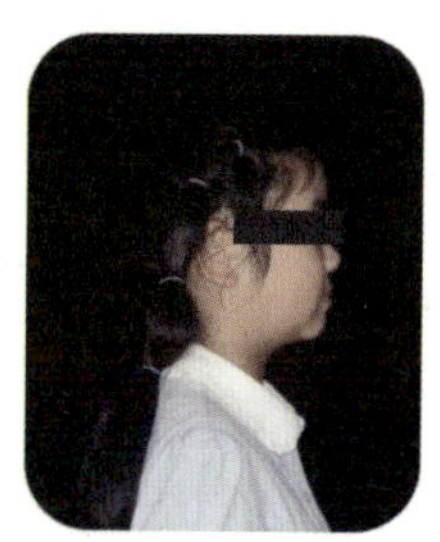

侧面照

图2-19-1 矫治前面照

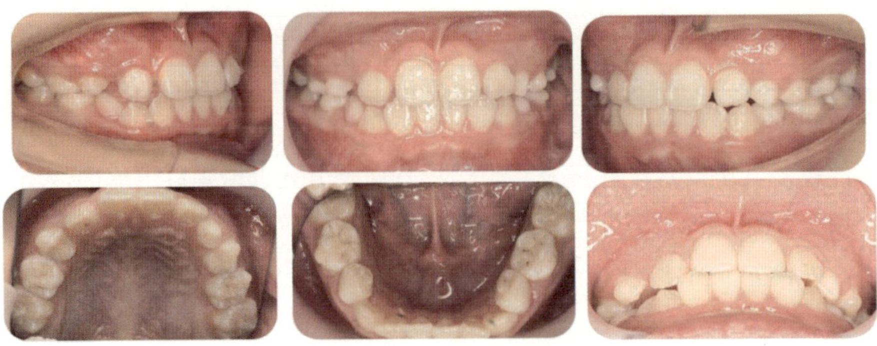

图2-19-2　矫治前口内像

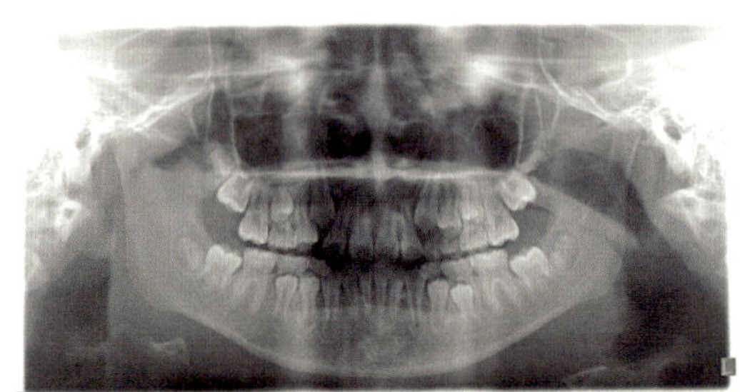

图2-19-3　矫治前X线片

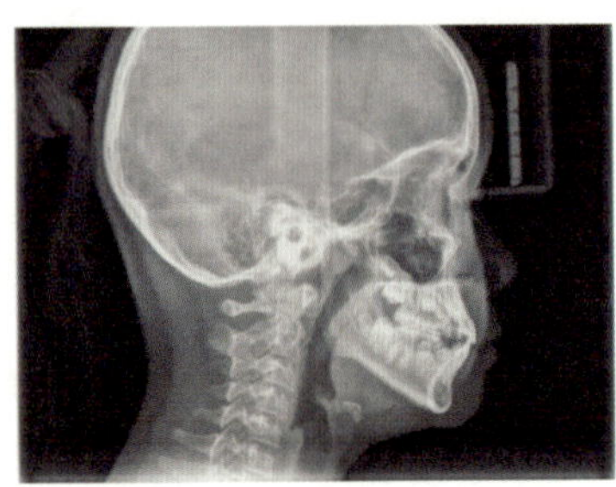

图2-19-4　矫治前侧位片

表2-19-1　矫治前头影测量数据

测量项目	测量值	标准值	测量结果
骨测量			
SNA/°	84.5	82.8 ± 4.0	上颌相对颅底位置正常
SNB/°	81.79	80.1 ± 3.9	下颌相对颅底位置正常
ANB/°	2.71	2.7 ± 2.0	趋向于Ⅰ类错合
FH-NPo（面角）/°	92.58	85.4 ± 3.7	颏部前突
NA-APo（颌凸角）/°	173.2	6.0 ± 4.4	上颌相对面部前突
FMA（FH-MP下颌平面角）/°	28.61	31.1 ± 5.6	均角型，下颌平面陡度正常
SGn-FH（Y轴角）/°	62	66.3 ± 7.1	生长方向正常，颏部位置关系正常
MP-SN/°	37.87	32.5 ± 5.2	下颌体陡度大，面部高度较大
Po-NB/mm	0.97	1.0 ± 1.5	颏部发育量、颏部位置关系正常
牙测量			
U1-NA/mm	3.83	5.1 ± 2.4	上中切牙突度正常
U1-NA/°	21.27	22.8 ± 5.7	上中切牙倾斜度正常
L1-NB/mm	5.46	6.7 ± 2.1	下中切牙突度正常
L1-NB/°	29.21	30.3 ± 5.8	下中切牙倾斜度正常
U1-L1（上下中切牙角）/°	126.81	125.4 ± 7.9	上下中切牙/上下前部牙弓突度正常
U1-SN/°	105.77	105.7 ± 6.3	上中切牙相对前颅底平面倾斜度正常
IMPA（L1-MP）/°	92.61	91.6 ± 7.0	下中切牙相对下颌平面倾斜度正常

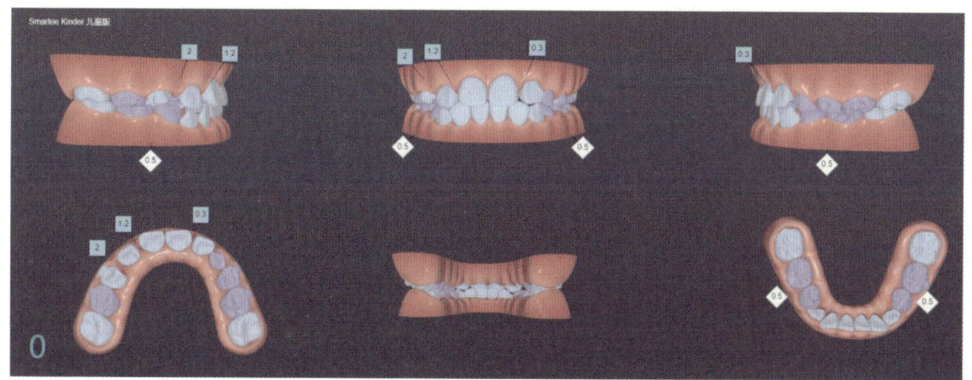

图2-19-5 矫治动画截图

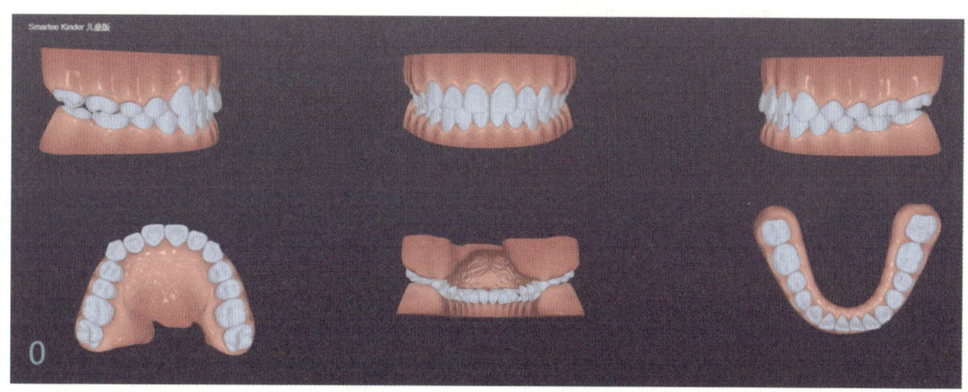

图2-19-6 精调动画截图

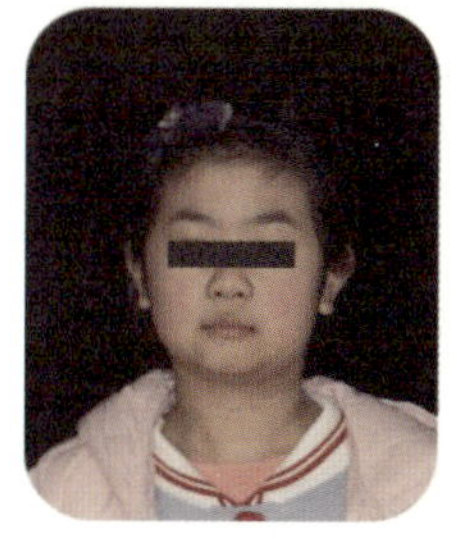

正面照

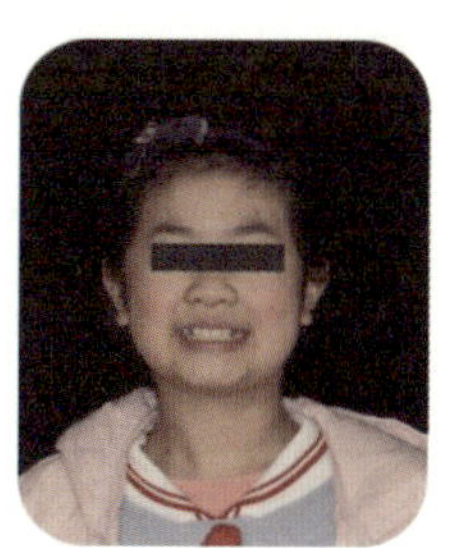

正面微笑照

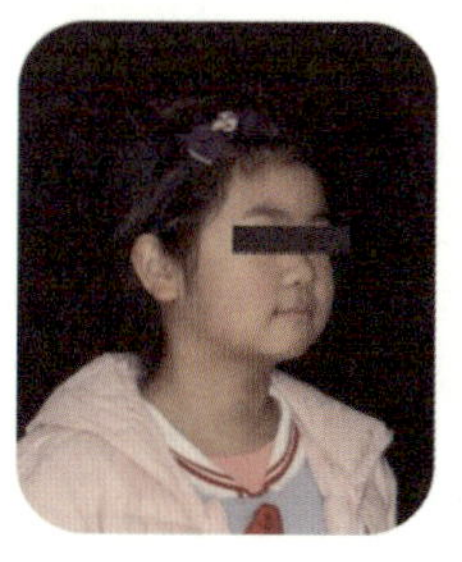

侧面45°照

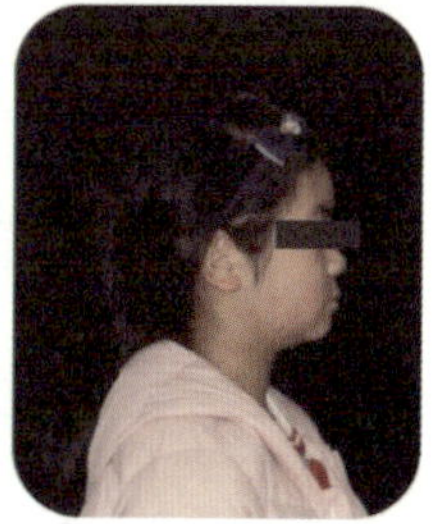

侧面照

图2-19-7 矫治后面照

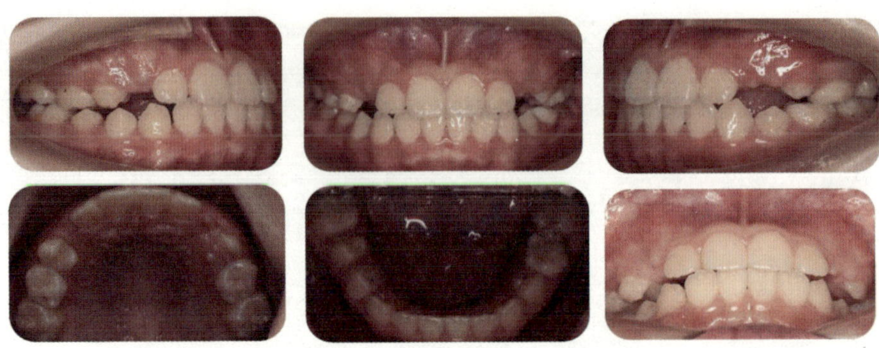

图2-19-8　矫治后口内像

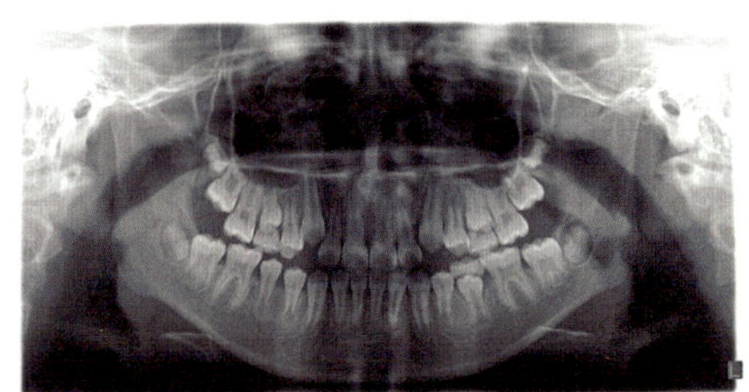

图2-19-9　矫治后X线片

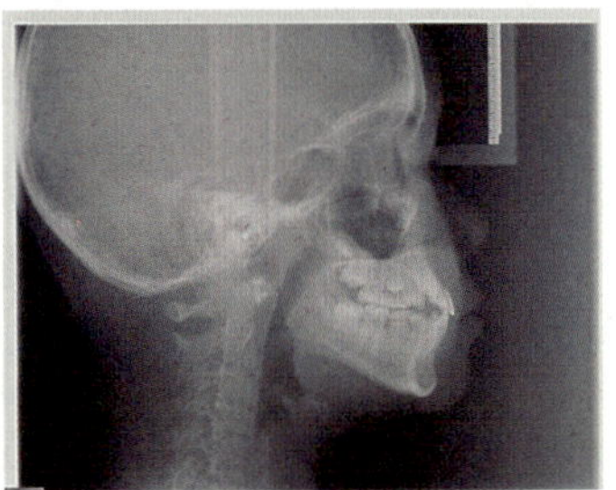

图2-19-10　矫治后侧位片

表2-19-2　矫治后头影测量数据

测量项目	测量值	标准值	测量结果
骨测量			
SNA/°	83.4	82.8 ± 4.0	上颌相对颅底位置正常
SNB/°	80.72	80.1 ± 3.9	下颌相对颅底位置正常
ANB/°	2.68	2.7 ± 2.0	趋向于I类错合
FH-NPo（面角）/°	93.31	85.4 ± 3.7	颏部前突
NA-APo（颌凸角）/°	173.94	6.0 ± 4.4	上颌相对面部前突
FMA（FH-MP下颌平面角）/°	28.74	31.1 ± 5.6	均角型，下颌平面陡度正常
SGn-FH（Y轴角）/°	62.41	66.3 ± 7.1	生长方向正常，颏部位置关系正常
MP-SN/°	38.33	32.5 ± 5.2	下颌体陡度大，面部高度较大
Po-NB/mm	0.25	1.0 ± 1.5	颏部发育量、颏部位置关系正常
牙测量			
U1-NA/mm	4.42	5.1 ± 2.4	上中切牙突度正常
U1-NA/°	23.38	22.8 ± 5.7	上中切牙倾斜度正常
L1-NB/mm	5.24	6.7 ± 2.1	下中切牙突度正常
L1-NB/°	28.84	30.3 ± 5.8	下中切牙倾斜度正常
U1-L1（上下中切牙角）/°	125.11	125.4 ± 7.9	上下中切牙/上下前部牙弓突度正常
U1-SN/°	106.78	105.7 ± 6.3	上中切牙相对前颅底平面倾斜度正常
IMPA（L1-MP）/°	93.26	91.6 ± 7.0	下中切牙相对下颌平面倾斜度正常

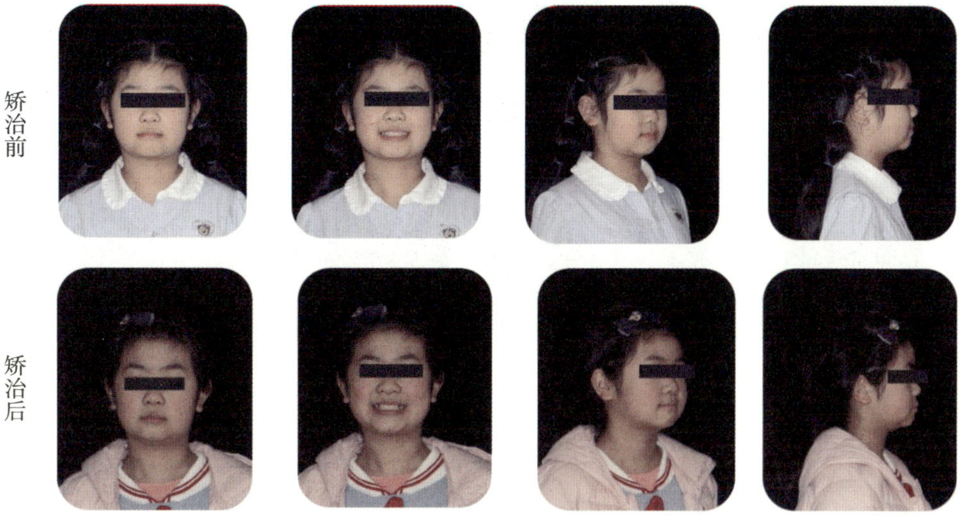

矫治前

矫治后

图2-19-11　矫治前后面照对比

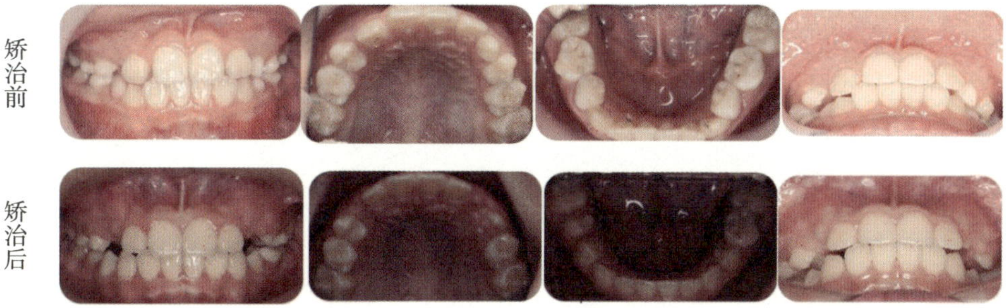

矫治前

矫治后

图2-19-12　矫治前后牙列对比

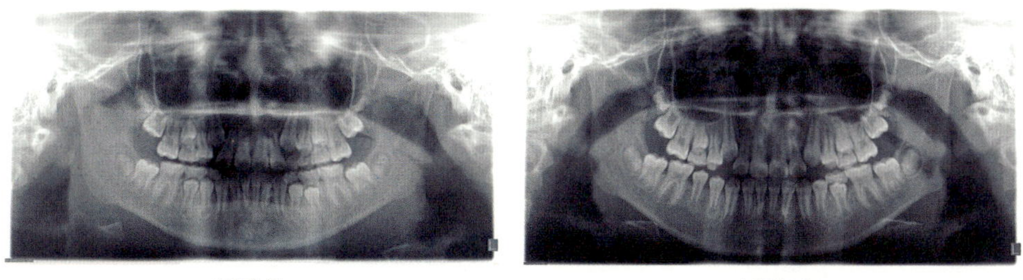

矫治前　　矫治后

图2-19-13　矫治前后X线片对比

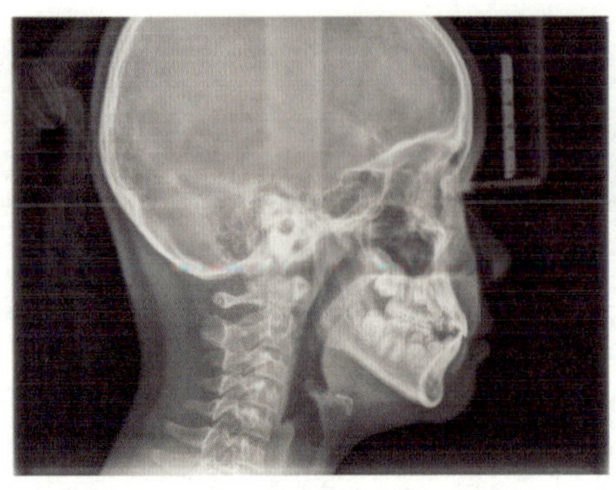
矫治前

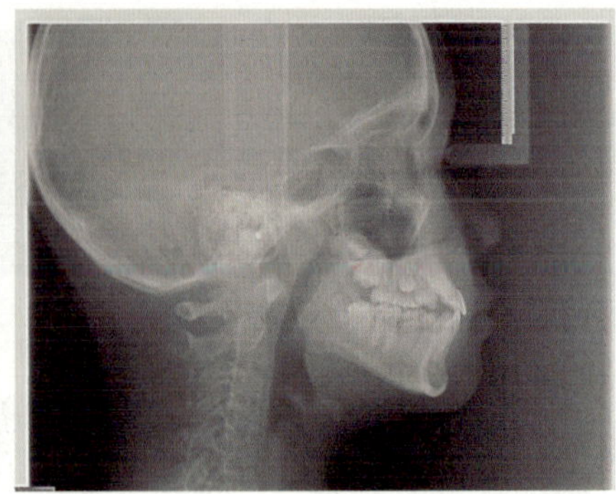
矫治后

图2-19-14　矫治前后侧位片对比

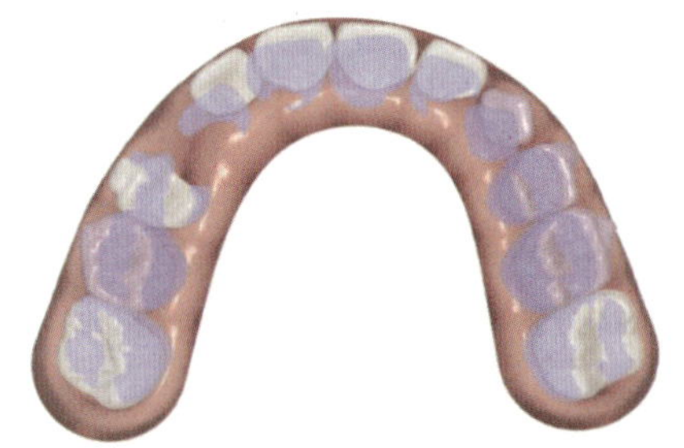

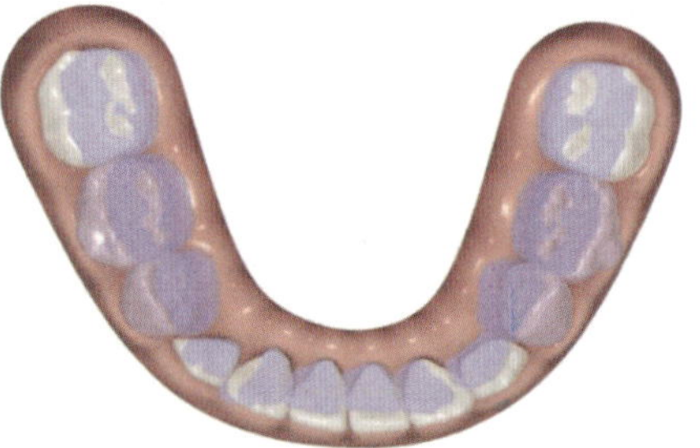

图2-19-15　牙列模型重叠图

病例小结

本病例为隐形矫治早期干预。替牙期牙列表现出牙列拥挤，萌出间隙不足，可能影响恒牙正常萌出及下颌颌位，故选择早期干预，解除牙列拥挤，恢复正常覆𬌗、覆盖关系。在方案设计中重点为排齐上下牙列，推下前牙向前，扩大上下牙弓，缓解上下颌拥挤，为恒牙萌出预留更多空间。患儿咀嚼效率提高，面容改善。继续保持和观察后续牙列替换情况，继续使用咬咬齐进行肌功能训练。

矫治结束后佩戴3个月的隐形保持器，后期使用硅胶矫治器做保持。继续监控颌骨发育情况，等待牙齿更换，待牙齿更换完成后再评估是否需要再次调整。

病例 20

病例简介

患者，男，7岁，主诉牙列不齐。混合牙列，萌出间隙不足。使用隐形矫治器治疗，扩弓排齐，创造间隙。矫治后弓形匹配，达到“硬碰硬”接触。疗程6个月。

关键词：牙列拥挤，萌出间隙不足。

一般信息：男，7岁，家长代诉牙列拥挤影响美观，要求治疗。

现病史及既往史：无特殊。

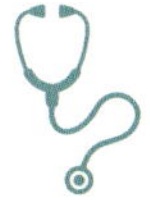

临床诊治

口外检查：面型基本对称，侧貌突面型。开口度正常，开口型向下，关节区无弹响，双侧耳屏前无压痛。

口内检查：替牙期，全口卫生情况一般；16、26、36、46𬌗面见窝沟封闭材料，8D、8E𬌗面见白色补料；7D远中，5E、6E𬌗面探及龋损达牙本质中层，探诊（–），叩诊（–），无明显松动；11、21、31、41、32、42已替换，5B、6B已脱落，12、22未出龈，16、26、36、46萌出建𬌗；上前牙区散隙，下前牙拥挤。

辅助检查：恒牙牙胚数目正常，未见多生牙。

诊断：萌出间隙不足，牙列拥挤。

治疗方案：通过咬合诱导，上下颌作水平向拓展，创造间隙，改善拥挤，改善前牙覆𬌗、覆盖关系。缓解前牙拥挤，为恒牙萌出预留更多空间。

长期监控颌骨发育情况，存在若复发需调整的可能性。

治疗设计：全口隐形矫治，上下颌扩弓，关闭11、21间隙，预留12、22萌出空间，排齐上下牙弓。下颌拥挤量大，故设计7D、8D远中片切，利用扩弓及片切产生的间隙解除拥挤，为恒牙萌出预留更多空间。因乳磨牙临床牙冠短，固位条件较差，矫治器设计覆盖黏膜的特殊切割方式以增强矫治器固位。上下颌牙列全程选择自主附件，用以增强矫治器固位效果。上颌腭侧切牙乳突处增加舌突装置，引导正确舌位，辅助破除不良舌习惯。

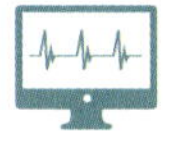

治疗过程

治疗过程如图2-20-1至图2-20-11。全口隐形矫治，共20副矫治器，每7天更换一副。隐形矫治器每日佩戴时间不得少于12小时，在家长监督的情况下尽可能地增加佩戴时长。复诊监控牙齿移动情况，矫治器是否贴合，以及前牙咬合干扰点情况，必要时可对乳牙做调𬌗处理。矫治后用压膜保持器和硅胶矫治器保持。矫治持续6个月，前牙排齐，预留足够恒牙萌出空间，最终恢复卵圆形弓形，覆𬌗、覆盖正常，患者的咀嚼效率提高，呼吸改善，面貌改善。

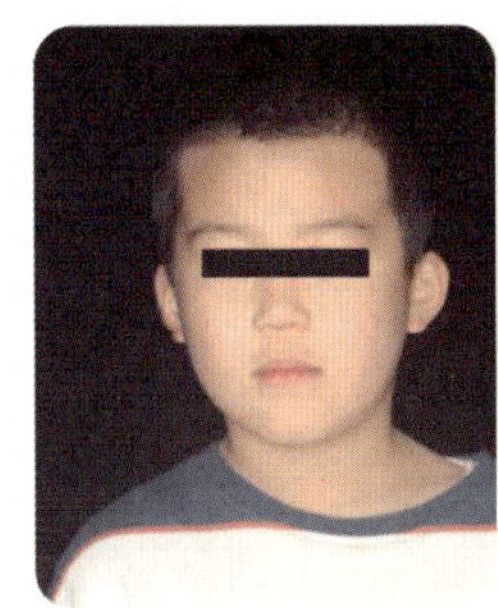

正面照

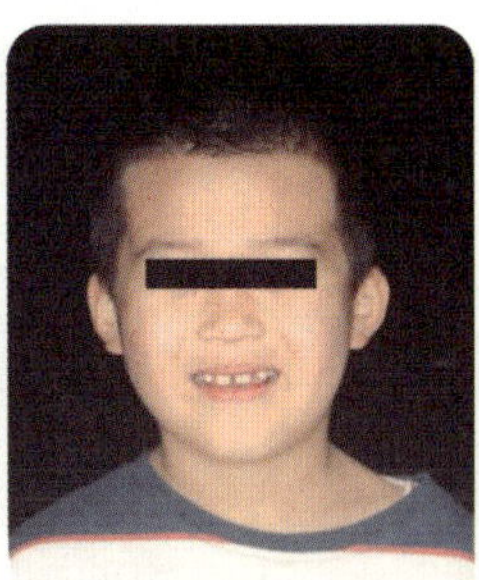

正面微笑照

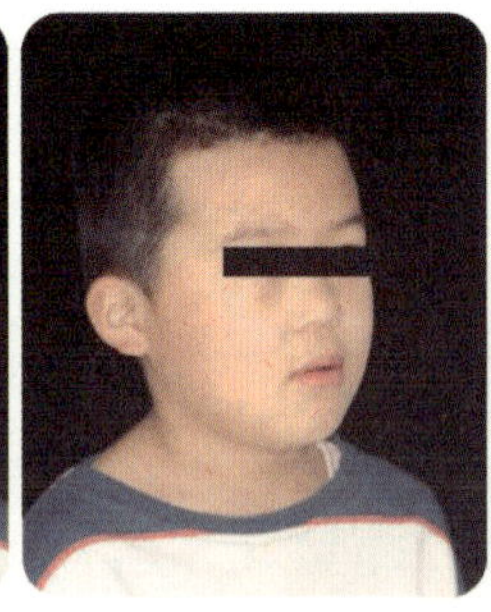

侧面45°照

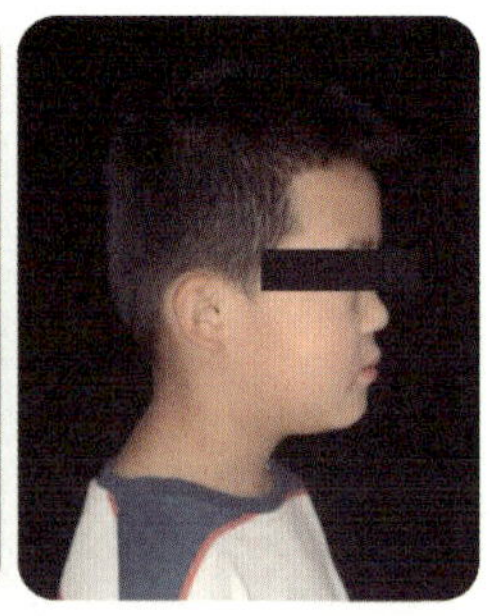

侧面照

图2-20-1　矫治前面照

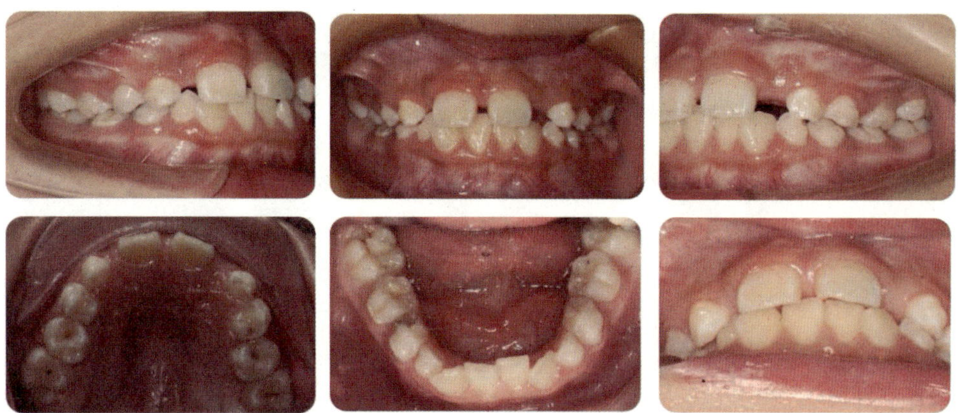

图2-20-2 矫治前口内像

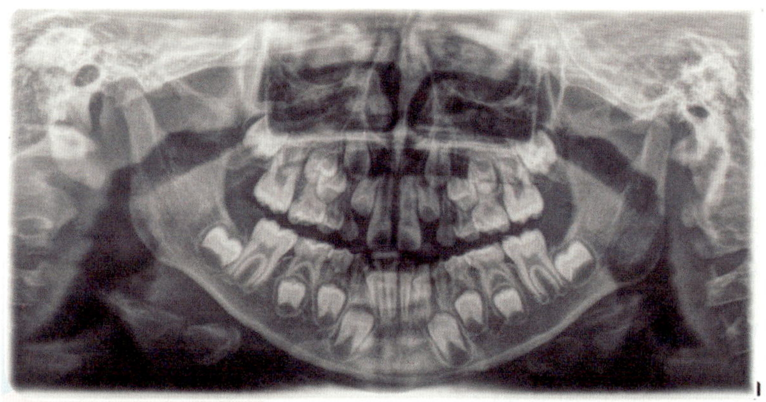

图2-20-3 矫治前X线片

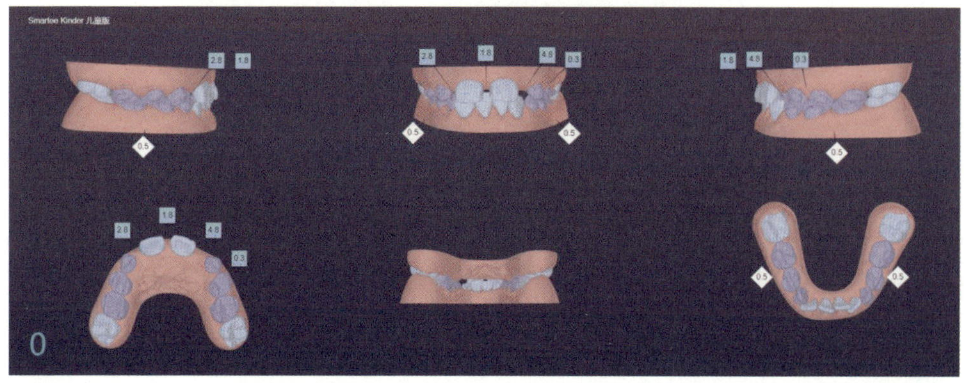

图2-20-4 矫治动画截图

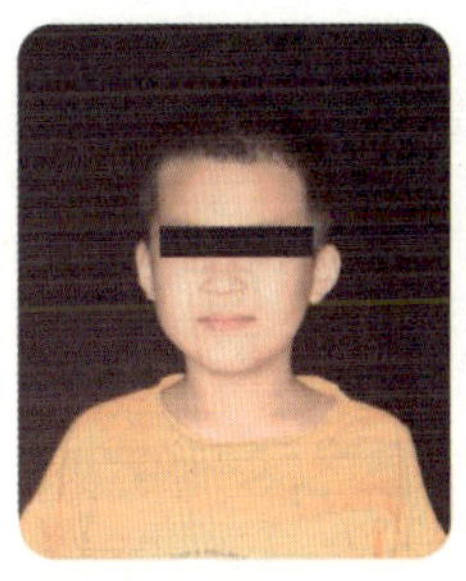
正面照

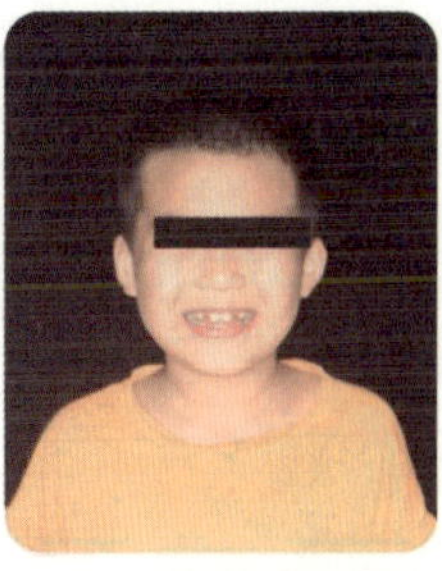
正面微笑照

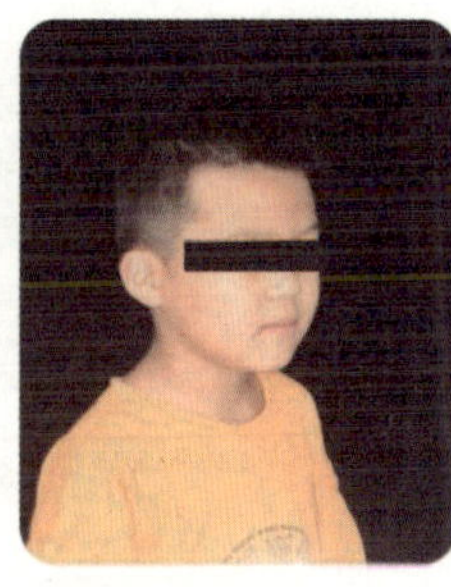
侧面45°照

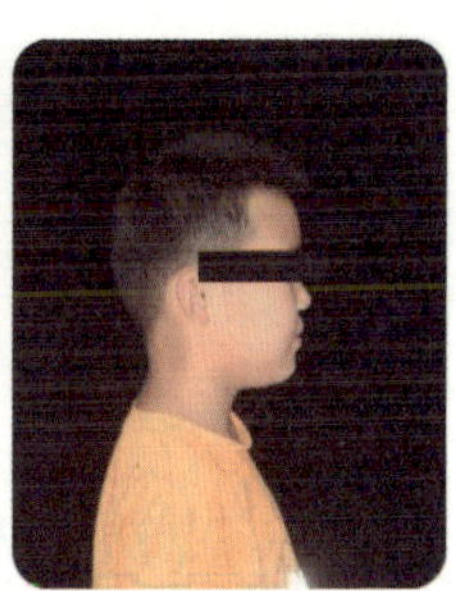
侧面照

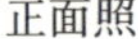
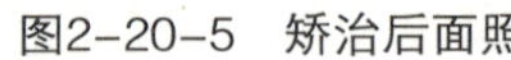

图2-20-5　矫治后面照

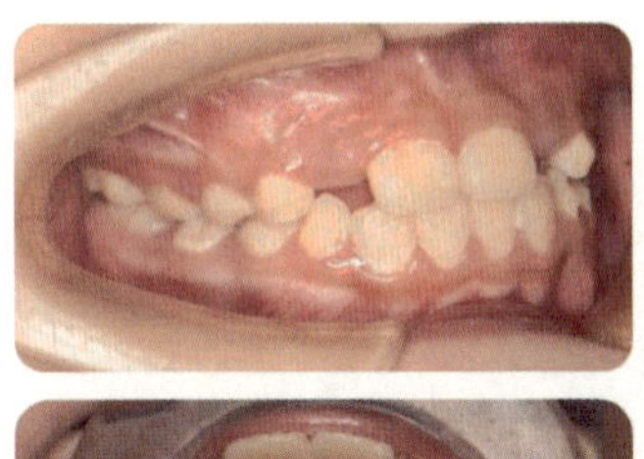
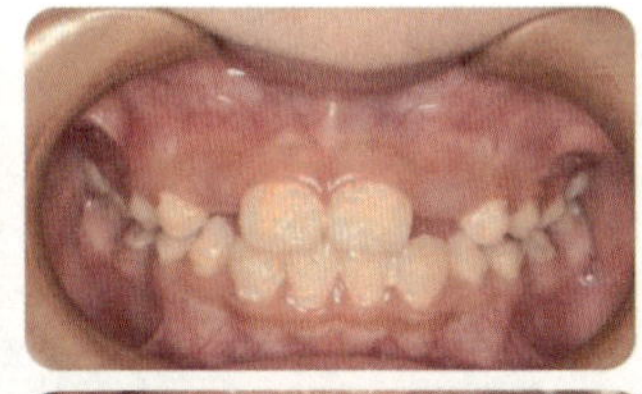
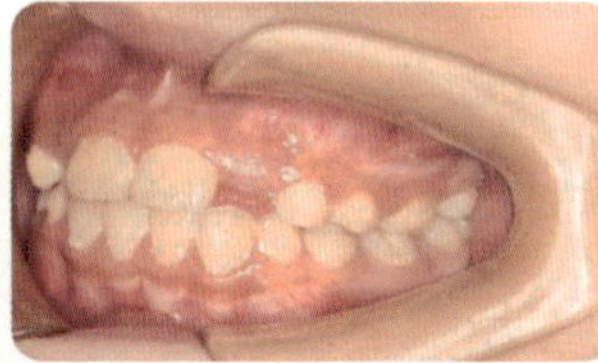
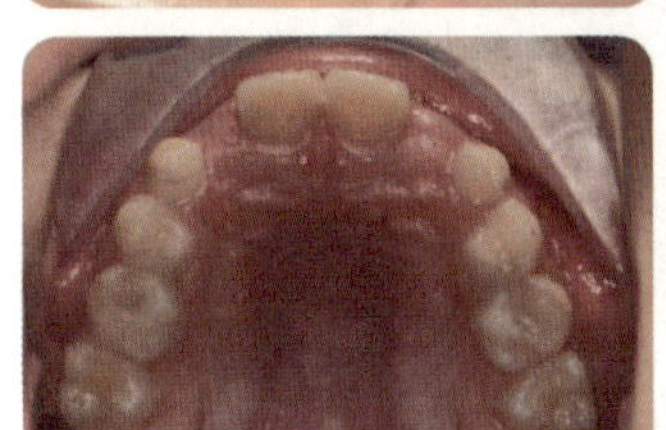
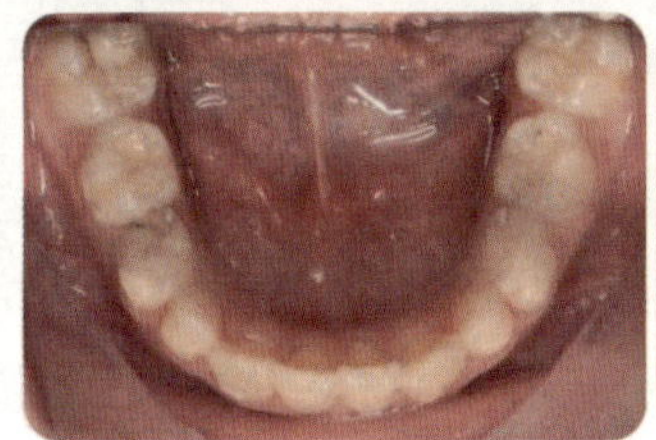
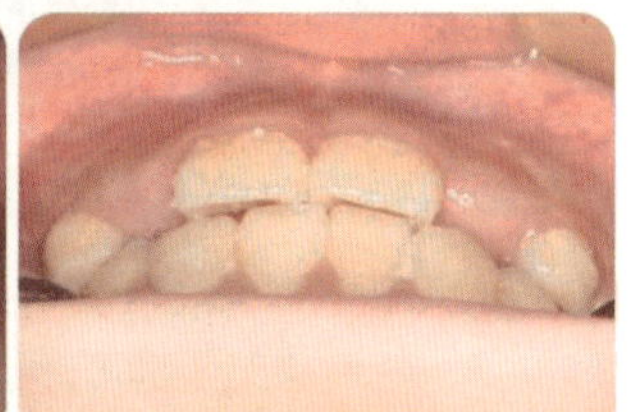

图2-20-6　矫治后口内像

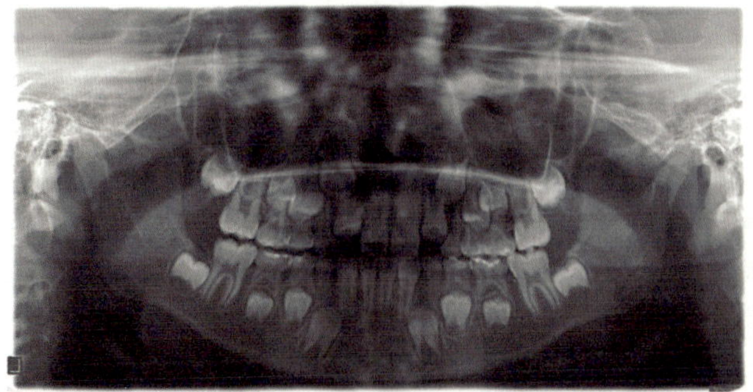

图2-20-7　矫治后X线片

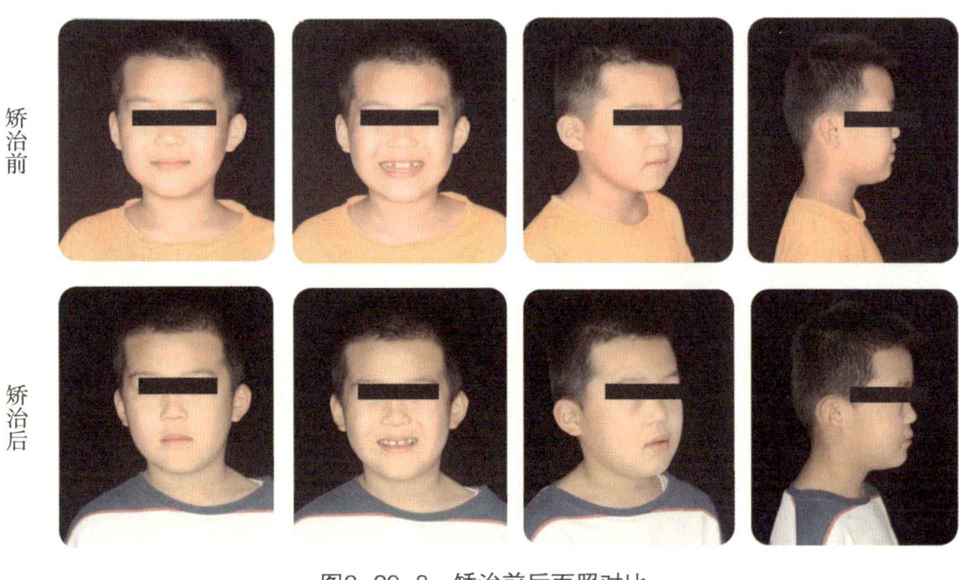

图2-20-8　矫治前后面照对比

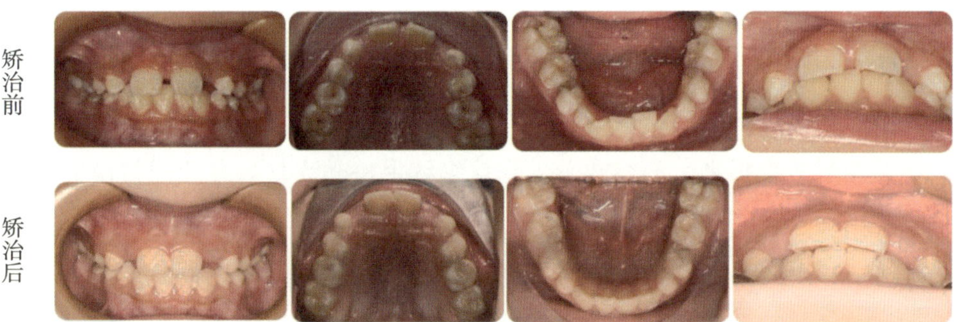

图2-20-9　矫治前后牙列对比

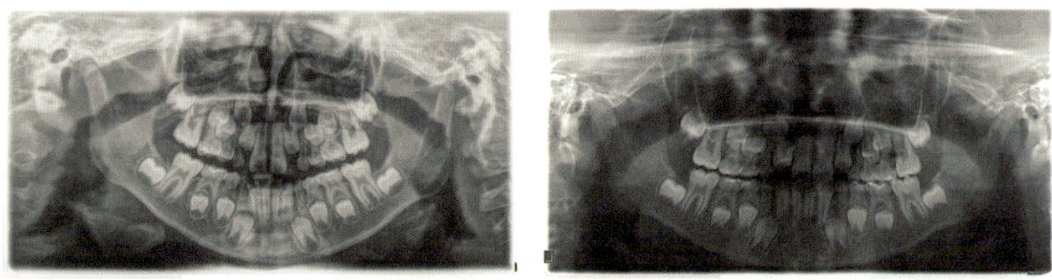

矫治前　　矫治后

图2-20-10　矫治前后X线片对比

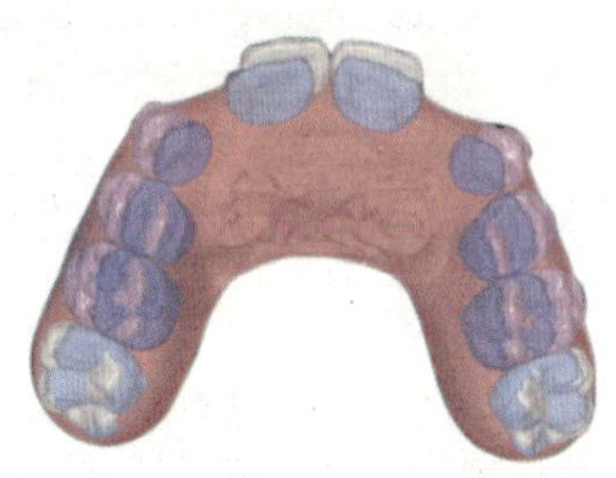
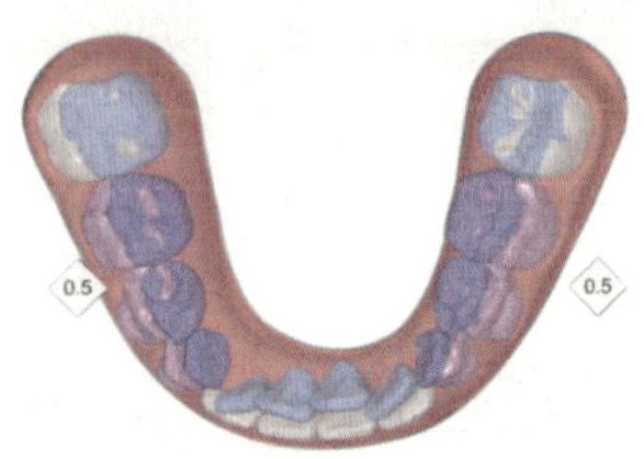

图2-20-11　牙列模型重叠图

病例小结

本病例为隐形矫治早期干预。替牙期牙列表现出牙列拥挤，萌出间隙不足，可能影响恒牙正常萌出及下颌颌位，故选择早期干预，解除牙列拥挤，恢复正常覆𬌗、覆盖关系。在方案设计中重点为排齐上下牙列，关闭上中切牙间隙，扩大上下牙弓，缓解上下颌拥挤，为恒牙萌出预留更多空间。治疗后患儿咀嚼效率提高，面容改善。建议继续保持和观察后续牙列替换情况，继续使用咬咬齐进行肌功能训练。

矫治结束后佩戴3个月的隐形保持器，后期使用硅胶矫治器做保持。继续监控颌骨发育情况，等待牙齿更换，待牙齿更换完成后再评估是否需要再次调整。

病例21

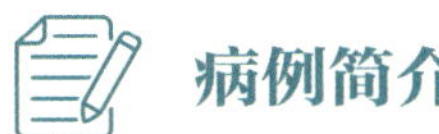

病例简介

患者，女，9岁，主诉牙列不齐。混合牙列，萌出间隙不足。使用隐形矫治器治疗，扩弓排齐，创造间隙。矫治后弓形匹配，牙列拥挤解除，达到“硬碰硬”接触。疗程16个月。

关键词： 牙列拥挤，萌出间隙不足。

一般信息： 女，9岁，家长代诉牙列拥挤影响美观，要求治疗。

现病史及既往史： 无特殊。

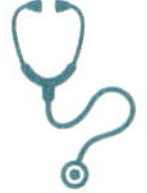

临床诊治

口外检查： 面型基本对称，侧貌突面型。开口度正常，开口型向下，关节区无弹响，双侧耳屏前无压痛。

口内检查： 替牙期，全口卫生情况一般；16、26、36、46𬌗面见窝沟封闭材料；5D、7D远中，5E近中探及龋损达牙本质中层，探诊（–），叩诊（–），无明显松动；上下颌中切牙、侧切牙已替换，16、26、36、46萌出建𬌗，6D、6E已脱落，24出龈，25萌出间隙不足；上下前牙拥挤。

辅助检查： 恒牙牙胚数目正常，未见多生牙。

诊断： 萌出间隙不足，牙列拥挤。

治疗方案： 通过咬合诱导，上下颌作水平向拓展，创造间隙，改善拥挤，改善前牙覆𬌗、覆盖关系。缓解前牙拥挤，为恒牙萌出预留更多空间。长期监控颌骨发育情况，存在若复发需调整的可能性。

治疗设计：全口隐形矫治，推26向远中，恢复25萌出空间。上下颌扩弓，改善上下牙弓形态，为后续恒牙萌出、下颌前牙不齐预留出排齐空间。下颌拥挤量大，故设计7D、8D远中片切，利用扩弓及片切产生的间隙解除拥挤，为恒牙萌出预留更多空间。因乳磨牙临床牙冠短，固位条件较差，矫治器设计覆盖黏膜的特殊切割方式以增强矫治器固位。上下颌牙列全程选择自主附件，用以增强矫治器固位效果。上颌腭侧切牙乳突处增加舌突装置，引导正确舌位，辅助破除不良舌习惯。

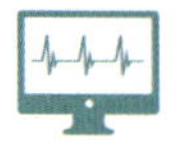

治疗过程

治疗过程如图2-21-1至图2-21-14。全口隐形矫治，共30副矫治器，每7天更换一副。隐形矫治器每日佩戴时间不得少于12小时，在家长监督的情况下尽可能地增加佩戴时长。复诊监控牙齿移动情况，矫治器是否贴合，以及前牙咬合干扰点情况，必要时可对乳牙做调𬌗处理。第一次设计15副隐形矫治器，做上下颌扩弓，推上颌后牙远移，第一步乳牙去釉，获得间隙改善拥挤，排列前牙，为未萌出的牙齿预留萌出空间。复诊监控牙齿移动情况，矫治器是否贴合，以及牙齿萌出情况。患儿未按时复诊，15副矫治器佩戴完成后，临床检查发现5C、5D、5E、7C、8C脱落，13、33、43未出龈，14、15、24已完全萌出，此时25萌出空间仍受限，矫治器不贴合，设计精细调整。第二次设计共15副矫治器，继续做26远移，扩大25萌出间隙。本阶段顺利佩戴完成。矫治后用压膜保持器和硅胶矫治器保持。矫治持续16个月，前牙排齐，预留足够恒牙萌出空间，最终恢复卵圆形弓形，覆𬌗、覆盖正常，患者的咀嚼效率提高，呼吸改善，面貌改善。

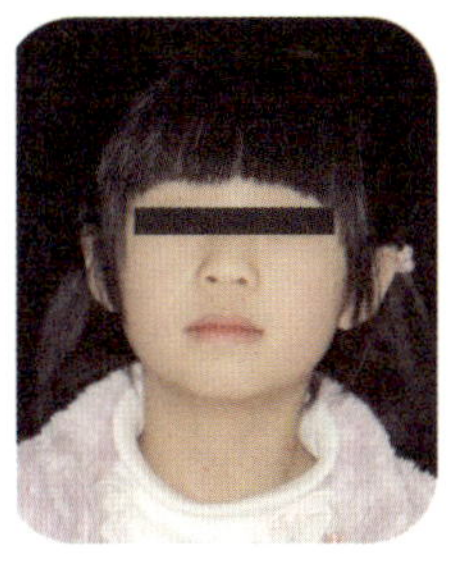
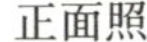

正面照

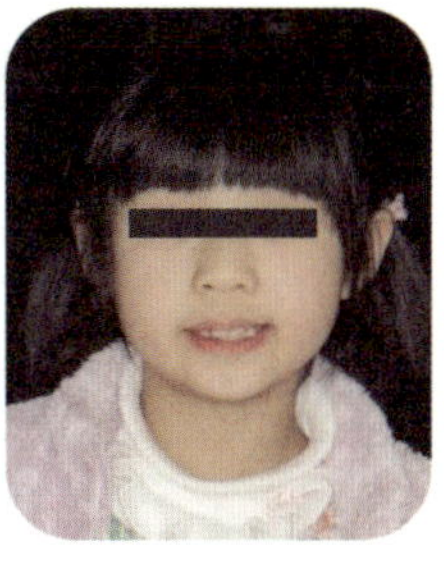

正面微笑照

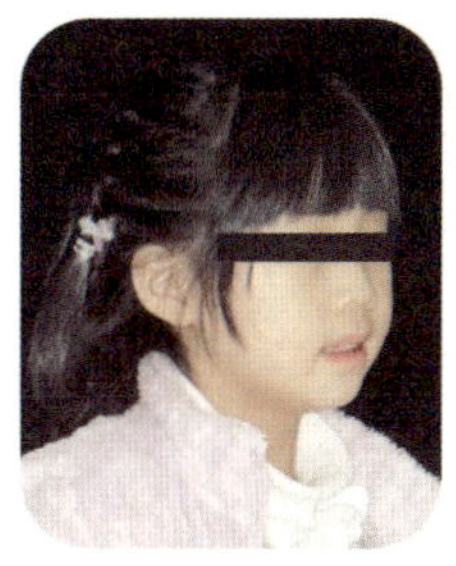

侧面45°照

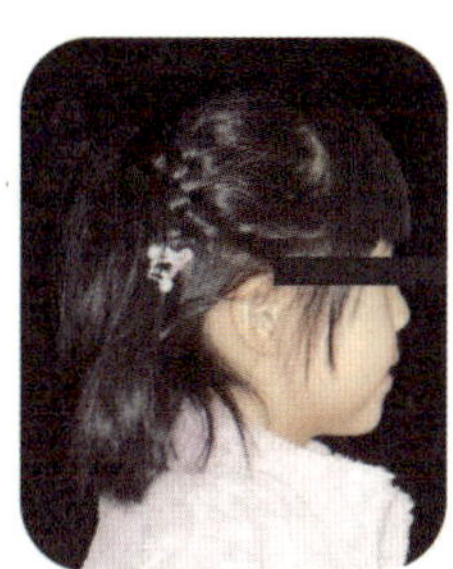

侧面照

图2-21-1 矫治前面照

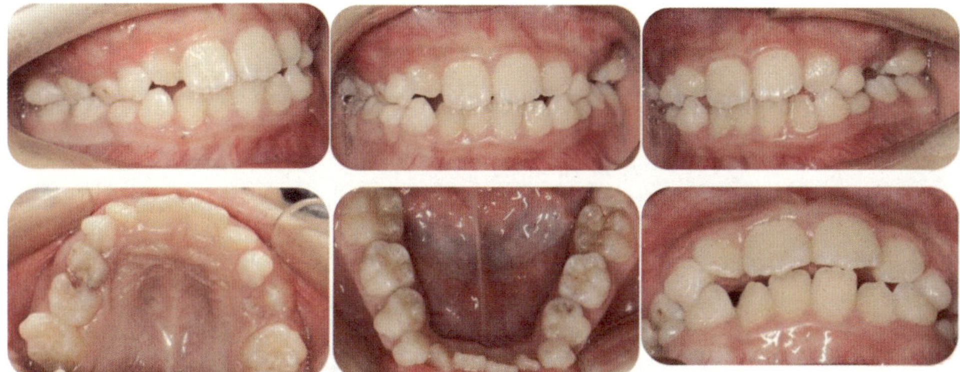

图2-21-2 矫治前口内像

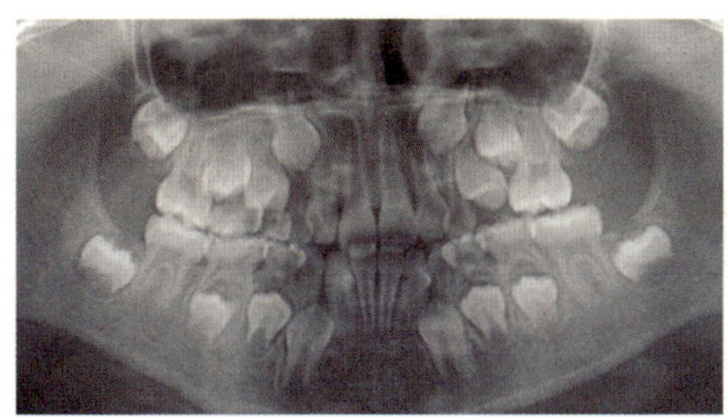

图2-21-3 矫治前X线片

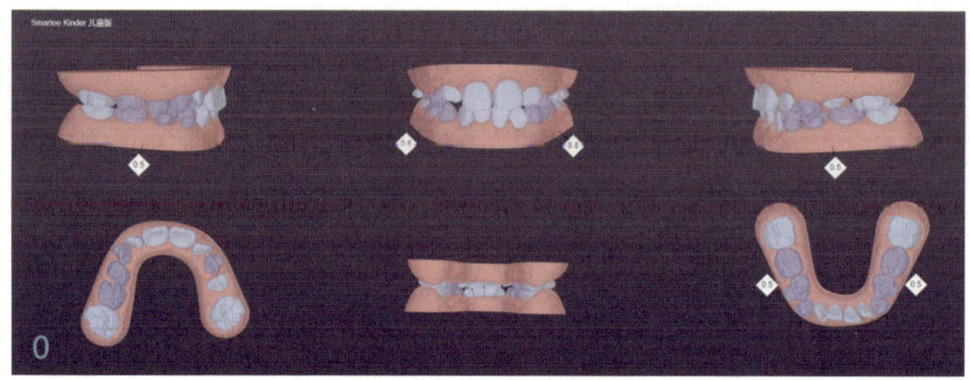

图2-21-4 矫治动画截图

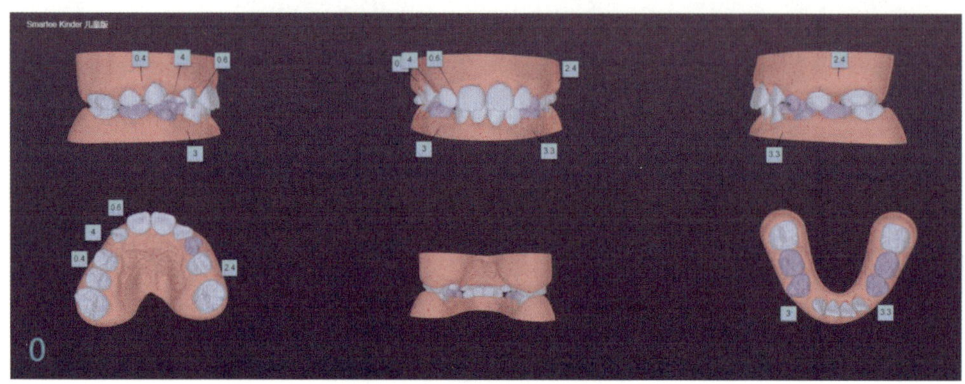

图2-21-5 精调动画截图一

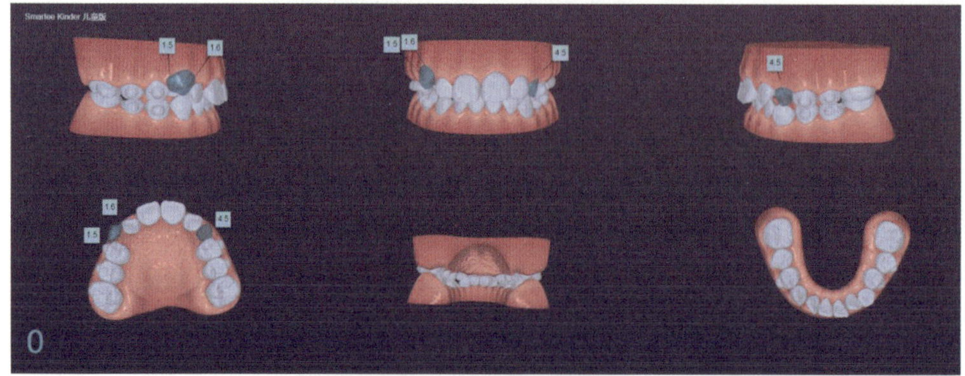

图2-21-6 精调动画截图二

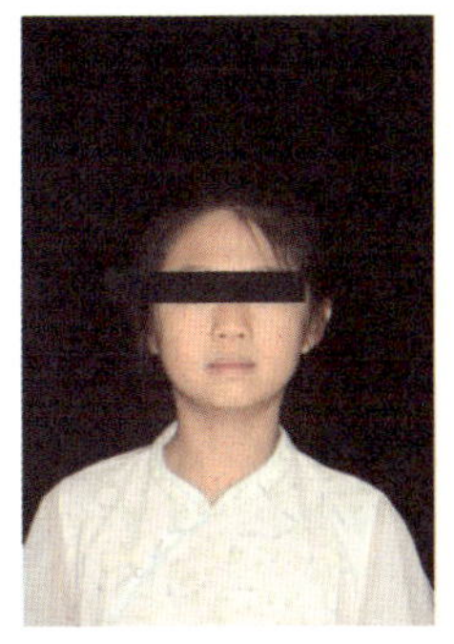

正面照

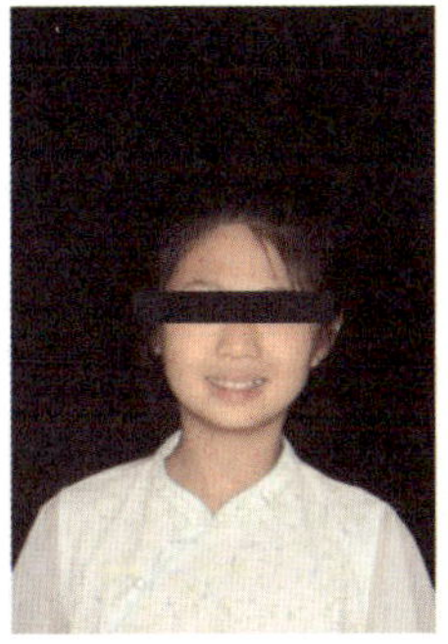

正面微笑照

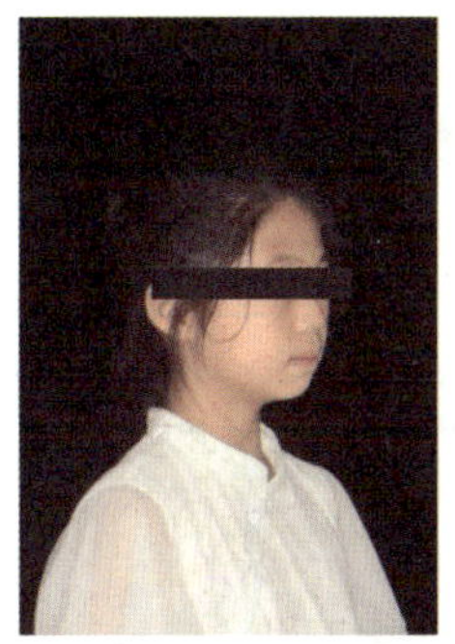

侧面45°照

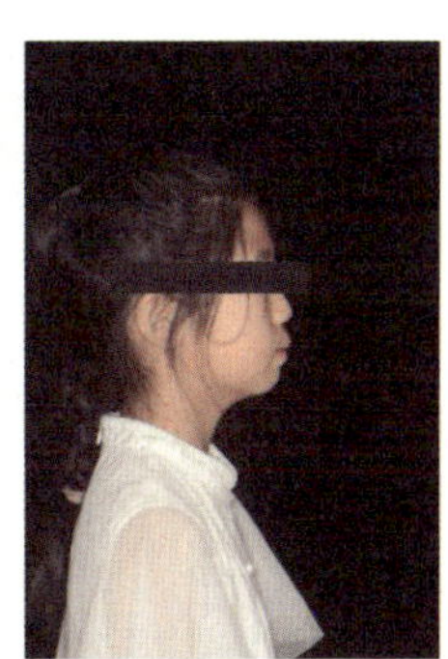

侧面照

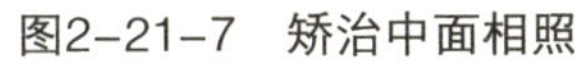

图2-21-7 矫治中面相照

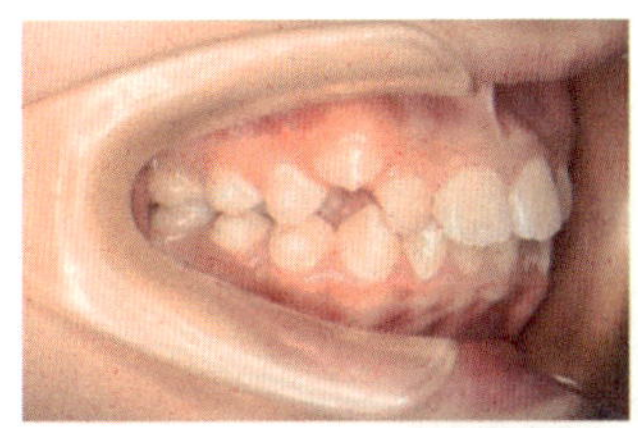

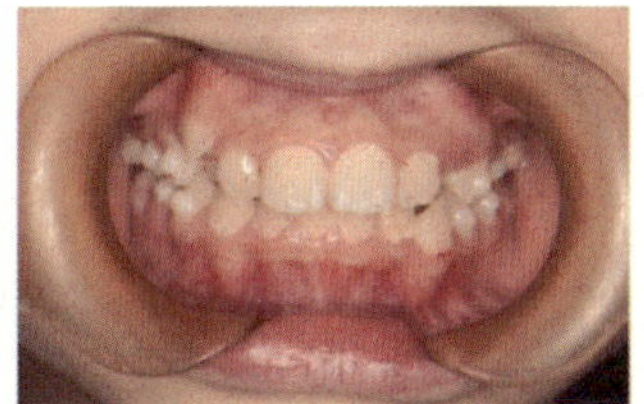

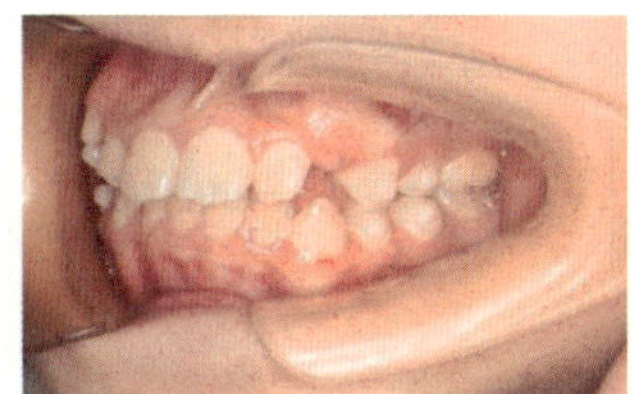

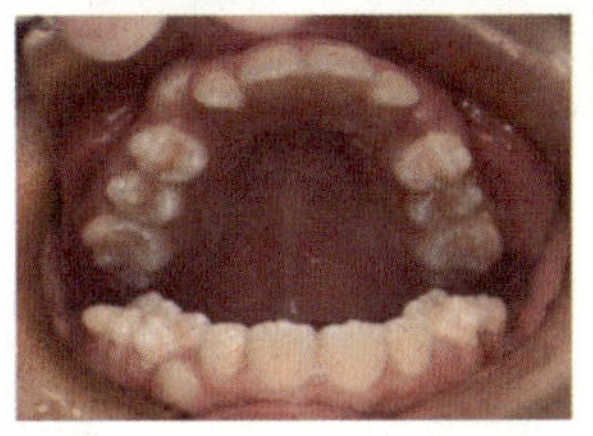

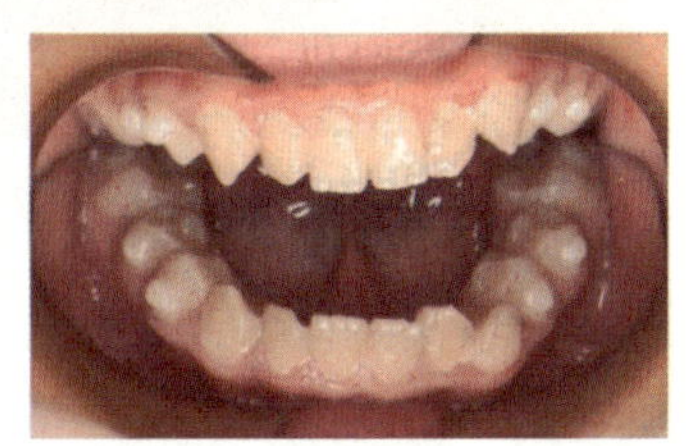

图2-21-8 矫治中口内像

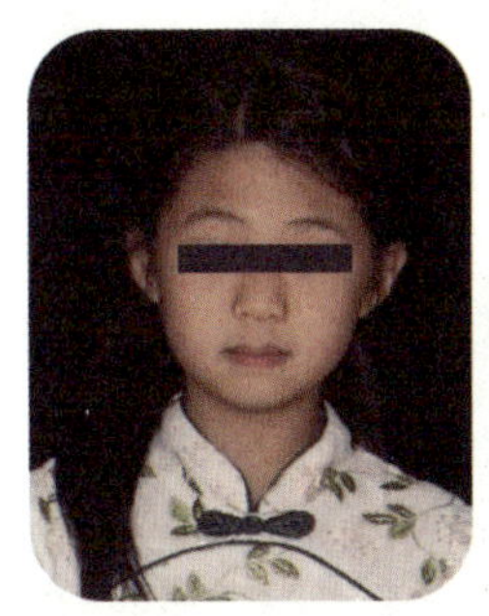

正面照

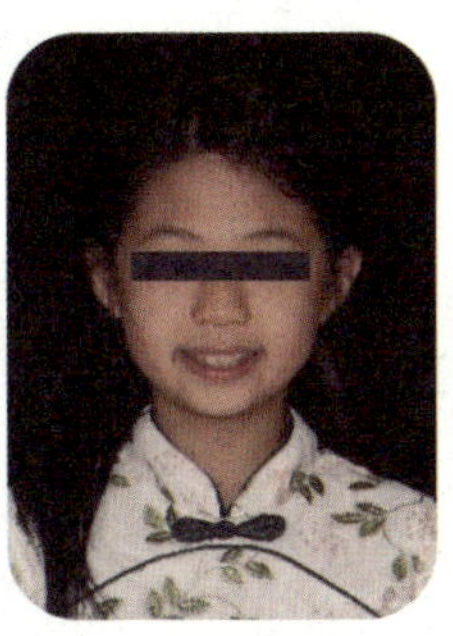

正面微笑照

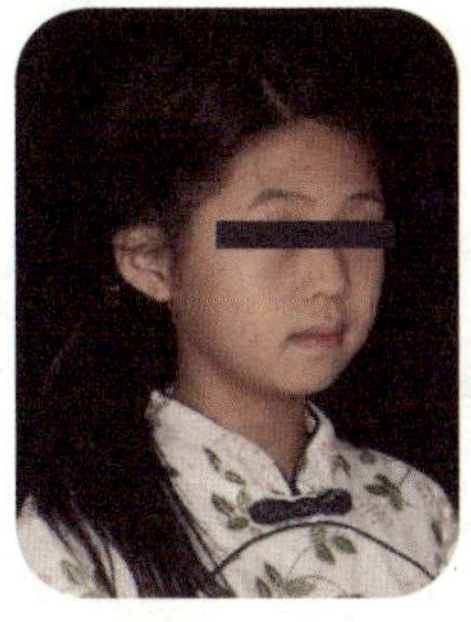

侧面45°照

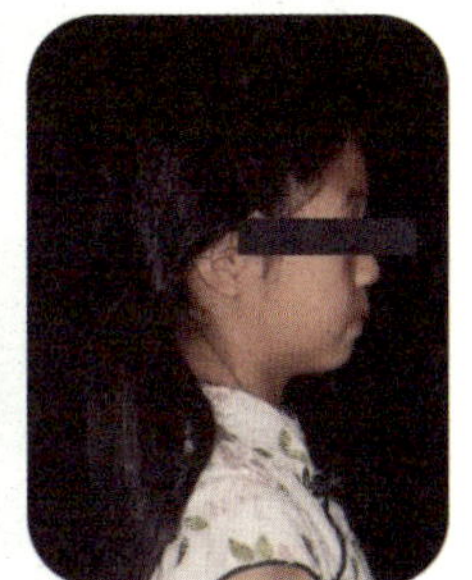

侧面照

图2-21-9 矫治后面照

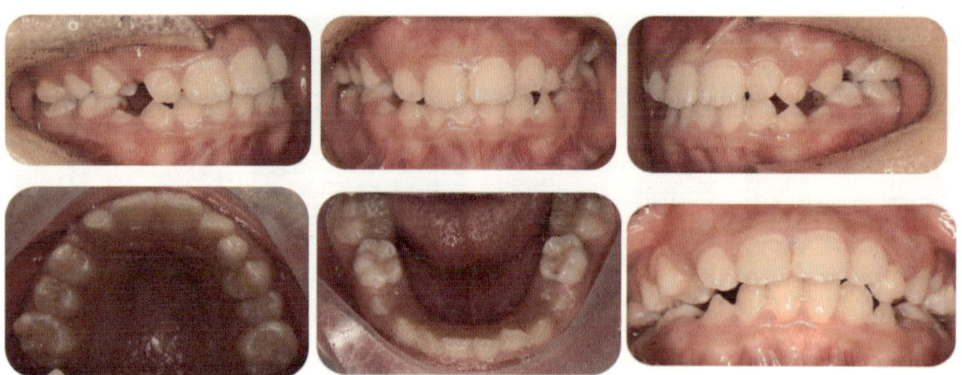

图2-21-10　矫治后口内像

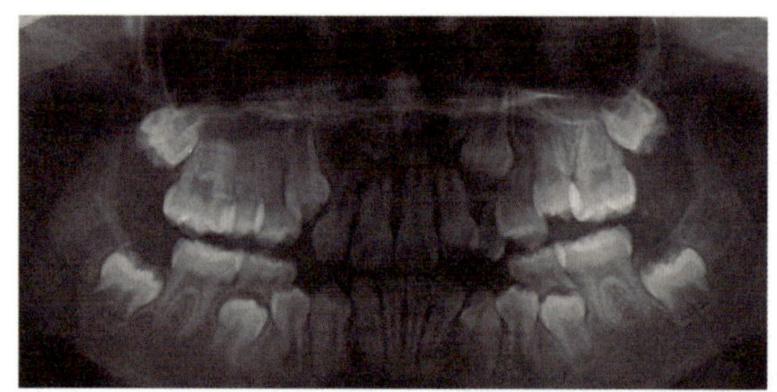

图2-21-11　矫治后X线片

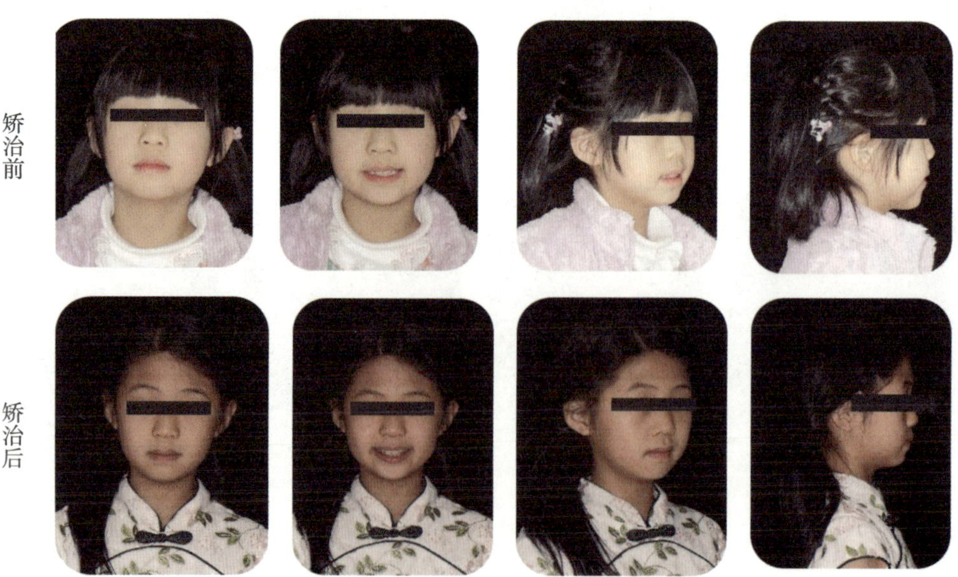

图2-21-12　矫治前后面照对比

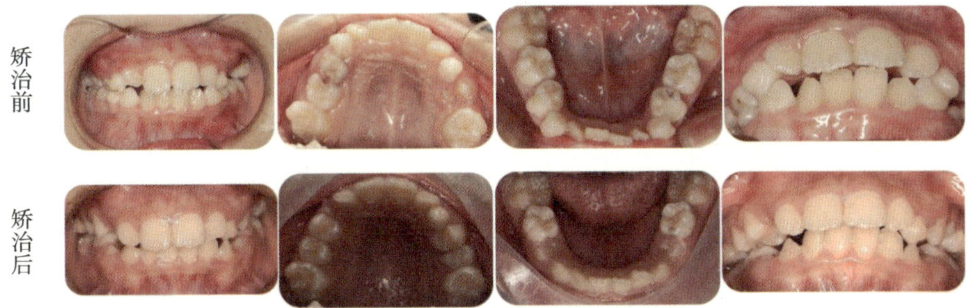

图2-21-13 矫治前后牙列对比

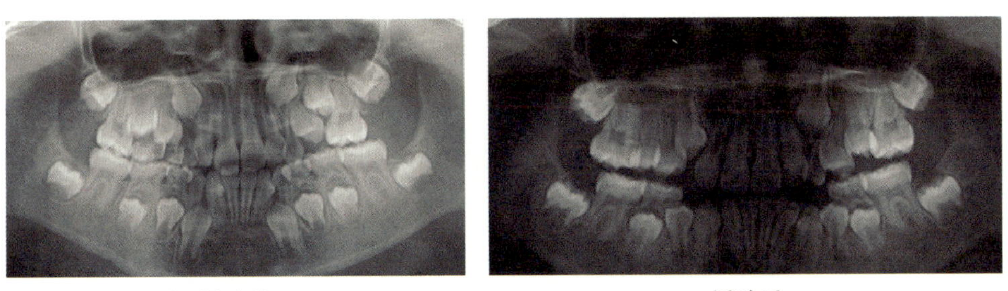

矫治前　　矫治后

图2-21-14 矫治前后X线片对比

病例小结

本病例为隐形矫治早期干预。替牙期牙列表现出牙列拥挤，萌出间隙不足，可能影响恒牙正常萌出及下颌颌位，故选择早期干预，解除牙列拥挤，恢复正常覆𬌗、覆盖关系。在方案设计中重点为排齐上下牙列，磨牙远移，扩大上下牙弓，缓解上下颌拥挤，为恒牙萌出预留更多空间。患儿处于替牙期，下颌前牙未萌出完全，乳恒牙交替，加上患儿未按时复诊，治疗周期较长。待下颌前牙萌出完全后再排齐下前牙，24、25萌出空间增大。治疗后患儿咀嚼效率提高，面容改善。建议继续保持和观察后续牙列替换情况，并继续使用咬咬齐进行肌功能训练。

矫治结束后佩戴3个月的隐形保持器，后期使用硅胶矫治器做保持。继续监控颌骨发育情况，等待牙齿更换，待牙齿更换完成后再评估是否需要再次调整。

病例22

病例简介

患者，女，8岁，主诉牙列间隙。混合牙列，萌出间隙不足。使用隐形矫治器治疗，扩弓排齐，集中间隙。矫治后弓形匹配，达到“硬碰硬”接触。疗程13个月。

关键词： 牙列间隙，萌出间隙不足。

一般信息： 女，8岁，家长代诉前牙散在间隙影响美观，要求治疗。

现病史及既往史： 无特殊。

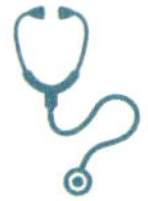

临床诊治

口外检查： 面型基本对称，侧貌突面型。开口度正常，开口型向下，关节区无弹响，双侧耳屏前无压痛。

口内检查： 替牙期，全口卫生情况良好；上下颌中切牙、侧切牙已替换，22未出龈，萌出间隙不足，16、26、36、46萌出建𬌗；上前牙散在间隙，下前牙拥挤。

辅助检查： 恒牙牙胚数目正常，未见多生牙。

诊断： 萌出间隙不足，牙列拥挤。

治疗方案： 通过咬合诱导，上下颌作水平向拓展，集中上前牙间散隙，改善前牙覆𬌗、覆盖关系，缓解下前牙拥挤，为恒牙萌出预留更多空间。长期监控颌骨发育情况，存在复发调整可能性。

治疗设计： 全口隐形矫治，关闭11、21间隙，上下颌扩弓，改善牙弓形态，缓解上下颌拥挤，提供22萌出空间，为后行恒牙萌出提供空间。因乳磨牙临床牙冠短，固位条件较差，矫治器设计覆盖黏膜的特殊切割方式以增强矫治器固位。上下颌牙列全程选择自主附件，用以增强矫治器固位效果。上颌腭侧切牙乳突处增加舌突装置，引导正确舌位，辅助破除不良舌习惯。

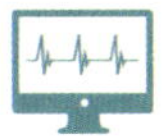

治疗过程

治疗过程如图2-22-1至图2-22-13。全口隐形矫治，共25副矫治器，每7天更换一副。隐形矫治器每日佩戴时间不得少于12小时，在家长监督的情况下尽可能地增加佩戴时长。复诊监控牙齿移动情况，矫治器是否贴合，以及前牙咬合干扰点情况，必要时可对乳牙做调𬌗处理。第一次设计13副隐形矫治器，做上下颌扩弓，推上颌后牙远移，获得间隙改善拥挤，排列前牙，为未萌出的牙齿预留萌出空间。复诊监控牙齿移动情况，矫治器是否贴合，以及牙齿萌出情况。在13副矫治器佩戴完成后，临床检查发现21近移未完全实现，11、21间仍留有间隙，矫治器不贴合，设计精细调整。第二次设计共12副矫治器，继续做上下前牙排齐，扩大22萌出间隙。本阶段顺利佩戴完成。矫治后用压膜保持器和硅胶矫治器保持。矫治持续13个月，前牙排齐，预留足够恒牙萌出空间，最终恢复卵圆形弓形，覆𬌗、覆盖正常，患者的咀嚼效率提高，呼吸改善，面貌改善。

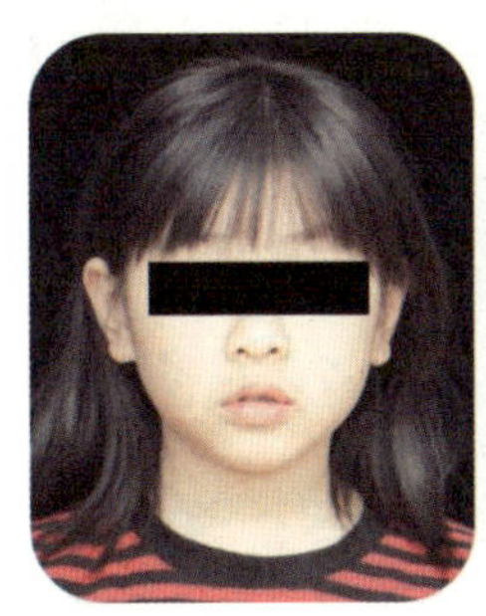

正面照

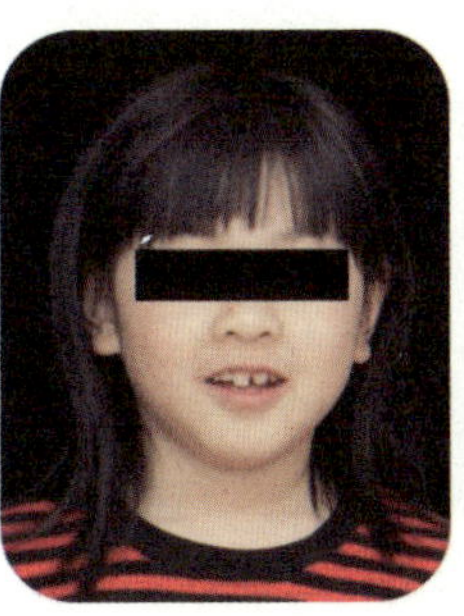

正面微笑照

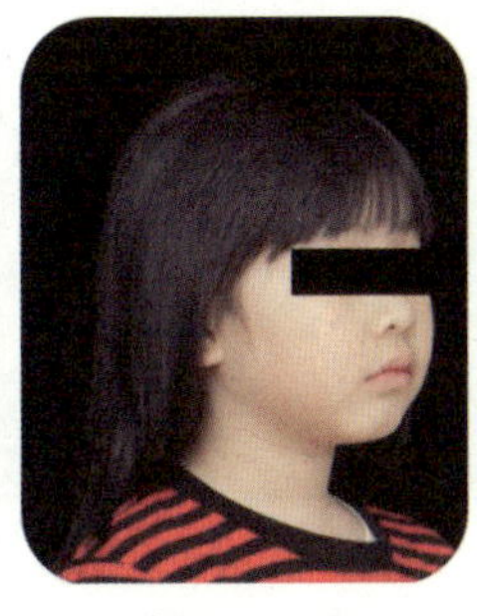

侧面45°照

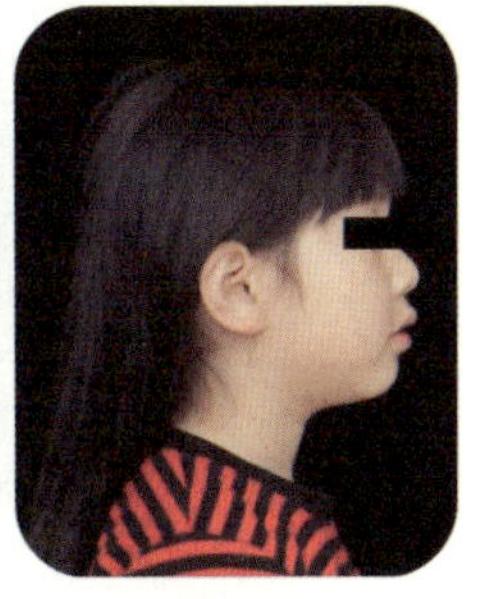

侧面照

图2-22-1 矫治前面照

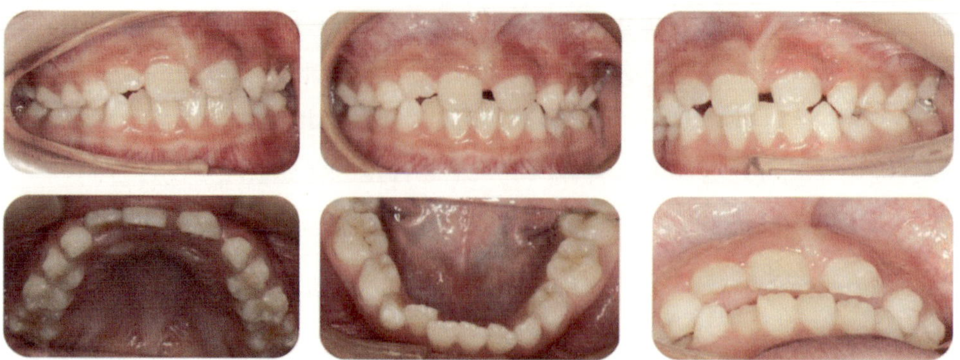

图2-22-2　矫治前口内像

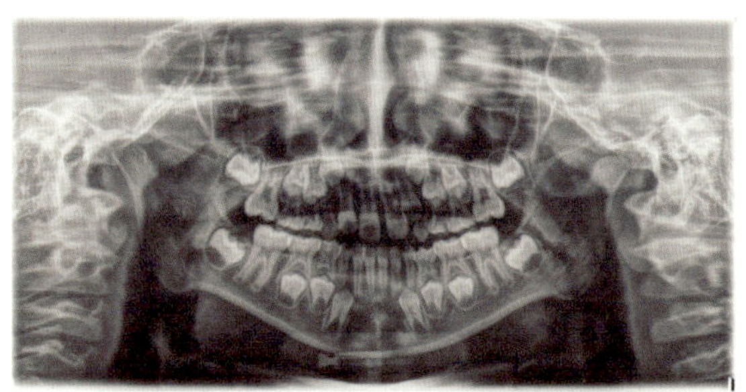

图2-22-3　矫治前X线片

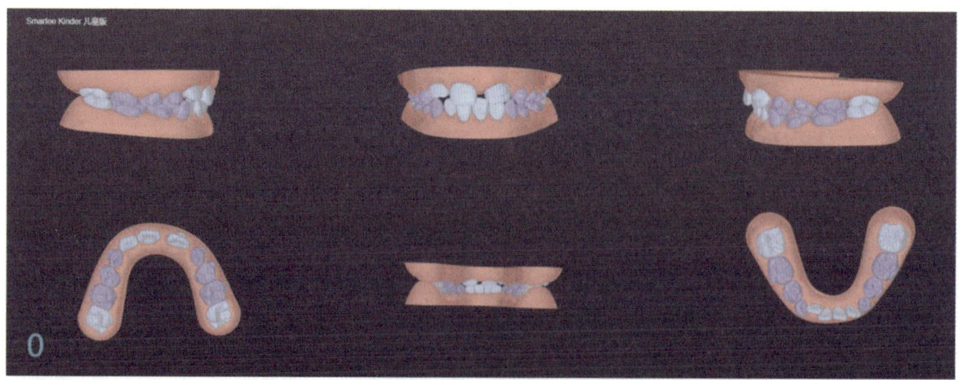

图2-22-4　矫治动画截图

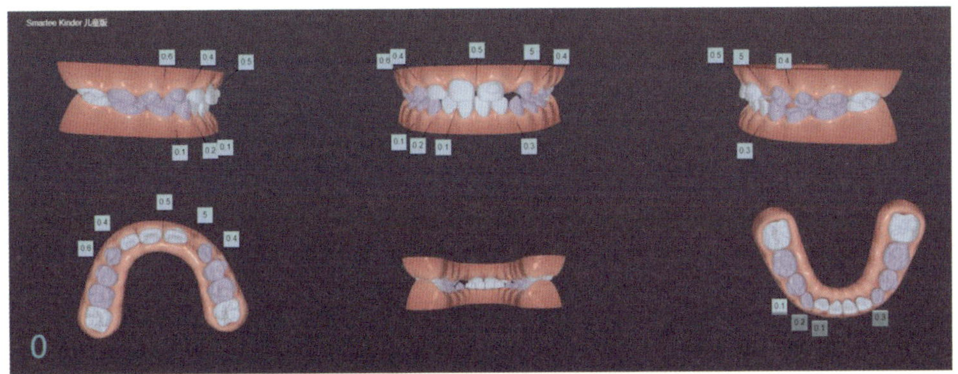

图2-22-5　精调动画截图一

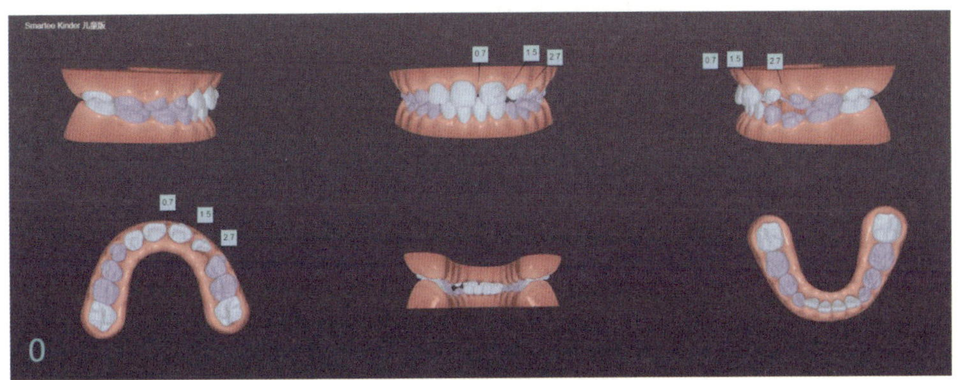

图2-22-6　精调动画截图二

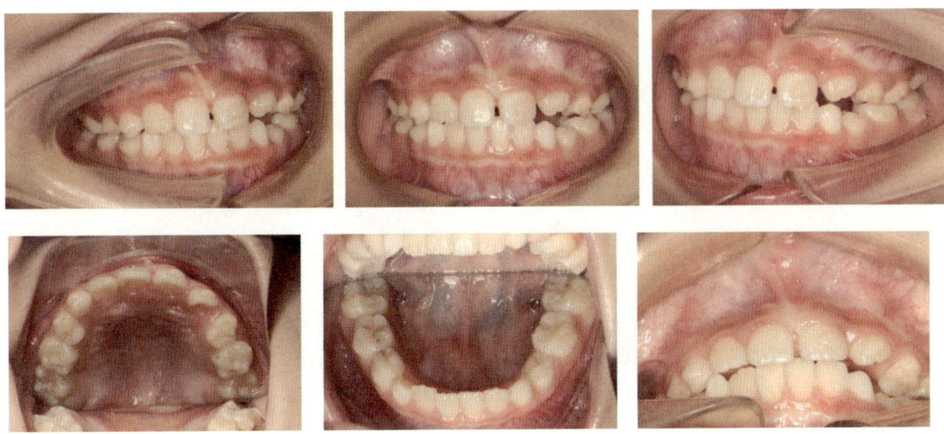

图2-22-7　矫治中口内像

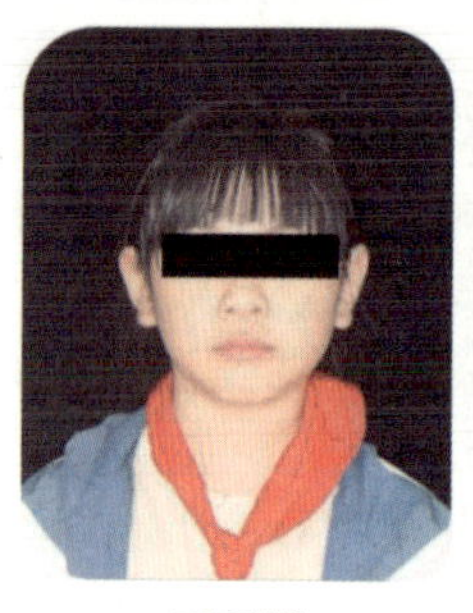
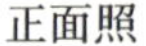
正面照

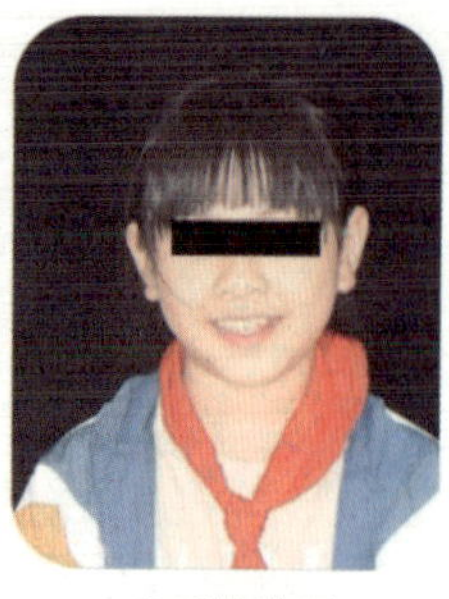
正面微笑照

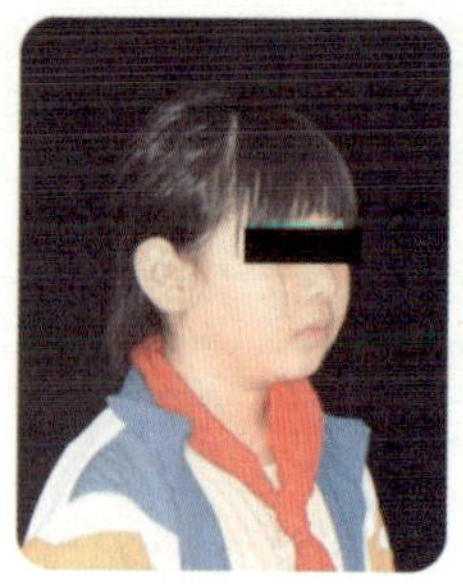
侧面45°照

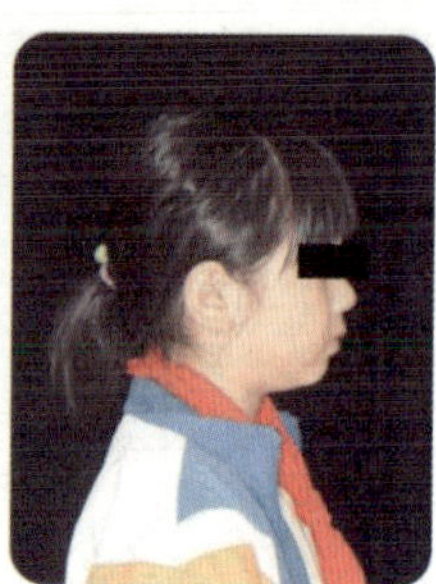
侧面照

图2-22-8　矫治后面照

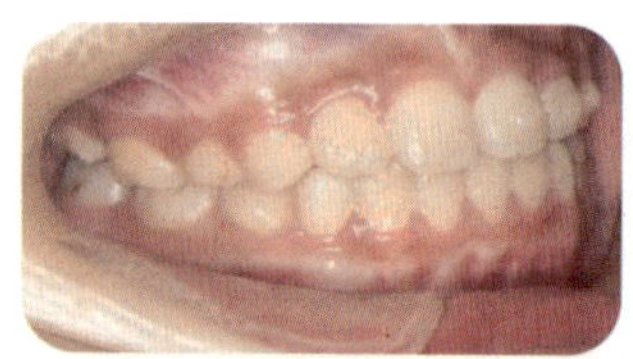
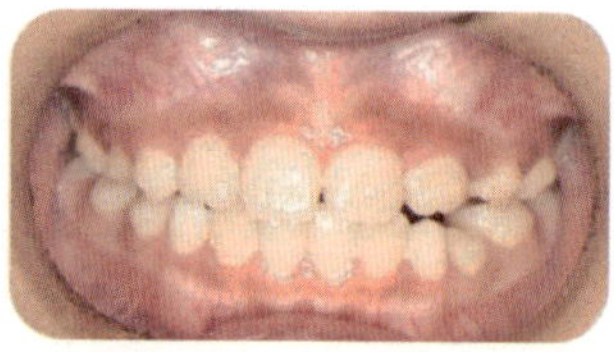
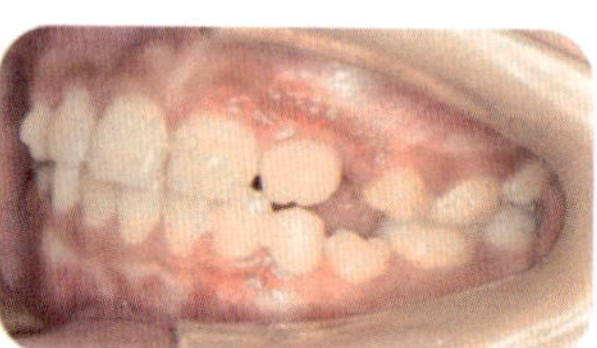
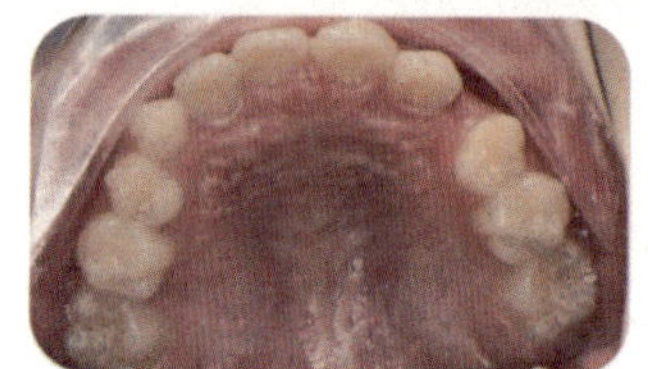
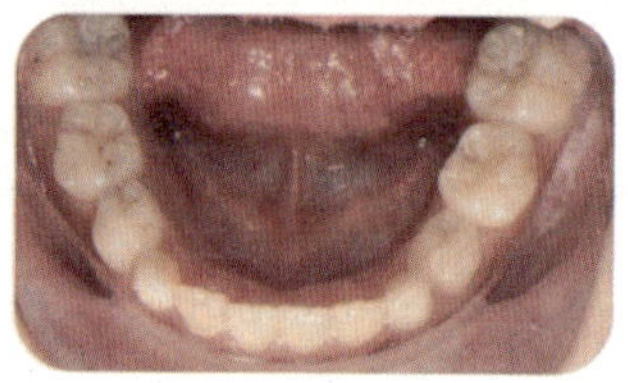
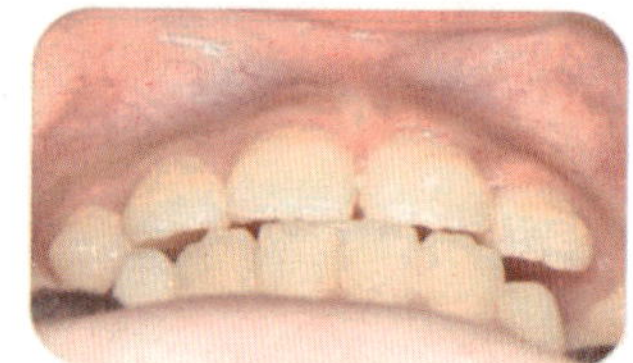

图2-22-9　矫治后口内像

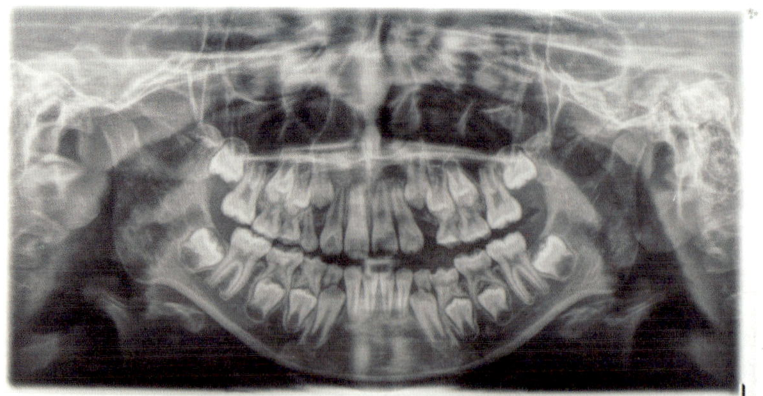

图2-22-10　矫治后X线片

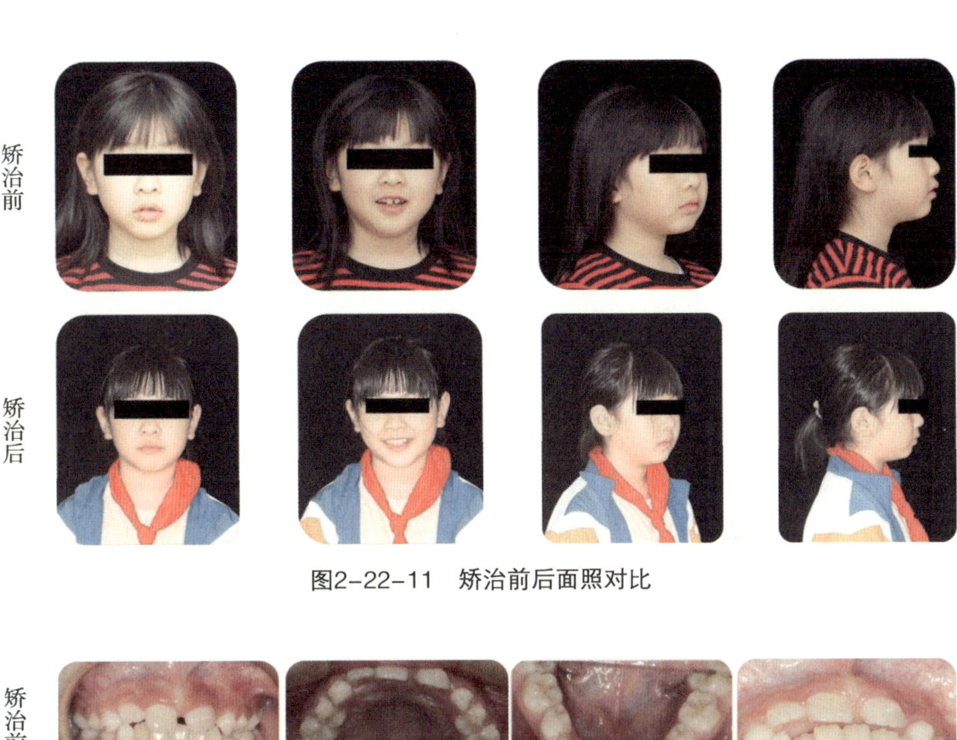

图2-22-11 矫治前后面照对比

图2-22-12 矫治前后牙列对比

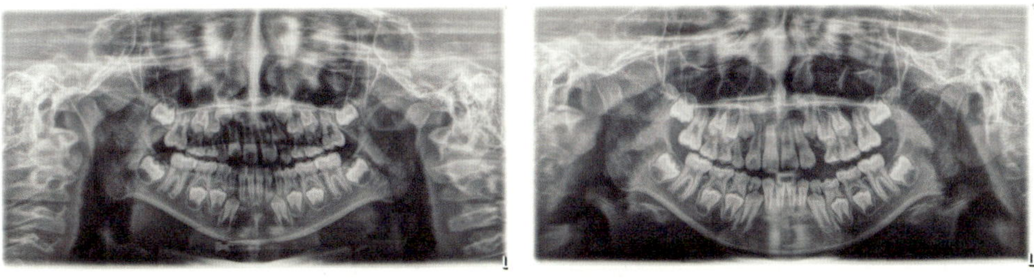

图2-22-13 矫治前后X线片对比

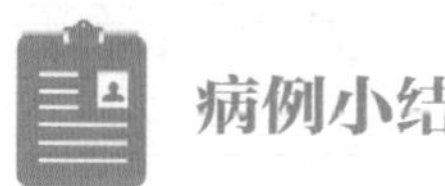

病例小结

本病例为隐形矫治早期干预。替牙期牙列表现出牙列拥挤，萌出间隙不足，可能影响恒牙正常萌出及下颌颌位，故选择早期干预，解除牙列拥挤，恢复正常覆殆、覆盖关系。在方案设计中重点为排齐上下牙列，扩大上下牙弓，缓解上下颌拥挤，为恒牙萌出预留更多空间。治疗后，患儿咀嚼效率提高，面容改善。需继续保持和观察后续牙列替换情况，并继续使用咬咬齐进行肌功能训练。

矫治结束后佩戴3个月的隐形保持器，后期使用硅胶矫治器做保持。继续监控颌骨发育情况，等待牙齿更换，待牙齿更换完成后再评估是否需要再次调整。

病例23

病例简介

患者，女，7岁，主诉下前牙拥挤，牙齿不齐。混合牙列，下颌牙列拥挤，深覆盖。使用隐形矫治器，扩弓创造间隙，疗程9个月。矫治后下颌牙列拥挤解除，覆盖改善，达到“硬碰硬”。

关键词：下颌牙列拥挤，深覆盖。

一般信息：女，7岁，家长代诉下前牙拥挤，牙齿不齐影响美观，要求治疗。

现病史及既往史：无特殊。

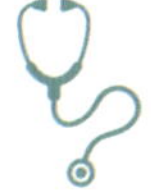

临床诊治

口外检查：面型基本对称，开口度正常，开口型向下，关节区无弹响，双侧耳屏前无压痛。

口内检查：替牙期，全口卫生一般，8D远中𬌗面龋洞；11、21、31、32、41、42萌出，4颗第一恒磨牙萌出建𬌗；11—21间存在散隙；32近中、41近中、42近中舌向扭转；下颌前牙区拥挤度4 mm。

诊断：牙列拥挤、深覆盖。

治疗方案：隐形矫治解除干扰，上下颌扩弓，解除拥挤，关闭11—21间散隙，恢复个别牙转矩，改善覆盖关系，达到前牙“硬碰硬”。

治疗设计：全口隐形矫治，上下颌扩弓，利用扩弓产生的间隙解除拥挤，关闭11—21间散隙；32近中、41近中、42近中设计去扭转；上前牙适当内收，改善覆盖。使用自主附件，保证矫治器固位。用压膜保持器和硅胶矫治器保持。

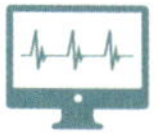

治疗过程

治疗过程如图2-23-1至图2-23-11。全口隐形矫治，共37副矫治器，每7天更换一副。要求佩戴矫治器之后使用咬胶棒，以保证矫治器佩戴贴合。其中前22副矫治器，上下颌扩弓，下颌利用扩弓产生的间隙解除拥挤，上颌扩弓匹配下颌弓形，32近中、41近中、42近中设计去扭转，该阶段5B、6B脱落，换牙期间佩戴硅胶矫治器过渡；后15副矫治器12、22萌出，设计萌出帽引导萌出，上下颌继续扩弓排齐。矫治持续9个月，恢复牙弓形态，下颌拥挤解除，32、41、42转矩恢复，11—21间散隙关闭，覆盖改善，达到前牙“硬碰硬”。

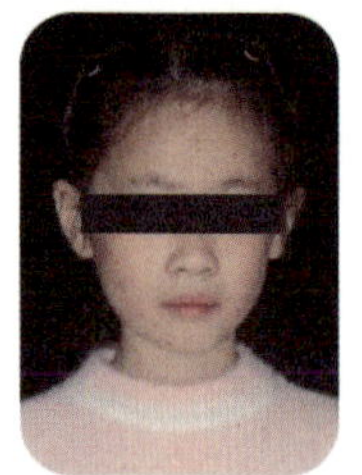
正面照

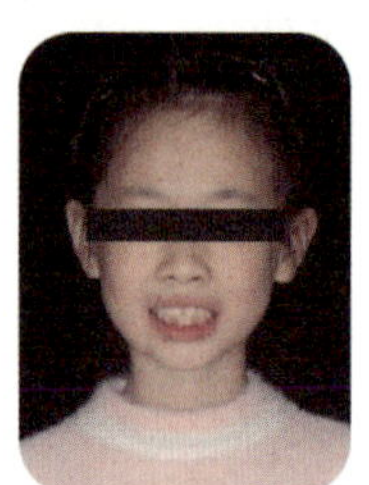
正面微笑照

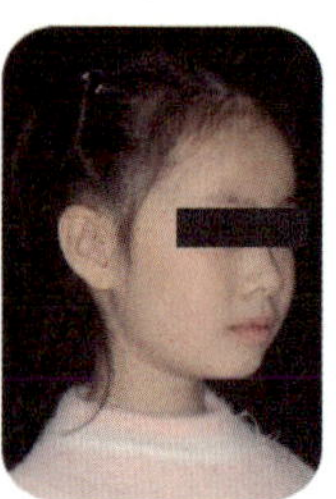
侧面45°照

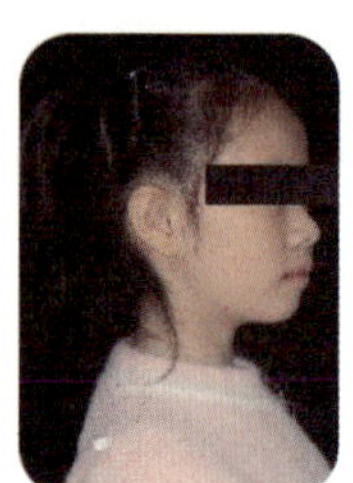
侧面照

图2-23-1　矫治前面照

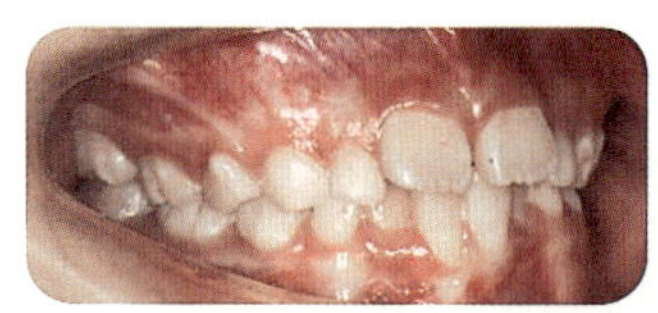

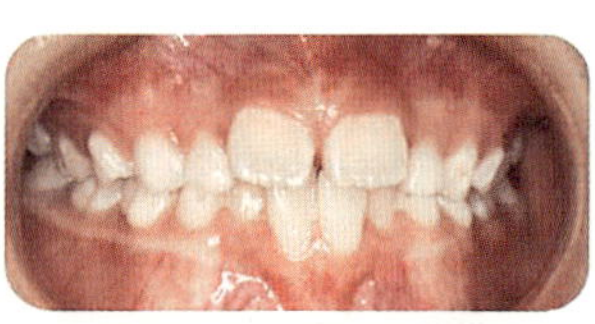

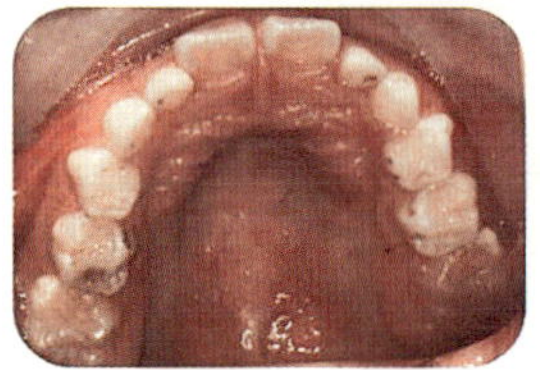

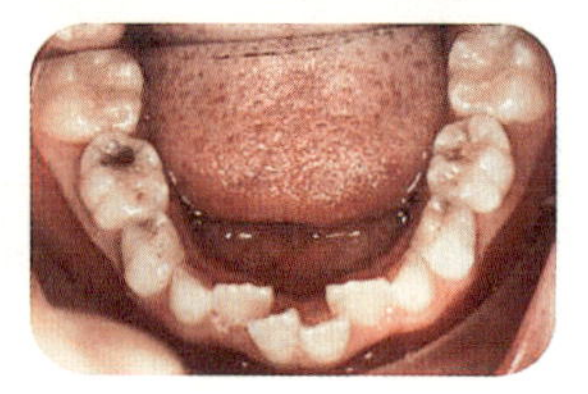

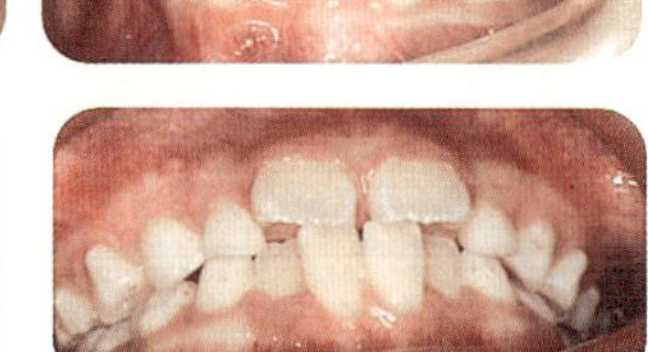

图2-23-2　矫治前口内像

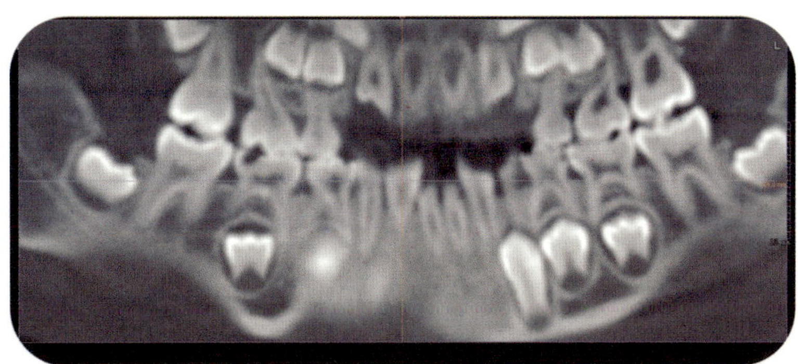

图2-23-3　矫治前X线片

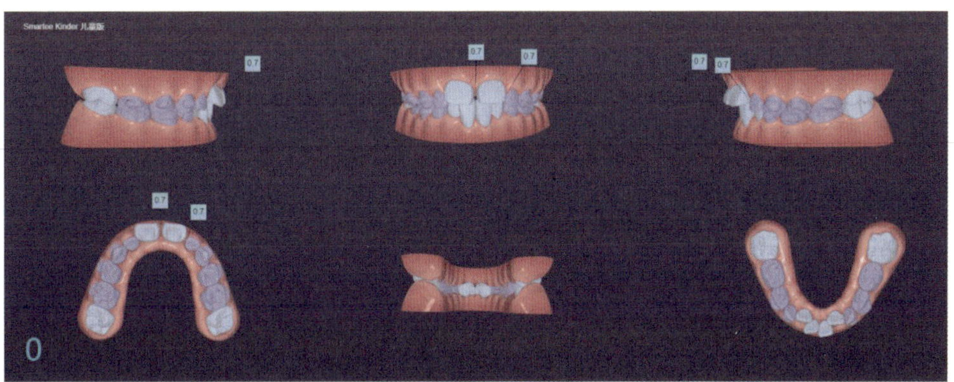

图2-23-4　矫治动画截图

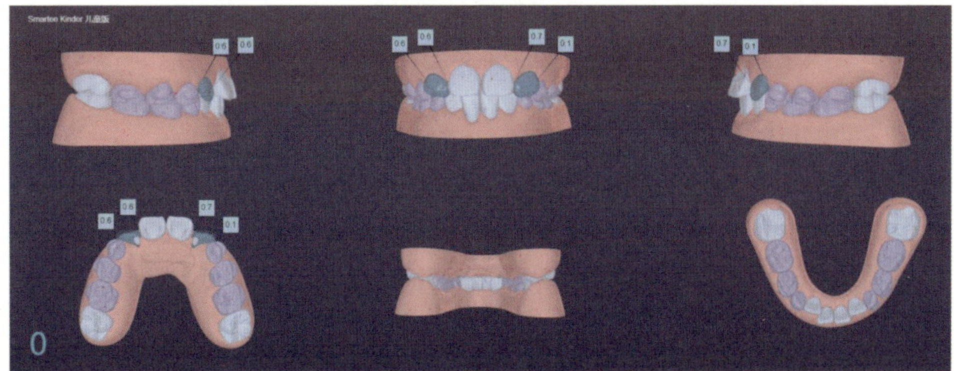

图2-23-5　精调动画截图

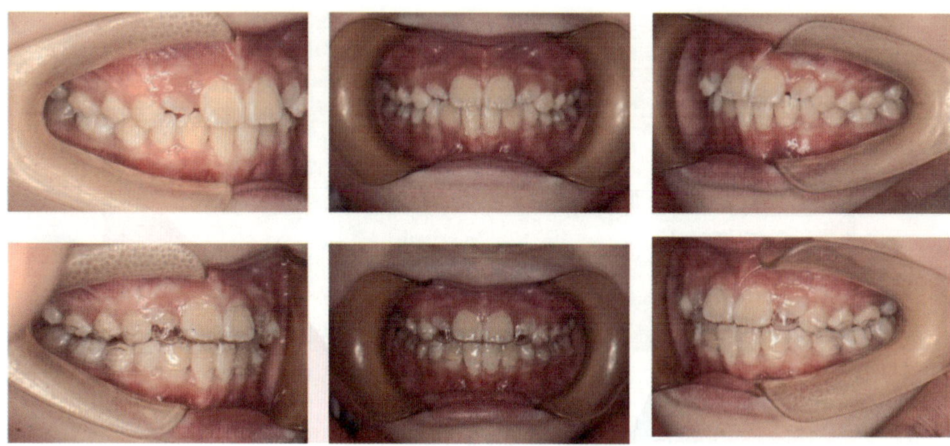

图2-23-6　矫治中口内像

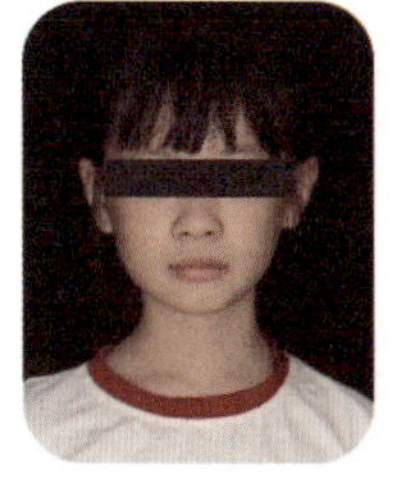

正面照

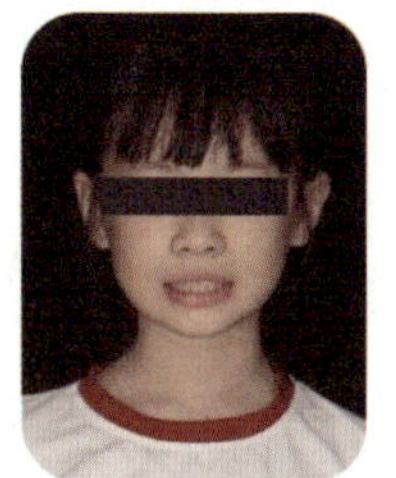

正面微笑照

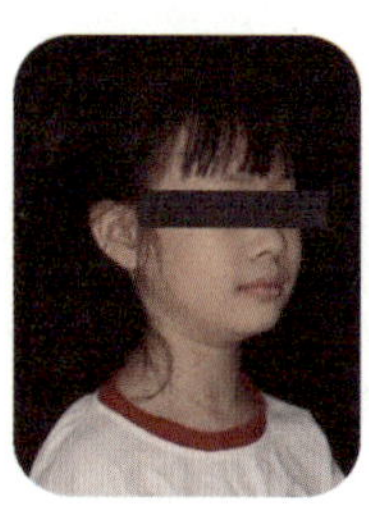

侧面45°照

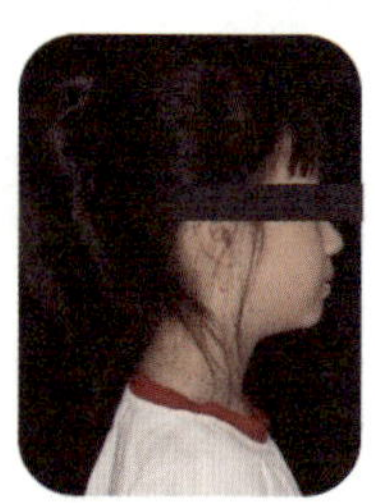

侧面照

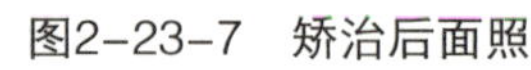

图2-23-7　矫治后面照

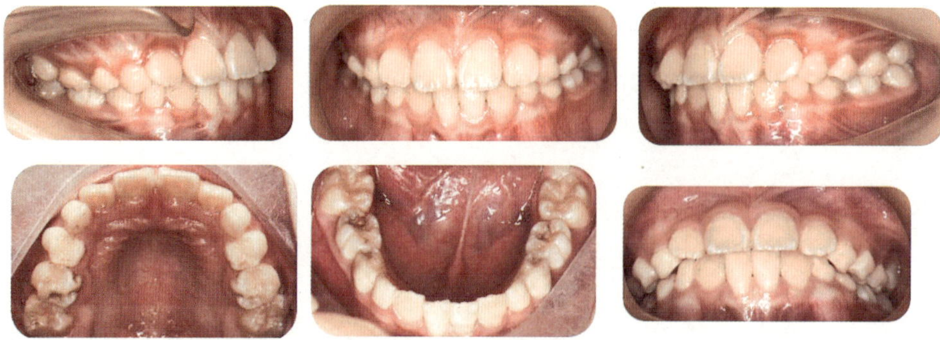

图2-23-8　矫治后口内像

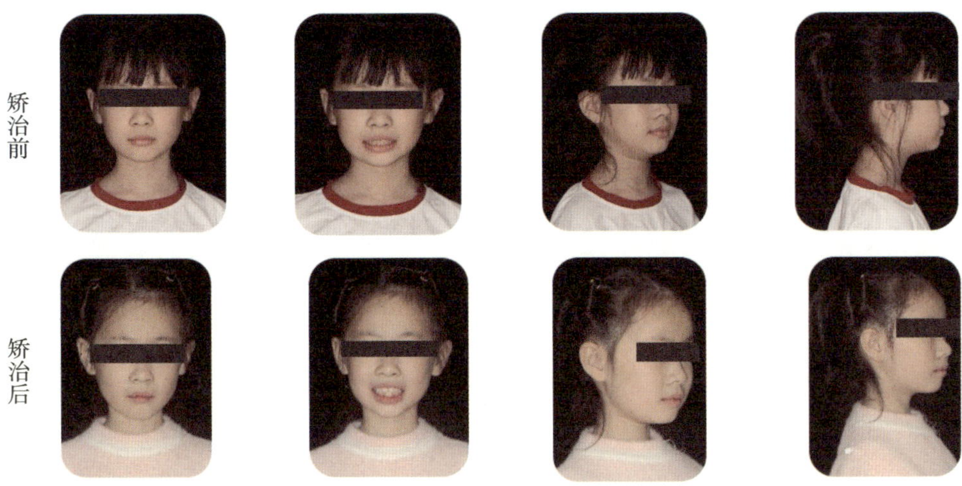

图2-23-9 矫治前后面照对比

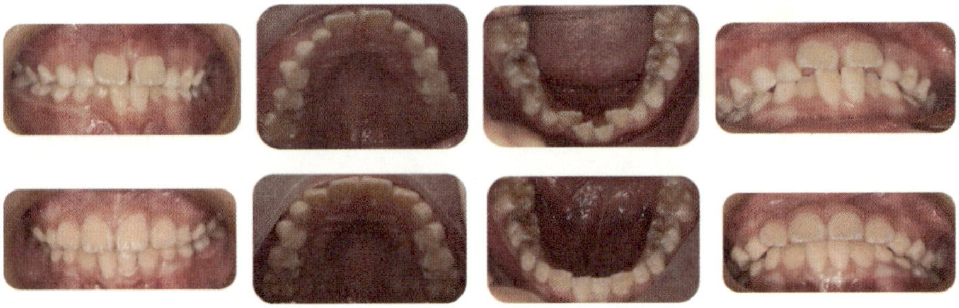

矫治前

矫治后

图2-23-10 矫治前后牙列对比

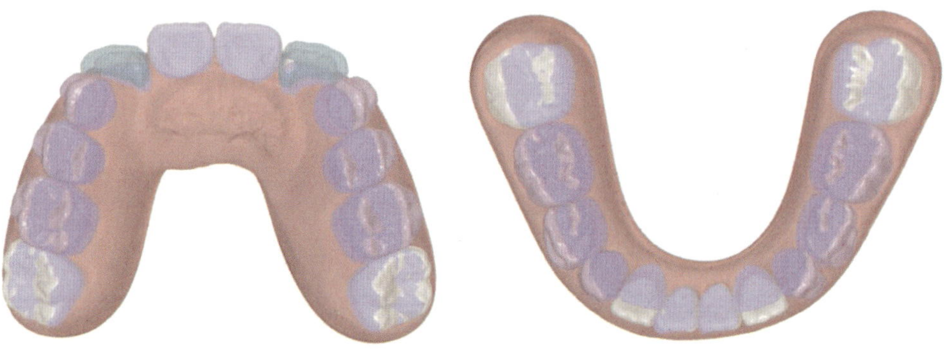

图2-23-11 牙列模型重叠图

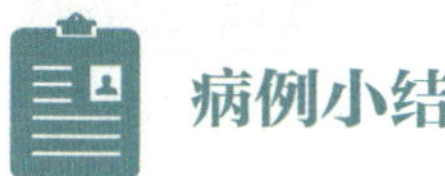

病例小结

本病例为隐形矫治早期干预。替牙中期，牙列表现出深覆盖，下颌牙列拥挤。牙弓狭窄会导致牙列拥挤且影响后续恒牙萌出；深覆盖会导致下前牙长期咬到上腭黏膜而造成创伤性溃疡，且产生伸长和唇倾趋势。故选择早期干预，去除黏膜创伤因素，去除颌位干扰因素，去除恒牙萌出干扰因素。

对于下颌弓形狭窄并存在牙列拥挤，重点设计下颌扩弓，同时设计上颌扩弓以匹配下颌弓形，利用扩弓产生的间隙解除拥挤，同时关闭11—21间散隙；32近中、41近中、42近中设计去扭转；上前牙适当内收，改善覆盖。因牙列固位条件不足，全程选择自主附件增强矫治器固位效果。矫治期间发生换牙，换牙期使用硅胶矫治器做萌出管理，并在后续矫治过程设计萌出帽引导恒压萌出。最终恢复卵圆形弓形，拥挤解除，32、41、42转矩恢复，11—21间散隙关闭，覆盖改善，前牙区达到“硬碰硬”。

矫治结束后佩戴3个月的隐形保持器，后期使用硅胶矫治器做保持。定期复诊监控。

病例 24

病例简介

患者，女，8岁，主诉上前牙前突，影响面容。混合牙列，下颌牙列拥挤，深覆盖。使用隐形矫治器，疗程5个月。矫治后下颌牙列拥挤解除，覆盖改善，达到前牙“硬碰硬”。

关键词： 牙列拥挤，深覆盖。

一般信息： 女，8岁，家长代诉上前牙前突，影响面容，要求治疗。

现病史及既往史： 无特殊。

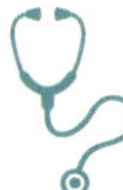

临床诊治

口外检查： 面型基本对称，开口度正常，开口型向下，关节区无弹响，双侧耳屏前无压痛。

口内检查： 替牙早期，全口卫生一般；11、21、22、31、32、41、42萌出，4颗第一恒磨牙萌出建𬌗；22近中舌向扭转，32、42舌侧异位；下颌拥挤度3 mm；覆盖5 mm，下前牙切端咬至上腭黏膜。

诊断： 牙列拥挤，深覆盖。

治疗方案： 隐形矫治解除干扰，上下颌扩弓，解除拥挤，恢复个别牙转矩，解除拥挤，改善覆盖关系，达到前牙“硬碰硬”。

治疗设计： 全口隐形矫治，上下颌扩弓，利用扩弓产生的间隙解除拥挤；22近中设计去扭转，32、42唇向移动纳入弓形；上前牙适当内收，下前牙以31、41位置为准原位排齐，改善覆盖。使用自主附件，保证矫治器固位。用压膜保持器和硅胶矫治器保持。

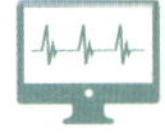

治疗过程

治疗过程如图2-24-1至图2-24-10及表2-24-1。全口隐形矫治，共18副矫治器，每7天更换一副。矫治器佩戴后使用咬胶棒，确保矫治器贴合。上下颌扩弓，利用扩弓及原有牙列间隙解除拥挤，恢复22转矩，32、42唇向移动纳入弓形。矫治持续5个月，恢复牙弓形态，上、下颌拥挤解除，22转矩恢复，32、42纳入弓形，覆盖改善，达到前牙“硬碰硬”。

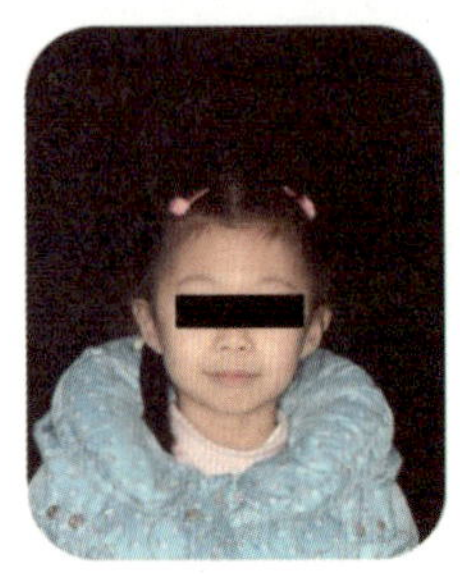

正面照

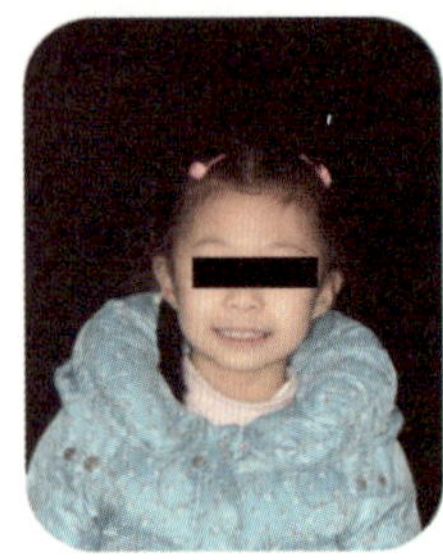

正面微笑照

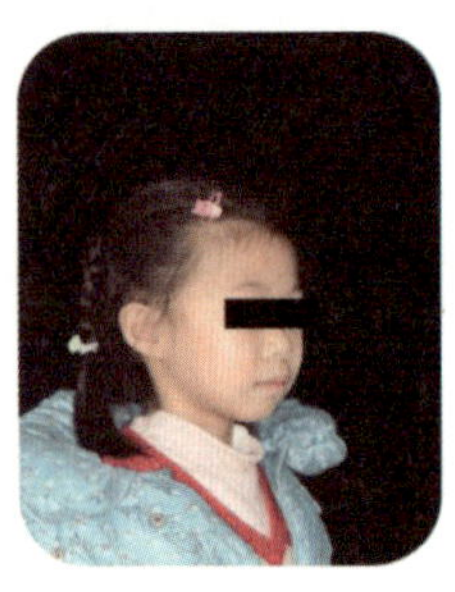

侧面45°照

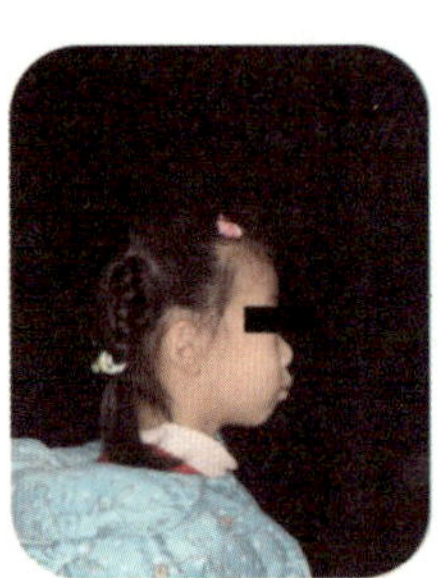

侧面照

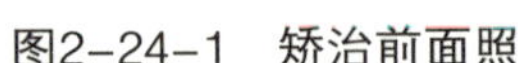

图2-24-1 矫治前面照

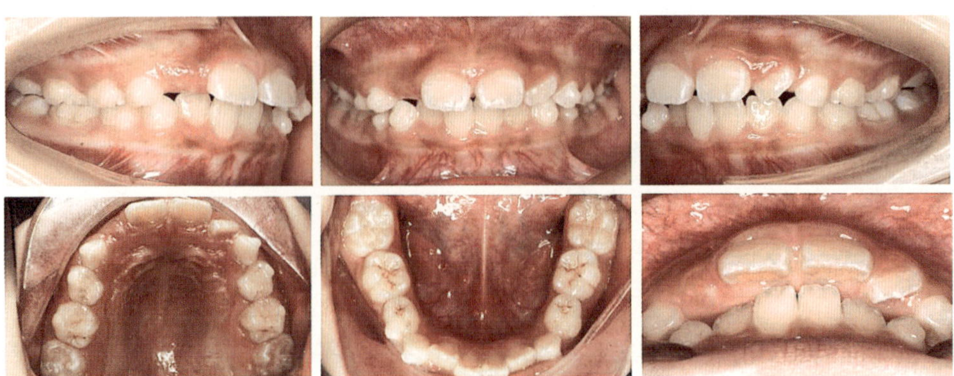

图2-24-2 矫治前口内像

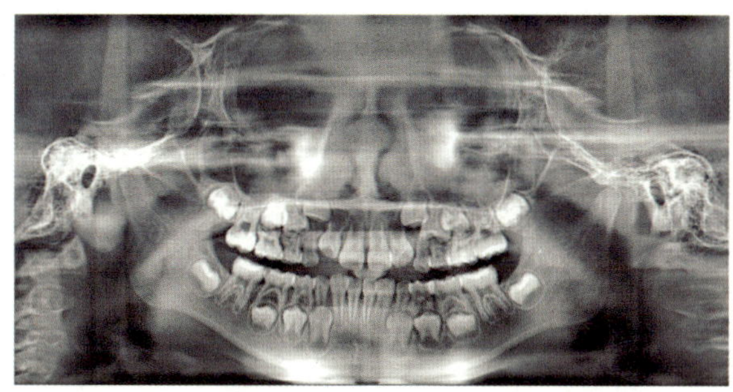

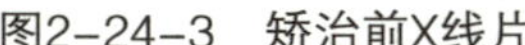

图2-24-3 矫治前X线片

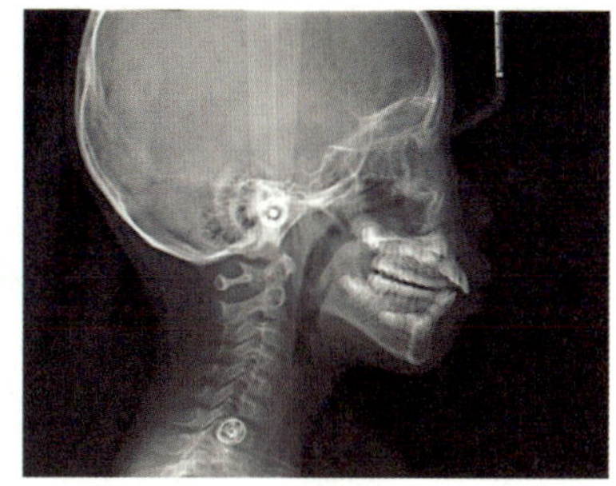

图2-24-4 矫治前侧位片

表2-24-1 矫治前头影测量数据

测量项目	测量值	标准值	测量结果
骨测量			
SNA/°	81.01	82.8 ± 4.0	上颌相对颅底位置正常
SNB/°	72.83	80.1 ± 3.9	下颌相对颅底后缩
ANB/°	8.18	2.7 ± 2.0	趋向于II类错合
FH-NPo（面角）/°	98.11	85.4 ± 3.7	颏部前突
NA-APo（颌凸角）/°	160.33	6.0 ± 4.4	上颌相对面部前突
FMA（FH-MP下颌平面角）/°	32.36	31.1 ± 5.6	均角型，下颌平面陡度正常
SGn-FH（Y轴角）/°	66.7	66.3 ± 7.1	生长方向正常，颏部位置关系正常
MP-SN/°	45.49	32.5 ± 5.2	下颌体陡度大，面部高度较大
Po-NB/mm	2.07	1.0 ± 1.5	颏部发育量、颏部位置关系正常
牙测量			
U1-NA/mm	3.61	5.1 ± 2.4	上中切牙突度正常
U1-NA/°	20.12	22.8 ± 5.7	上中切牙倾斜度正常
L1-NB/mm	9.26	6.7 ± 2.1	下中切牙前突
L1-NB/°	39.31	30.3 ± 5.8	下中切牙唇向倾斜
U1-L1（上下中切牙角）/°	112.39	125.4 ± 7.9	上下中切牙/上下前部牙弓突度较大
U1-SN/°	101.12	105.7 ± 6.3	上中切牙相对前颅底平面倾斜度正常
IMPA（L1-MP）/°	103.95	91.6 ± 7.0	下中切牙相对下颌平面唇向倾斜

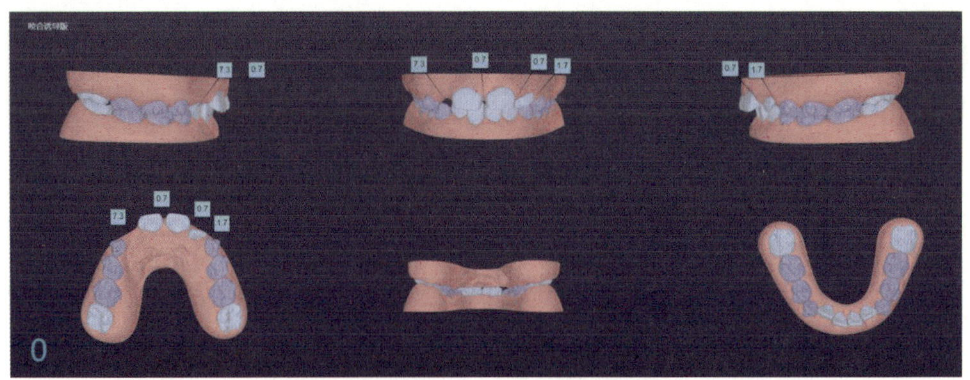

图2-24-5　矫治动画截图

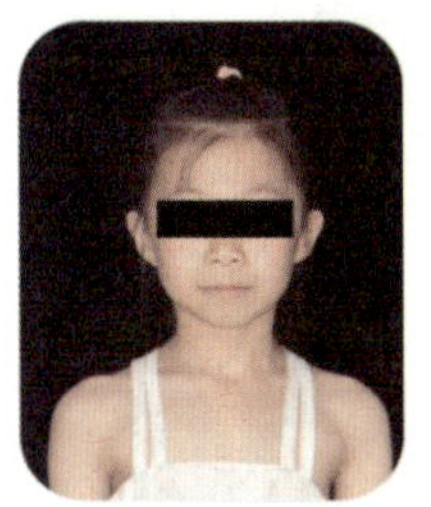

正面照

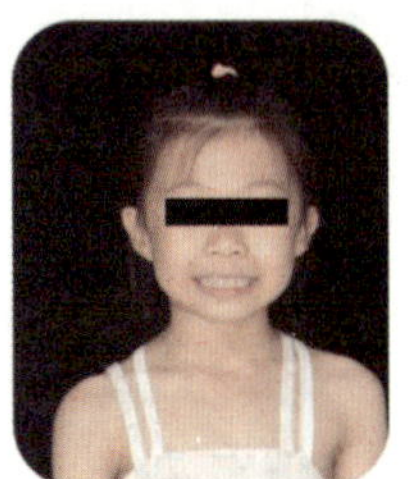

正面微笑照

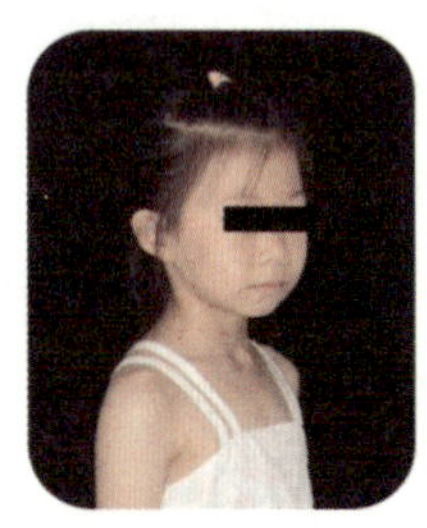

侧面45°照

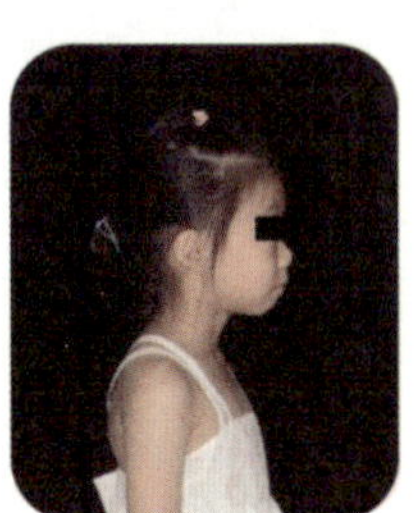

侧面照

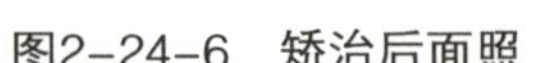

图2-24-6　矫治后面照

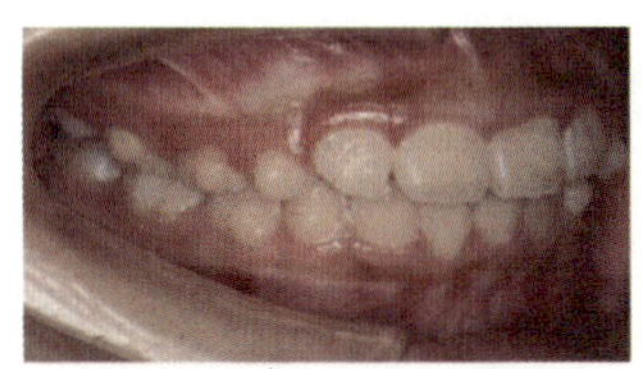
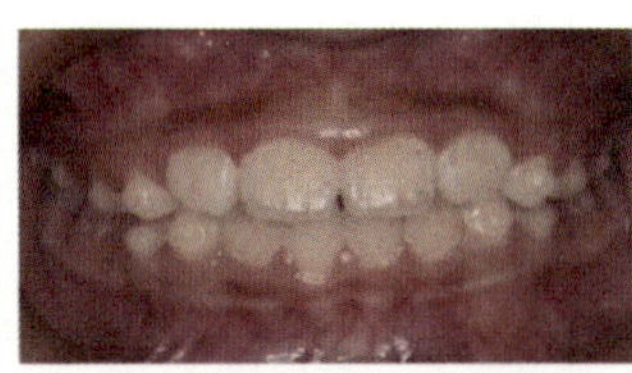
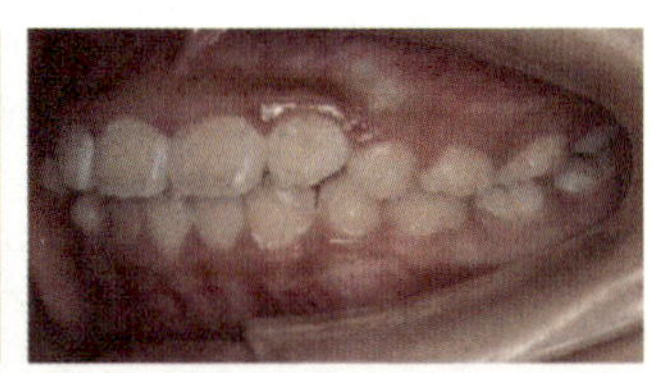
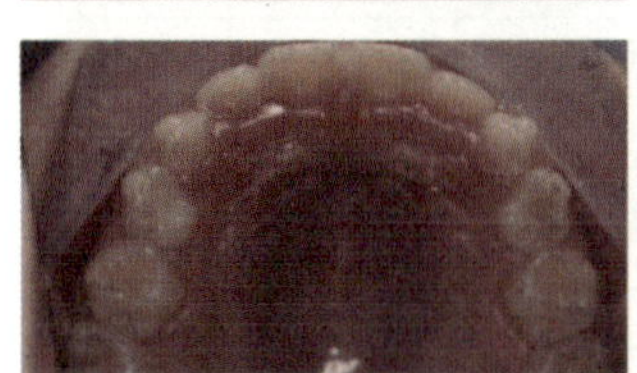
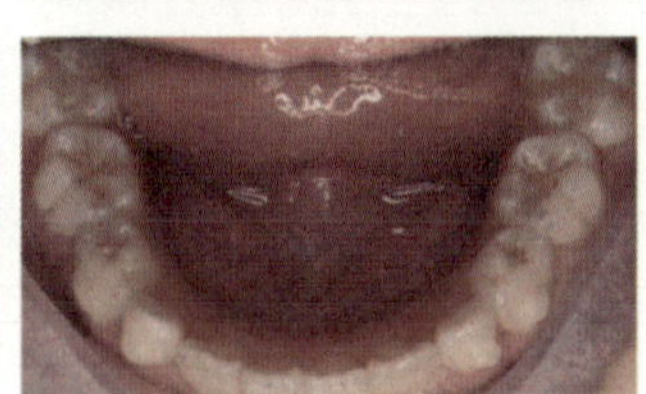
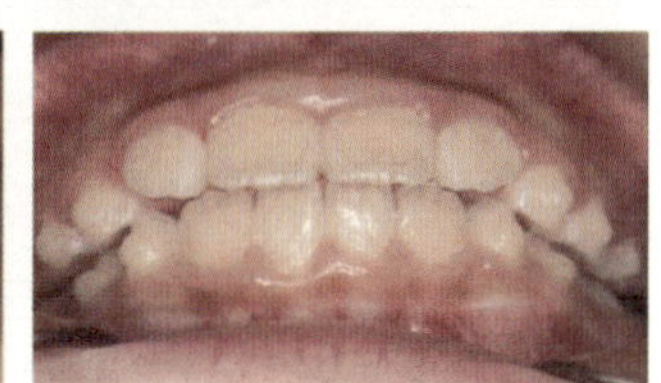

图2-24-7　矫治后口内像

矫治前

矫治后

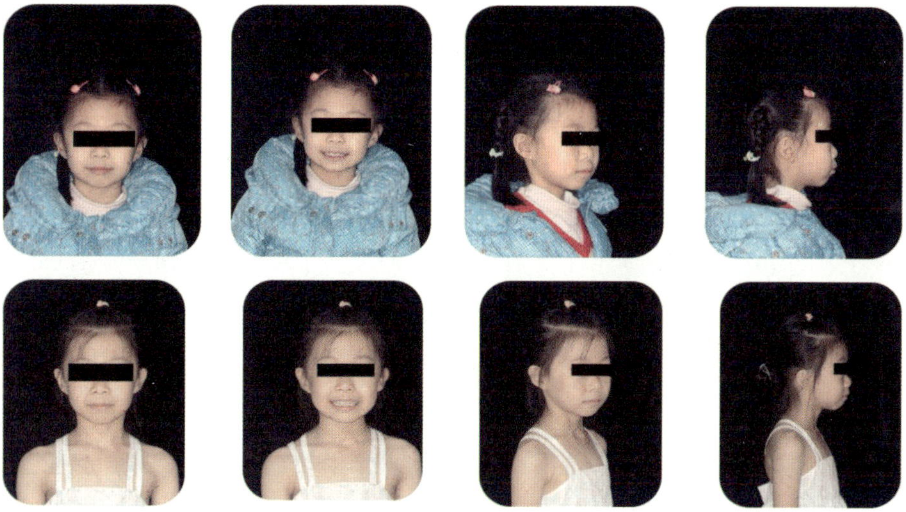

图2-24-8 矫治前后面照对比

矫治前

矫治后

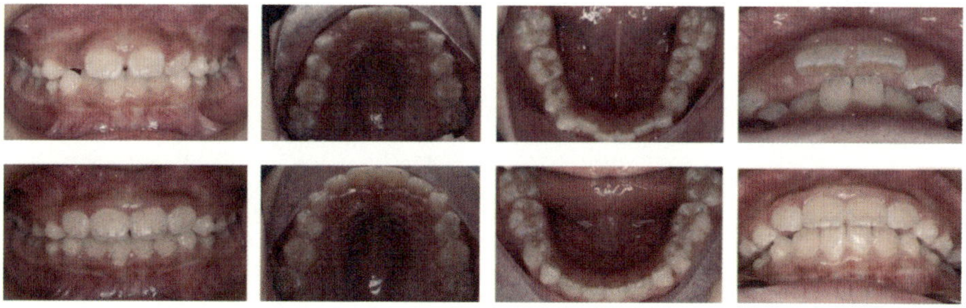

图2-24-9 矫治前后牙列对比

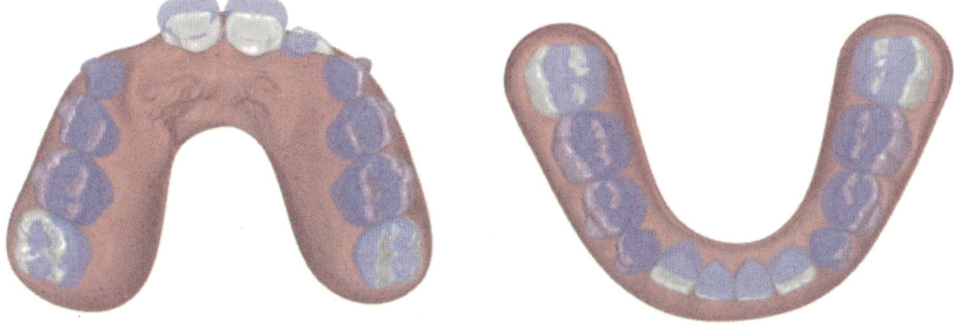

图2-24-10 牙列模型重叠图

病例小结

本病例为隐形矫治早期干预。替牙中期，牙列表现出深覆盖，上、下颌牙列拥挤。牙弓狭窄会导致牙列拥挤且影响后续恒牙萌出；深覆盖会导致下前牙长期咬到上腭黏膜而造成创伤性溃疡，且产生伸长和唇倾趋势。故选择早期干预，去除黏膜创伤因素，去除颌位干扰因素，去除恒牙萌出干扰因素。

对于弓形狭窄并存在牙列拥挤，重点设计上下颌扩弓；22近中设计去扭转，32、42唇向移动纳入弓形；上前牙适当内收，下前牙以31、41位置为准原位排齐，改善覆盖。因牙列固位条件不足，全程选择自主附件增强矫治器固位效果。最终恢复卵圆形弓形，拥挤解除，22转矩恢复，32、42纳入弓形，覆盖改善，前牙区达到“硬碰硬”。

矫治结束后佩戴3个月的隐形保持器，后期使用硅胶矫治器做保持。定期复诊监控。

病例 25

病例简介

患者，男，8岁，主诉牙列不齐。混合牙列，上下颌牙列拥挤，深覆盖。使用隐形矫治器，疗程9个月。矫治后，上下颌牙列拥挤解除，覆盖改善，达到前牙“硬碰硬”。

关键词： 牙列拥挤，深覆盖。

一般信息： 男，8岁，家长代诉牙列不齐影响美观，要求治疗。

现病史及既往史： 无特殊。

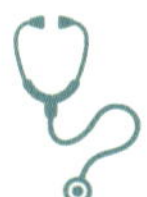

临床诊治

口外检查： 面型基本对称，开口度正常，开口型向下，关节区无弹响，双侧耳屏前无压痛。

口内检查： 替牙中期，全口卫生一般，7D远中邻合面探及浅龋洞，未探及穿髓孔；11、12、21、22、31、32、41、42萌出，4颗第一恒磨牙萌出建𬌗；12、22、31、41近中舌向扭转，21颊侧倾斜，32、42舌向异位；上颌拥挤度3 mm，下颌拥挤度5 mm；覆盖5 mm，下前牙切端咬至上腭黏膜。

诊断： 牙列拥挤，深覆盖。

治疗方案： 隐形矫治解除干扰，上下颌扩弓，下颌设计乳磨牙片切，解除拥挤，恢复个别牙转矩，将32、42纳入牙弓，改善覆盖关系，达到前牙“硬碰硬”。

治疗设计： 全口隐形矫治，上下颌扩弓，下颌设计乳磨牙片切，利用扩弓及片切产生的间隙解除拥挤；12近中、22近中、31近中、41近中、21设计去扭转排齐，设计32、42唇向移动纳入弓形；上前牙适当内收，下前牙以31、41位置为准原位排齐，改善覆盖。使用自主附件，保证矫治器固位。用压膜保持器和硅胶矫治器保持。

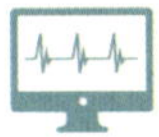

治疗过程

治疗过程如图2-25-1至图2-25-11和表2-25-1。全口隐形矫治，共32副矫治器，每7天更换一副。矫治器佩戴后使用咬胶棒，确保矫治器贴合。其中前20副矫治器，上下颌扩弓，下颌拥挤度大，配合乳磨牙片切，利用扩弓及片切产生的间隙解除拥挤，同时调整个别牙转矩；后12副矫治器上下颌继续扩弓排齐，将32、42纳入牙弓。矫治持续9个月，恢复牙弓形态，上下颌拥挤解除，覆盖改善，达到前牙“硬碰硬”。

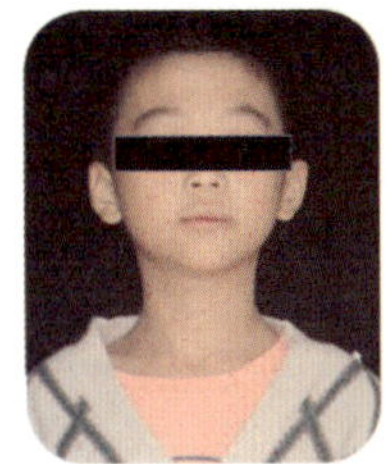

正面照

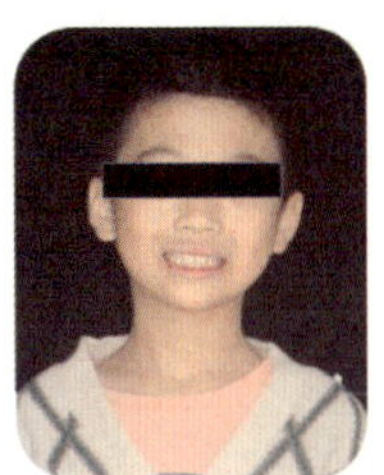

正面微笑照

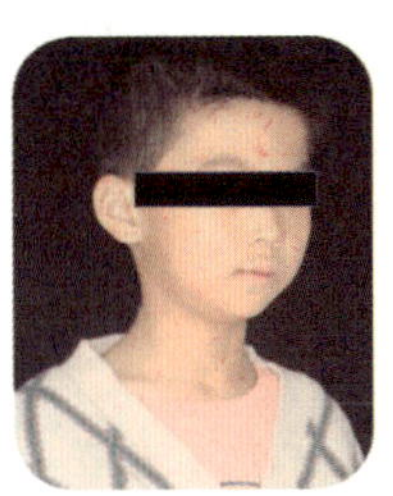

侧面45°照

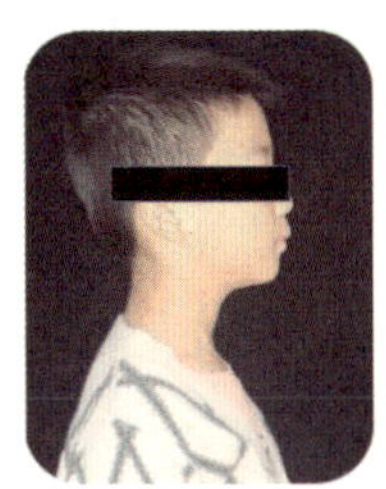

侧面照

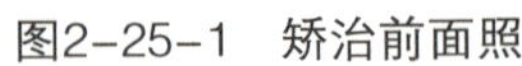

图2-25-1　矫治前面照

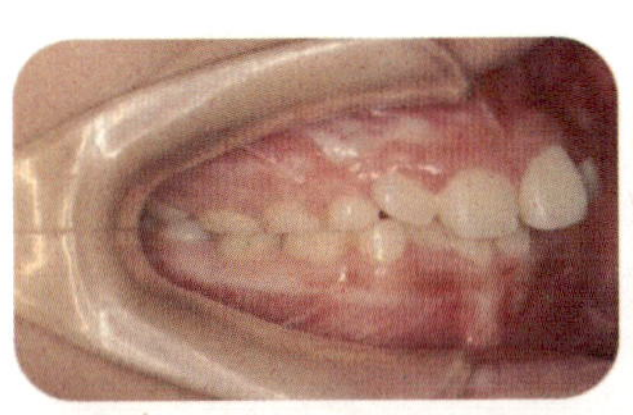

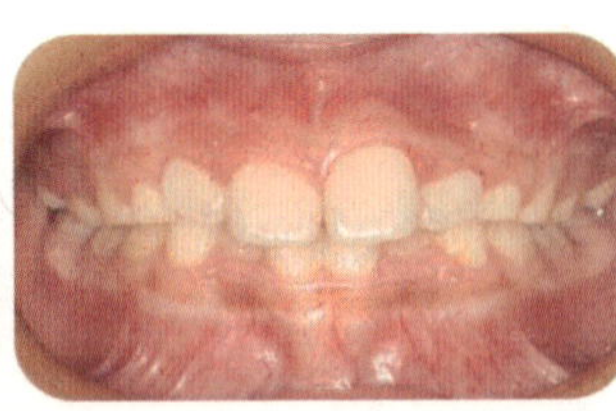

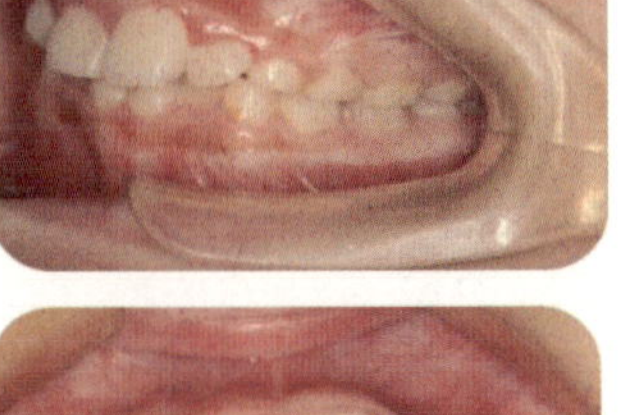

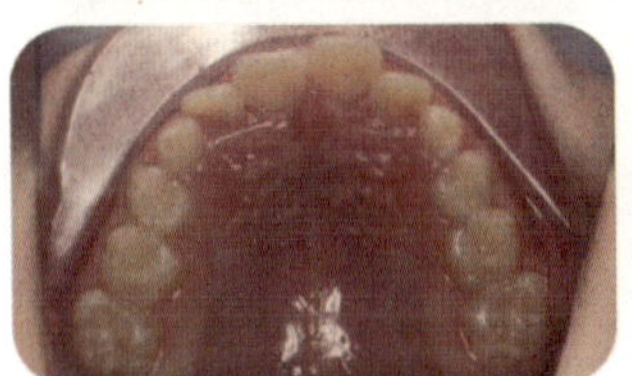

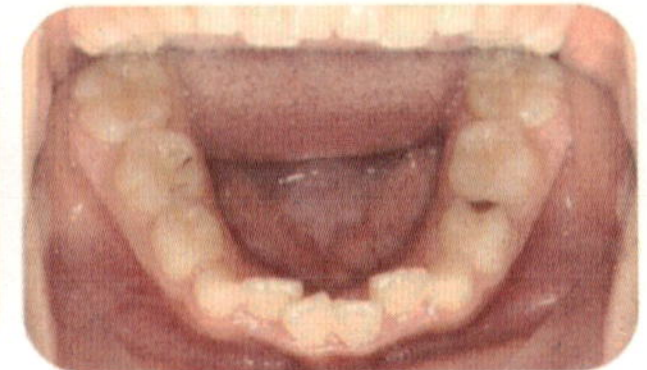

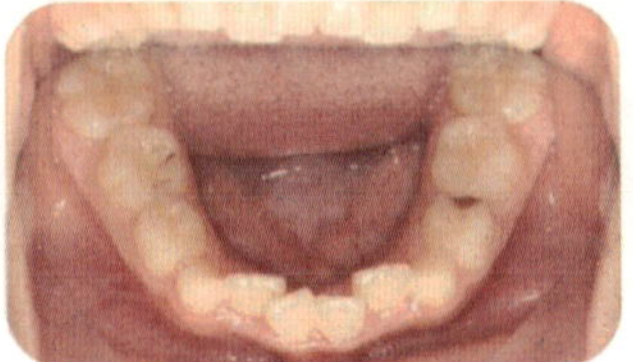

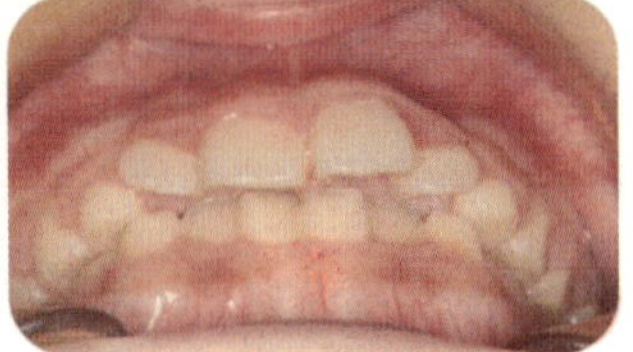

图2-25-2　矫治前口内像

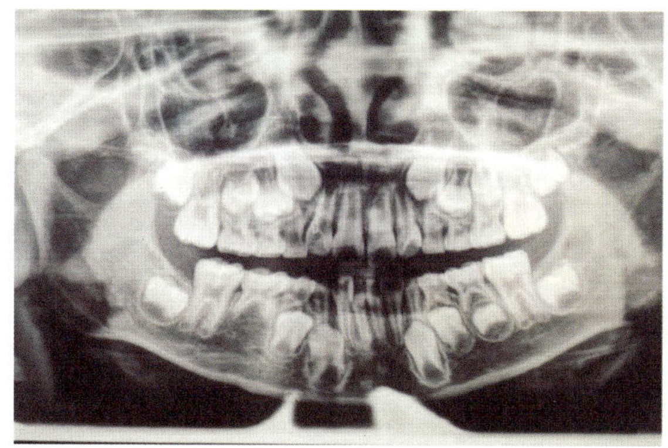

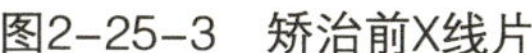

图2-25-3 矫治前X线片

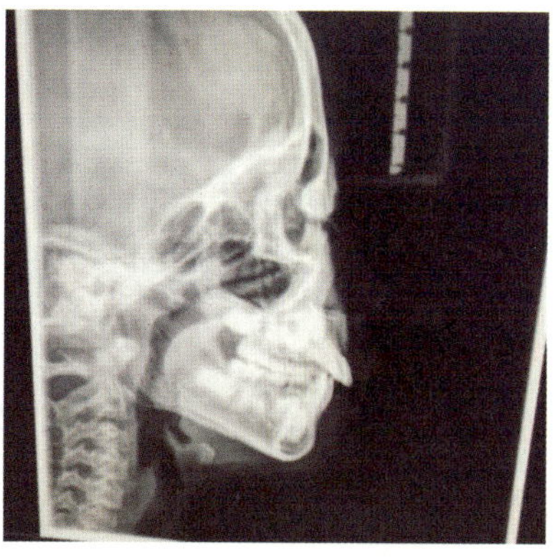

图2-25-4 矫治前侧位片

表2-25-1 矫治前头侧测量数据

测量项目	测量值	标准值	测量结果
骨测量			
SNA/°	79.86	82.8 ± 4.0	上颌相对颅底位置正常
SNB/°	75.52	80.1 ± 3.9	下颌相对颅底后缩
ANB/°	4.34	2.7 ± 2.0	趋向于I类错合
FH–NPo（面角）/°	98.92	85.4 ± 3.7	颏部前突
NA–APo（颌凸角）/°	167.17	6.0 ± 4.4	上颌相对面部前突
FMA（FH–MP下颌平面角）/°	27.98	31.1 ± 5.6	均角型，下颌平面陡度正常
SGn–FH（Y轴角）/°	63.51	66.3 ± 7.1	生长方向正常，颏部位置关系正常
MP–SN/°	38.08	32.5 ± 5.2	下颌体陡度大，面部高度较大
Po–NB/mm	2.46	1.0 ± 1.5	颏部发育量、颏部位置关系正常
牙测量			
U1–NA/mm	5.52	5.1 ± 2.4	上中切牙突度正常
U1–NA/°	24.14	22.8 ± 5.7	上中切牙倾斜度正常
L1–NB/mm	3.79	6.7 ± 2.1	下中切牙后缩
L1–NB/°	25.36	30.3 ± 5.8	下中切牙倾斜度正常
U1–L1（上下中切牙角）/°	126.16	125.4 ± 7.9	上下中切牙/上下前部牙弓突度正常
U1–SN/°	104	105.7 ± 6.3	上中切牙相对前颅底平面倾斜度正常
IMPA（L1–MP）/°	94.96	91.6 ± 7.0	下中切牙相对下颌平面倾斜度正常

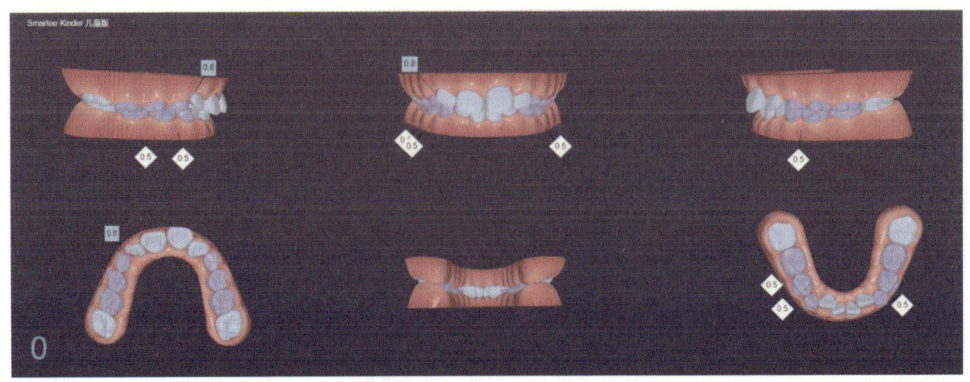

图2-25-5　矫治动画截图

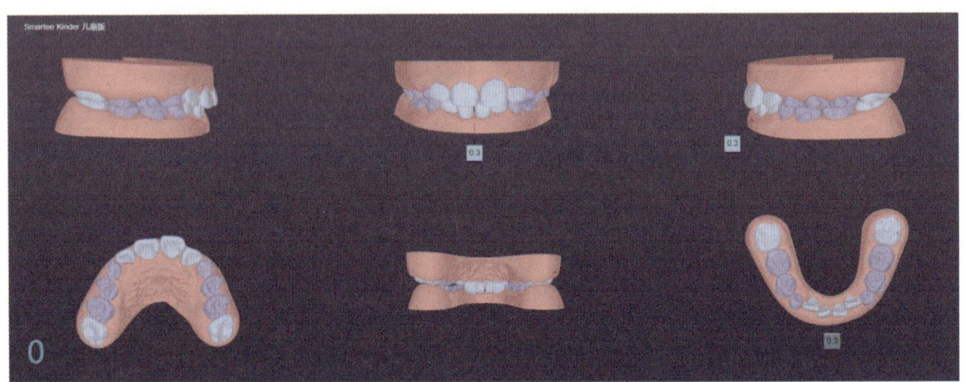

图2-25-6　精调动画截图

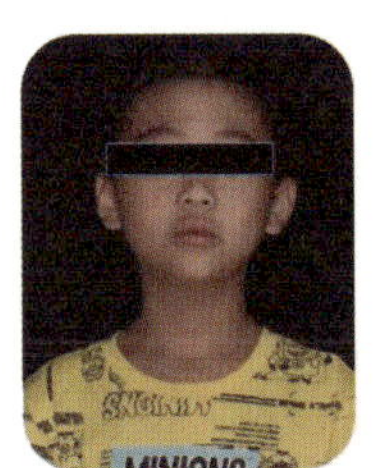
正面照

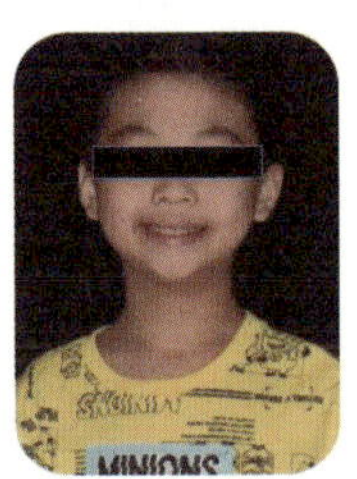
正面微笑照

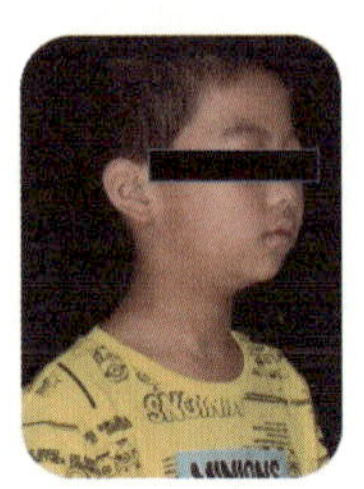
侧面45°照

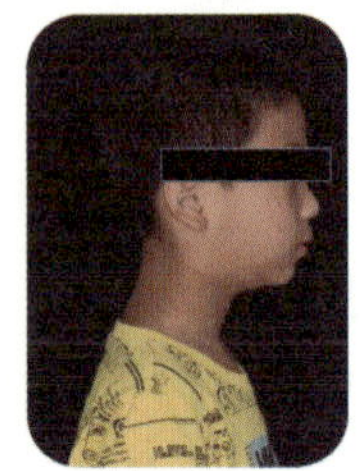
侧面照

图2-25-7　矫治后面照

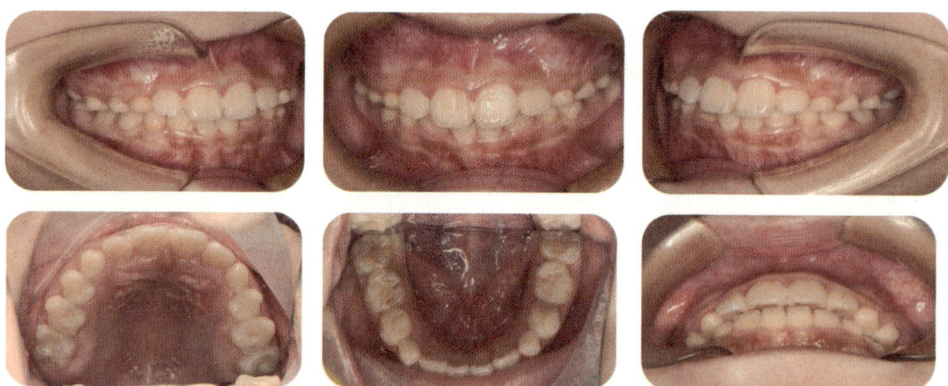

图2-25-8 矫治后口内像

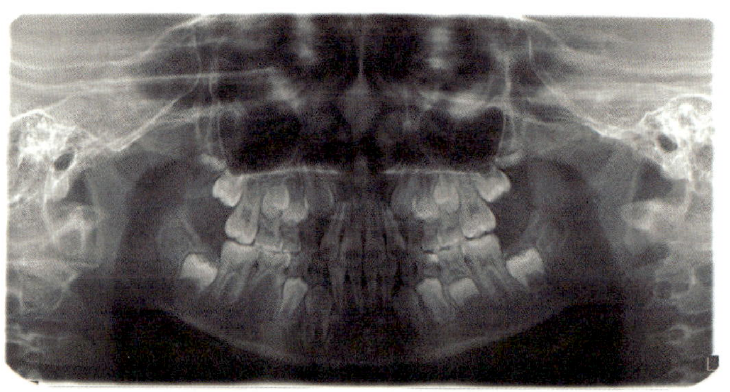

图2-25-9 矫治后X线片

矫治前

矫治后

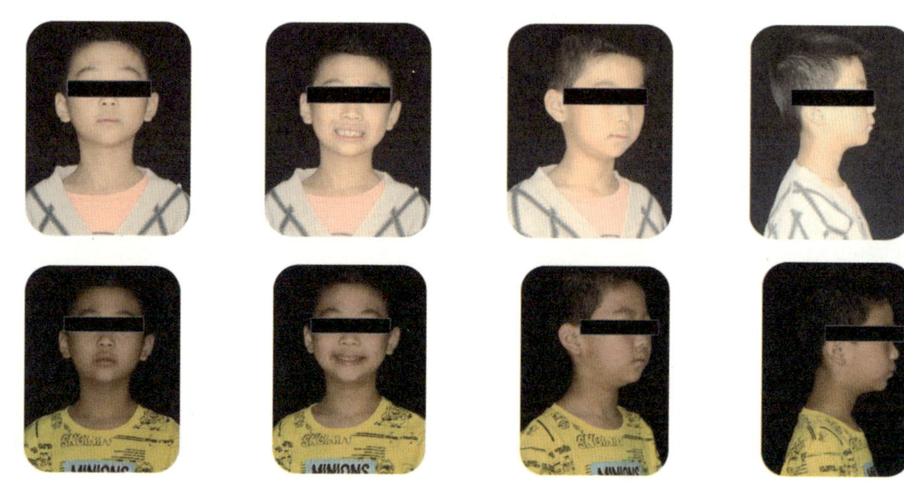

图2-25-10 矫治前后面照对比

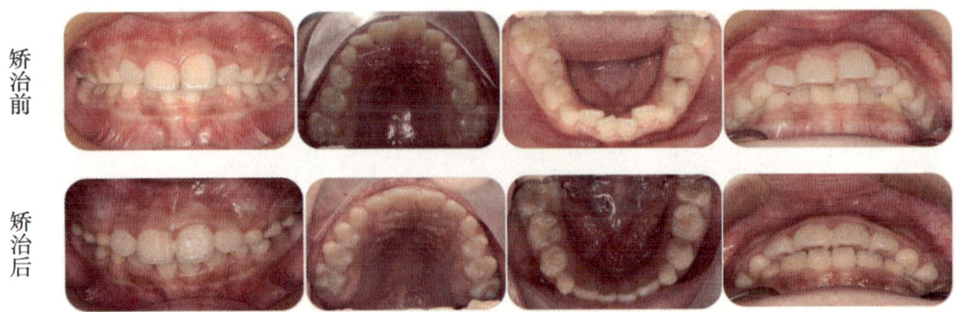

图2-25-11 矫治前后牙列对比

病例小结

本病例为隐形矫治早期干预。替牙中期，牙列表现出深覆盖，上下颌牙列拥挤。牙弓狭窄会导致牙列拥挤且影响后续恒牙萌出；深覆盖会导致下前牙长期咬到上腭黏膜而造成创伤性溃疡，且产生伸长和唇倾趋势。故选择早期干预，去除黏膜创伤因素，去除颌位干扰因素，去除恒牙萌出干扰因素。

对于弓形狭窄并存在牙列拥挤，重点设计上下颌扩弓，下颌拥挤度大，配合乳磨牙片切，利用扩弓及片切产生的间隙解除拥挤；12近中、22近中、31近中、41近中、21设计去扭转排齐，设计32、42唇向移动纳入弓形；上前牙适当内收，下前牙以31、41位置为准原位排齐，改善覆盖。因牙列固位条件不足，全程选择自主附件增强矫治器固位效果。最终恢复卵圆形弓形，拥挤解除，12、22、31、41、21转矩恢复，32、42纳入牙弓，覆盖改善，前牙达到“硬碰硬”。

矫治结束后佩戴3个月的隐形保持器，后期使用硅胶矫治器做保持。定期复诊监控。

病例 26

病例简介

患者，女，8岁，主诉龅牙。混合牙列，牙列拥挤，深覆盖。使用隐形矫治器，疗程15个月。矫治后牙列拥挤解除，覆盖改善，达到前牙“硬碰硬”。

关键词：牙列拥挤，深覆盖。

一般信息：女，8岁，家长代诉龅牙影响美观，要求治疗。

现病史及既往史：无特殊。

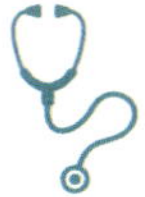

临床诊治

口外检查：面型基本对称，开口度正常，开口型向下，关节区无弹响，双侧耳屏前无压痛。

口内检查：替牙期，全口卫生一般，5D近远中邻面、6D远中邻𬌗面、6E近中邻𬌗面龋损；11、21、31、32、41、42萌出，26、36萌出已建𬌗，16、46萌出未建𬌗；11、21近中颊向扭转；上颌前牙区拥挤度3 mm，下颌前牙区拥挤度4 mm；覆盖6 mm，下前牙切端咬至上颌腭侧黏膜处。

诊断：牙列拥挤，深覆盖。

治疗方案：隐形矫治解除干扰，上下颌扩弓，匹配上下颌弓形，解除拥挤，恢复11、21转矩，内收上前牙，唇展下前牙，改善覆盖关系，达到前牙“硬碰硬”。

治疗设计：全口隐形矫治，上下颌扩弓，利用扩弓产生的间隙解除拥挤，11、21近中去扭转，上前牙内收，下前牙唇展，改善前牙覆盖关系。使用自主附件，保证矫治器固位。用压膜保持器和硅胶矫治器保持。

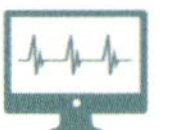

治疗过程

治疗过程如图2-26-1至图2-26-8。全口隐形矫治，共35副矫治器，每7天更换一副。矫治器佩戴后使用咬胶棒，确保矫治器贴合。其中前15副矫治器，上下颌扩弓，利用扩弓产生的间隙解除拥挤，矫治中5B、6B脱落，替牙期间适当佩戴硅胶矫治器做萌出管理过渡；后20副矫治器12、22处设计萌出帽引导萌出，上下颌继续扩弓，11、21近中去扭转排齐，内收上前牙，唇展下前牙。矫治持续9个月，最终恢复牙弓形态，拥挤解除，11、21转矩恢复，覆盖改善，达到前牙“硬碰硬”。

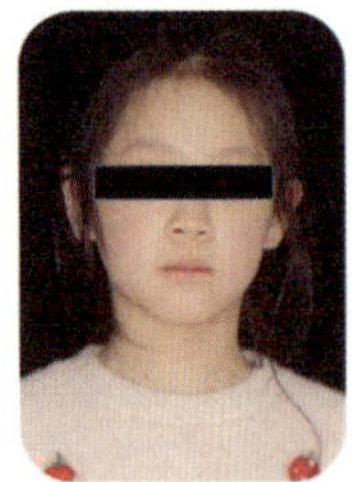

正面照

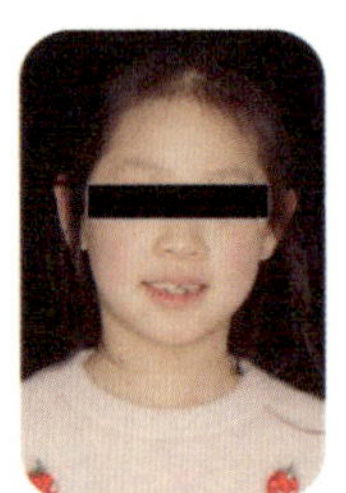

正面微笑照

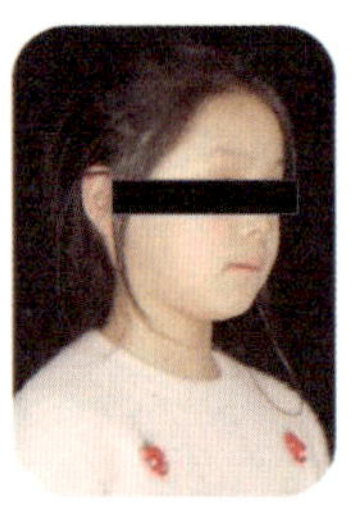

侧面45°照

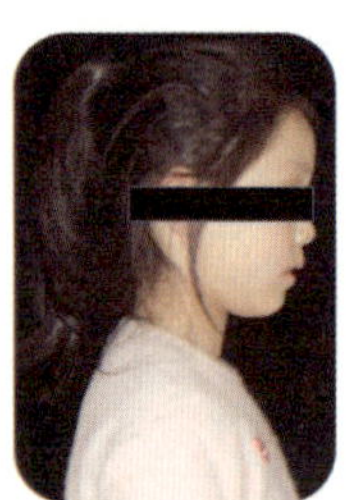

侧面照

图2-26-1 矫治前面照

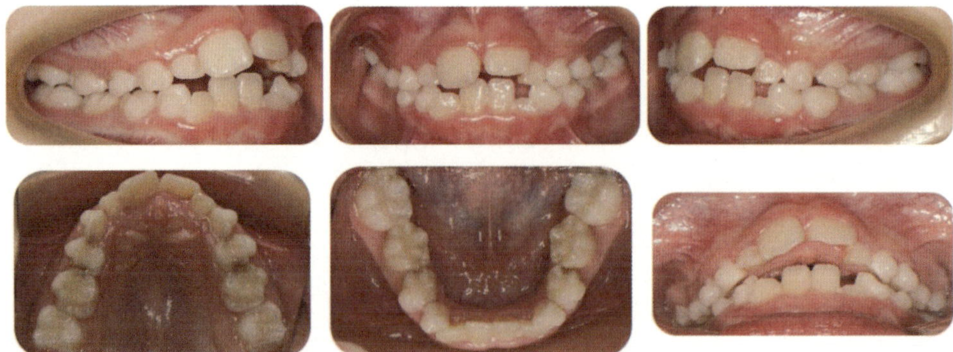

图2-26-2 矫治前口内像

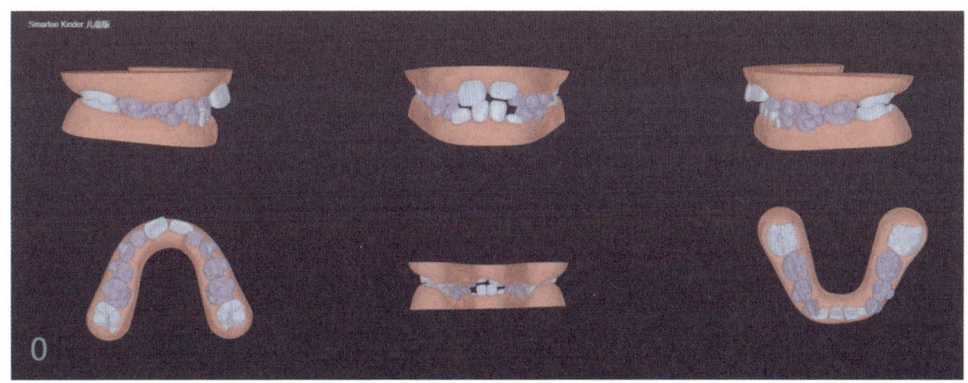

图2-26-3　矫治动画截图

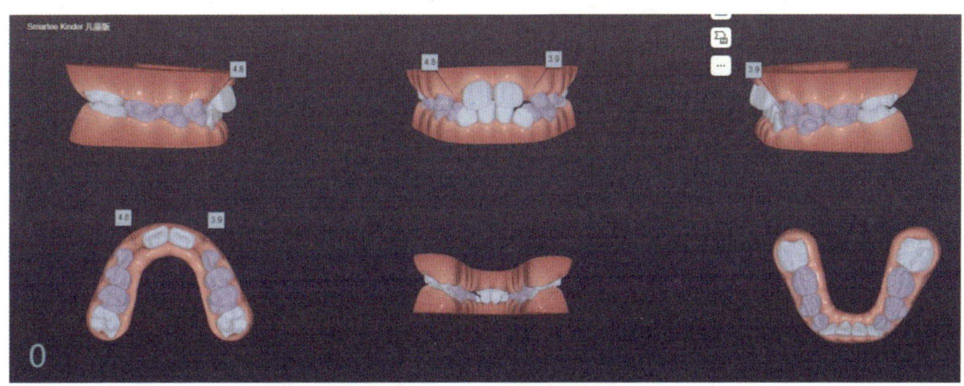

图2-26-4　精调动画截图

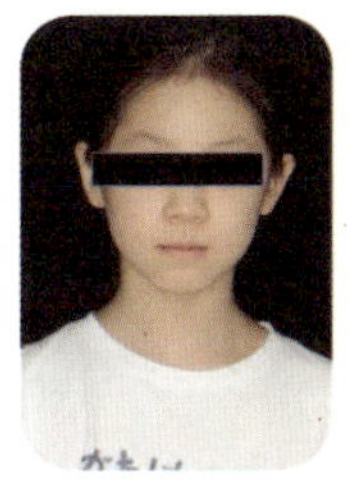

正面照

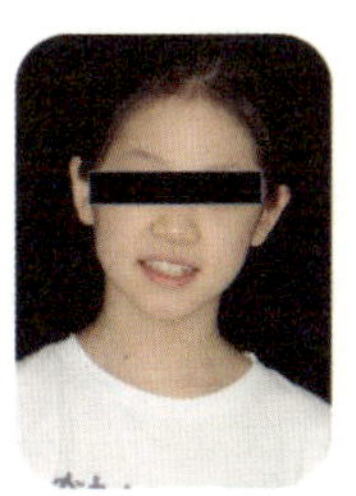

正面微笑照

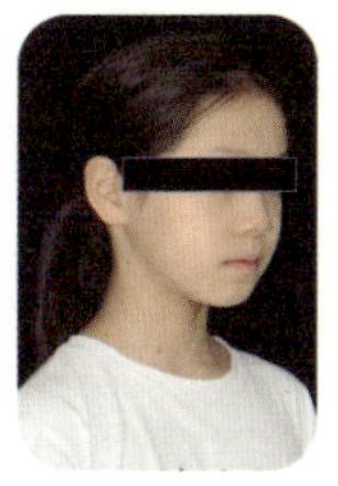

侧面45°照

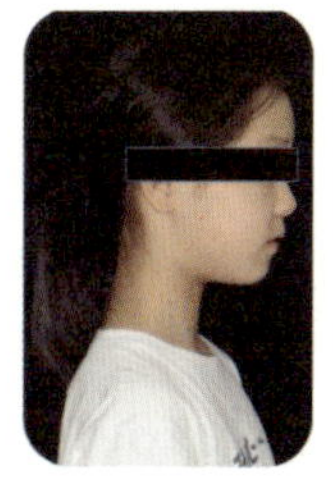

侧面照

图2-26-5　矫治后面照

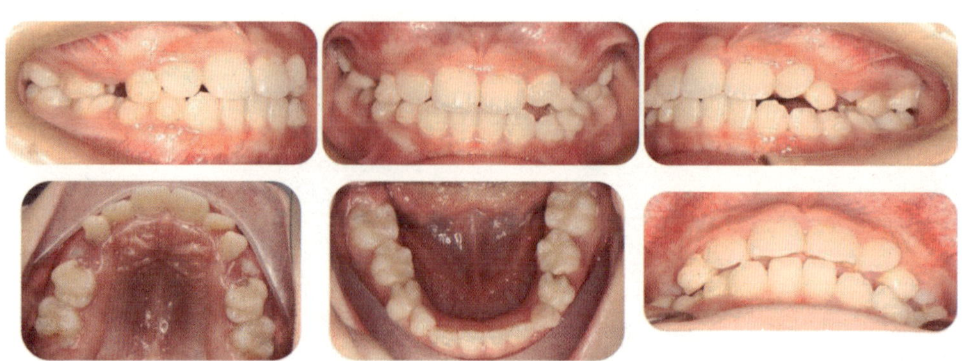

图2-26-6　矫治后口内像

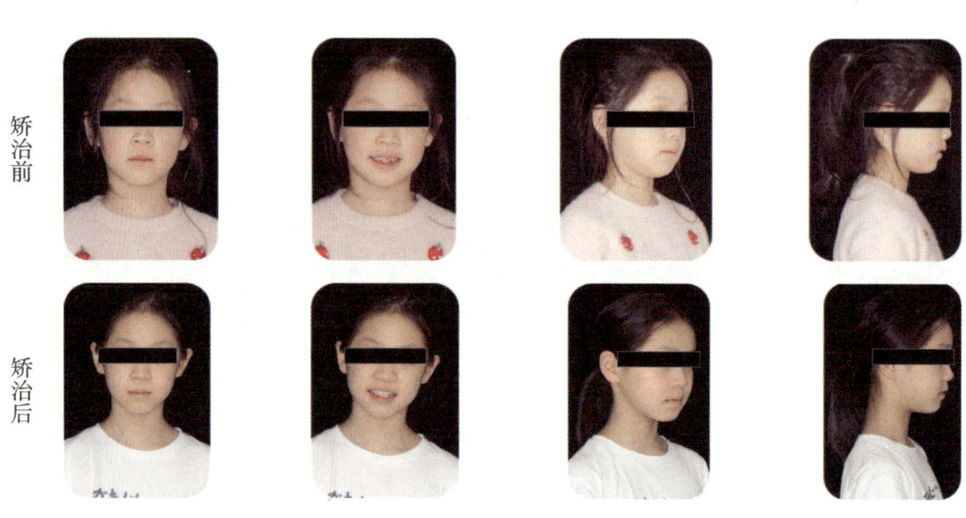

图2-26-7　矫治前后面照对比

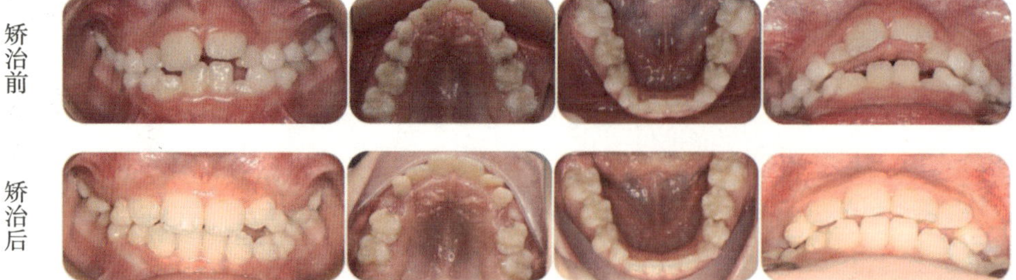

图2-26-8　矫治前后牙列对比

病例小结

本病例为隐形矫治早期干预。替牙中期，牙列表现出深覆盖，牙列拥挤。牙弓狭窄会导致牙列拥挤且影响后续恒牙萌出；深覆盖会导致下前牙长期咬到上腭黏膜而造成创伤性溃疡，且产生伸长和唇倾趋势。故选择早期干预，去除黏膜创伤因素，去除颌位干扰因素，去除恒牙萌出干扰因素。

对于弓形狭窄并存在牙列拥挤，重点设计上下颌扩弓，利用扩弓产生的间隙解除拥挤，设计11、21近中去扭转排齐，上前牙内收，下前牙唇展，改善前牙覆盖关系。因牙列固位条件不足，全程选择自主附件增强矫治器固位效果。矫治期间发生换牙，换牙期使用硅胶矫治器做萌出管理过渡，并在后续矫治过程设计萌出帽引导恒压萌出。最终恢复卵圆形弓形，拥挤解除，11、21转矩恢复，覆盖改善，前牙达到“硬碰硬”。

矫治结束后佩戴3个月的隐形保持器，后期使用硅胶矫治器做保持。定期复诊监控。

病例 27

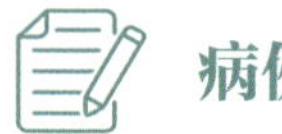

病例简介

患者，女，8岁，主诉龅牙。混合牙列，牙列拥挤，深覆盖。使用隐形矫治器，疗程14个月（含未按时复诊时间）。矫治后拥挤解除，覆盖改善，达到“硬碰硬”。

关键词：牙列拥挤，深覆盖。

一般信息：女，8岁，家长代诉龅牙影响美观，要求治疗。

现病史及既往史：无特殊。

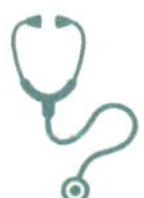

临床诊治

口外检查：面型基本对称，开口度正常，开口型向下，关节区无弹响，双侧耳屏前无压痛。

口内检查：替牙期，6D远中邻殆面、7E殆面、8E远中殆面探及龋洞；11、12、21、22、31、32、41、42已萌出，4颗第一恒磨牙萌出建殆；21近中颊向扭转；22近中舌向扭转；上下颌弓形狭窄，上颌拥挤度3 mm，下拥挤度2 mm；覆盖9 mm，下前牙切端咬至上颌腭侧黏膜处。

诊断：牙列拥挤，深覆盖。

治疗方案：隐形矫治解除干扰，上下颌扩弓，配合乳磨牙片切，解除拥挤，恢复21、22转矩，内收上前牙，唇展下前牙，改善覆盖关系，达到前牙“硬碰硬”。

治疗设计：全口隐形矫治，上下颌扩弓，配合乳磨牙片切，利用扩弓及片切产生的间隙解除拥挤，同时设计内收上前牙、唇展下前牙，并且设计21、22近中去扭转排齐，改善覆殆、覆盖。使用自主附件，保证矫治器固位。用压膜保持器和硅胶矫治器保持。

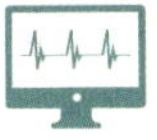

治疗过程

治疗过程如图2-27-1至图2-27-8。全口隐形矫治，共25副矫治器，每7天更换一副。矫治器佩戴后使用咬胶棒，确保矫治器贴合。第一阶段15副矫治器，设计上下颌扩弓，配合左侧乳磨牙片切，解除拥挤，内收上前牙。第二阶段精调设计10副矫治器，继续设计上下颌扩弓，再次左侧乳磨牙片切，内收上前牙，唇展下前牙。矫治过程中5C、5D、6C、6D、7C、7D、8C、8D脱落，替牙期间佩戴硅胶矫治器做萌出管理。矫治共持续10个月，拥挤解除，恢复21、22转矩，覆盖关系改善，达到“硬碰硬”。

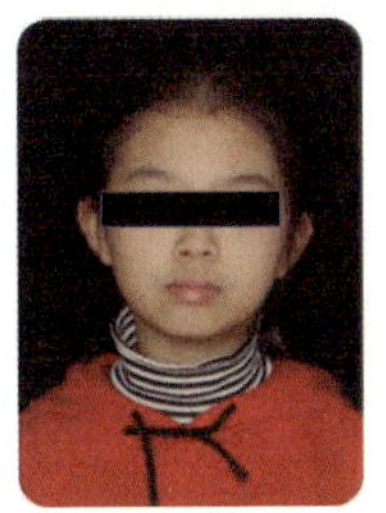

正面照

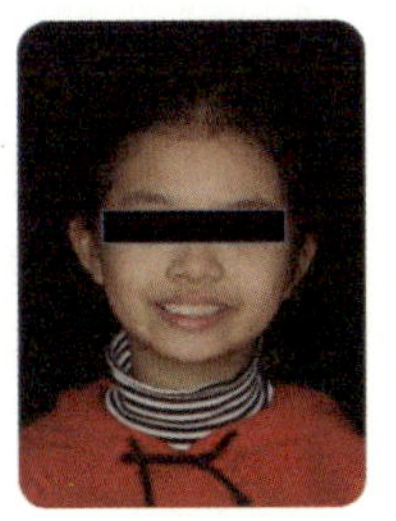

正面微笑照

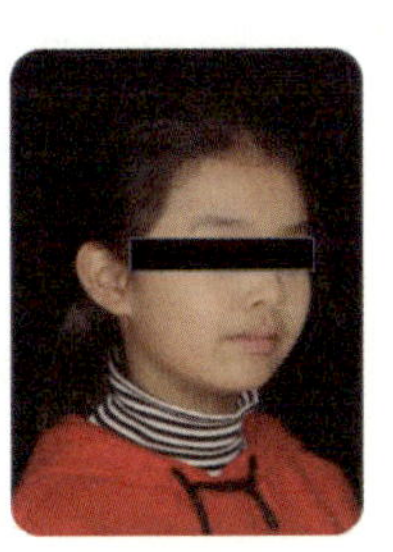

侧面45°照

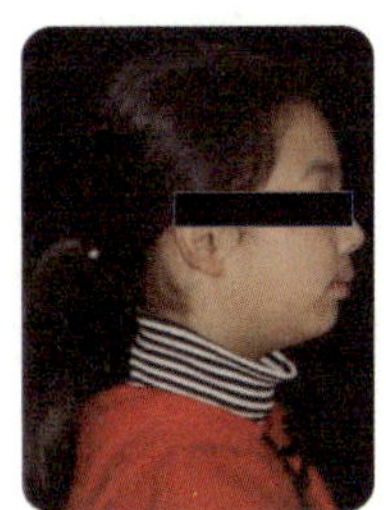

侧面照

图2-27-1 矫治前面照

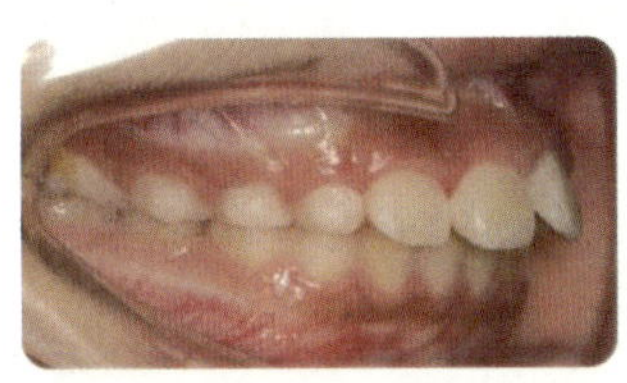

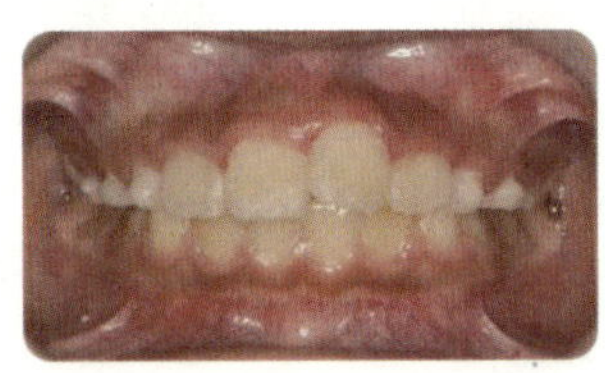

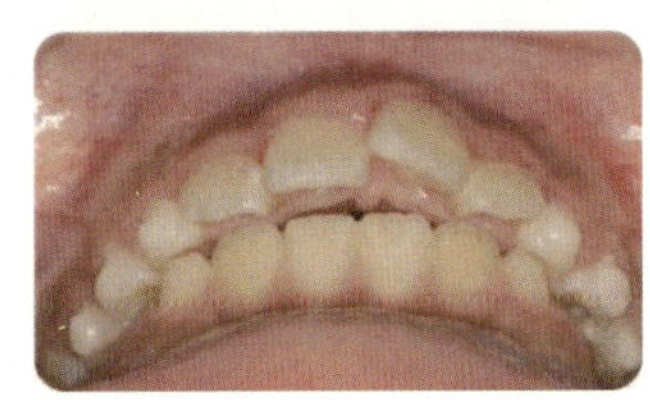

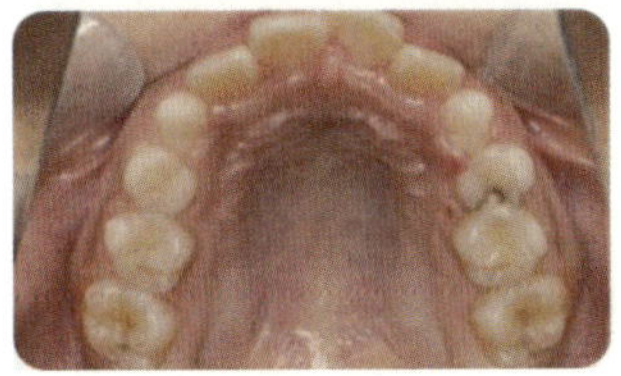

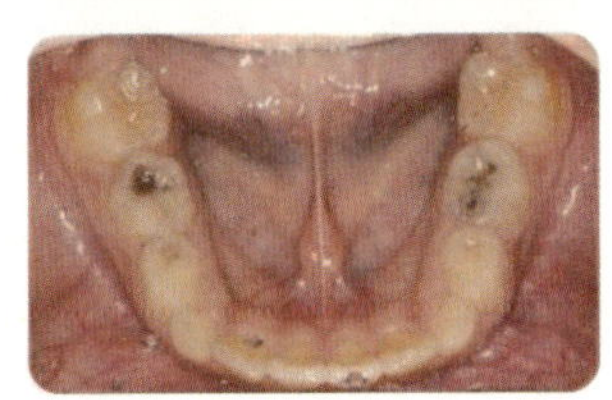

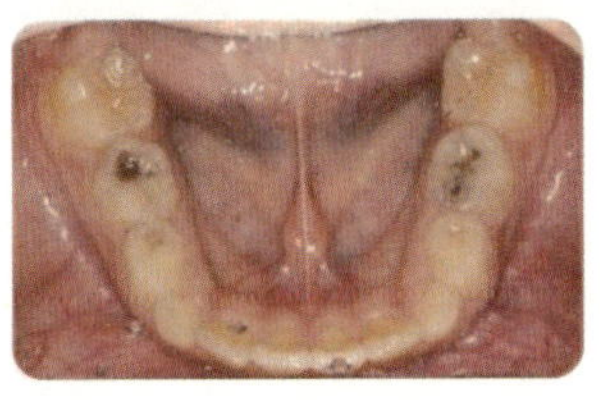

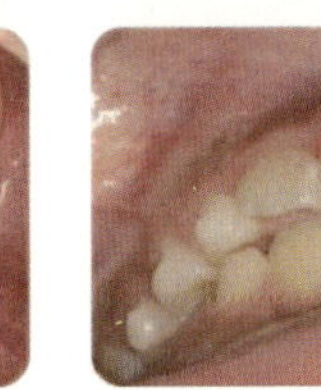

图2-27-2 矫治前口内像

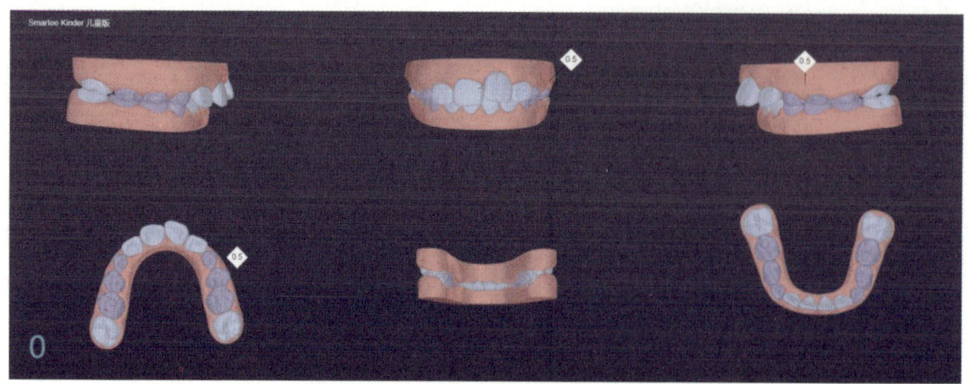

图2-27-3　矫治动画截图

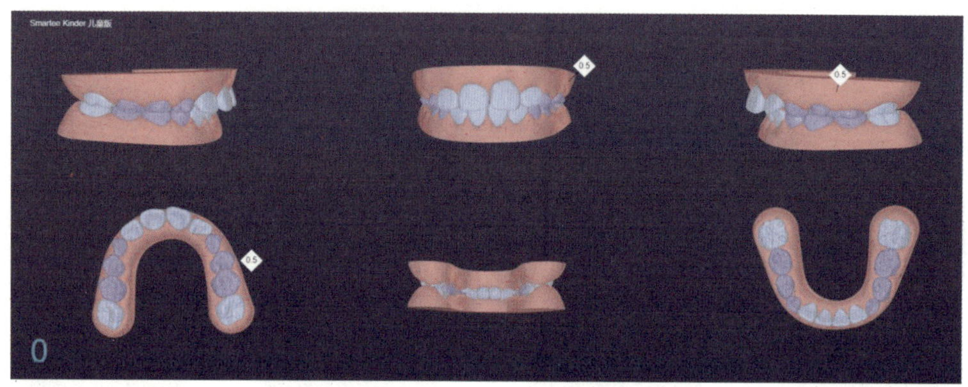

图2-27-4　精调动画截图

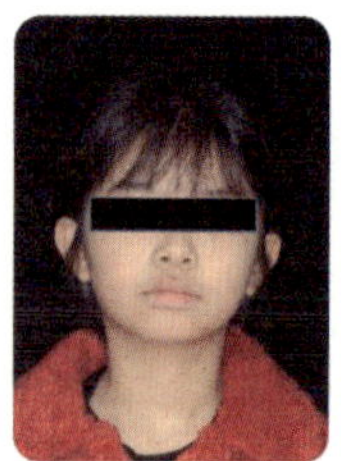

正面照

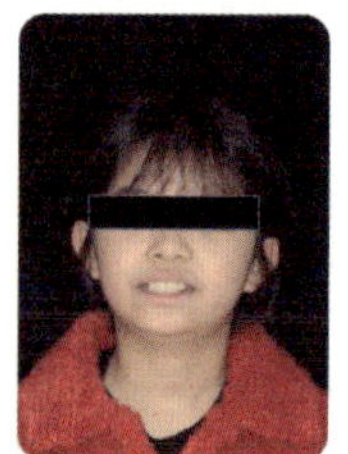

正面微笑照

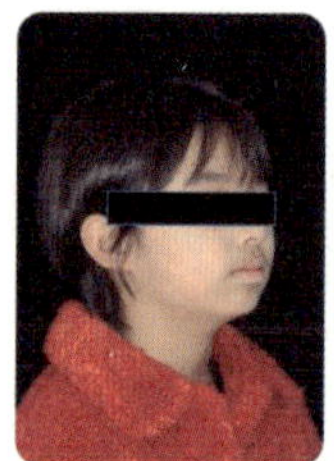

侧面45°照

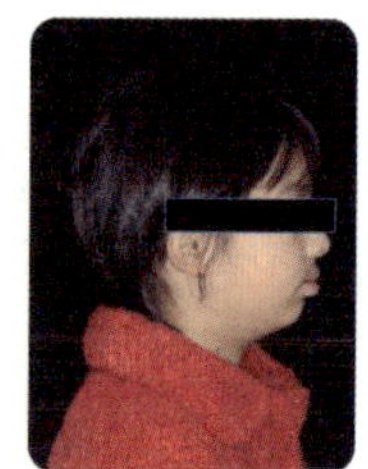

侧面照

图2-27-5　矫治后面照

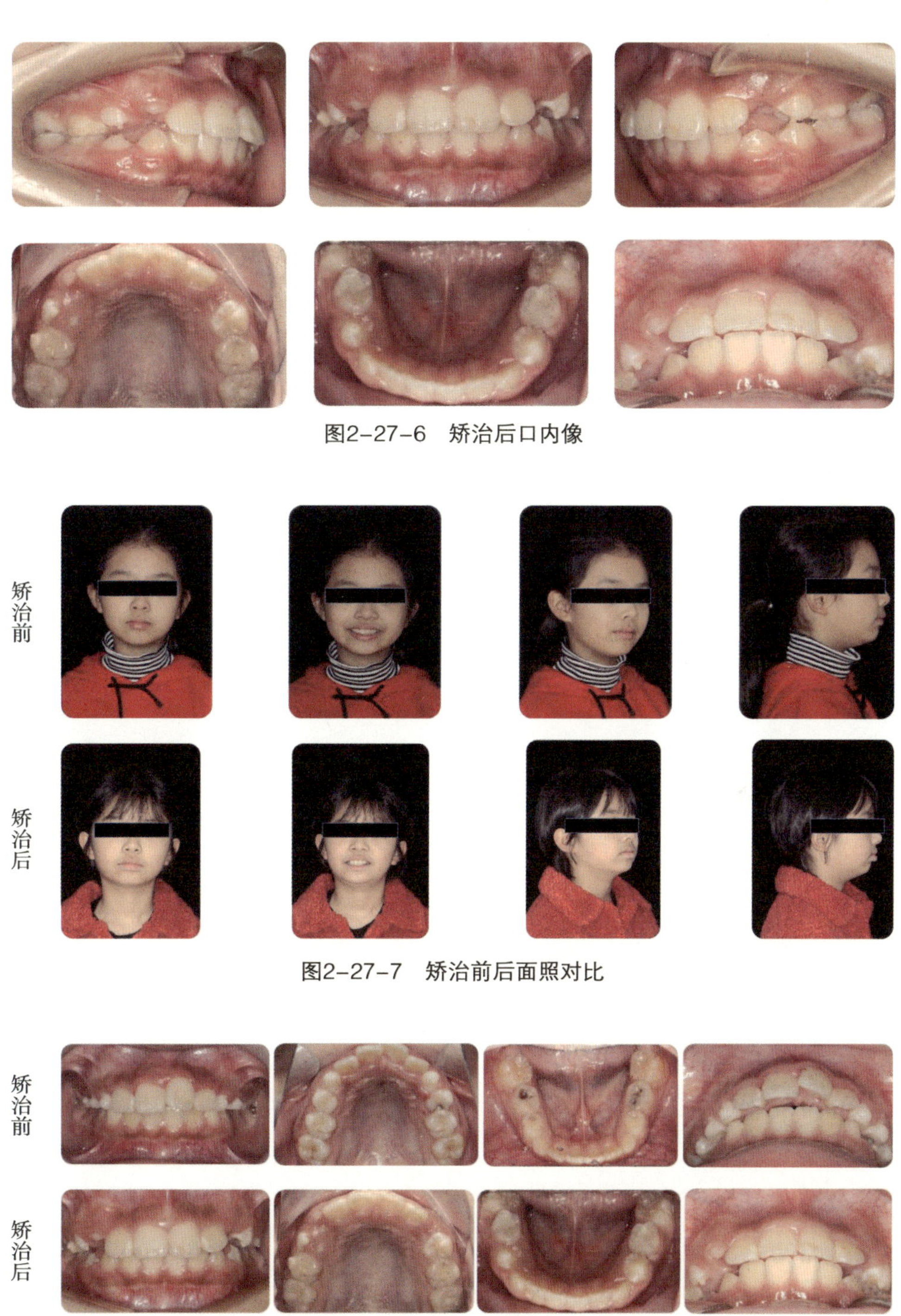

图2-27-6　矫治后口内像

图2-27-7　矫治前后面照对比

图2-27-8　矫治前后牙列对比

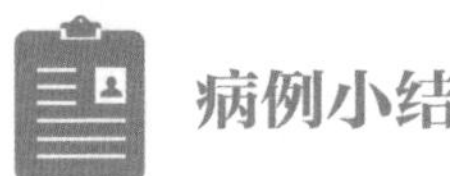

病例小结

本病例为隐形矫治早期干预。替牙中期，牙列表现出深覆盖，上下颌牙列拥挤。牙弓狭窄会导致牙列拥挤且影响后续恒牙萌出；深覆盖会导致下前牙长期咬到上腭黏膜而造成创伤性溃疡，且产生伸长和唇倾趋势。故选择早期干预，去除黏膜创伤因素，去除颌位干扰因素，去除恒牙萌出干扰因素。

对于上下颌弓形狭窄并存在牙列拥挤的患者，重点设计上下颌扩弓，因左上拥挤量大，分别设计6D近远中两次片切，利用扩弓及片切产生的间隙解除拥挤、内收上前牙，并设计21、22近中去扭转排齐。因牙列固位条件不足，全程选择自主附件增强矫治器固位效果。矫治期间多次换牙，换牙期间使用硅胶矫治器做萌出管理。最终恢复卵圆形弓形，拥挤解除，达到“硬碰硬”。

矫治结束后佩戴3个月的隐形保持器，后期使用硅胶矫治器做保持。定期复诊监控。

病例 28

病例简介

患者，男，11岁，主诉龅牙。恒牙列，牙列拥挤，深覆盖。使用隐形矫治器，疗程8个月（含未按时复诊时间）。矫治后牙列拥挤解除，覆盖改善，达到“硬碰硬”。

关键词： 牙列拥挤，深覆盖。

一般信息： 男，11岁，家长代诉龅牙影响美观，要求治疗。

现病史及既往史： 无特殊。

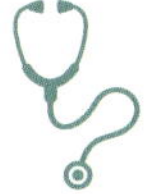

临床诊治

口外检查： 面型基本对称，开口度正常，开口型向下，关节区无弹响，双侧耳屏前无压痛。

口内检查： 恒牙列，全口卫生一般，牙齿表面色素沉着（++）；4颗第二磨牙未萌出；12、22、42舌倾；上颌拥挤度2 mm，下颌拥挤度3 mm；覆盖5 mm。

诊断： 牙列拥挤，深覆盖。

治疗方案： 隐形矫治解除干扰，上下颌扩弓，个别牙转矩调整排齐，解除拥挤，改善覆盖关系，达到前牙“硬碰硬”。

治疗设计： 全口隐形矫治，上下颌扩弓，利用扩弓产生的间隙解除拥挤，内收上前牙，同时设计12、22、42唇倾排齐，改善覆盖。使用自主附件，保证矫治器固位。用压膜保持器和硅胶矫治器保持。

治疗过程

治疗过程如图2-28-1至图2-28-10及表2-28-1。全口隐形矫治，共12副矫治器，每7天更换一副。矫治器佩戴后使用咬胶棒，确保矫治器贴合。设计上下颌扩弓，调整12、22、42转矩。矫治持续8个月（含未按时复诊时间）。结束时解除拥挤，覆盖关系改善，达到“硬碰硬”。

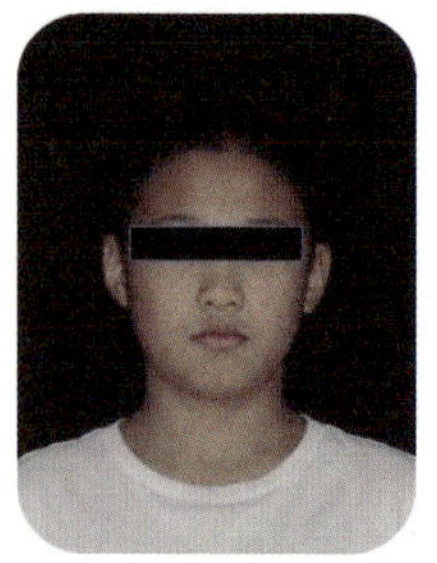
正面照

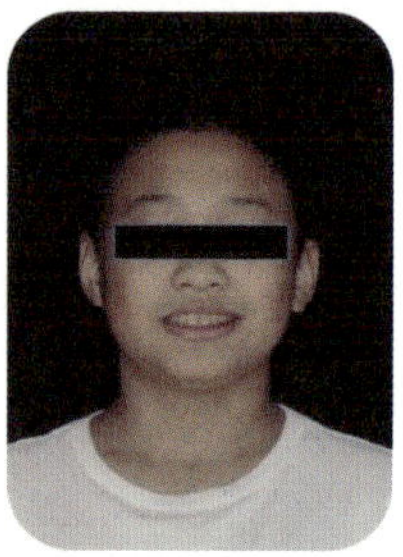
正面微笑照

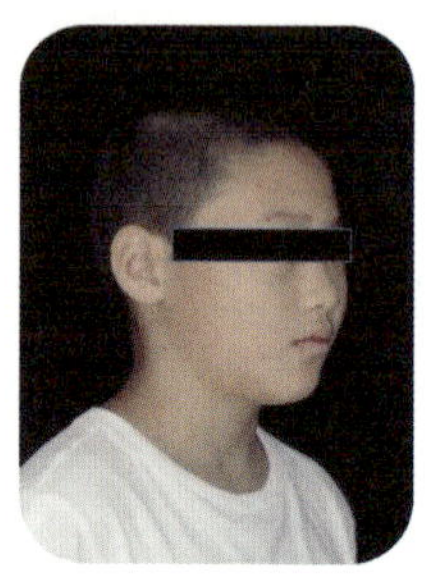
侧面45°照

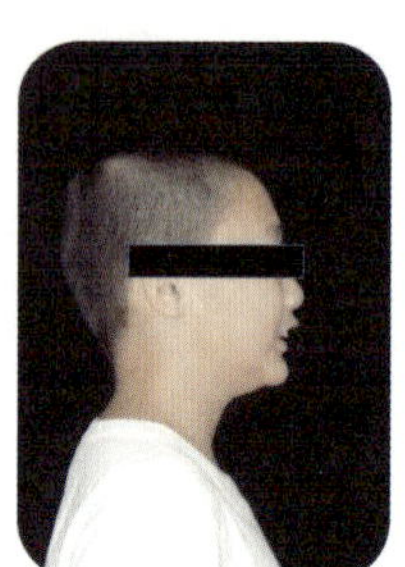
侧面照

图2-28-1　矫治前面照

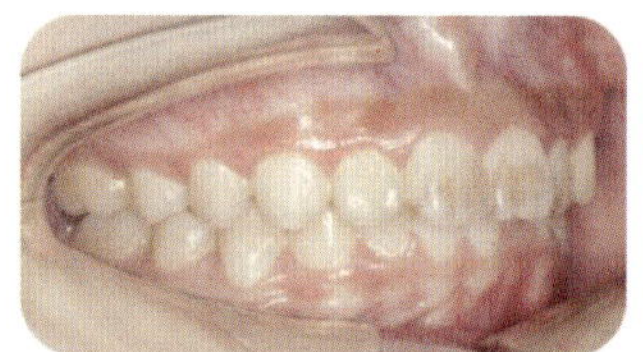
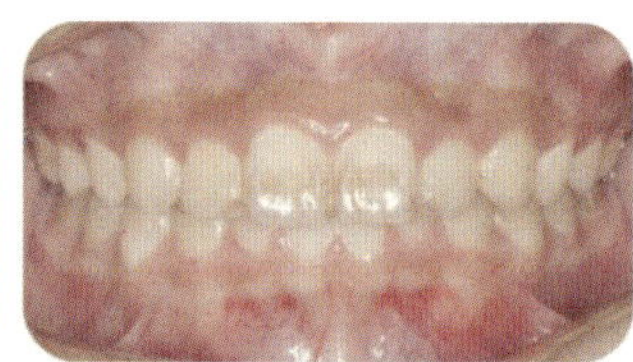
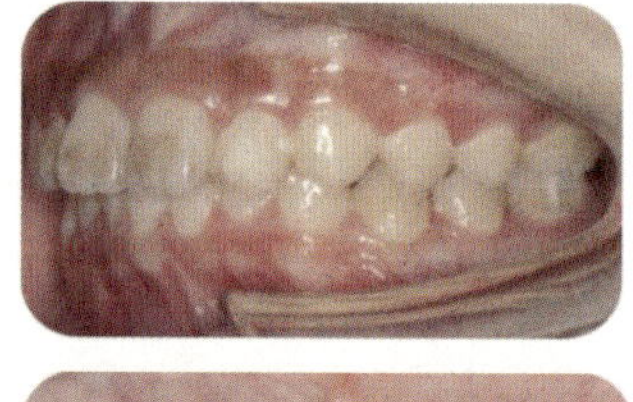
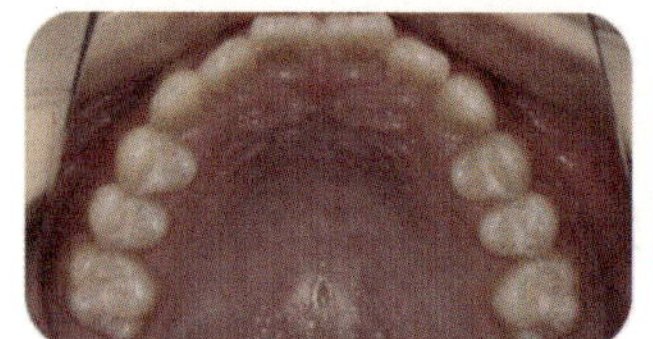
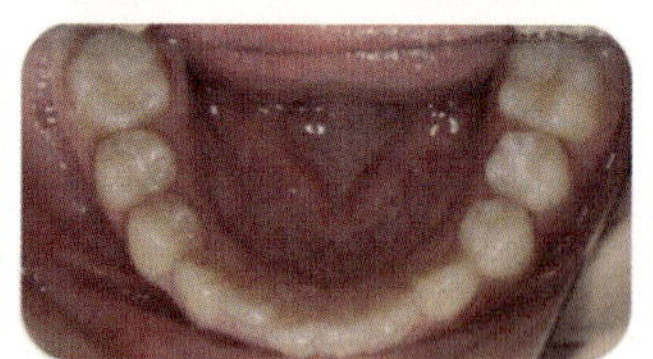
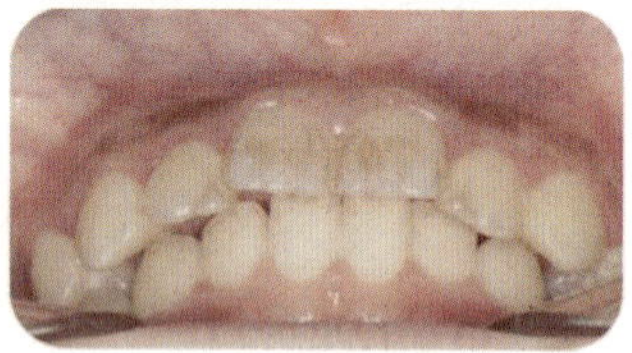
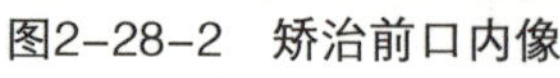
图2-28-2　矫治前口内像

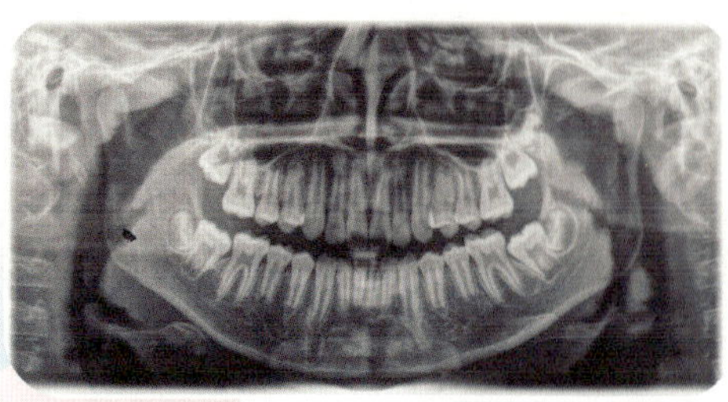
图2-28-3　矫治前X线片

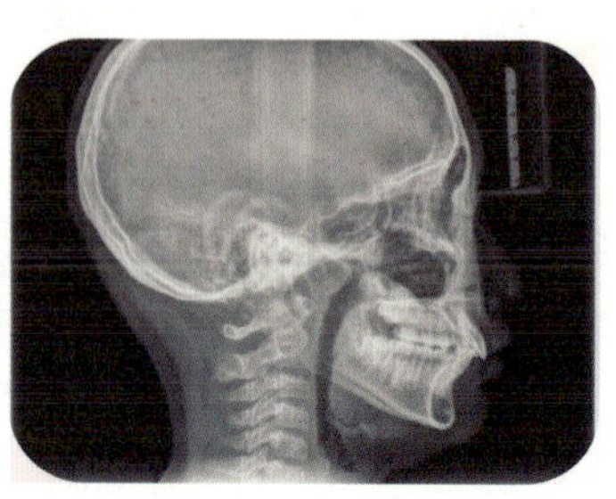
图2-28-4　矫治前侧位片

表2-28-1　矫治前头影测量数据

测量项目	测量值	标准值	测量结果
骨测量			
SNA/°	81.89	82.8 ± 4.0	上颌相对颅底位置正常
SNB/°	76.27	80.1 ± 3.9	下颌相对颅底位置正常
ANB/°	5.63	2.7 ± 2.0	趋向于Ⅱ类错合
FH-NPo（面角）/°	95.63	85.4 ± 3.7	颏部前突
NA-APo（颌凸角）/°	169.84	6.0 ± 4.4	上颌相对面部前突
FMA（FH-MP下颌平面角）/°	27.2	31.1 ± 5.6	均角型，下颌平面陡度正常
SGn-FH（Y轴角）/°	62.78	66.3 ± 7.1	生长方向正常，颏部位置关系正常
MP-SN/°	37.56	32.5 ± 5.2	下颌体陡度、面部高度适宜
Po-NB/mm	1.57	1.0 ± 1.5	颏部发育量、颏部位置关系正常
牙测量			
U1-NA/mm	4.83	5.1 ± 2.4	上中切牙突度正常
U1-NA/°	22.66	22.8 ± 5.7	上中切牙倾斜度正常
L1-NB/mm	6.96	6.7 ± 2.1	下中切牙突度正常
L1-NB/°	33.57	30.3 ± 5.8	下中切牙倾斜度正常
U1-L1（上下中切牙角）/°	118.13	125.4 ± 7.9	上下中切牙/上下前部牙弓突度正常
U1-SN/°	104.56	105.7 ± 6.3	上中切牙相对前颅底平面倾斜度正常
IMPA（L1-MP）/°	102.9	91.6 ± 7.0	下中切牙相对下颌平面唇向倾斜

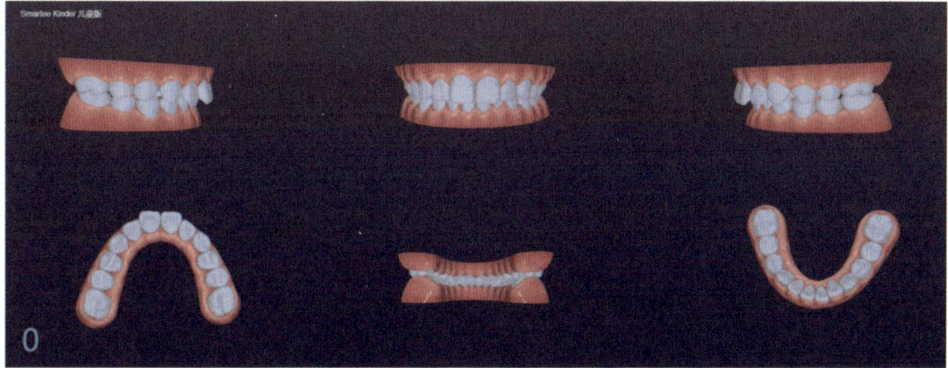

图2-28-5　矫治动画截图

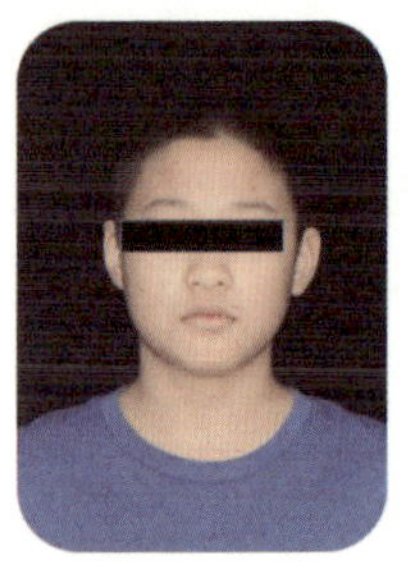
正面照

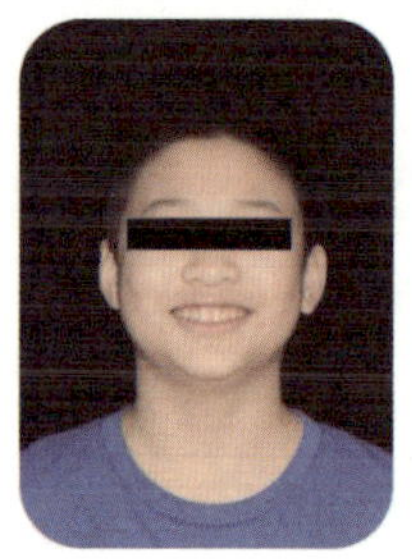
正面微笑照

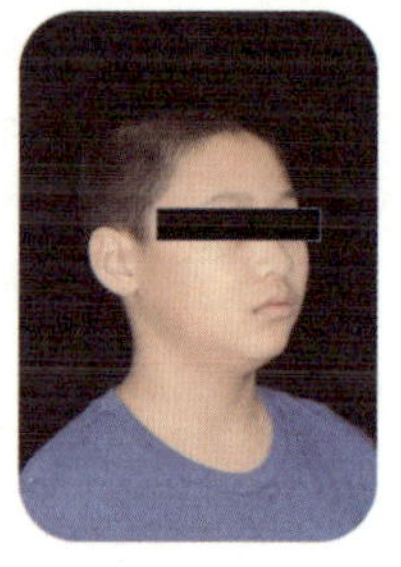
侧面45°照

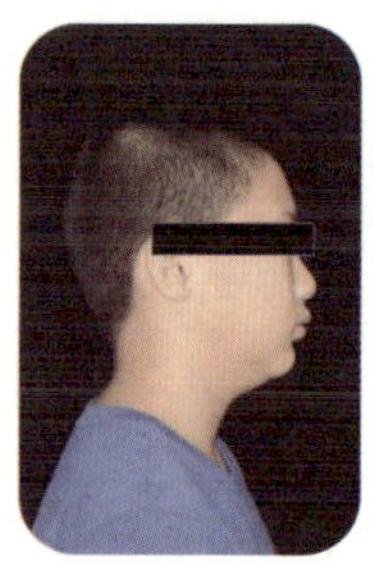
侧面照

图2-28-6　矫治后面照

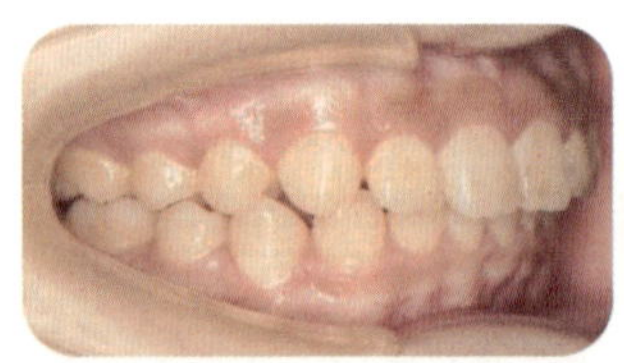
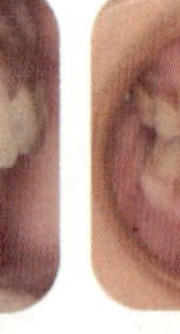
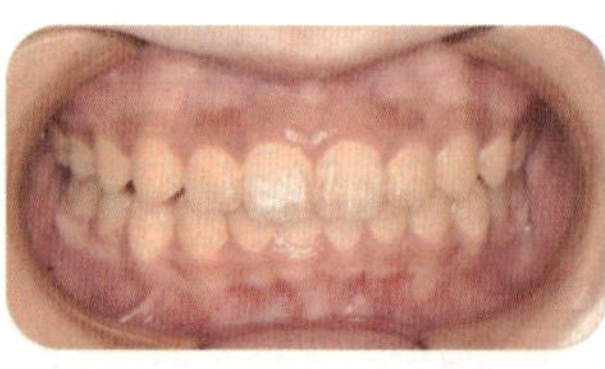
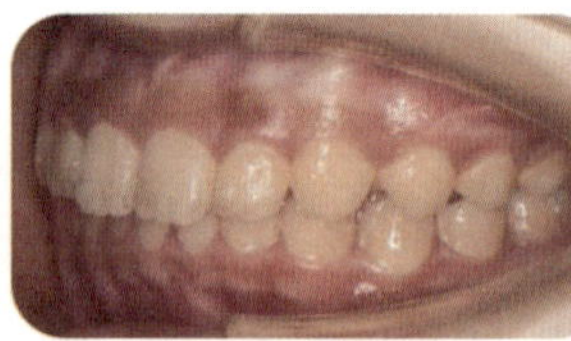
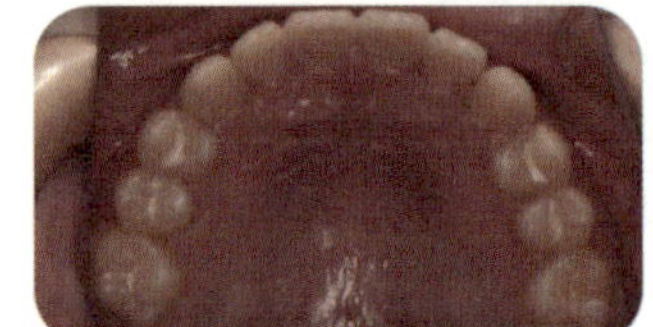
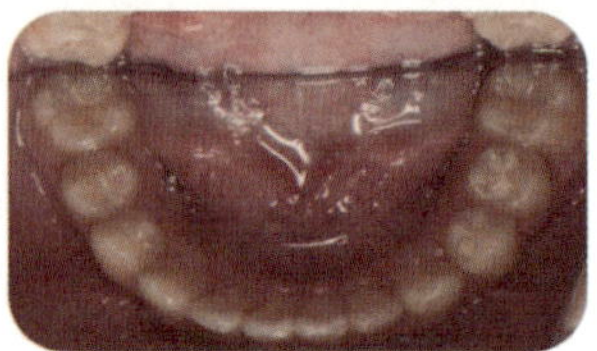
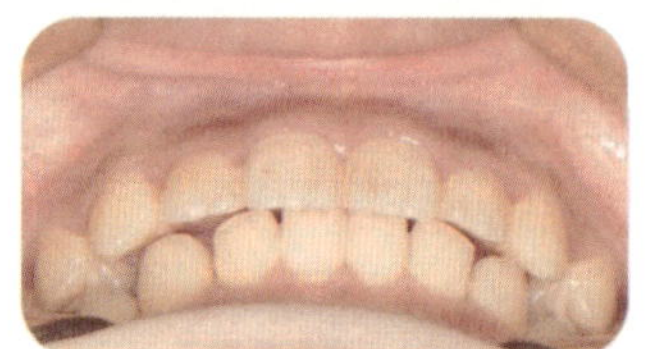

图2-28-7　矫治后口内像

矫治前

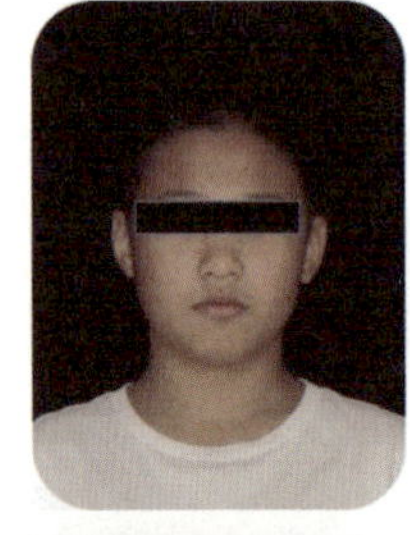
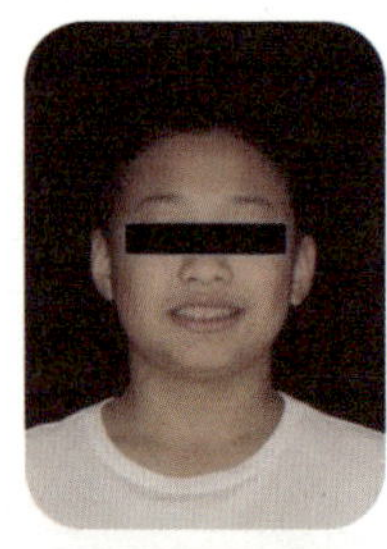
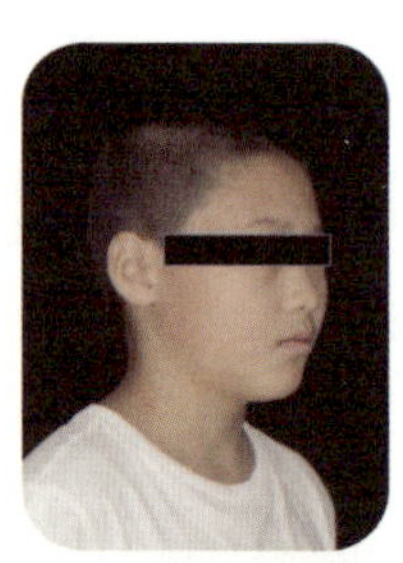
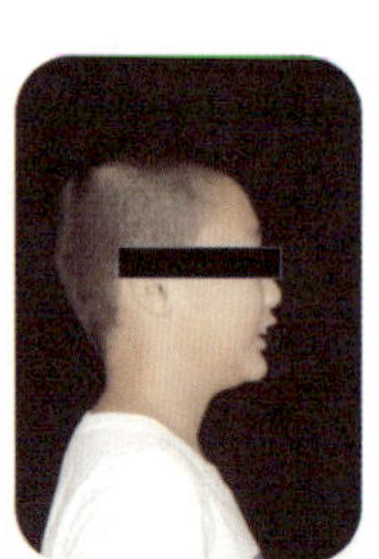

矫治后

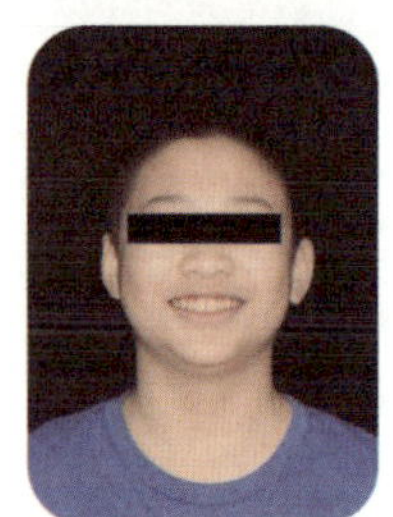
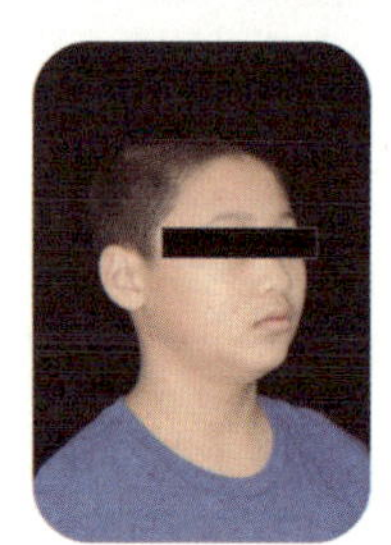
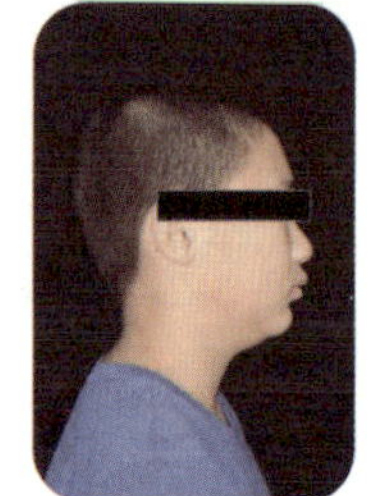

图2-28-8　矫治前后面照对比

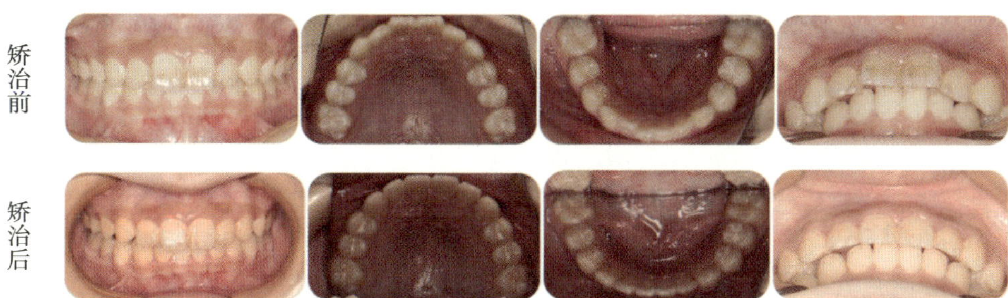

图2-28-9 矫治前后牙列对比

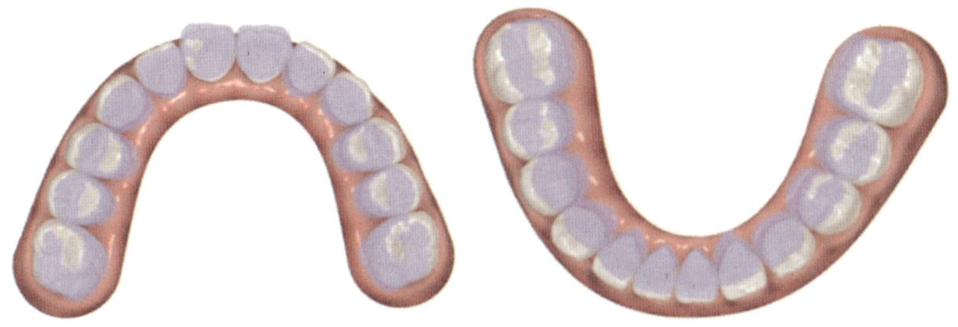

图2-28-10 牙列模型重叠图

病例小结

本病例为隐形矫治早期干预。恒牙列，牙列表现出深覆盖，牙弓狭窄，牙列拥挤。深覆盖对下颌的颌位会产生影响，牙弓狭窄会导致牙列拥挤。故选择早期干预，去除颌位干扰因素。

对于上下颌弓形狭窄并存在牙列拥挤的情况，重点设计上下颌扩弓，利用扩弓产生的间隙解除拥挤，内收上前牙，设计12、22、42唇倾排齐。最终恢复卵圆形弓形，解除拥挤，覆盖关系改善，达到“硬碰硬”。

矫治结束后佩戴3个月的隐形保持器，后期使用硅胶矫治器做保持。定期复诊监控。

病例29

病例简介

患者，女，11岁，主诉前牙突、不美观、咬物不适。恒牙列，牙列间隙，深覆𬌗，深覆盖。使用隐形矫治器，疗程5个月。矫治后关闭牙列间隙，覆𬌗、覆盖改善，达到“硬碰硬”。

关键词：牙列间隙，深覆𬌗，深覆盖。

一般信息：女，11岁，家长代诉前牙突、不美观、咬物不适。

现病史及既往史：无特殊。

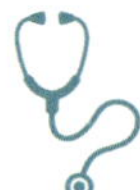

临床诊治

口外检查：面型基本对称，开口度正常，开口型向下，关节区无弹响，双侧耳屏前无压痛。

口内检查：恒牙列，全口卫生一般，牙齿表面色素沉着（++）；37、47出龈；覆盖7 mm，下前牙咬至上颌腭部黏膜处；覆𬌗Ⅱ度；上下颌前牙区存在牙列间隙。

辅助检查：可见四颗智齿牙胚。

诊断：牙列间隙，深覆𬌗，深覆盖。

治疗方案：隐形矫治解除干扰，上下颌扩弓，上前牙适当内收，改善覆盖关系，达到前牙“硬碰硬”。

治疗设计：全口隐形矫治，上下颌扩弓，利用扩弓及原有牙列间散隙内收上前牙，匹配上下颌弓形，改善覆𬌗、覆盖。使用自主附件，保证矫治器固位。用压膜保持器和硅胶矫治器保持。

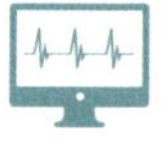

治疗过程

治疗过程如图2-29-1至图2-29-11。全口隐形矫治，共15副矫治器，每7天更换一副。矫治器佩戴后使用咬胶棒，确保矫治器贴合。上下颌扩弓，利用扩弓及原有牙列间散隙内收上前牙，匹配上下颌弓形，改善覆𬌗、覆盖。矫治持续5个月。结束时牙列间隙关闭，覆𬌗、覆盖改善，达到“硬碰硬”。

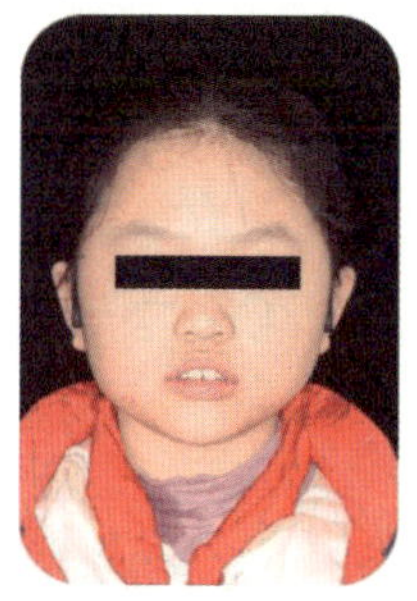

正面照

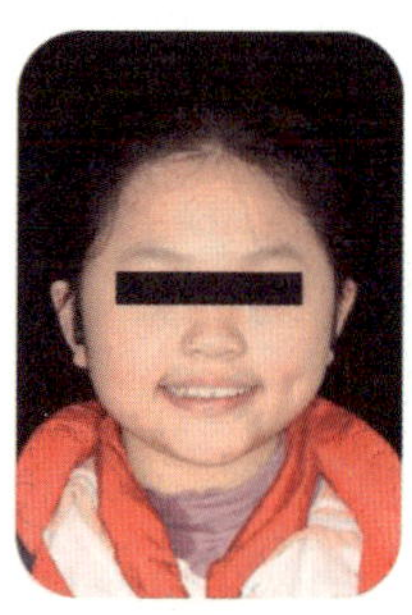

正面微笑照

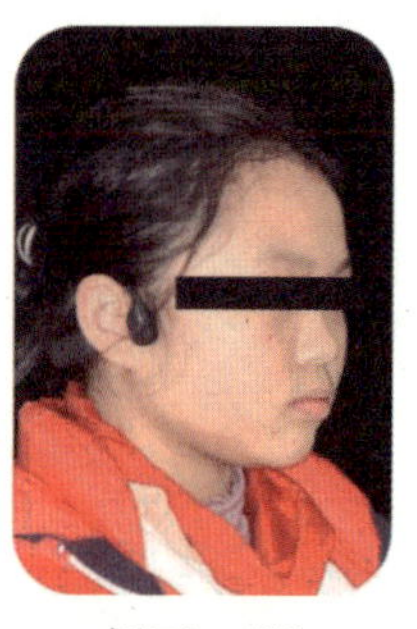

侧面45°照

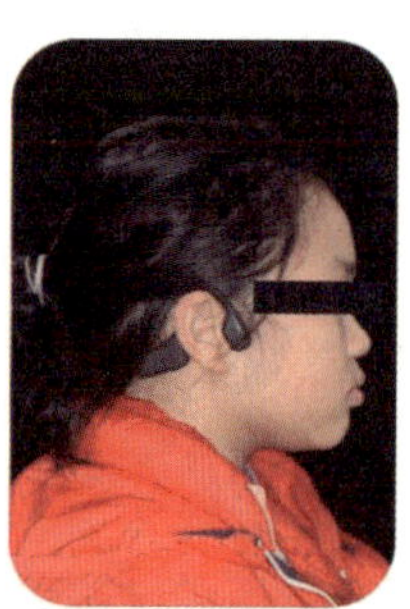

侧面照

图2-29-1　矫治前面照

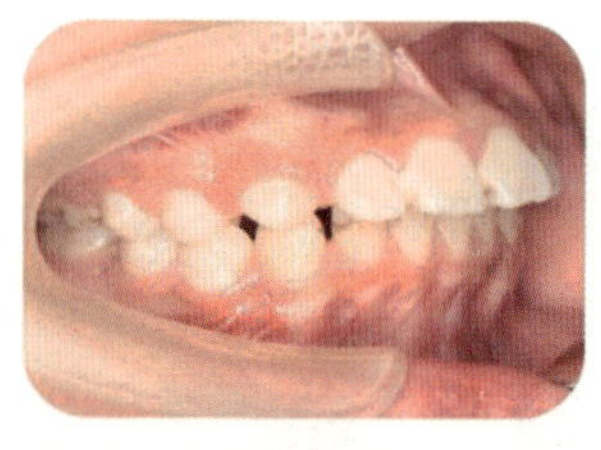

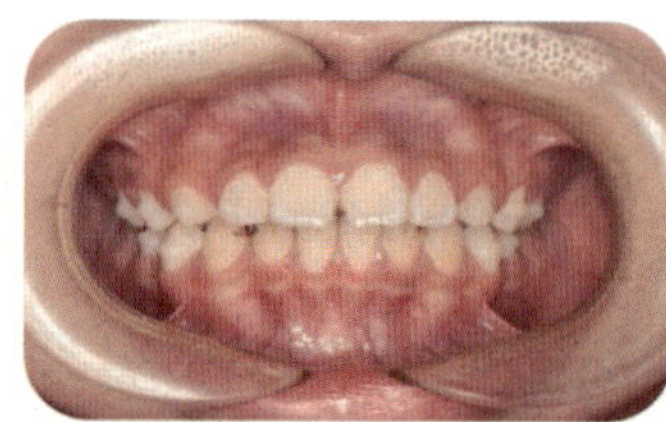

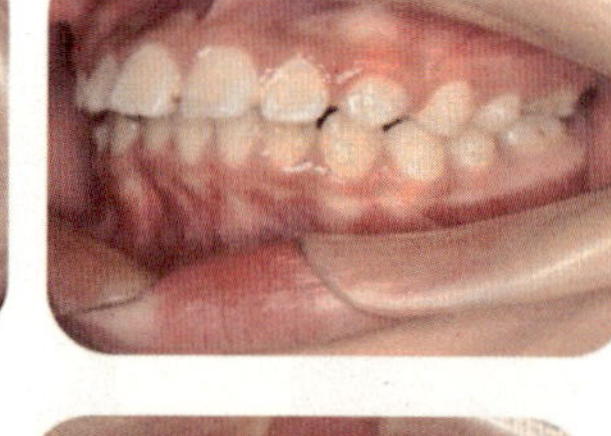

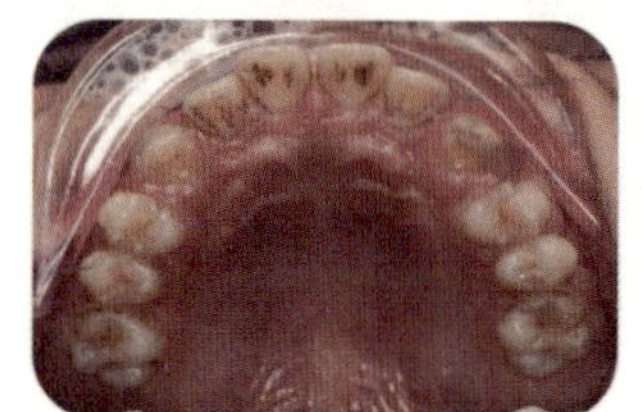

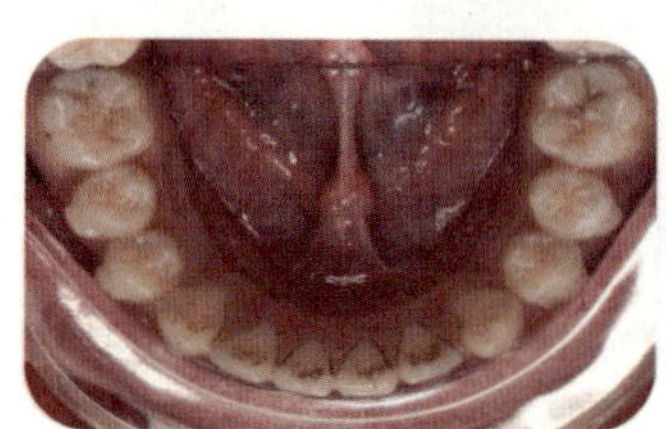

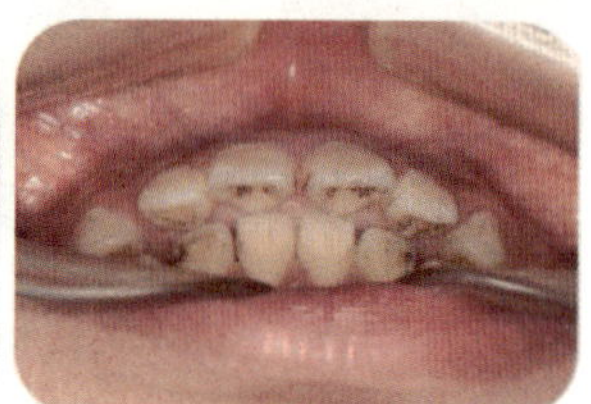

图2-29-2　矫治前口内像

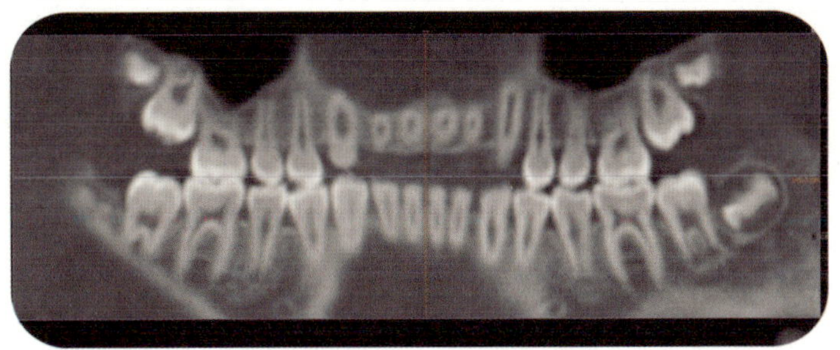

图2-29-3　矫治前X线片

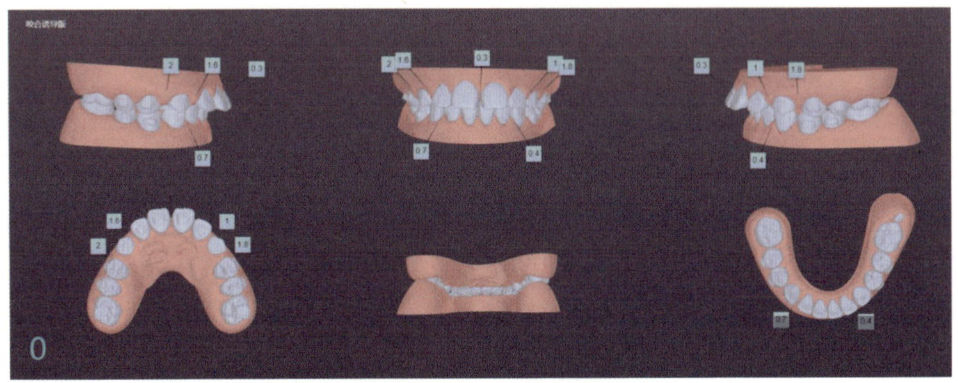

图2-29-4　矫治动画截图

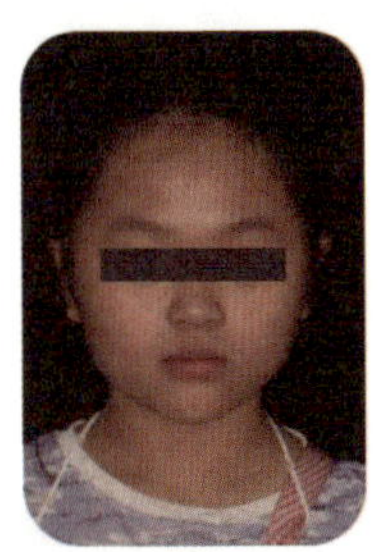

正面照

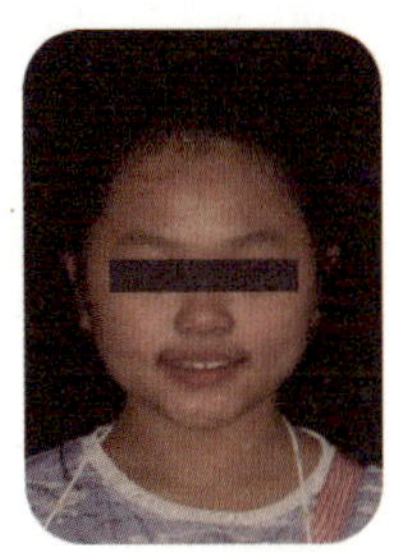

正面微笑照

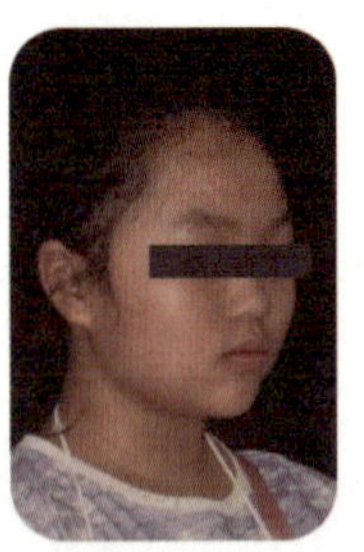

侧面45°照

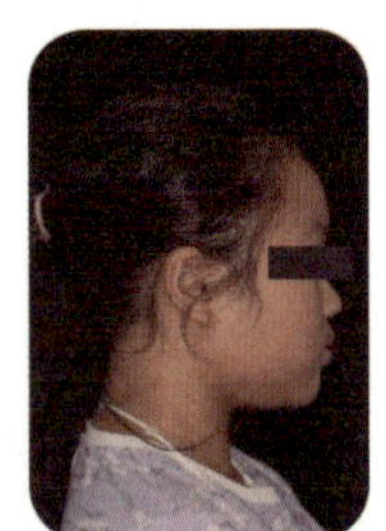

侧面照

图2-29-5　矫治后面照

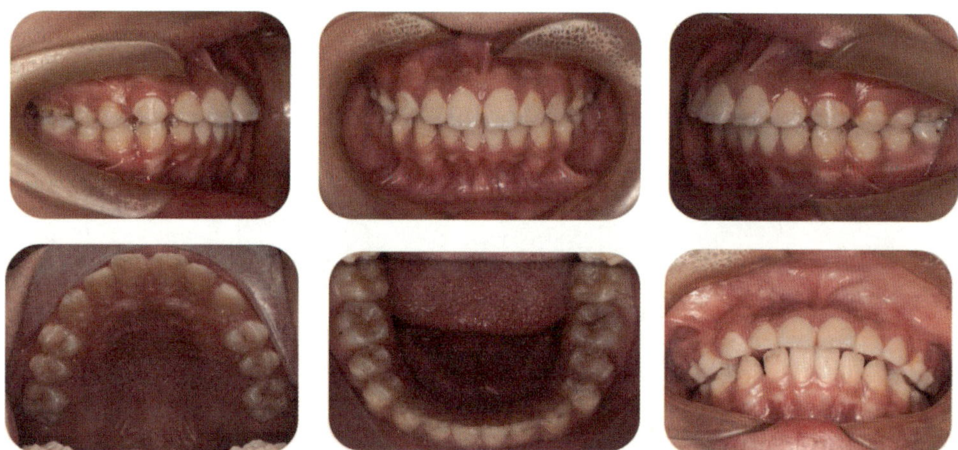

图2-29-6　矫治后口内像

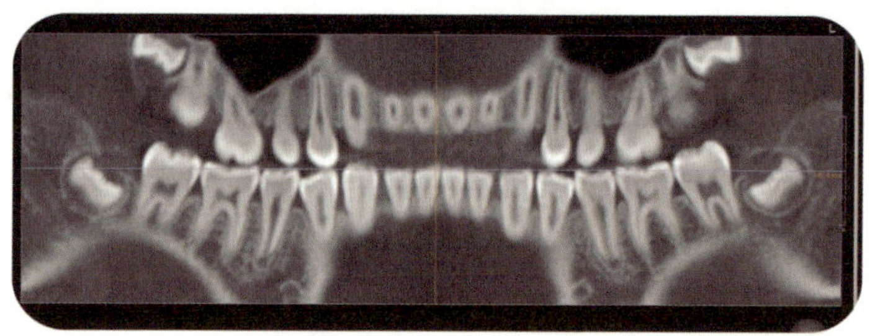

图2-29-7　矫治后X线片

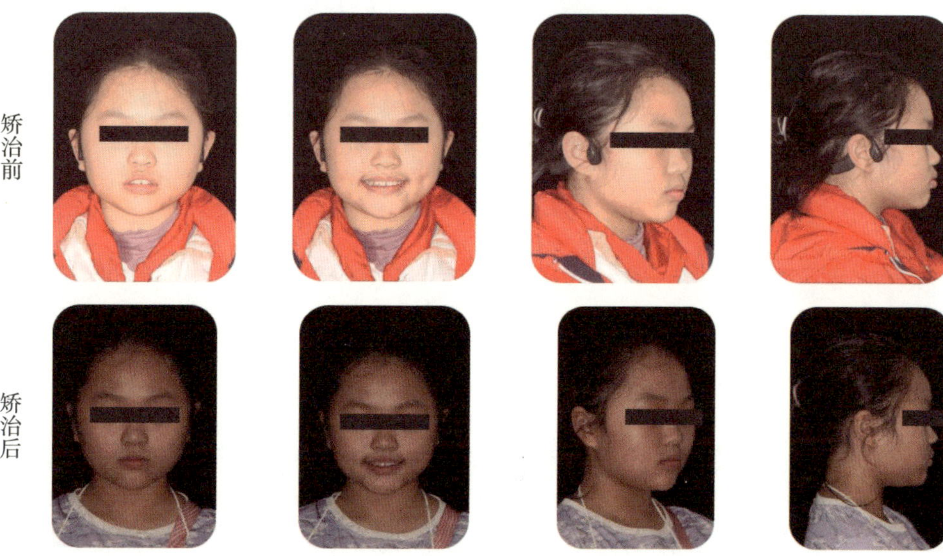

图2-29-8　矫治前后面照对比

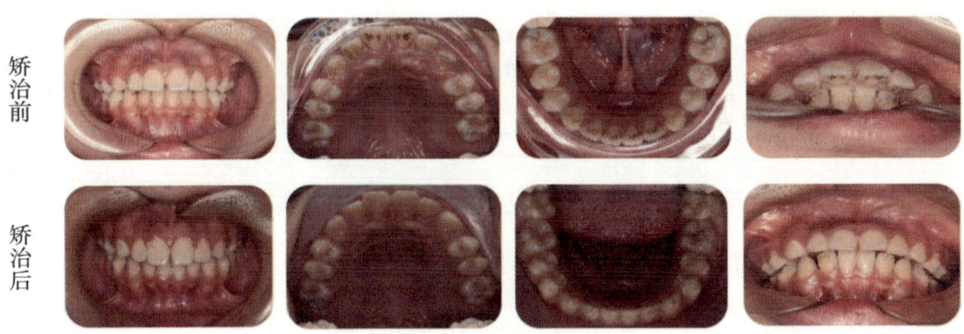

图2-29-9　矫治前后牙列对比

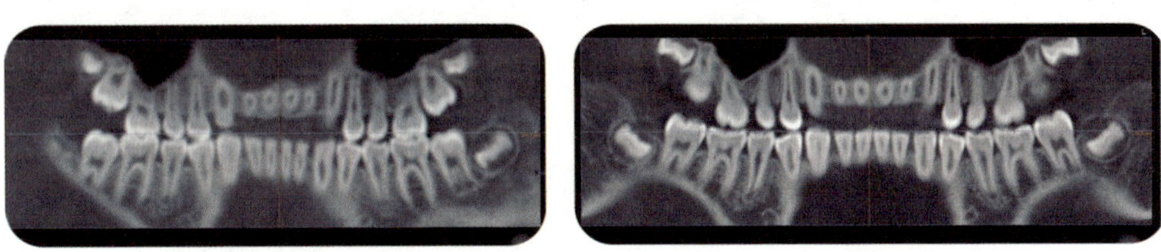

矫治前　　矫治后

图2-29-10　矫治前后X线片对比

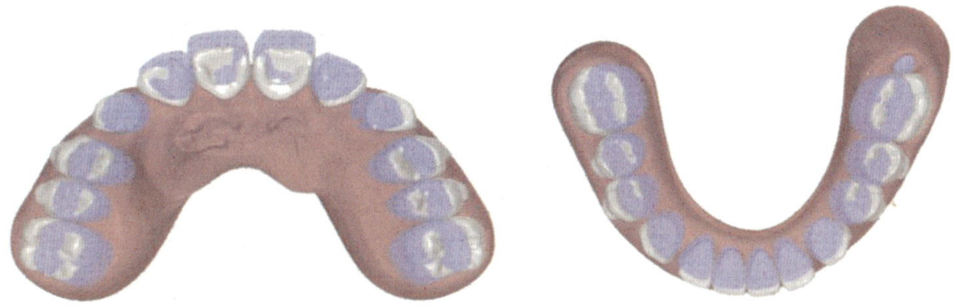

图2-29-11　牙列模型重叠图

病例小结

本病例为隐形矫治早期干预。恒牙列，牙列表现出深覆𬌗、深覆盖，牙列间隙；深覆𬌗、深覆盖会导致下前牙长期咬到上腭黏膜而造成创伤性溃疡，且产生伸长和唇倾趋势，而且会对下颌颌位产生影响。故选择早期干预，去除黏膜创伤因素，去除颌位干扰因素。

上下颌牙弓狭窄，设计上下颌少量扩弓，利用扩弓产生的间隙及上下颌前牙区原有的散隙以内收上前牙、唇展下前牙。最终恢复卵圆形弓形，覆殆、覆盖改善，达到“硬碰硬”。

矫治结束后佩戴3个月的隐形保持器，后期使用硅胶矫治器做保持。定期复诊监控。

病例30

病例简介

患者，女，3岁，主诉咬合深。乳牙列，深覆𬌗。使用隐形矫治器治疗，疗程6个月（含未按时复诊时间）。矫治后覆𬌗改善，达到“硬碰硬”。

关键词：深覆合。

一般信息：女，3岁，家长代诉咬合深，要求治疗。

现病史及既往史：无特殊

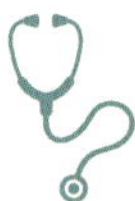

临床诊治

口外检查：面型基本对称，开口度正常，开口型向下，关节区无弹响，双侧耳屏前无压痛。

口内检查：乳牙列，全口卫生较好；上前牙内倾；上中线正；上下牙弓不匹配，下牙弓狭窄；覆𬌗Ⅲ度。

诊断：深覆𬌗。

治疗方案：隐形矫治解除干扰，上下颌扩弓，匹配上下颌弓形，改善覆𬌗关系，达到前牙“硬碰硬”。

治疗设计：全口隐形矫治，上下颌扩弓，改善覆𬌗。使用自主附件，保证矫治器固位。用压膜保持器和硅胶矫治器保持。

治疗过程

治疗过程如图2-30-1至图2-30-8。全口隐形矫治，共15副矫治器，每7天更换一副。矫治器佩戴后使用咬胶棒，确保矫治器贴合。设计上下颌扩弓，匹配上下颌弓形。矫治持续6个月（含未按时复诊时间）。结束时上下颌弓形匹配，覆殆改善，达到“硬碰硬”。

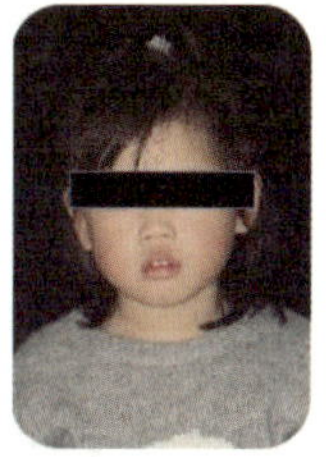
正面照

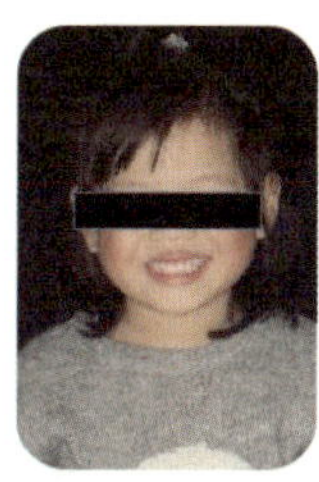
正面微笑照

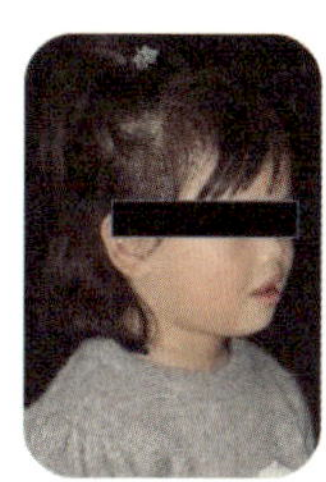
侧面45°照

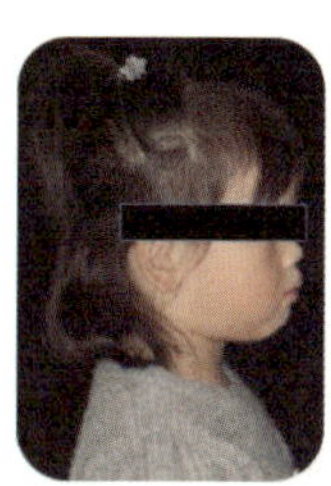
侧面照

图2-30-1 矫治前面照

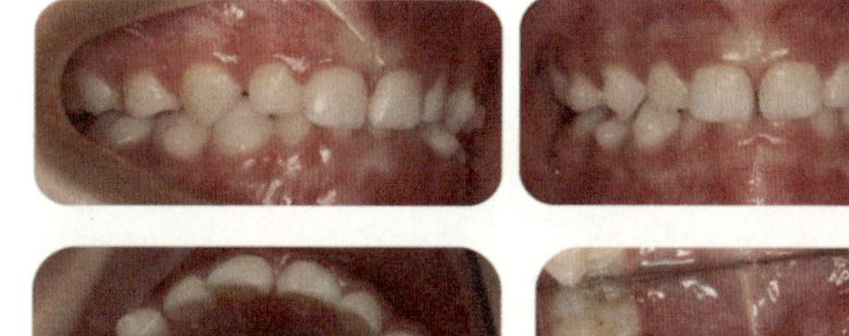
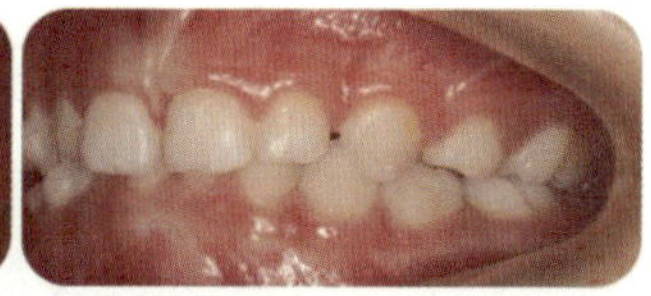
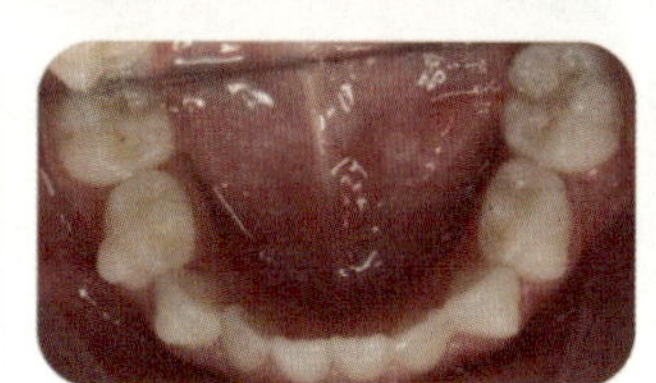
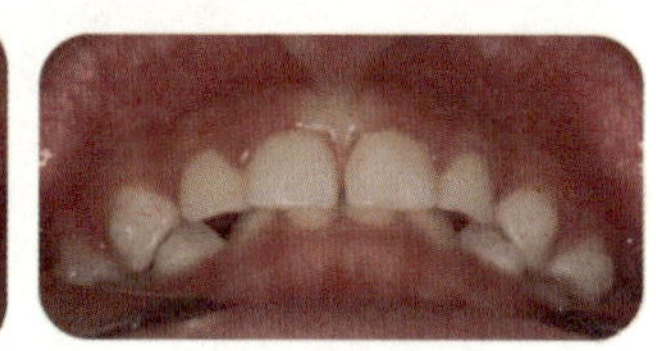

图2-30-2 矫治前口内像

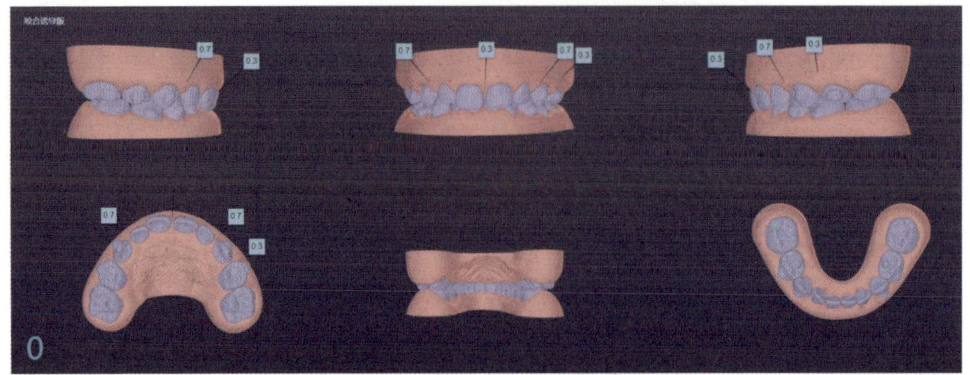

图2-30-3　矫治动画截图

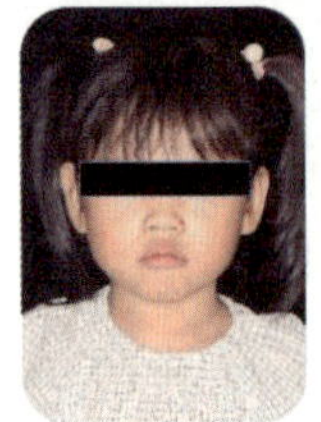
正面照

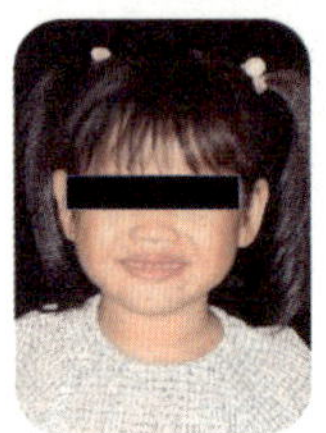
正面微笑照

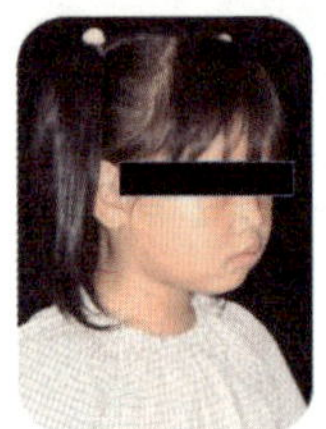
侧面45°照

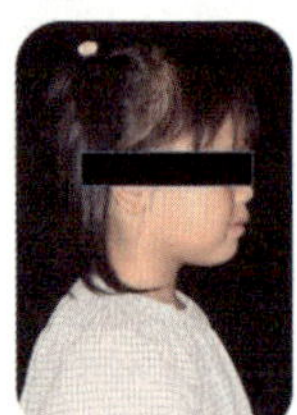
侧面照

图2-30-4　矫治后面照

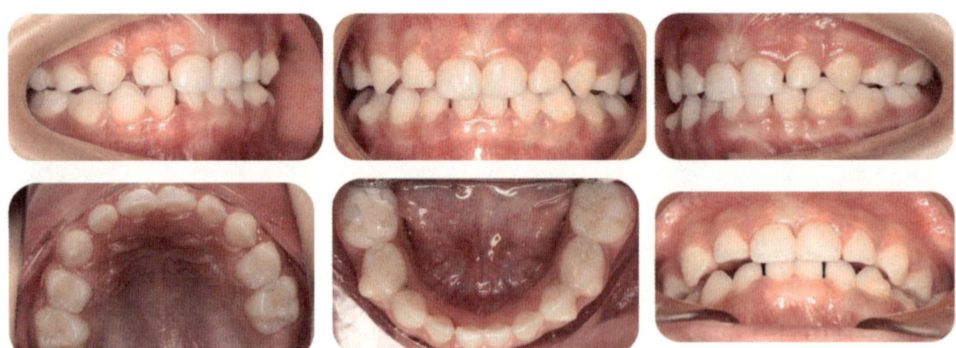

图2-30-5　矫治后口内像

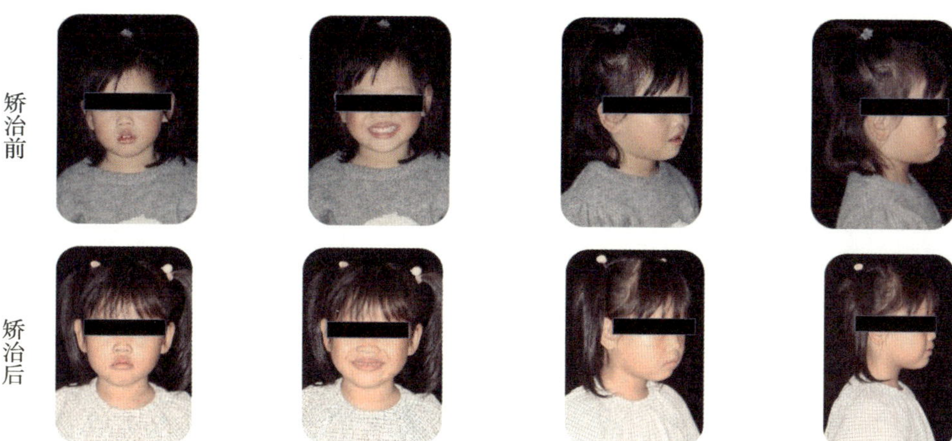

图2-30-6　矫治前后面照对比

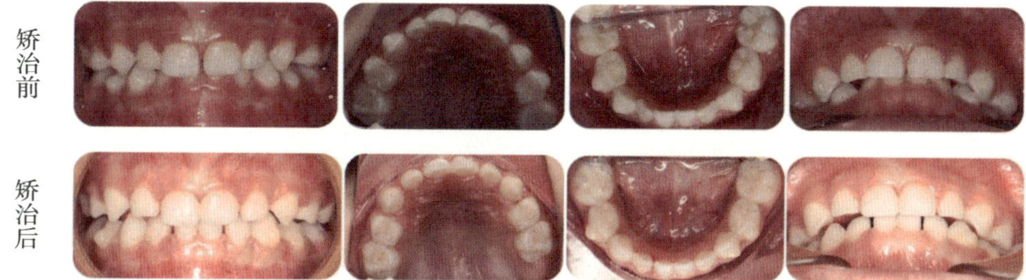

图2-30-7　矫治前后牙列对比

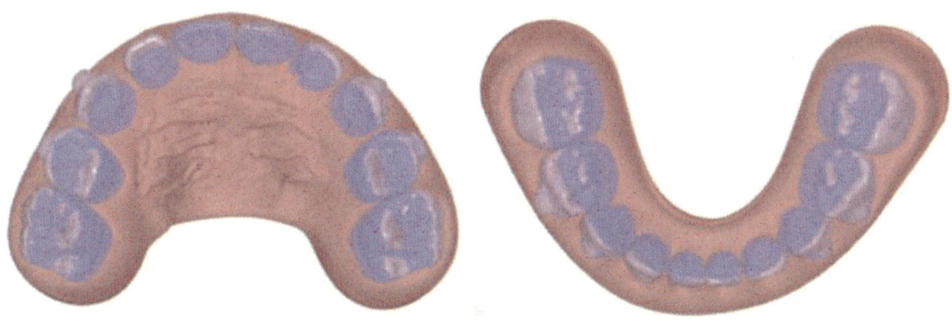

图2-30-8　牙列模型重叠图

病例小结

本病例为隐形矫治早期干预。乳牙列，牙列表现出深覆𬌗。深覆𬌗对下颌的颌位会产生影响。故选择早期干预，改善覆𬌗关系，去除颌位干扰因素。

上下颌牙弓狭窄，设计上下颌扩弓，利用扩弓产生的间隙唇展上、下前牙。最终恢复卵圆形弓形，覆𬌗改善，达到前牙"硬碰硬"。

矫治结束后佩戴3个月的隐形保持器，后期使用硅胶矫治器做保持。定期复诊监控。

病例31

病例简介

患者，女，10岁，主诉牙列拥挤。混合牙列，牙列拥挤，深覆𬌗。使用隐形矫治器，上颌腭部加舌突辅助舌肌训练，疗程6个月。矫治后，上下颌牙列拥挤解除，覆𬌗改善，达到“硬碰硬”。

关键词：牙列拥挤，深覆盖，深覆𬌗。

一般信息：女，10岁，家长代诉牙列拥挤影响美观，要求治疗。

现病史及既往史：无特殊。

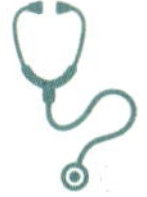

临床诊治

口外检查：面型基本对称，开口度正常，开口型向下，关节区无弹响，双侧耳屏前无压痛。

口内检查：替牙期，11、12、21、22、31、32、41、42已萌出；5C、5D脱落，14出龈；4颗第一恒磨牙萌出建𬌗；22颊侧异位；32舌侧异位；31、42近中舌向扭转；上颌前牙区拥挤度3 mm，下颌前牙区拥挤度5 mm。

辅助检查：全景片示38、48智齿牙胚存。

诊断：牙列拥挤，深覆𬌗。

治疗方案：隐形矫治解除干扰，上下颌扩弓，配合乳磨牙片切，解除拥挤，个别牙排齐，改善覆𬌗关系，达到前牙“硬碰硬”，辅助舌肌训练，纠正不良舌位习惯。

治疗设计：全口隐形矫治，上下颌扩弓，配合乳磨牙片切，利用扩弓及片切产生的间隙解除拥挤，同时将22、32纳入弓形，31、42近中去扭转排齐，改善覆𬌗。上颌矫治器设计舌突，辅助配合舌肌训练纠正不良舌低位习惯。使用自主附件，保证矫治器固位。用压膜保持器和硅胶矫治器保持。

治疗过程

治疗过程如图2-31-1至图2-31-8。全口隐形矫治，共20副矫治器，每7天更换一副。矫治器佩戴后使用咬胶棒，确保矫治器贴合。设计上下颌扩弓，配合乳磨牙片切，利用扩弓及片切产生的间隙解除拥挤，同时将22、32纳入弓形，31、42近中去扭转排齐，改善覆𬌗关系。利用上颌腭部舌突辅助配合舌肌训练，纠正不良舌低位习惯。矫治持续6个月。结束时拥挤解除，覆𬌗改善，舌低位习惯破除。

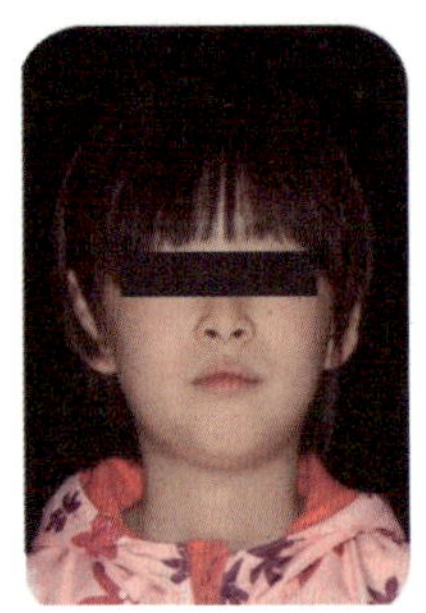
正面照

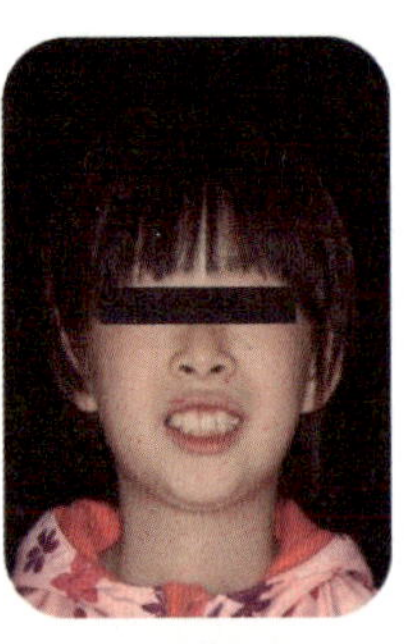
正面微笑照

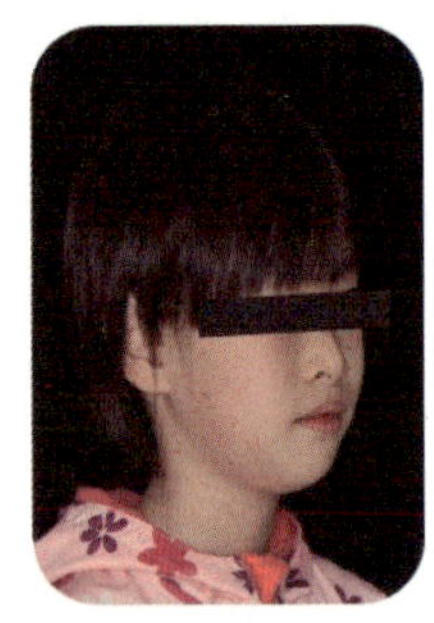
侧面45°照

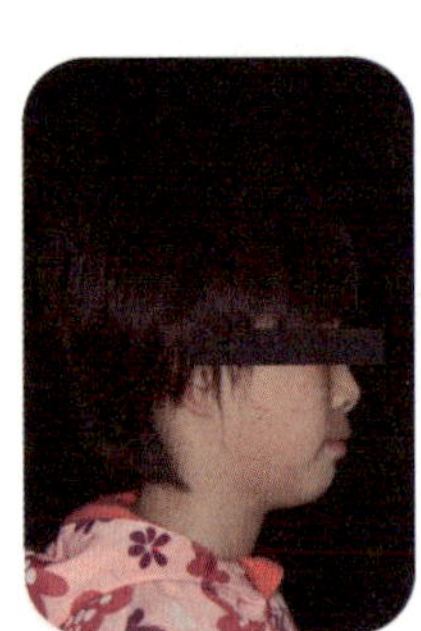
侧面照

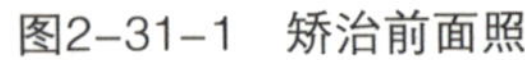
图2-31-1　矫治前面照

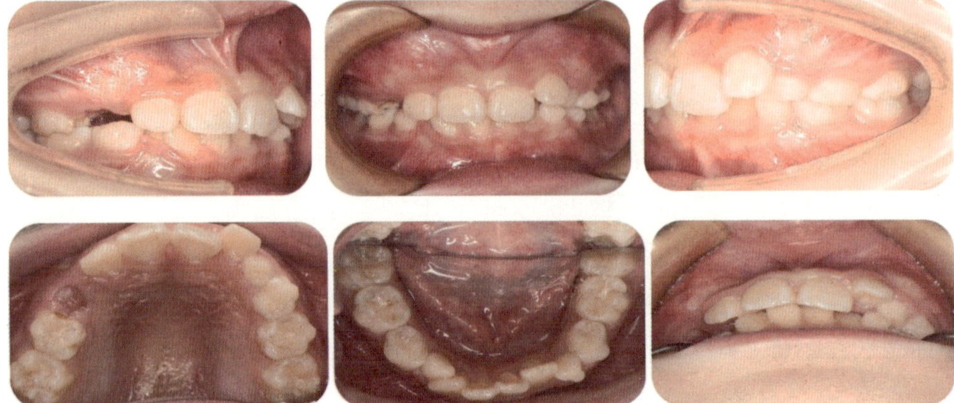
图2-31-2　矫治前口内像

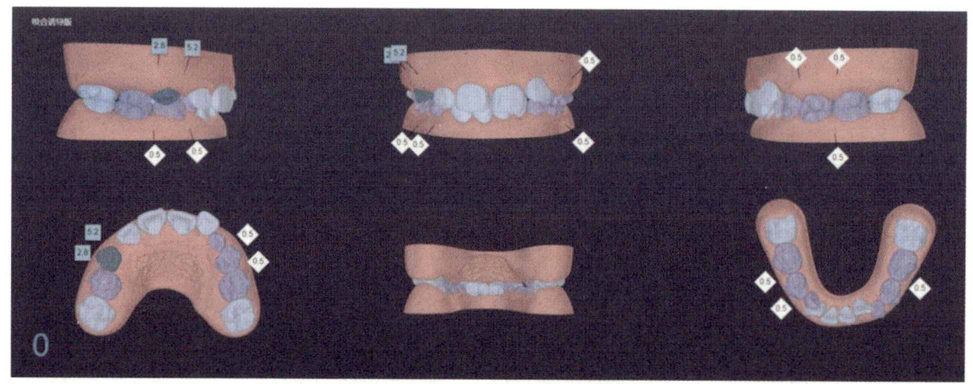

图2-31-3 矫治动画截图

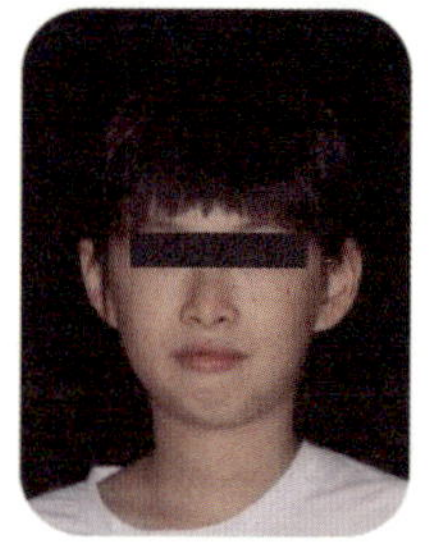

正面照

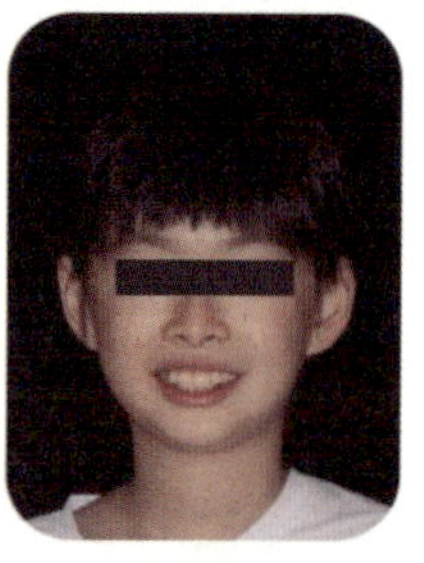

正面微笑照

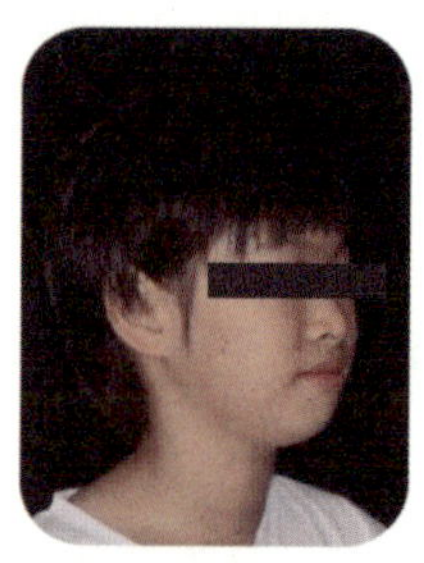

侧面45°照

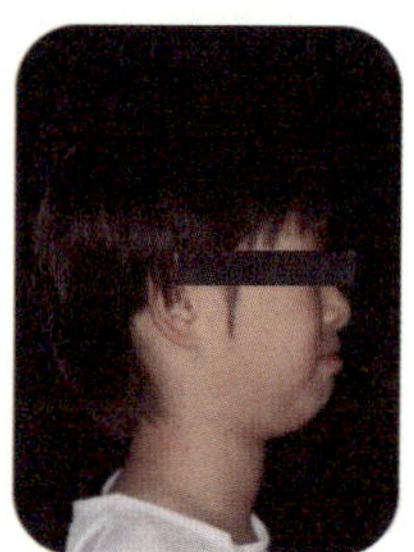

侧面照

图2-31-4 矫治后面照

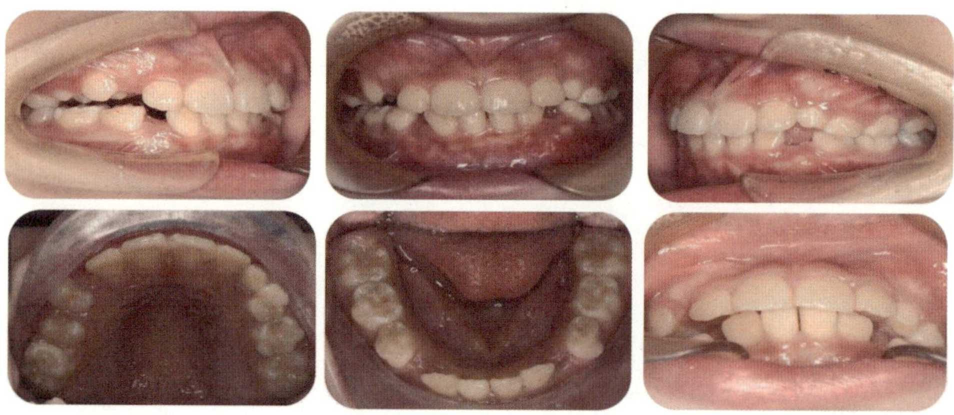

图2-31-5 矫治后口内像

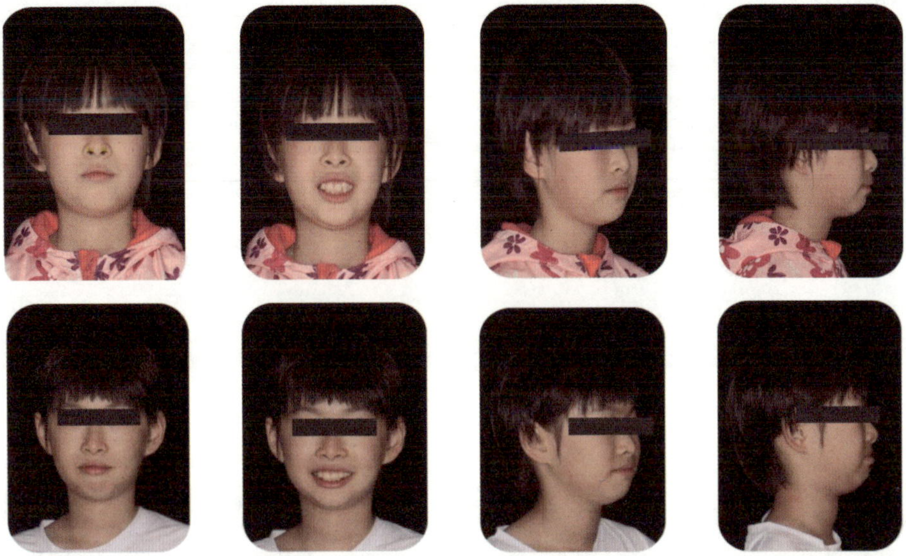

矫治前

矫治后

图2-31-6　矫治前后面照对比

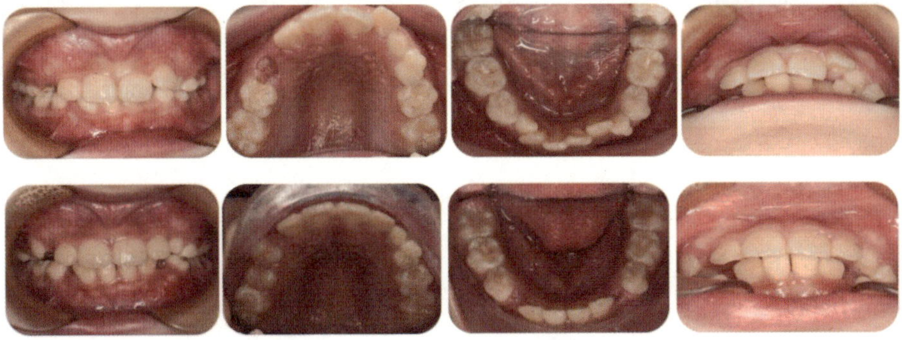

矫治前

矫治后

图2-31-7　矫治前后牙列对比

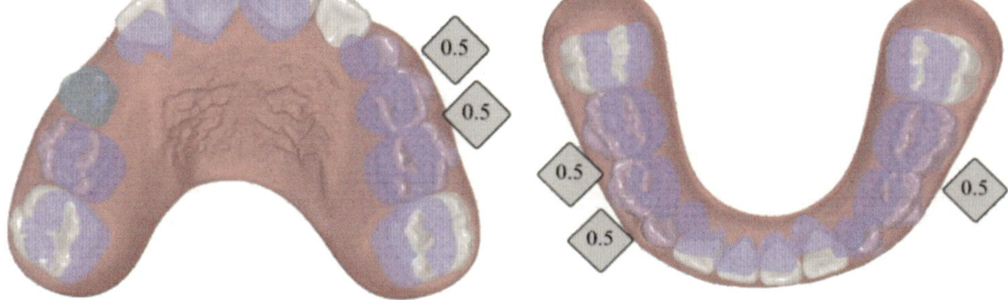

图2-31-8　牙列模型重叠图

病例小结

本病例为隐形矫治早期干预。替牙中期，牙列表现出深覆殆，牙列拥挤，存在不良舌低位习惯。牙列拥挤会对后续恒牙萌出产生影响，深覆殆会干扰下颌颌位，舌低位会导致上牙弓狭窄。故选择早期干预，去除颌位干扰因素，去除恒牙萌出干扰因素，去除舌肌功能干扰因素。

因上下颌牙列拥挤，在方案设计中重点进行上下颌的扩弓、乳磨牙的片切。利用扩弓及片切产生的间隙做牙列排齐，解除拥挤和深覆殆。同时利用间隙将22、32纳入弓形，31、42近中去扭转排齐。为纠正不良舌低位习惯，在上颌腭部增加舌突辅助配合舌肌训练。最终恢复卵圆形弓形，解除拥挤，覆殆正常，舌低位习惯破除。

矫治结束后佩戴3个月的隐形保持器，后期使用硅胶矫治器做保持。结束时侧方牙列未开始更换，需定期复诊监控。

病例32

病例简介

患者，男，8岁，主诉牙列不齐。混合牙列，上、下颌牙列拥挤，深覆盖，深覆殆。使用隐形矫治器，疗程9个月。矫治后上颌牙列拥挤解除，深覆殆、深覆盖改善，达到“硬碰硬”。

关键词：牙列拥挤，深覆盖，深覆殆。

一般信息：男，8岁，家长代诉牙列不齐影响美观，要求治疗。

现病史及既往史：无特殊。

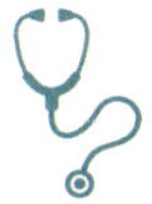

临床诊治

口外检查：面型基本对称，开口度正常，开口型向下，关节区无弹响，双侧耳屏前无压痛。

口内检查：替牙期，16、26、36、46殆面窝沟封闭剂，7D远中殆面探及龋洞；11、12、21、22、31、32、41、42已萌出，4颗第一恒磨牙萌出建殆；21唇倾；31、41近中舌向扭转；32、42舌向异位；上前牙区拥挤度2 mm，下前牙区拥挤度5 mm；覆盖5 mm，下前牙咬至上颌腭部黏膜处；覆殆Ⅱ度。

辅助检查：四颗智齿牙胚存。头影测量骨性Ⅰ类，均角，平均生长型，下颌体扁平长方形。气道狭窄。

诊断：牙列拥挤，深覆盖，深覆殆。

治疗方案：隐形矫治解除干扰，上下颌扩弓，配合下颌乳磨牙片切，解除拥挤，个别牙去扭转排齐，上前牙内收，下前牙直立，改善覆𬌗、覆盖关系，达到前牙“硬碰硬”。

治疗设计：全口隐形矫治，上下颌扩弓，下颌拥挤度较大，配合下颌乳磨牙片切，利用扩弓及片切产生的间隙解除拥挤，并将32、42纳入弓形，31、41近中去扭转排齐；上前牙内收，下前牙直立，改善覆𬌗、覆盖，达到前牙“硬碰硬”。使用自主附件，保证矫治器固位。用压膜保持器和硅胶矫治器保持。

治疗过程

治疗过程如图2-32-1至图2-32-12及表2-32-1。全口隐形矫治，共32副矫治器，每7天更换一副。矫治器佩戴后使用咬胶棒，确保矫治器贴合。第一阶段20副矫治器，上下颌扩弓，下颌乳牙片切，利用扩弓及片切产生的间隙解除拥挤，上前牙内收。第二阶段精调设计12副矫治器，上下颌继续扩弓，将32、42纳入弓形，31、41近中去扭转排齐。矫治持续9个月，结束时恢复牙弓形态，拥挤解除，覆𬌗、覆盖改善，达到前牙“硬碰硬”。

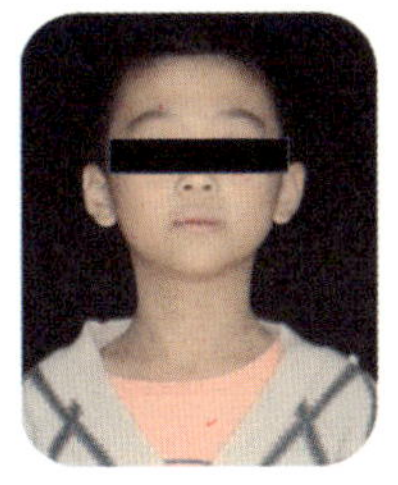
正面照

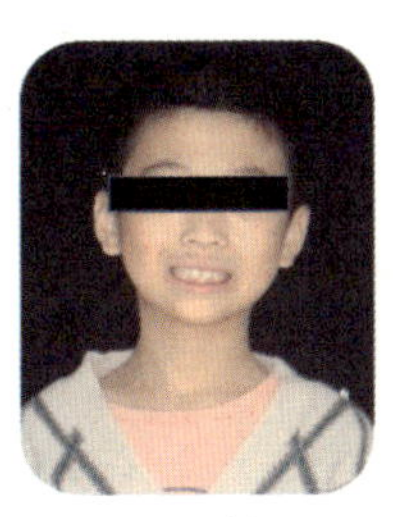
正面微笑照

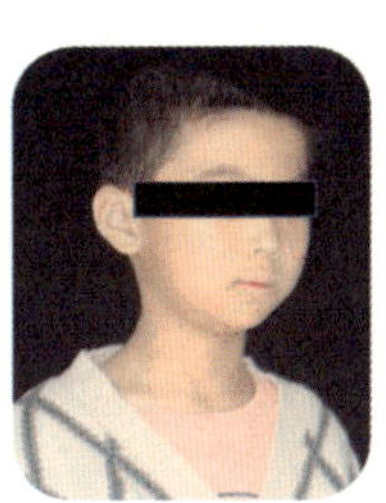
侧面45°照

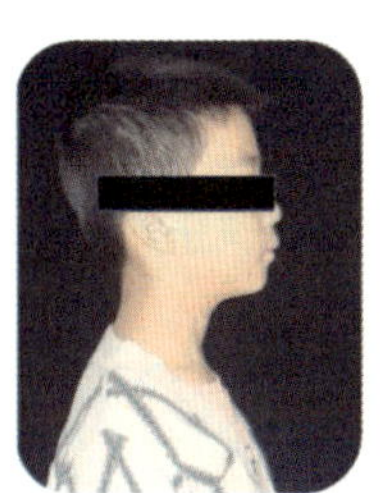
侧面照

图2-32-1 矫治前面照

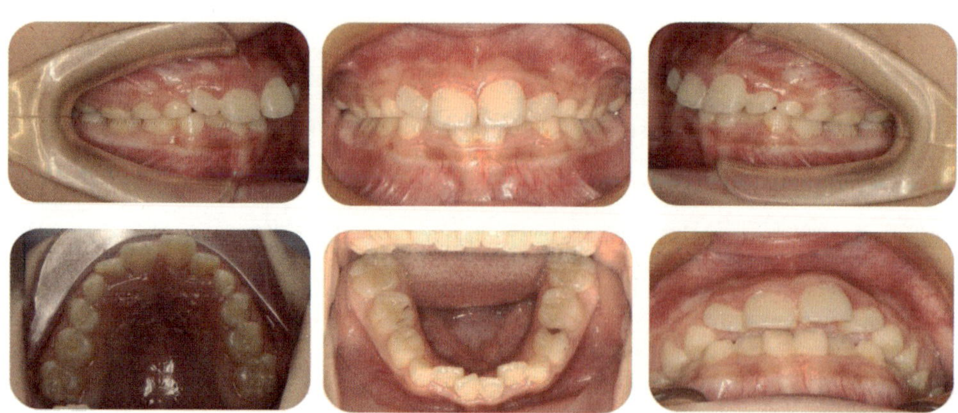

图2-32-2　矫治前口内像

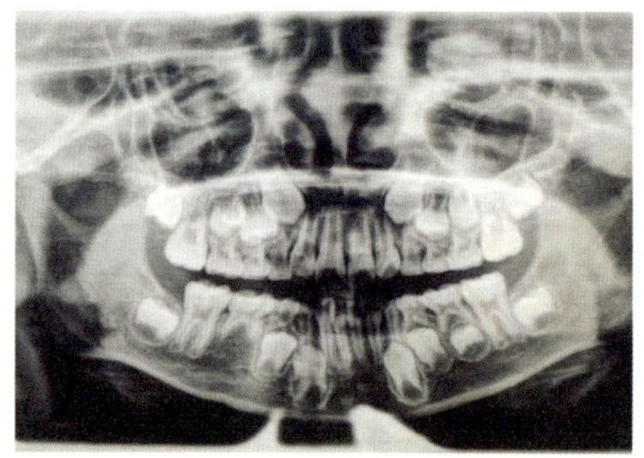

图2-32-3　矫治前X线片

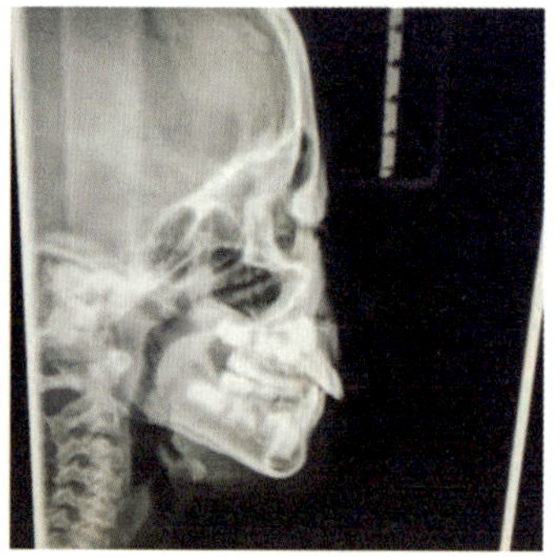

图2-32-4　矫治前侧位片

表2-32-1　矫治前头影测量数据

测量项目	测量值	标准值	测量结果
骨测量			
SNA/°	79.48	82.8 ± 4.0	上颌相对颅底位置正常
SNB/°	75.7	80.1 ± 3.9	下颌相对颅底后缩
ANB/°	3.78	2.7 ± 2.0	趋向于I类错合
FH-NPo（面角）/°	98.75	85.4 ± 3.7	颏部前突
NA-APo（颌凸角）/°	168.77	6.0 ± 4.4	上颌相对面部前突
FMA（FH-MP下颌平面角）/°	29.13	31.1 ± 5.6	均角型，下颌平面陡度正常
SGn-FH（Y轴角）/°	64.88	66.3 ± 7.1	生长方向正常，颏部位置关系正常
MP-SN/°	39.59	32.5 ± 5.2	下颌体陡度大，面部高度较大
Po-NB/mm	2.14	1.0 ± 1.5	颏部发育量、颏部位置关系正常
牙测量			
U1-NA/mm	6.25	5.1 ± 2.4	上中切牙突度正常
U1-NA/°	25.78	22.8 ± 5.7	上中切牙倾斜度正常

续表

测量项目	测量值	标准值	测量结果
L1-NB/mm	3.55	6.7 ± 2.1	下中切牙后缩
L1-NB/°	24.18	30.3 ± 5.8	下中切牙舌向倾斜
U1-L1（上下中切牙角）/°	126.26	125.4 ± 7.9	上下中切牙/上下前部牙弓突度正常
U1-SN/°	105.26	105.7 ± 6.3	上中切牙相对前颅底平面倾斜度正常
IMPA（L1-MP）/°	92.66	91.6 ± 7.0	下中切牙相对下颌平面倾斜度正常

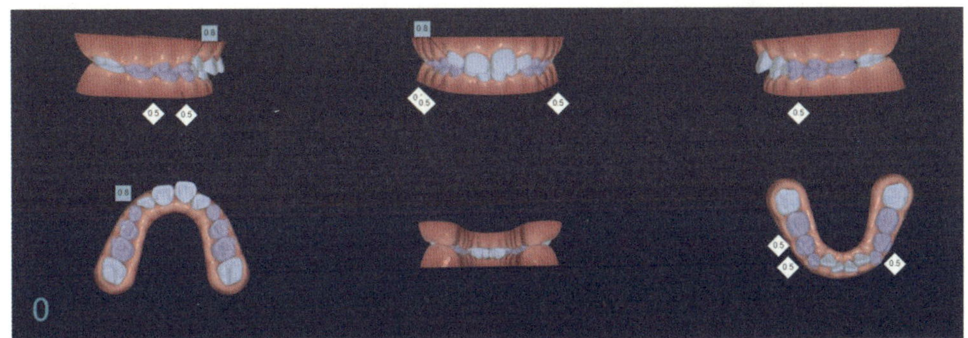

图2-32-5 矫治动画截图

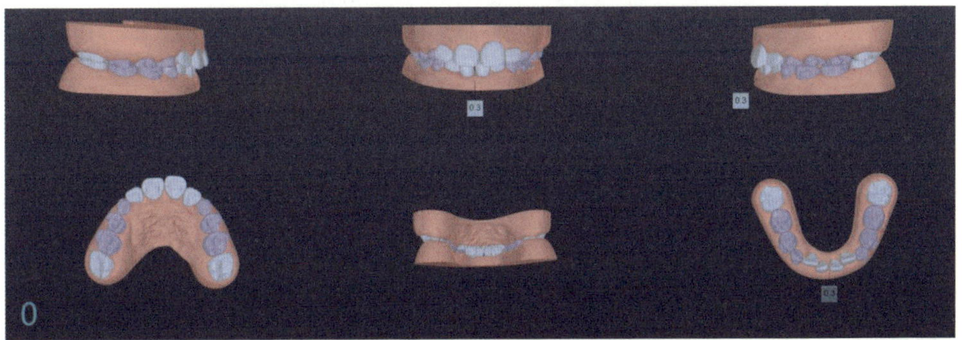

图2-32-6 精调动画截图

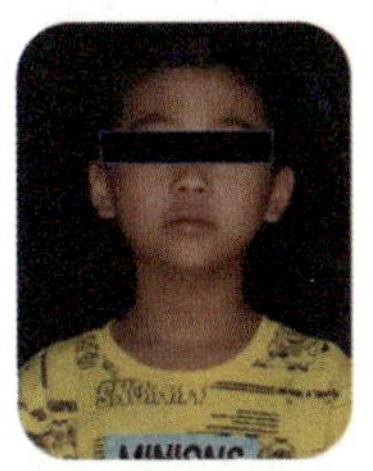

正面照

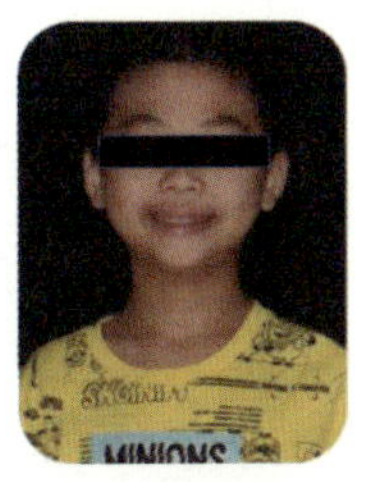

正面微笑照

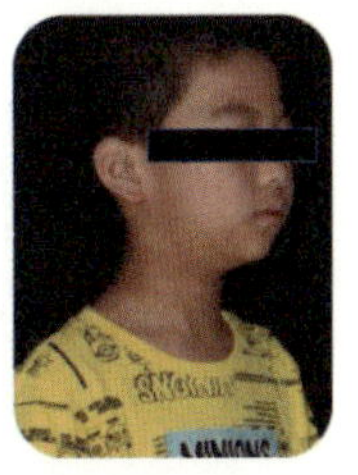

侧面45°照

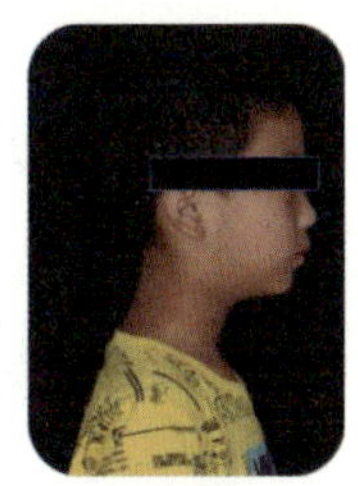

侧面照

图2-32-7 矫治后面照

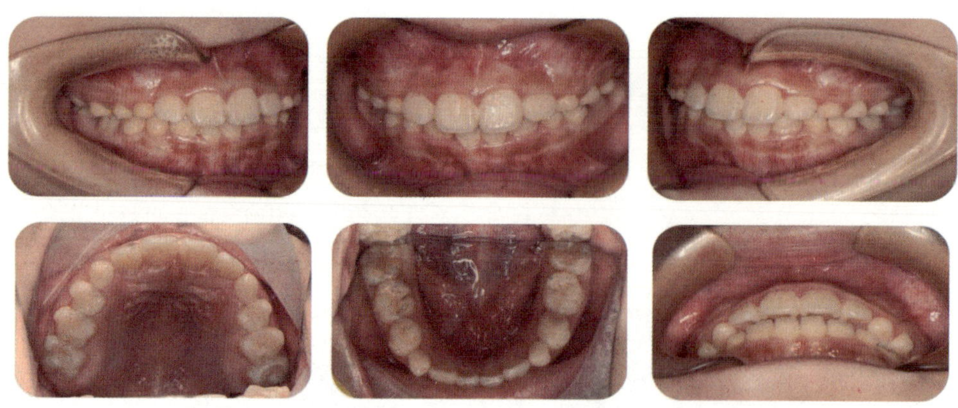

图2-32-8　矫治后口内像

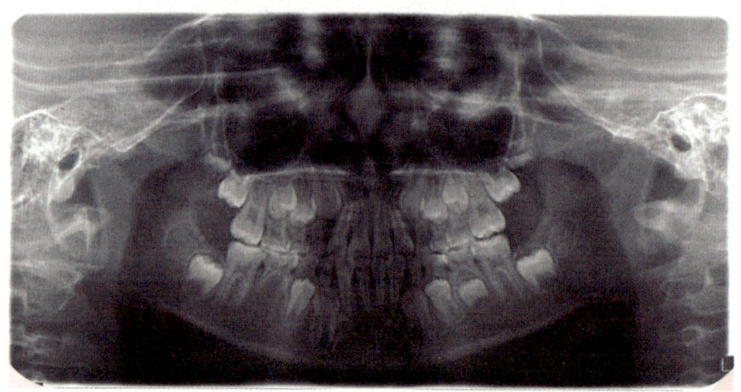

图2-32-9　矫治后X线片

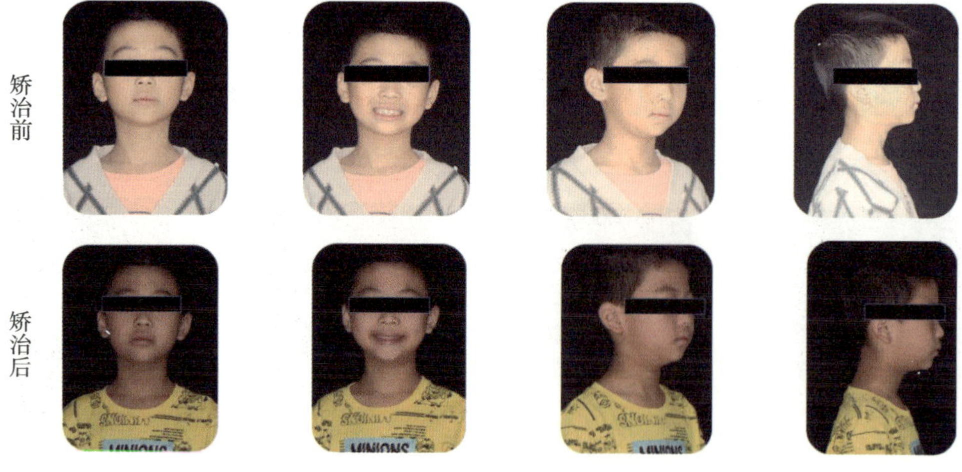

图2-32-10　矫治前后面照对比

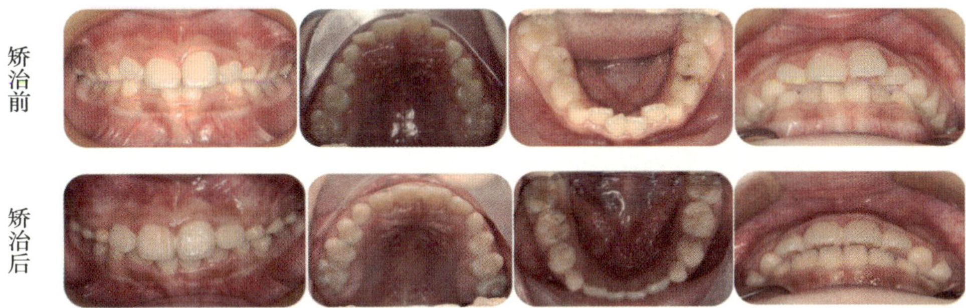

图2-32-11　矫治前后牙列对比

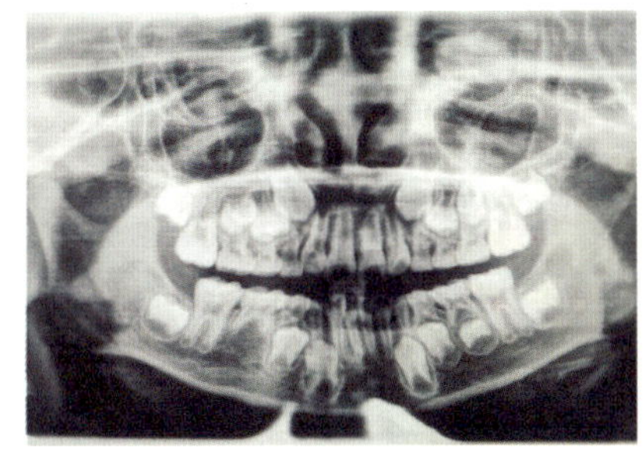

矫治前

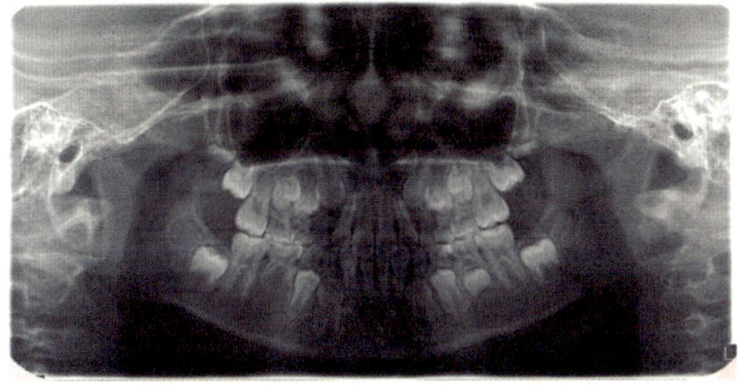

矫治后

图2-32-12　矫治前后X线片对比

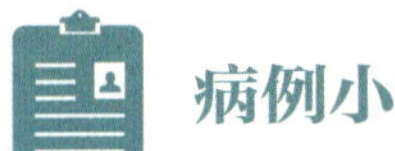

病例小结

本病例为隐形矫治早期干预。替牙中期，牙列表现出深覆𬌗、深覆盖，牙列拥挤。牙列拥挤会对后续恒牙萌出产生影响，深覆盖会导致下前牙长期咬到上腭黏膜而造成创伤性溃疡，且产生下前牙伸长和唇倾趋势，而且深覆𬌗、深覆盖会干扰下颌颌位。故选择早期干预，去除黏膜创伤因素，去除颌位干扰因素，去除恒牙萌出干扰因素。

因上下颌牙列拥挤，在方案设计中，重点进行上下颌的扩弓、乳磨牙的片切。第一阶段，上颌扩弓内收前牙，下颌扩弓同时配合片切。第二阶段利用一期产生的间隙做个别牙排齐，下前牙直立。最终恢复卵圆形弓形，拥挤解除，覆𬌗、覆盖改善，达到“硬碰硬”。

矫治结束后佩戴3个月的隐形保持器，后期使用硅胶矫治器做保持。结束时侧方牙列还未开始更换，定期复诊监控即可。

病例33

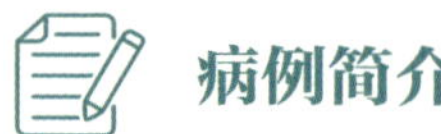

病例简介

患者，女，9岁，主诉地包天。混合牙列，牙列拥挤，前牙反𬌗。使用隐形矫治器，上颌腭部加舌突辅助舌肌训练，疗程10个月。矫治后反𬌗解除，拥挤解除。

关键词：牙列拥挤，前牙反𬌗。

一般信息：女，9岁，家长代诉地包天影响美观，要求治疗。

现病史及既往史：无特殊。

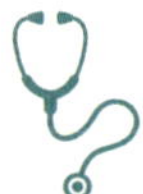

临床诊治

口外检查：面型基本对称，开口度正常，开口型向下，关节区无弹响，双侧耳屏前无压痛。

口内检查：替牙期，26𬌗面窝沟封闭剂。5D𬌗面白色补料，7D近中邻面白色补料，6C近中邻面、6D远中𬌗面色黑未探及龋洞；11、12、21、22、31、32、41、42萌出，16未萌出，46出龈，26、36萌出已建𬌗；11、21舌倾；31、32、42近中舌向扭转；11、21反𬌗；上颌前牙区拥挤度2 mm，下颌前牙区拥挤度3 mm。

辅助检查：全景片未见智齿牙胚。

诊断：牙列拥挤，前牙反𬌗。

治疗方案：隐形矫治解除干扰，12、22预留萌出空泡，上下颌扩弓，

31、32、42近中去扭转排齐，解除拥挤，唇展上前牙，解除反𬌗；辅助舌肌训练，纠正不良舌习惯，形成正常舌位。

治疗设计： 全口隐形矫治，上颌腭部增加舌突装置辅助破除不良舌低位习惯，12、22萌出高度不足，所以在此预留萌出空泡；上下颌扩弓，利用扩弓产生的间隙解除拥挤，同时调整31、32、42转矩，唇展上前牙，解除反𬌗，恢复覆𬌗、覆盖关系。使用自主附件，保证矫治器固位。用压膜保持器和硅胶矫治器保持。

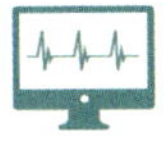 治疗过程

治疗过程如图2-33-1至图2-33-10。全口隐形矫治，共22副矫治器，每7天更换一副。矫治器佩戴后使用咬胶棒，确保矫治器贴合。提示可佩戴矫治器进食，利用颌垫效应解除干扰。第一阶段16副矫治器，上下颌扩弓，12、22预留萌出空泡，31、32、42近中去扭转排齐，唇展上前牙。第二阶段精调设计6副矫治器，下颌牙列维持不动，上前牙继续唇展。矫治共持续10个月。结束时牙弓形态恢复，反𬌗纠正，拥挤解除，恢复覆𬌗、覆盖关系。

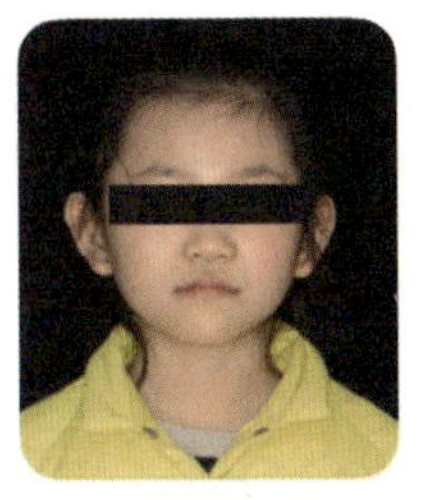
正面照

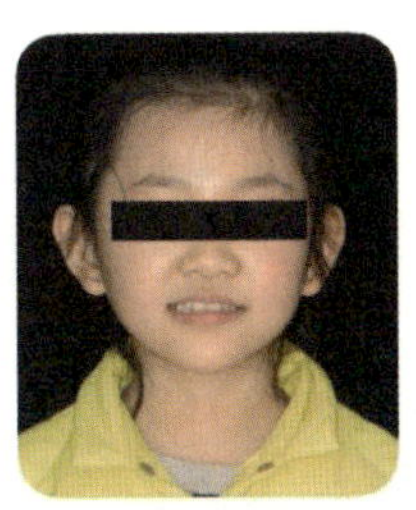
正面微笑照

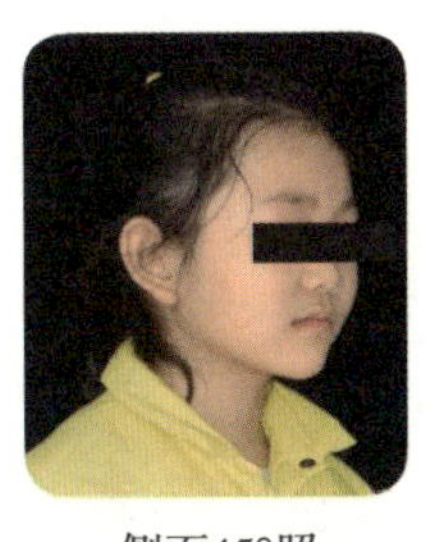
侧面45°照

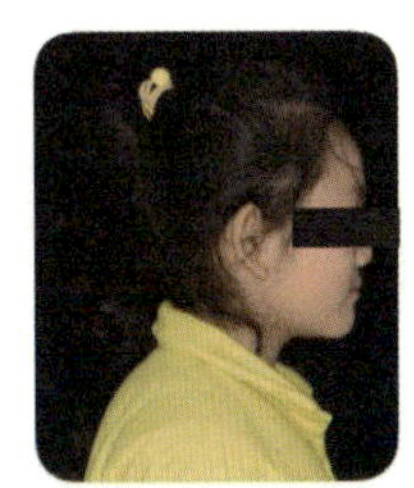
侧面照

图2-33-1　矫治前面照

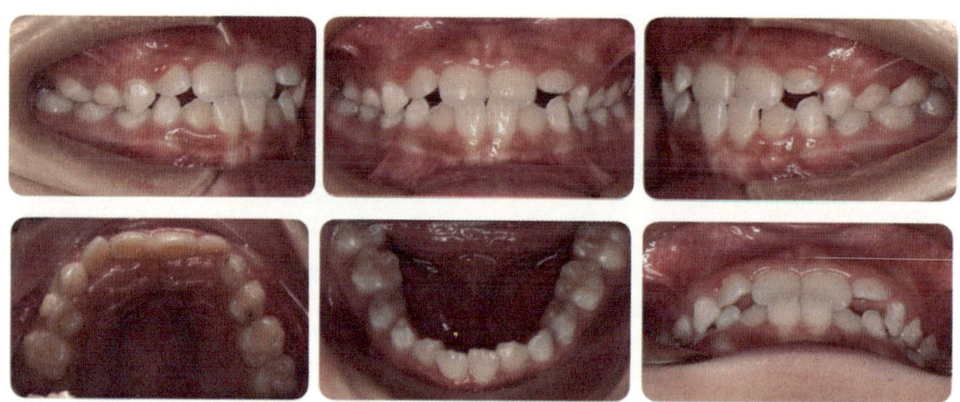

图2-33-2　矫治前口内像

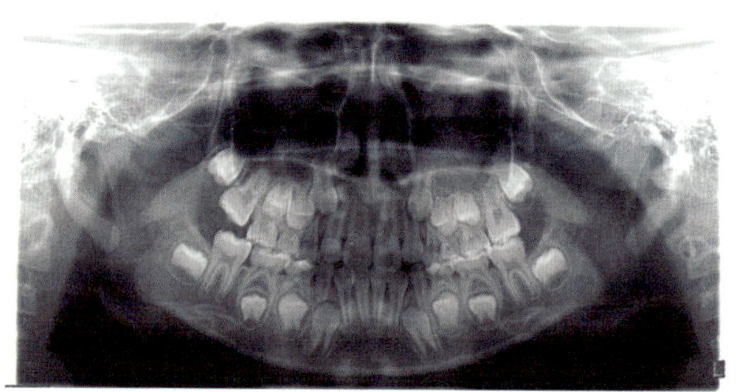

图2-33-3　矫治前X线片

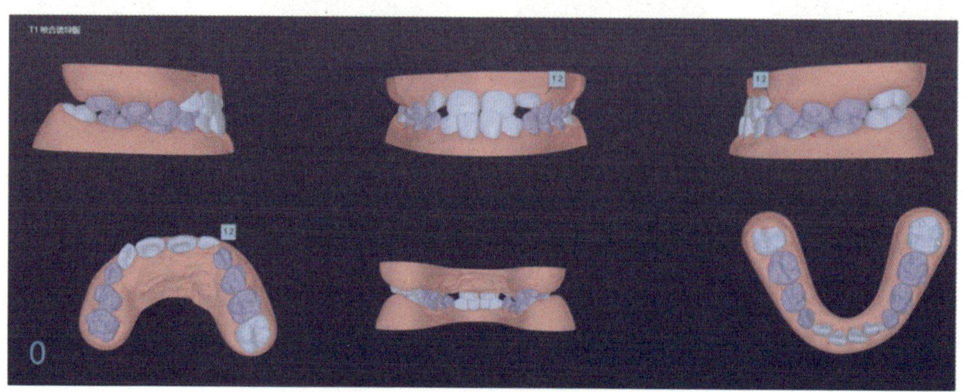

图2-33-4　矫治动画截图

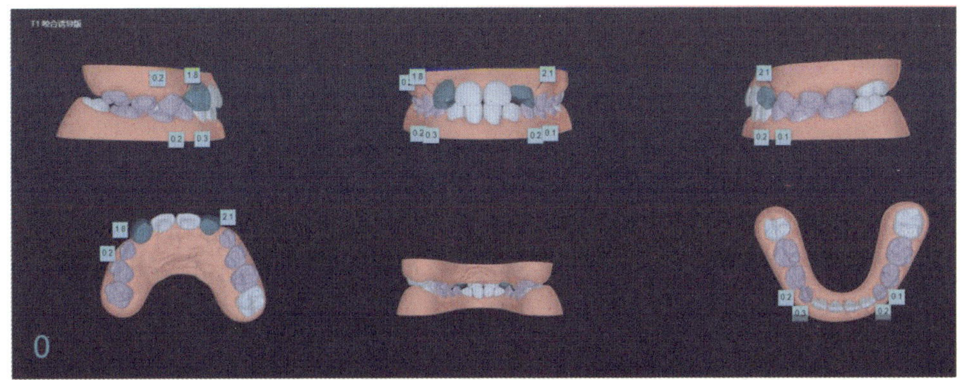

图2-33-5　精调动画截图

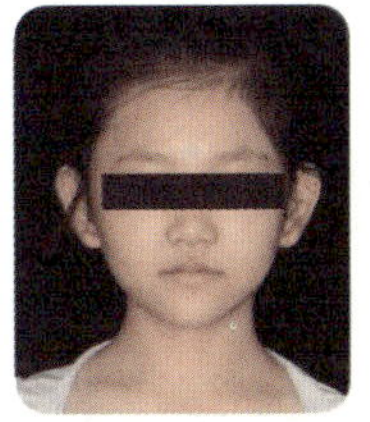

正面照

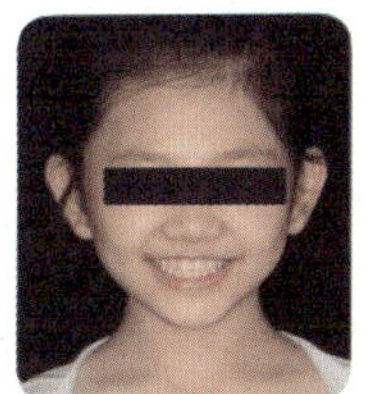

正面微笑照

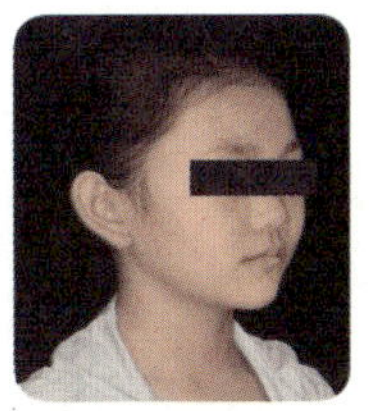

侧面45°照

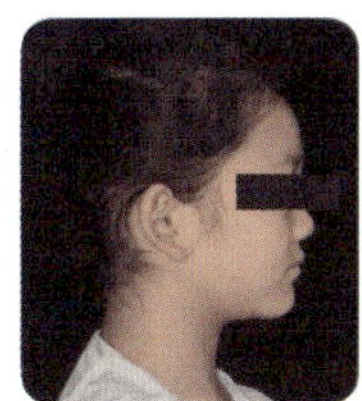

侧面照

图2-33-6　矫治后面照

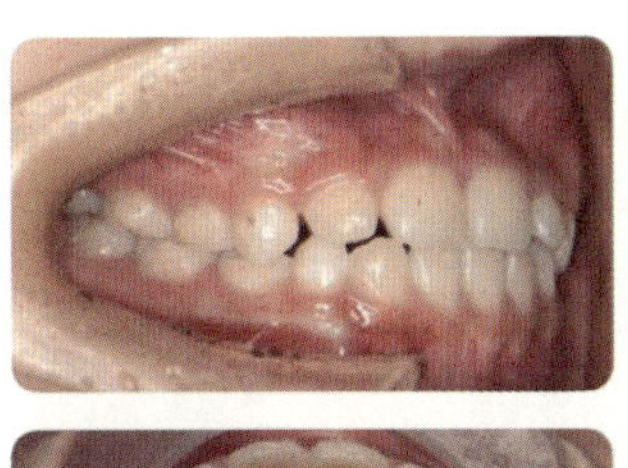

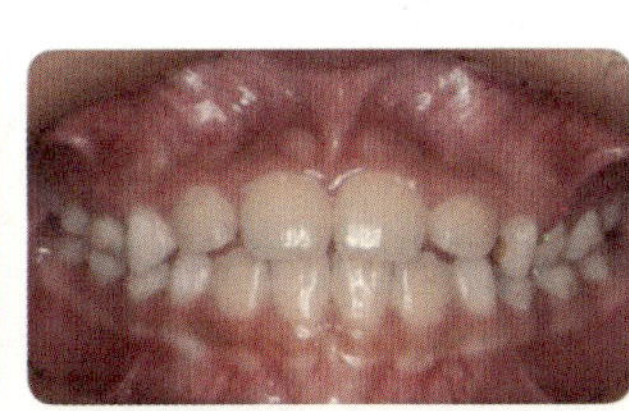

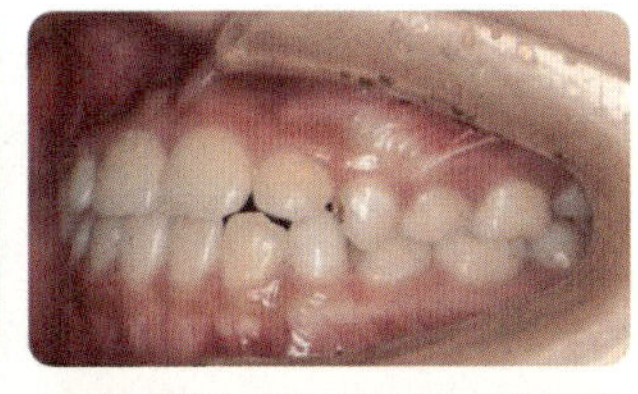

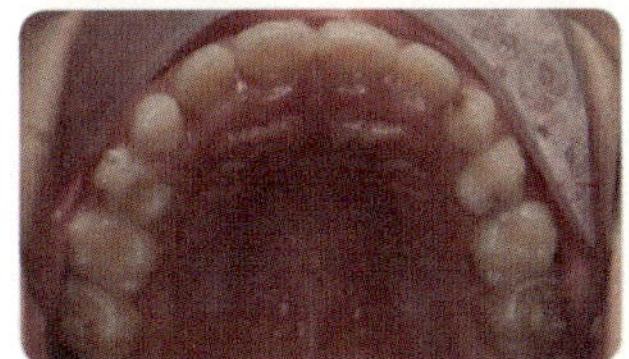

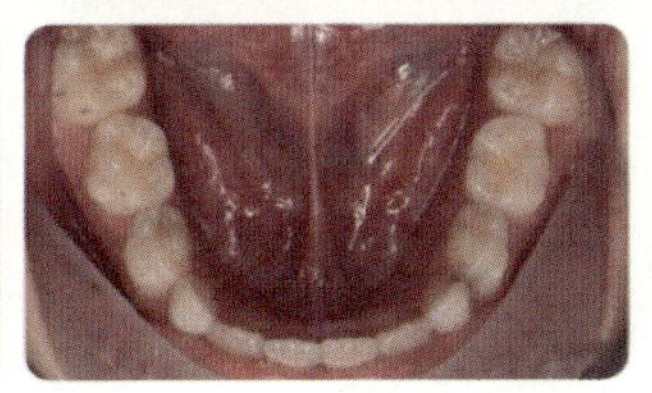

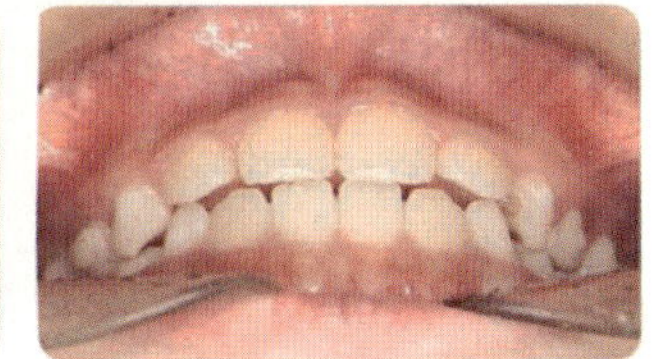

图2-33-7　矫治后口内像

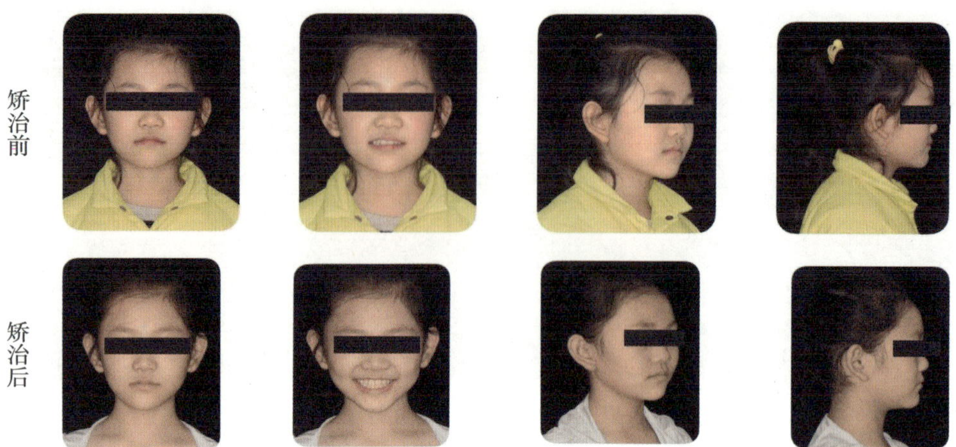

图2-33-8　矫治前后面照对比

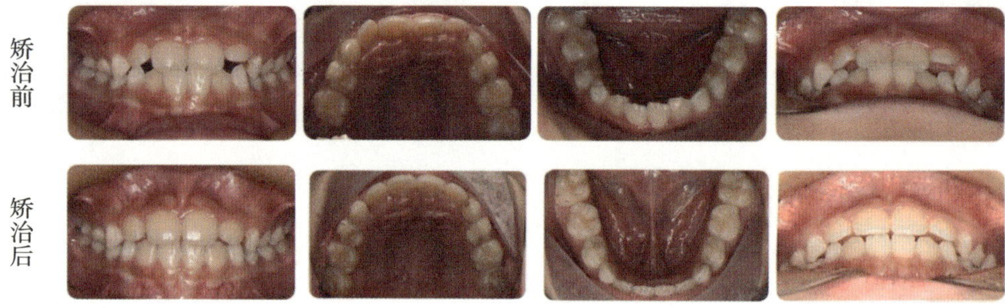

图2-33-9　矫治前后牙列对比

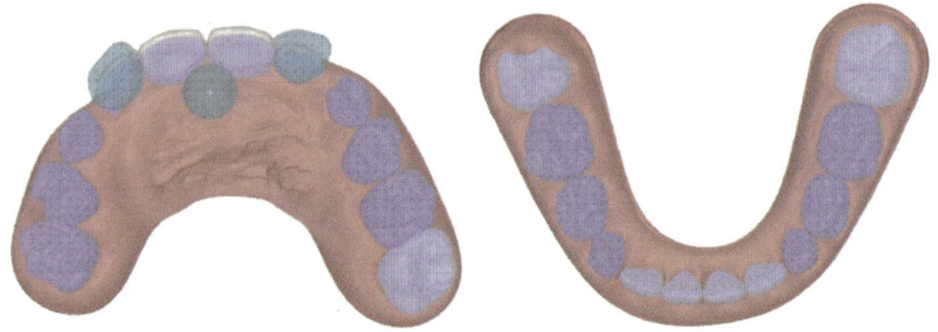

图2-33-10　牙列模型重叠图

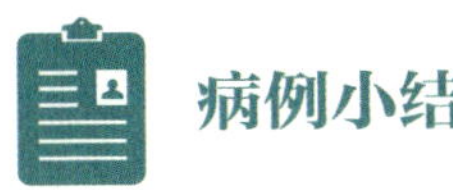

病例小结

本病例为隐形矫治早期干预。替牙中期，牙列表现出牙列拥挤，前牙反𬌗，且存在不良舌低位习惯。局部的咬合干扰会对下颌的颌位产生影响，舌低位会导致上牙弓狭窄。故选择早期干预，去除颌位干扰因素，去除舌肌功能干扰因素。

对于牙弓狭窄导致的牙列拥挤的情况，主要利用扩弓产生的间隙做牙列排齐，解除拥挤和前牙反𬌗。同时调整个别牙转矩，排齐牙列。对于不良舌低位习惯，在上颌腭部增加舌突辅助配合舌肌训练。最终拥挤和反𬌗解除，达到正常覆𬌗、覆盖关系，不良舌低位习惯纠正。

矫治结束后佩戴3个月的隐形保持器，后期使用硅胶矫治器做保持。结束时侧方牙列还未开始更换，定期复诊监控即可。

病例 34

病例简介

患者，男，8岁，主诉龅牙。混合牙列，牙列拥挤，深覆盖。使用隐形矫治器，疗程6个月。矫治后上颌牙列拥挤解除，覆盖改善，达到“硬碰硬”。

关键词：牙列拥挤，深覆盖。

一般信息：男，8岁，家长代诉龅牙影响美观，要求治疗。

现病史及既往史：无特殊。

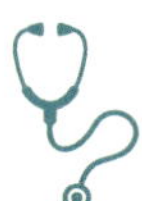

临床诊治

口外检查：面型基本对称，开口度正常，开口型向下，关节区无弹响，双侧耳屏前无压痛。

口内检查：替牙期，全口卫生一般，牙齿表面色素沉着（++）；5B脱落，12未萌出，11、21、22、31、32、41、42萌出，4颗第一恒磨牙萌出未建殆；上中线右偏2 mm，下中线正；11—21存在散隙；12萌出位置不足；32、42舌侧异位；上下颌弓形狭窄，上颌拥挤度2 mm，下颌前牙区拥挤度5 mm。前牙覆盖8 mm，下前牙切端咬至上颌腭部黏膜处。

辅助检查：全景片可见4颗智齿牙胚。

诊断：牙列拥挤，深覆盖。

治疗方案：隐形矫治解除干扰，上下颌扩弓，下颌乳磨牙片切，解除拥挤，以21为准关闭11—21散隙，调整中线，同时内收上前牙，唇展下前牙，改善覆盖关系，达到前牙“硬碰硬”。

治疗设计： 全口隐形矫治，上下颌扩弓，下颌拥挤度较大，配合下颌乳磨牙片切，利用扩弓及片切产生的间隙解除拥挤，并提供恒牙萌出需要的空间，恢复32、42正常位置；将11左调，关闭11—21间散隙，同时对齐上下中线；上前牙适当内收，下前牙适当唇展，改善覆盖关系，达到前牙“硬碰硬”。使用自主附件，保证矫治器固位。用压膜保持器和硅胶矫治器保持。

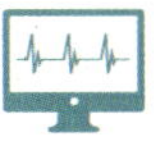

治疗过程

治疗过程如图2-34-1至图2-34-11。全口隐形矫治，共15副矫治器，每7天更换一副。矫治器佩戴后使用咬胶棒，确保矫治器贴合。设计上下颌扩弓，配合下颌乳磨牙片切，扩弓及片切产生的间隙，因7D、8D脱落产生下颌替牙间隙，利用产生的间隙解除拥挤，并提供恒牙萌出需要的空间，恢复32、42正常位置；将11左调，关闭11—21间散隙，同时对齐上下中线，解除上中线右偏的问题；上前牙适当内收，下前牙适当唇展，适当改善前牙覆盖关系，达到前牙“硬碰硬”。矫治全程使用自主附件，保证矫治器固位。矫治期间乳牙脱落阶段佩戴硅胶矫治器萌出管理。矫治持续6个月。结束时拥挤解除，第一恒磨牙建𬌗完成，上下中线对正，11—21间隙关闭，32、42纳入弓形，前牙覆盖改善，达到前牙“硬碰硬”。

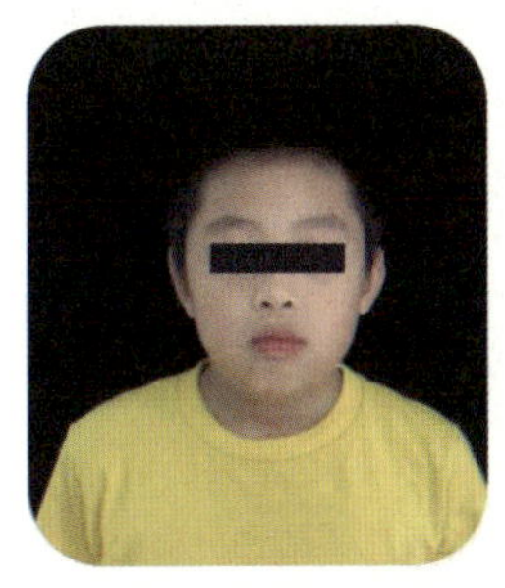

正面照

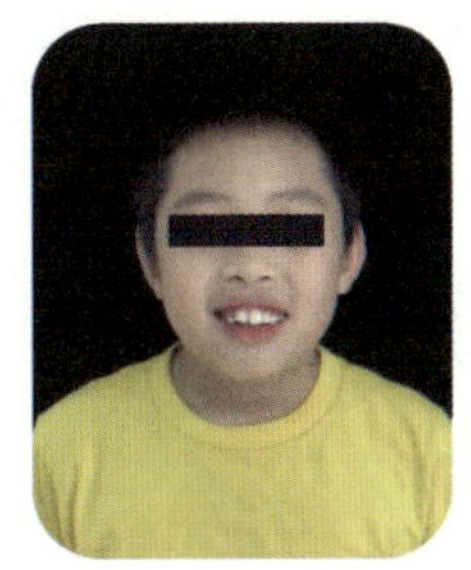

正面微笑照

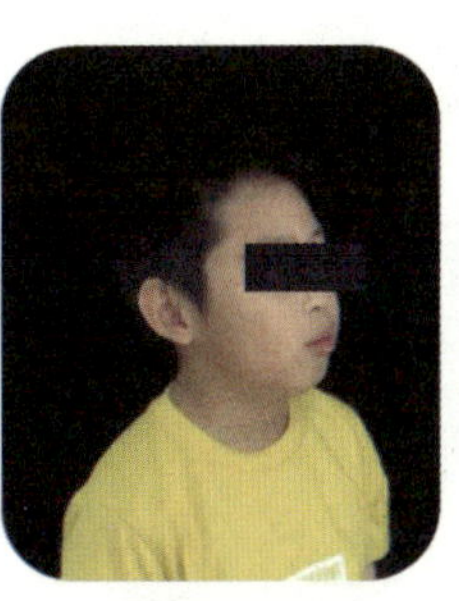

侧面45°照

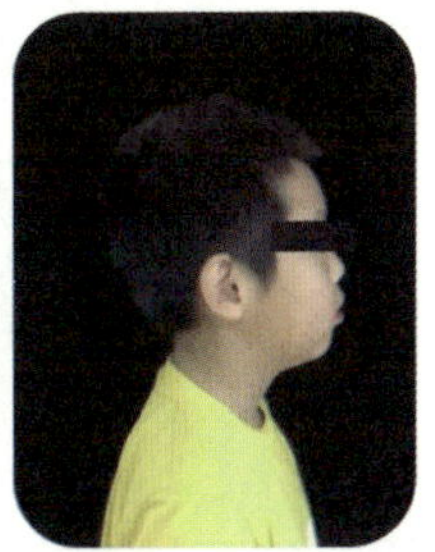

侧面照

图2-34-1 矫治前面照

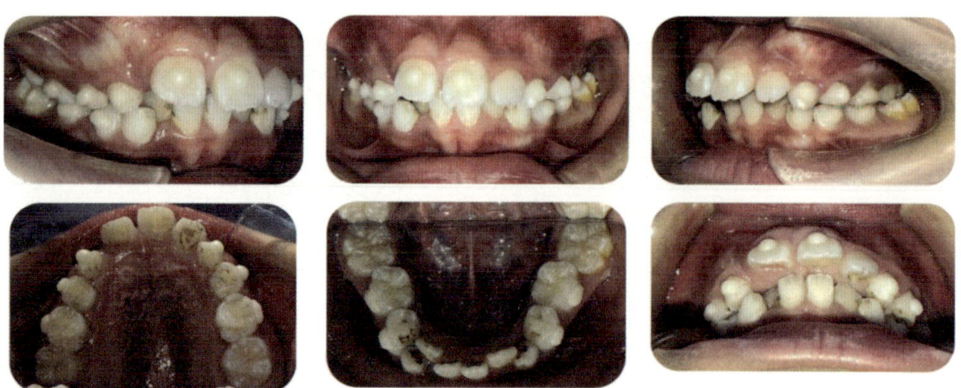

图2-34-2 矫治前口内像

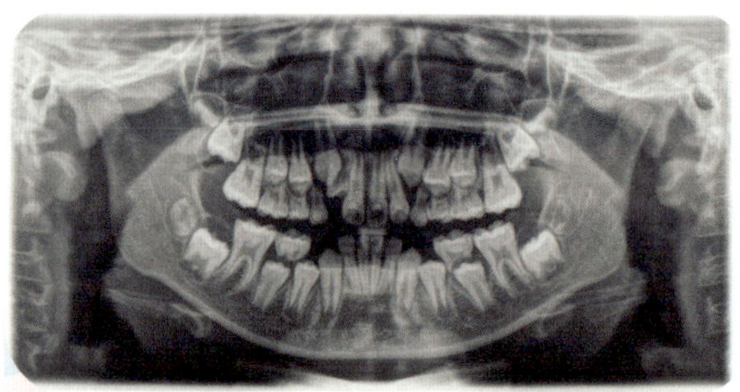

图2-34-3 矫治中X线片

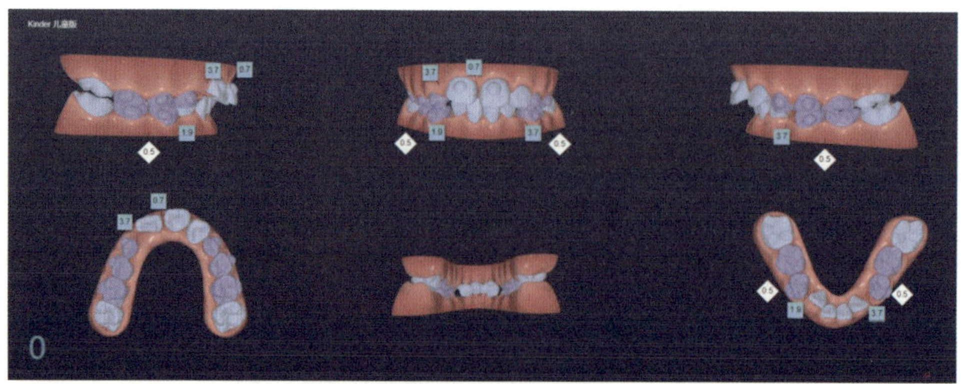

图2-34-4 矫治动画截图

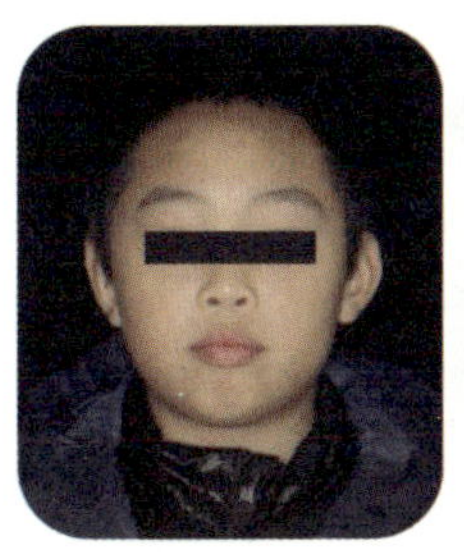
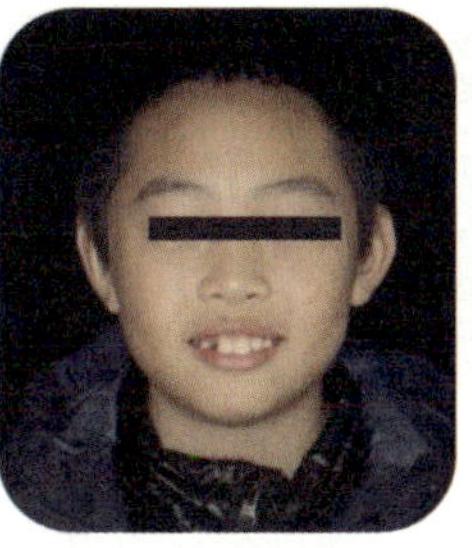
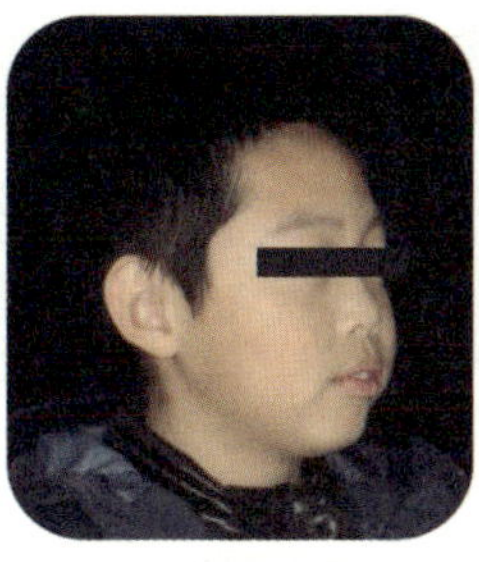
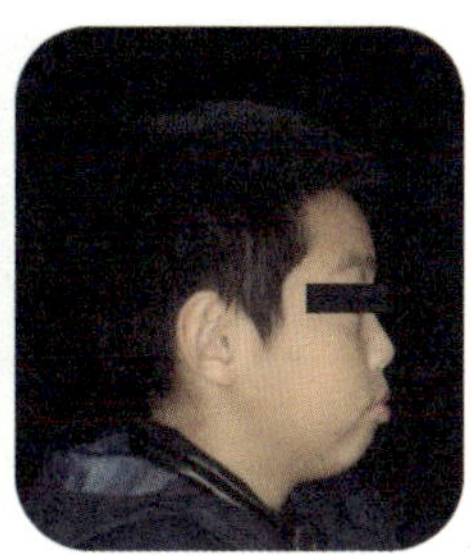

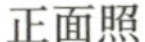
正面照　　正面微笑照　　侧面45°照　　侧面照

图2-34-5　矫治后面照

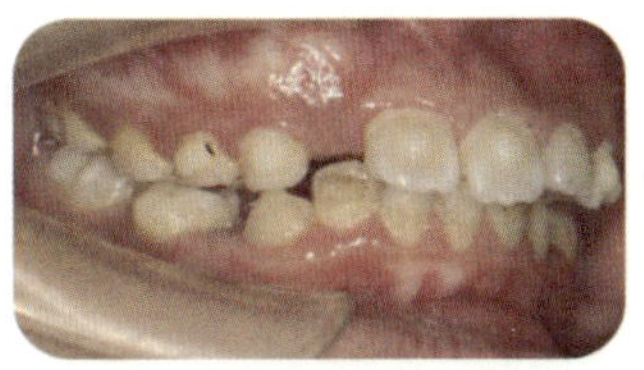
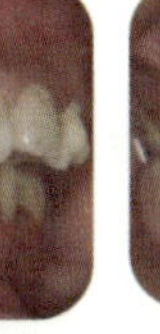
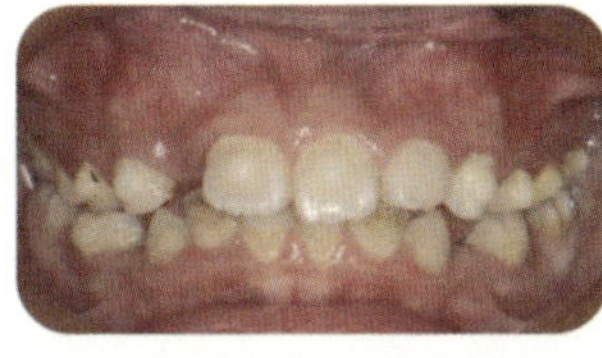
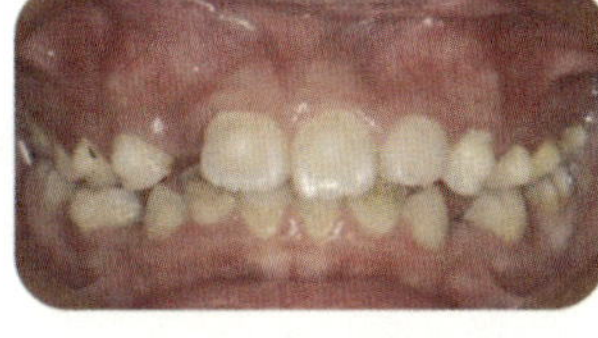
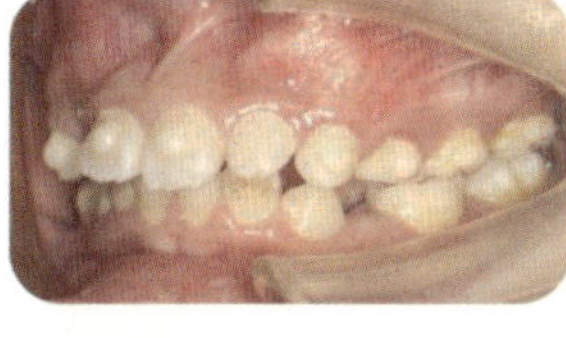
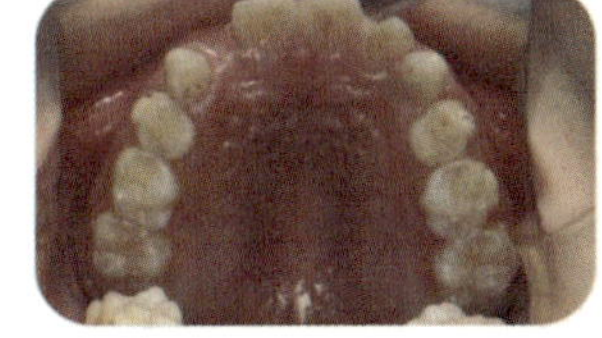
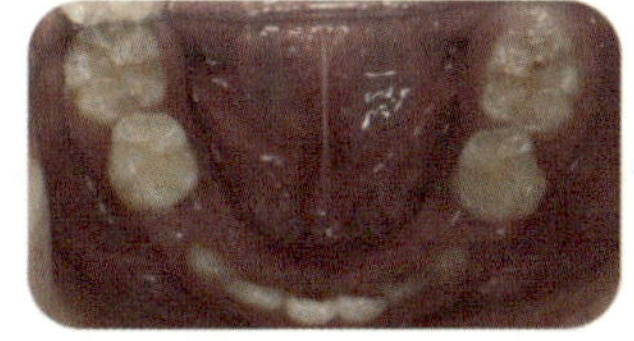
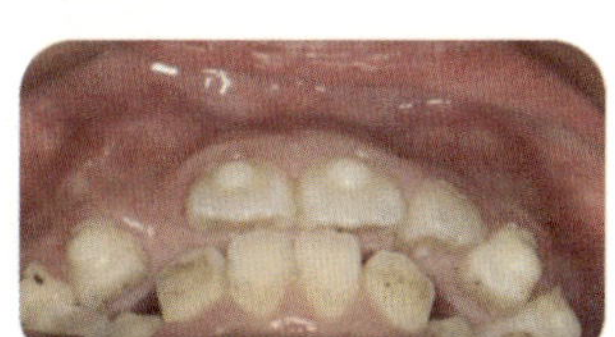

图2-34-6　矫治后口内像

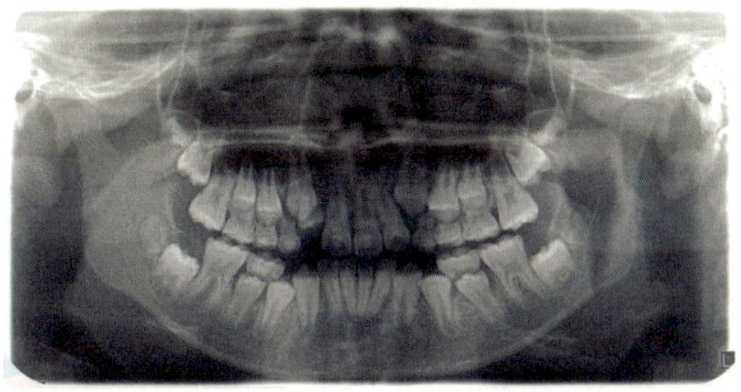

图2-34-7　矫治后X线片

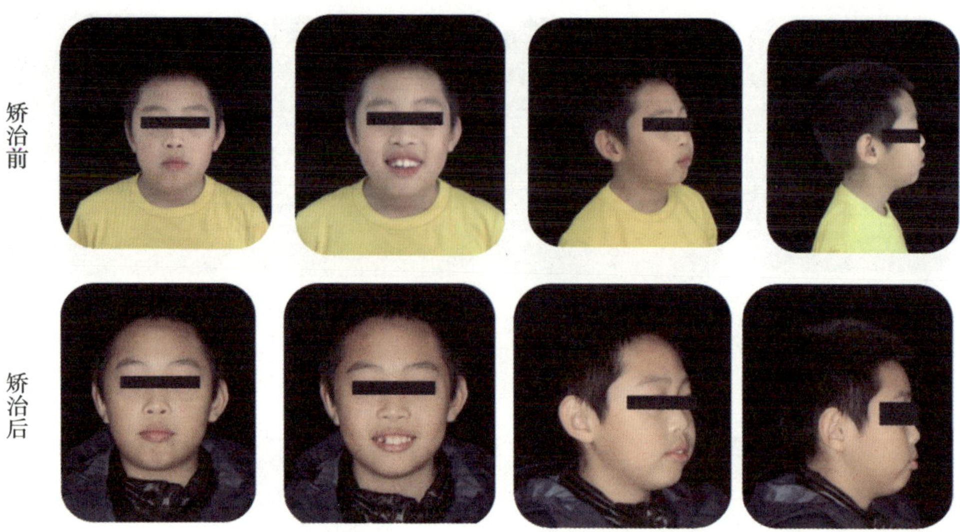

图2-34-8　矫治前后面照对比

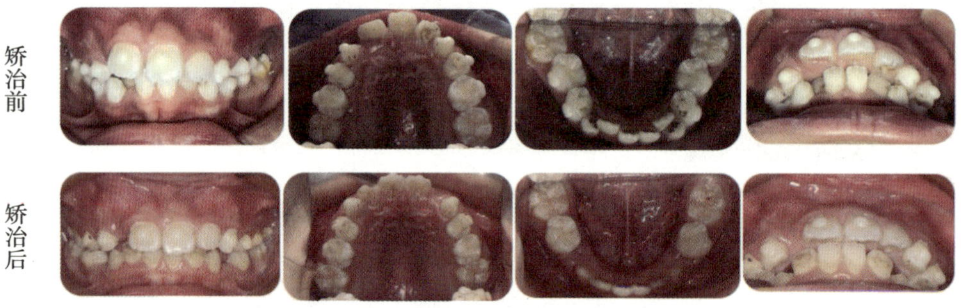

图2-34-9　矫治前后牙列对比

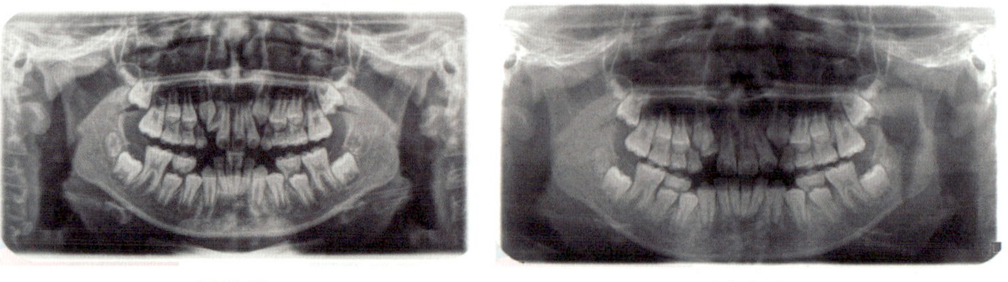

图2-34-10　矫治前后X线片对比

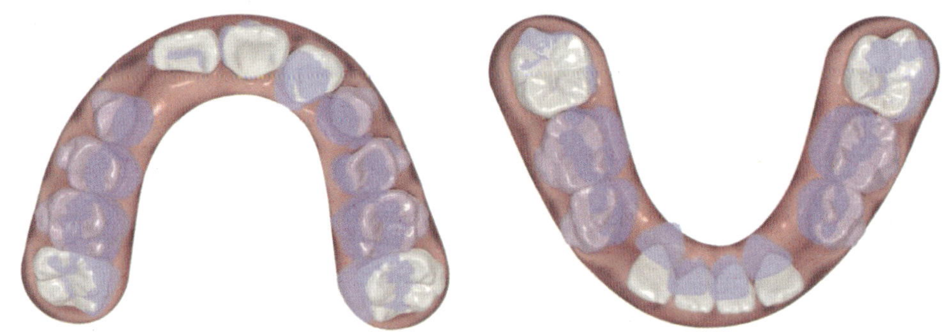

图2-34-11 牙列模型重叠图

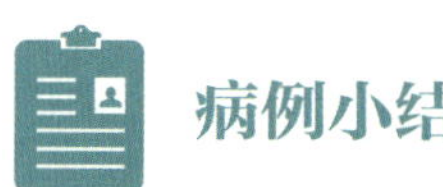

病例小结

本病例为隐形矫治早期干预。替牙早期，牙列表现出深覆盖，牙列拥挤。深覆盖而导致下前牙长期咬到上腭黏膜而造成创伤性溃疡，且产生下前牙伸长和唇倾趋势，牙列拥挤会对后续恒牙萌出产生影响，牙弓狭窄会对下颌颌位产生干扰。故选择早期干预，去除黏膜创伤因素，去除颌位干扰因素。

对于上下颌弓形狭窄，牙列拥挤，设计了上下颌扩弓以产生间隙用于牙列排齐，因下颌拥挤度较大，所以配合乳磨牙片切。对于深覆盖，上前牙适当内收，下前牙适当唇倾。并且做了部分牙列调整，上中线左调2 mm，建立第一恒磨牙的咬合关系。最终恢复卵圆形弓形，解除拥挤，覆盖改善，达到前牙“硬碰硬”。

矫治结束后佩戴3个月的隐形保持器，后期使用硅胶矫治器做保持。结束时侧方牙列已开始更换，全景片分析预计侧方替牙间隙足够，定期复诊监控即可。

病例35

病例简介

患者，男，7岁，主诉牙齿不齐，地包天。混合牙列，前牙反𬌗。使用隐形矫治器，疗程7个月。矫治后𬌗解除，达到“硬碰硬”。

关键词：前牙反𬌗。

一般信息：男，7岁，家长代诉牙齿不齐，地包天，要求治疗。

现病史及既往史：无特殊。

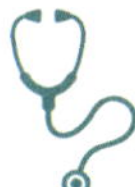

临床诊治

口外检查：面型基本对称，开口度正常，开口型向下，关节区无弹响，双侧耳屏前无压痛。

口内检查：替牙期，全口卫生一般，牙齿表面软垢堆积（+）。7D、8D𬌗面白色补料，16、26、36、46𬌗面窝沟封闭；11、21、31、32、41、42已萌出，16、46萌出已建𬌗，26、36萌出未建𬌗；21舌倾，31颊倾，21、31反𬌗；下颌拥挤度2 mm。

辅助检查：全景片未见智齿牙胚。头影测量骨性Ⅰ类，均角，平均生长型，下颌体扁平长方形。

诊断：前牙反𬌗。

治疗方案：隐形矫治解除干扰，上下颌扩弓，唇展21，纠正反𬌗。

治疗设计：全口隐形矫治，上下颌扩弓，唇展21，解除反𬌗。使用自主附件，保证矫治器固位。用压膜保持器和硅胶矫治器保持。

治疗过程

治疗过程如图2-35-1至图2-35-6及表2-35-1。全口隐形矫治，共20副矫治器，每7天更换一副。矫治器佩戴后使用咬胶棒，确保矫治器贴合。提示可佩戴矫治器进食，利用殆垫效应解除干扰。设计上下颌扩弓，唇展21。矫治持续7个月，恢复牙弓形态，反殆解除。

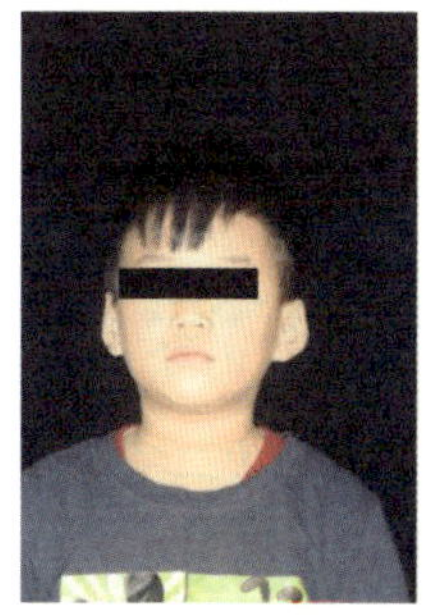
正面照

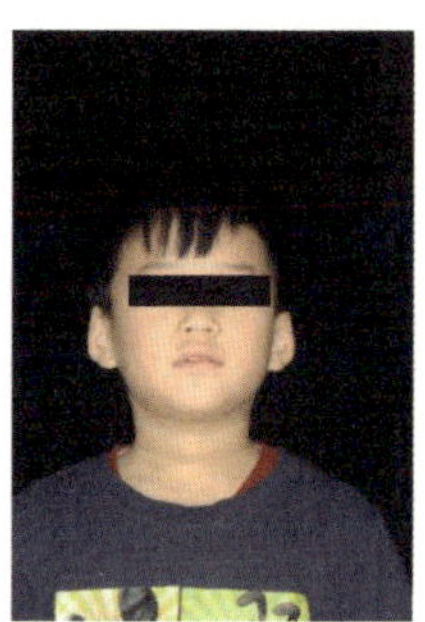
正面微笑照

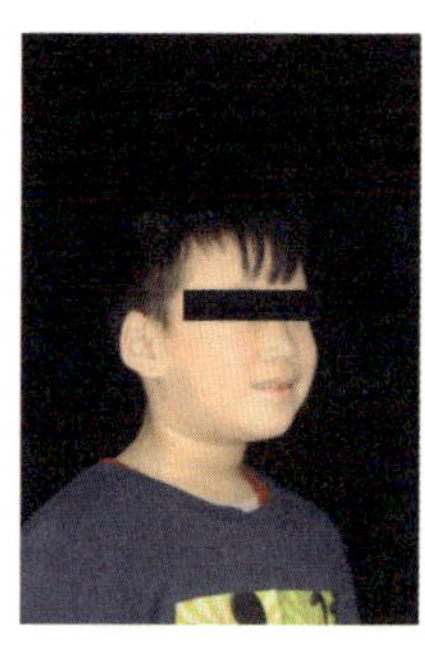
侧面45°照

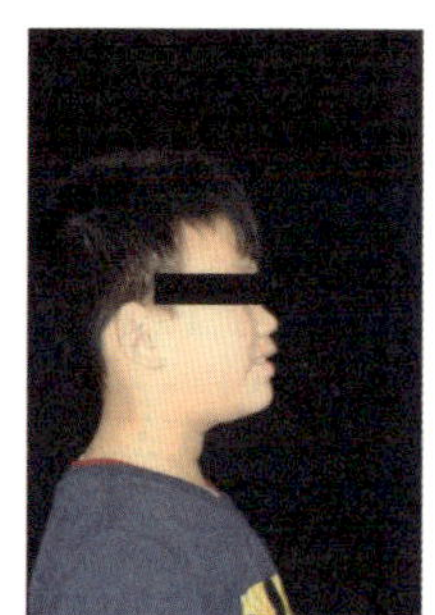
侧面照

图2-35-1 矫治前面照

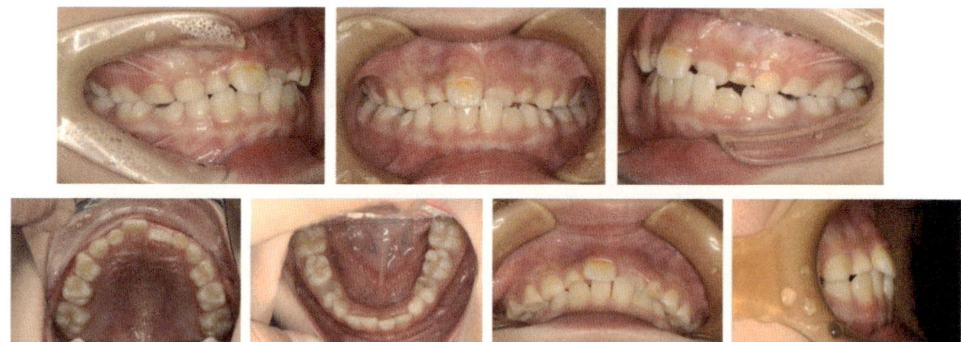

图2-35-2 矫治前口内像

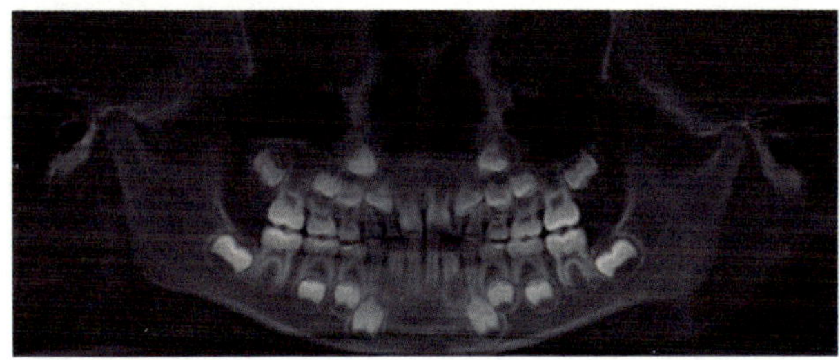

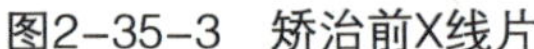
图2-35-3　矫治前X线片

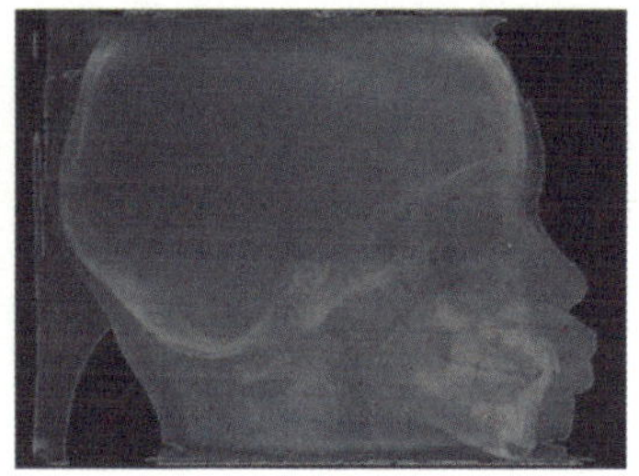
图2-35-4　矫治侧位片

表2-35-1　矫治前头影测量数量

测量项目	测量值	标准值	测量结果
骨测量			
SNA/°	83.38	82.8 ± 4.0	上颌相对颅底位置正常
SNB/°	79.32	80.1 ± 3.9	下颌相对颅底位置正常
ANB/°	4.06	2.7 ± 2.0	趋向于I类错合
FH-NPo（面角）/°	93.58	85.4 ± 3.7	颏部前突
NA-APo（颌凸角）/°	169.34	6.0 ± 4.4	上颌相对面部前突
FMA（FH-MP下颌平面角）/°	24.27	31.1 ± 5.6	低角型，下颌平面平坦，面高可能偏小
SGn-FH（Y轴角）/°	60.72	66.3 ± 7.1	生长方向正常，颏部位置关系正常
MP-SN/°	34.01	32.5 ± 5.2	下颌体陡度、面部高度适宜
Po-NB/mm	0.9	1.0 ± 1.5	颏部发育量、颏部位置关系正常
牙测量			
U1-NA/mm	2.09	5.1 ± 2.4	上中切牙后缩
U1-NA/°	23.79	22.8 ± 5.7	上中切牙倾斜度正常
L1-NB/mm	2.8	6.7 ± 2.1	下中切牙后缩
L1-NB/°	29.48	30.3 ± 5.8	下中切牙倾斜度正常
U1-L1（上下中切牙角）/°	122.66	125.4 ± 7.9	上下中切牙/上下前部牙弓突度正常
U1-SN/°	107.17	105.7 ± 6.3	上中切牙相对前颅底平面倾斜度正常
IMPA（L1-MP）/°	97.85	91.6 ± 7.0	下中切牙相对下颌平面倾斜度正常

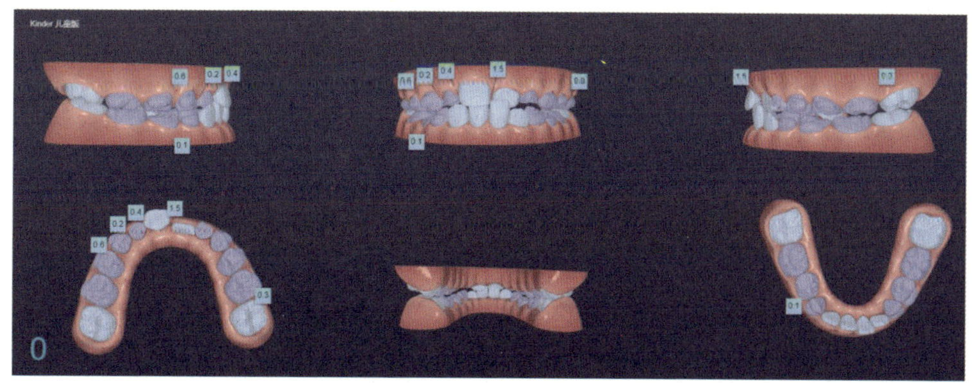

图2-35-5 矫治动画截图

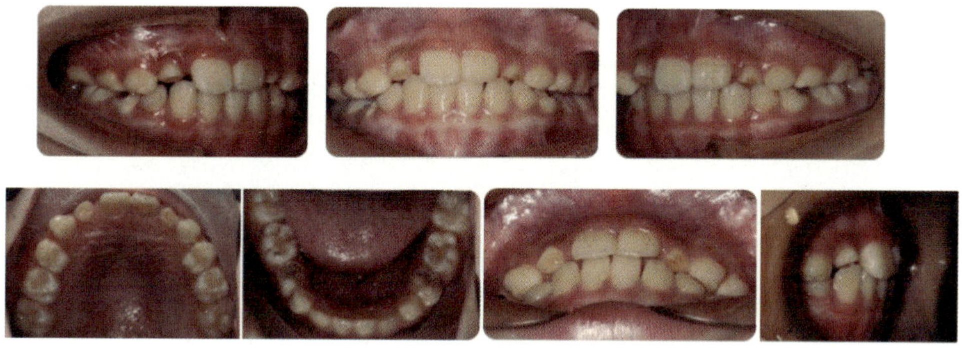

图2-35-6 矫治后口内像

病例小结

本病例为隐形矫治早期干预。替牙早期，牙列表现出个别牙反㕣，局部的咬合干扰会对下颌的颌位产生影响。故选择早期干预，去除颌位干扰因素。

采取上下颌扩弓匹配弓形，利用扩弓产生的间隙排齐牙列，解除反㕣。因乳牙牙冠短，所以选择自主附件以增强矫治器固位。最终恢复卵圆形弓形，解除拥挤，解除前牙反㕣。

矫治结束后佩戴3个月的隐形保持器，后期使用硅胶矫治器做保持。定期复诊监控，复诊时监控上下颌骨发育情况，若上下颌矢状向差异较大，需上颌前牵。

病例36

病例简介

患者，男，10岁，主诉地包天。混合牙列，前牙反殆。使用隐形矫治器，疗程14个月（含未按时复诊时间）。矫治后反殆解除。

关键词：前牙反殆。

一般信息：男，10岁，家长代诉地包天影响美观，要求治疗。

现病史及既往史：无特殊。

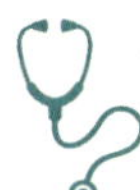

临床诊治

口外检查：面型基本对称，开口度正常，开口型向下，关节区无弹响，双侧耳屏前无压痛。

口内检查：替牙期，全口卫生一般，牙齿表面软垢色素沉着（++），16、26、36、46殆面窝沟封闭剂存；11、12、21、22、31、32、41、42萌出，4颗第一恒磨牙萌出建殆；12、11、21、22、6C反殆；上下前牙区多处牙列散隙。

诊断：前牙反殆。

治疗方案：隐形矫治解除干扰，上下颌扩弓，上前牙唇展，纠正反殆。

治疗设计：全口隐形矫治，上下颌扩弓，上前牙唇展，解除反殆。使用自主附件，保证矫治器固位。用压膜保持器和硅胶矫治器保持。

治疗过程

治疗过程如图2-36-1至图2-36-7。全口隐形矫治，共40副矫治器，每7天更换一副。矫治器佩戴后使用咬胶棒，确保矫治器贴合。提示可佩戴矫治器进食，利用颌垫效应解除干扰。因患者出国，未及时复诊，经过三次原数据原方案精调。矫治持续14个月（含未按时复诊时间），恢复牙弓形态，反𬌗纠正。

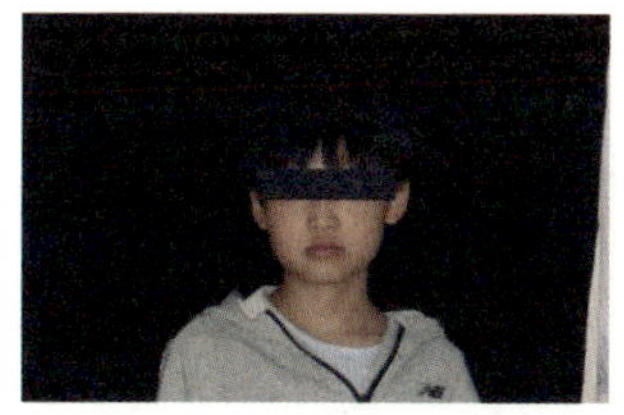
正面照

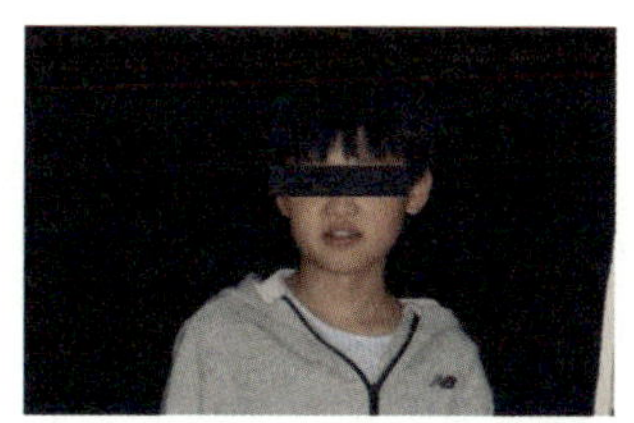
正面微笑照

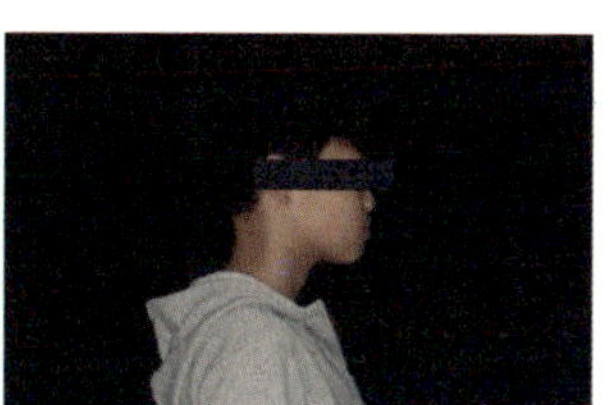
侧面照

图2-36-1　矫治前面照

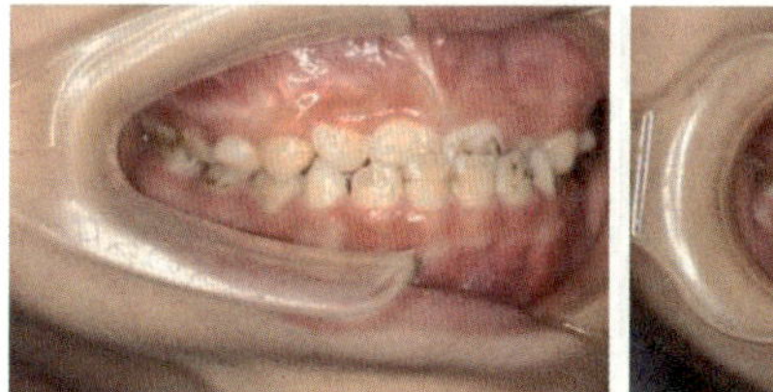

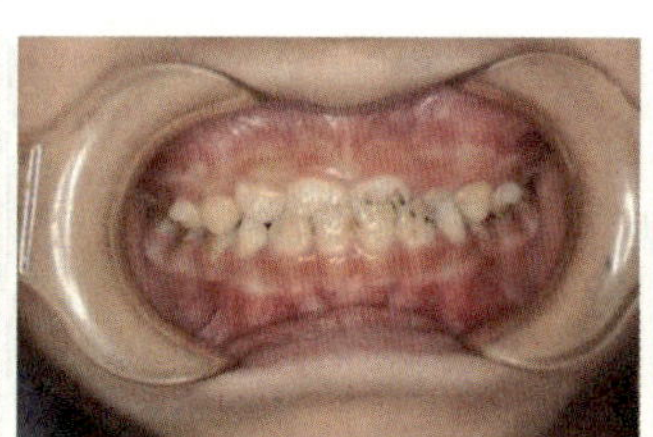

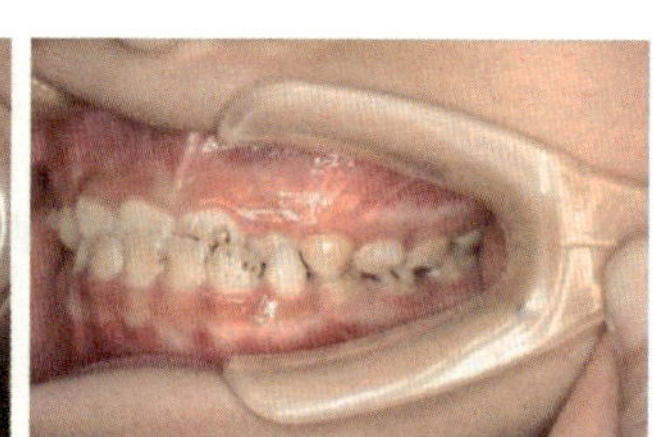

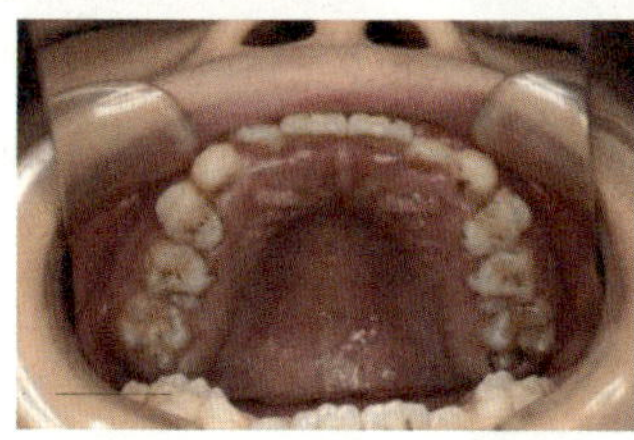

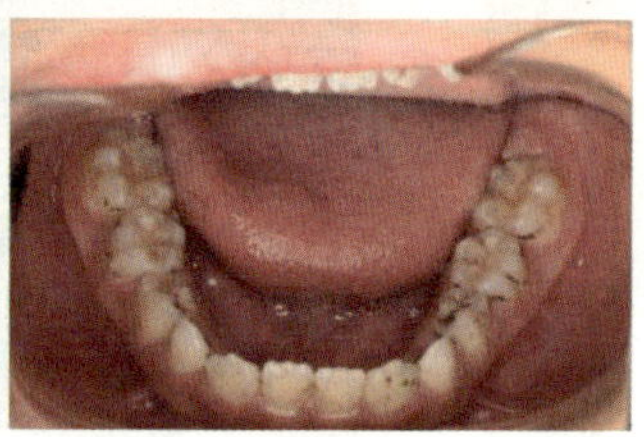

图2-36-2　矫治前口内像

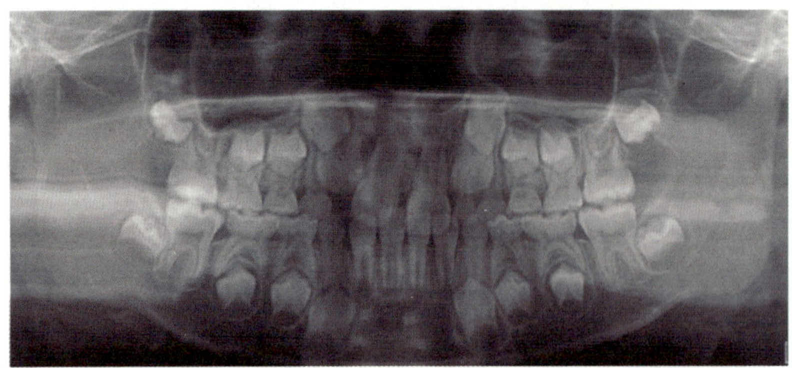

图2-36-3　矫治前X线片

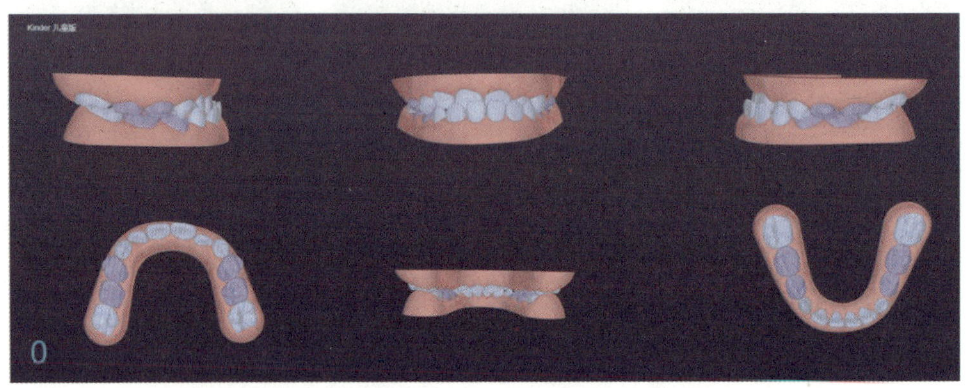

图2-36-4　矫治动画截图

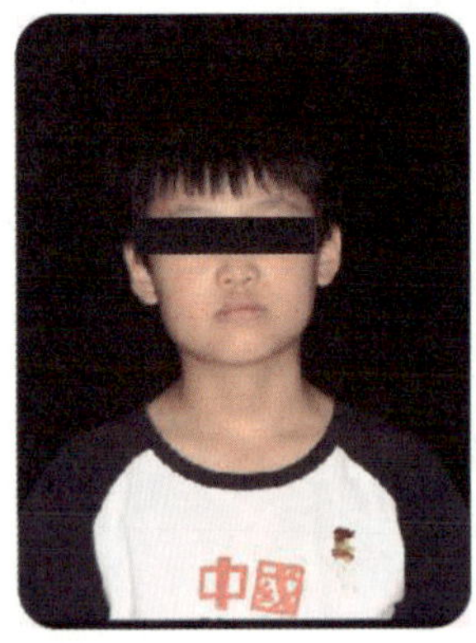

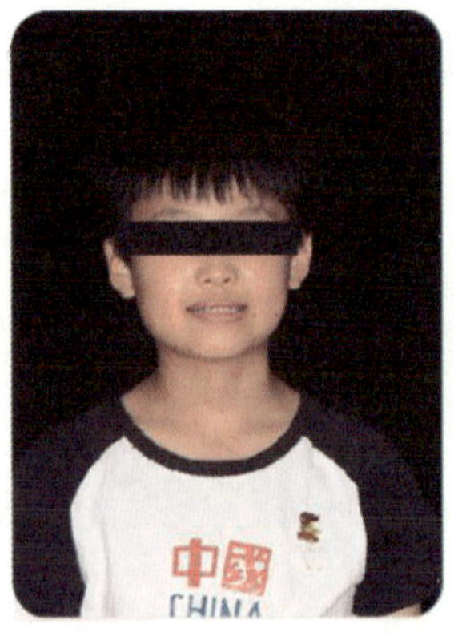

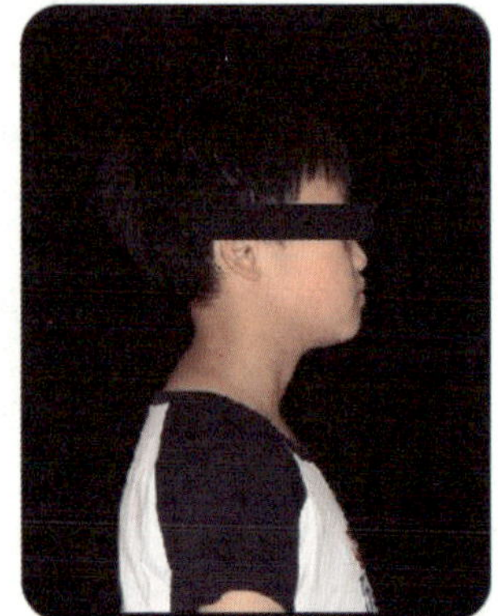

正面照　　正面微笑照　　侧面照

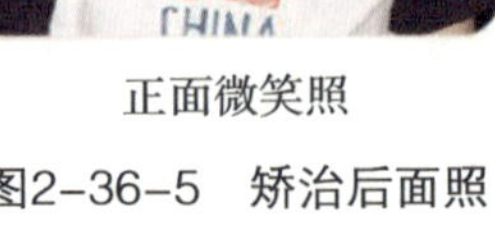

图2-36-5　矫治后面照

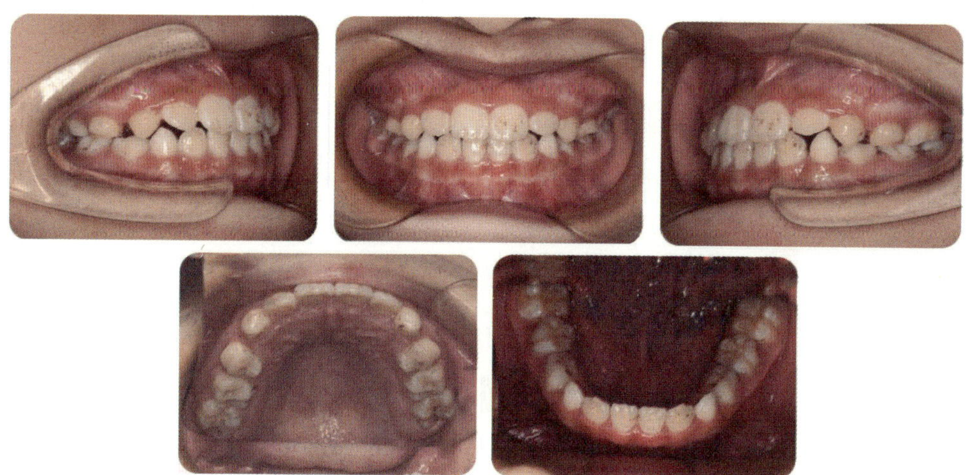

图2-36-6　矫治后口内像

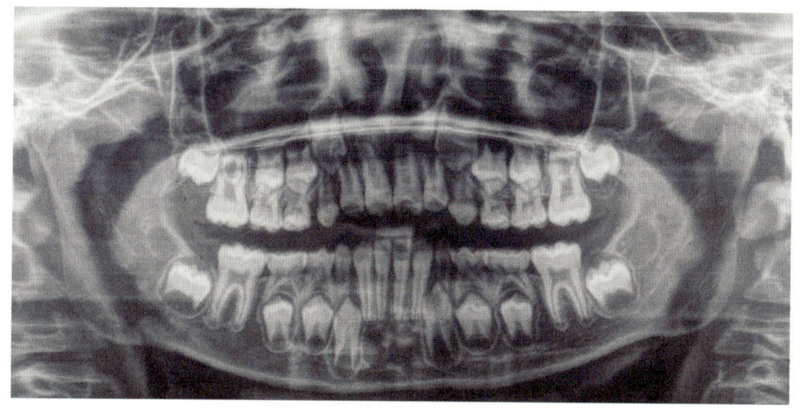

图2-36-7　矫治后X线片

病例小结

本病例为隐形矫治早期干预。前牙反𬌗，局部的咬合干扰对下颌的颌位会产生影响。故选择早期干预，去除颌位干扰因素。

设计上下颌扩弓，扩弓产生的间隙以及原有前牙区散隙，用于上前牙唇展，解除前牙反𬌗。最终恢复卵圆形弓形，解除反𬌗，恢复覆𬌗、覆盖关系。

矫治结束后佩戴3个月的隐形保持器，后期使用硅胶矫治器做保持。定期复诊监控，复诊时监控上下颌骨发育情况，若上下颌矢状向差异较大，需上颌前牵。

病例37

病例简介

患者，男，10岁，主诉地包天。混合牙列，下颌牙列拥挤，前牙反殆。使用隐形矫治器，疗程9个月。矫治后下颌牙列拥挤解除，反殆解除，达到“硬碰硬”。

关键词： 牙列拥挤，前牙反殆。

一般信息： 男，10岁，家长代诉地包天影响美观，要求治疗。

现病史及既往史： 无特殊。

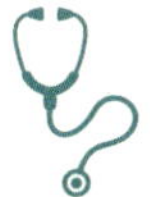

临床诊治

口外检查： 面型基本对称，开口度正常，开口型向下，关节区无弹响，双侧耳屏前无压痛。

口内检查： 替牙期，全口卫生一般，8D远中邻殆面探及龋洞；11、21、31、32、41、42已萌出，4颗第一恒磨牙萌出建殆；11、21、6B反殆；11、21、31近中舌向扭转；32、42舌倾；11—21存在散隙；上中线正，下中线右偏2 mm；上下颌弓形狭窄，下颌前牙区拥挤度3 mm。

辅助检查： 全景片可见38、48智齿牙胚。头影测量骨性Ⅲ类，高角，垂直生长型，下颌体三角浅凹。

诊断： 牙列拥挤，前牙反殆。

治疗方案： 隐形矫治解除干扰，上下颌扩弓，下颌乳磨牙片切，解除拥挤，个别牙去扭转排齐，上前牙唇展，纠正反殆。

治疗设计：全口隐形矫治，上下颌扩弓，下颌拥挤度较大，所以下颌乳磨牙增加片切，利用扩弓及片切提供的间隙解除拥挤及个别牙排齐，设计唇展上前牙纠正反𬌗。使用自主附件，保证矫治器固位。用压膜保持器和硅胶矫治器保持。

治疗过程

治疗过程如图2-37-1至图2-37-8。全口隐形矫治，共28副矫治器，每7天更换一副。矫治器佩戴后使用咬胶棒，确保矫治器贴合。提示可佩戴矫治器进食，利用颌垫效应解除干扰。第一阶段15副矫治器，上下颌扩弓，下颌乳磨牙片切。第二阶段精调设计13副矫治器，继续上下颌扩弓，21远中去扭转排齐。矫治持续9个月。结束时牙弓形态恢复，拥挤和反𬌗解除。

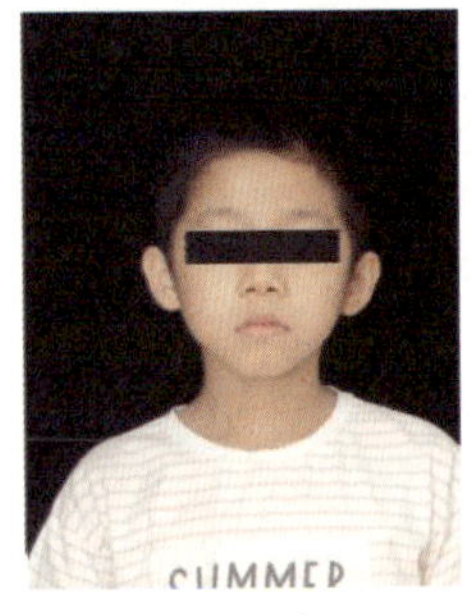
正面照

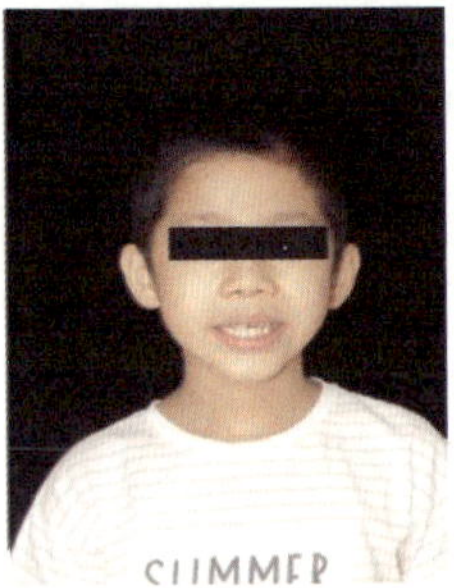
正面微笑照

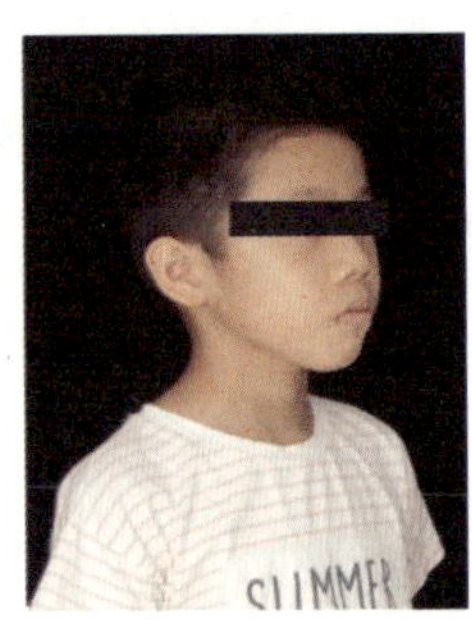
侧面45°照

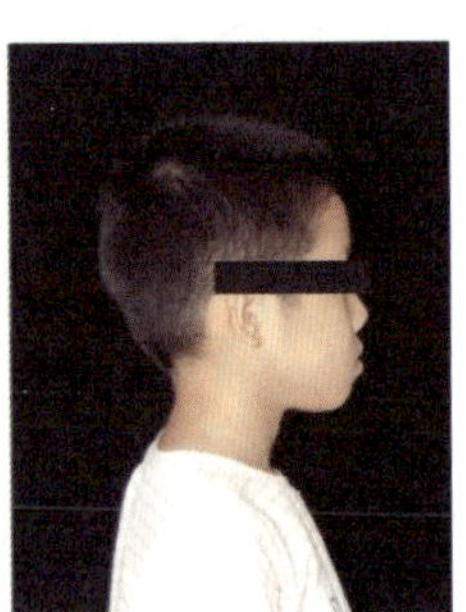
侧面照

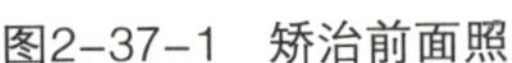
图2-37-1　矫治前面照

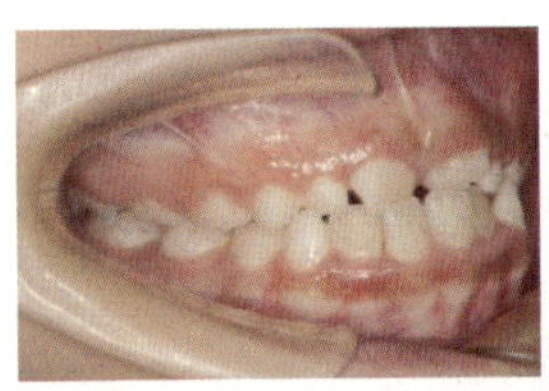
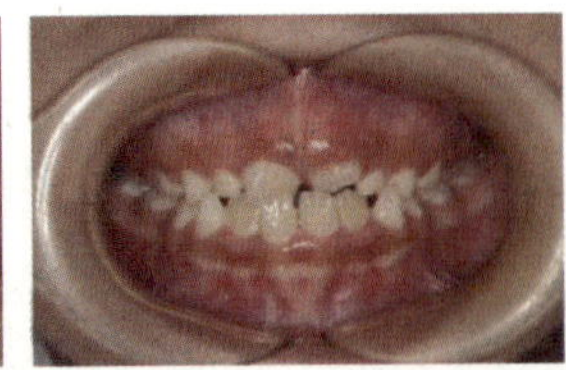
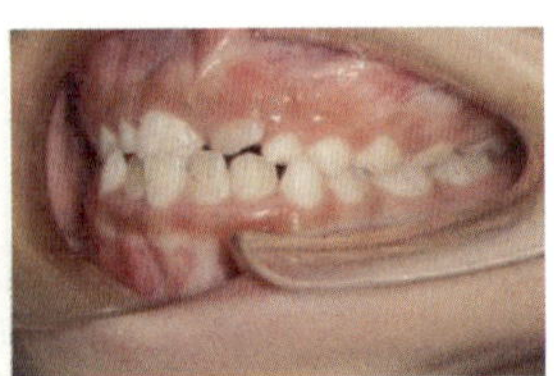
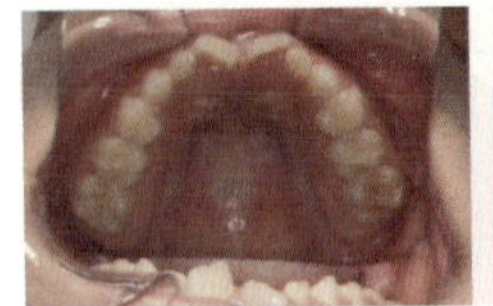
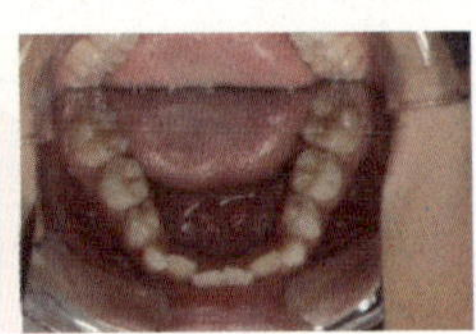
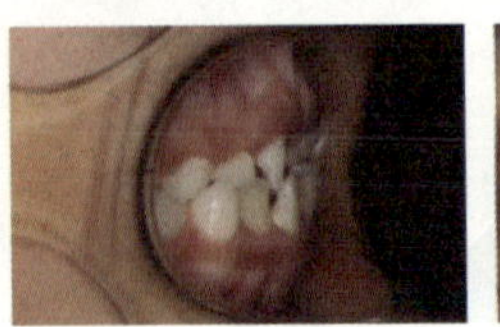
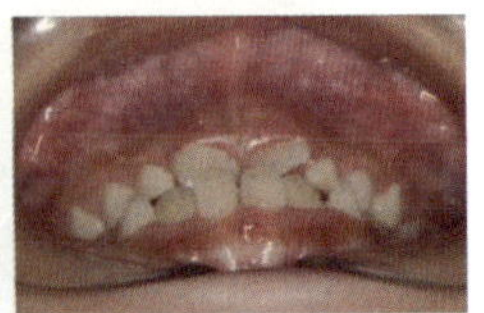

图2-37-2　矫治前口内像

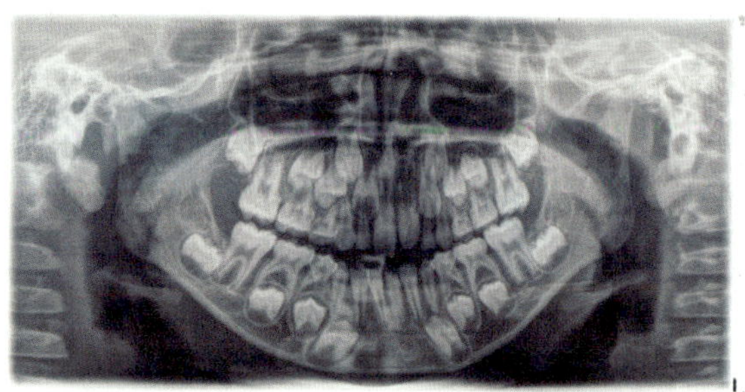

图2-37-3 矫治前X线片

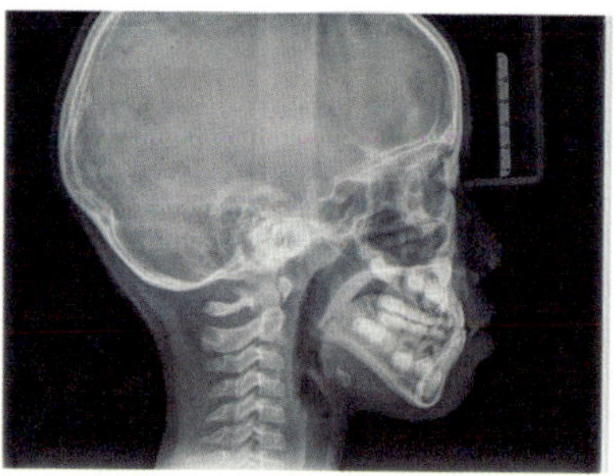

图2-37-4 矫治前侧位片

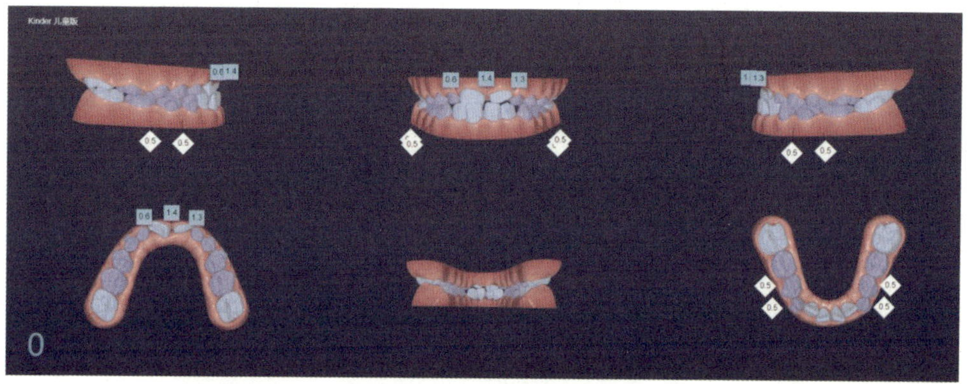

图2-37-5 矫治动画截图

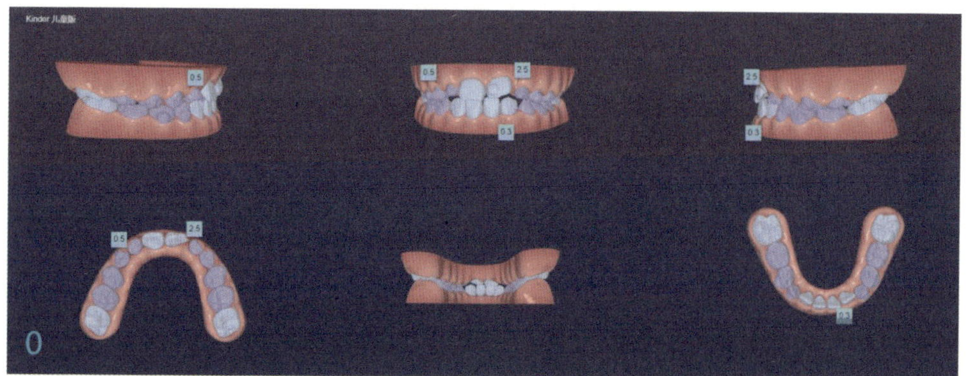

图2-37-6 精调动画截图

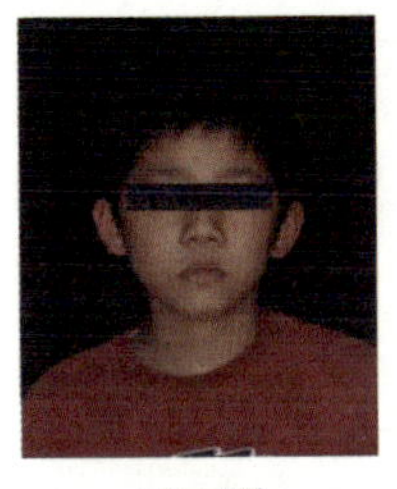
正面照

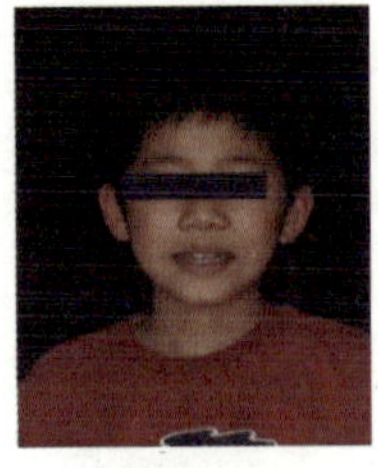
正面微笑照

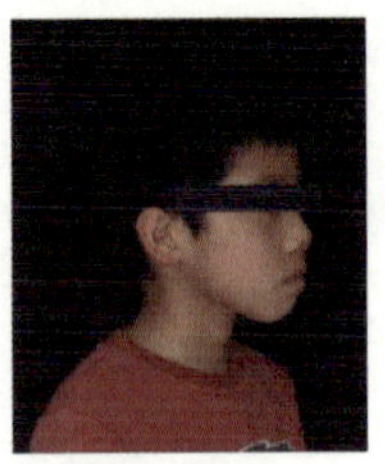
侧面45°照

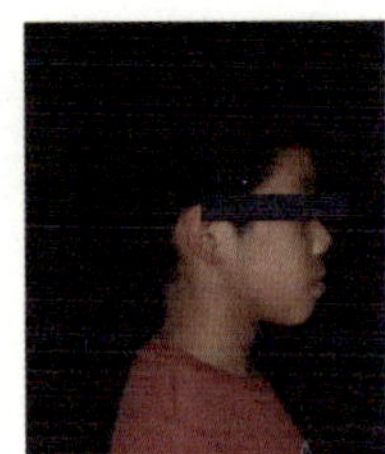
侧面照

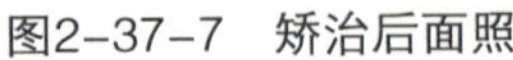
图2-37-7　矫治后面照

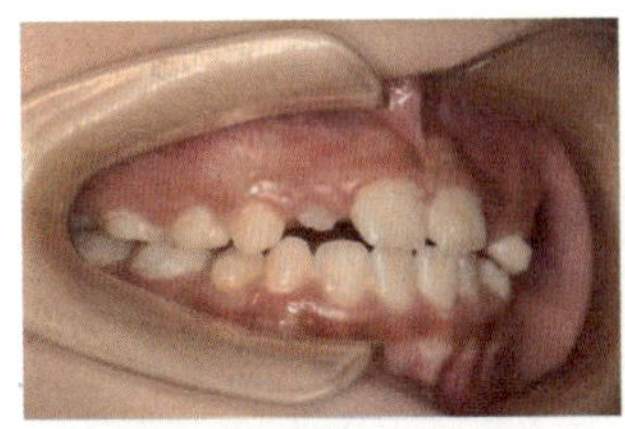
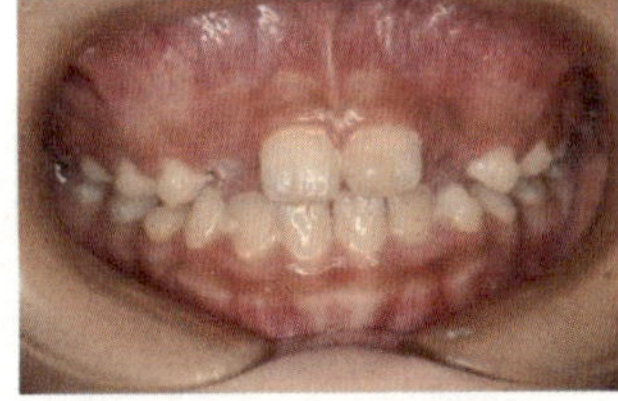
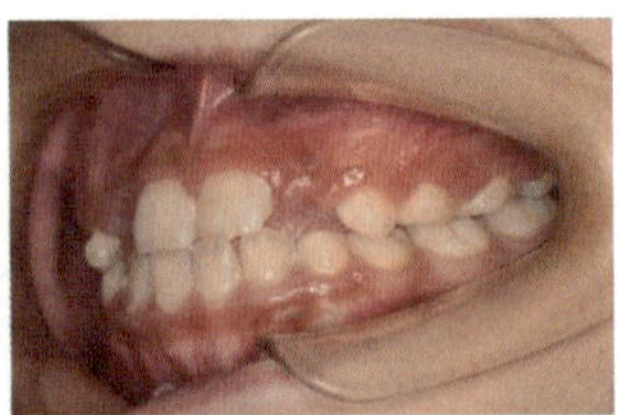
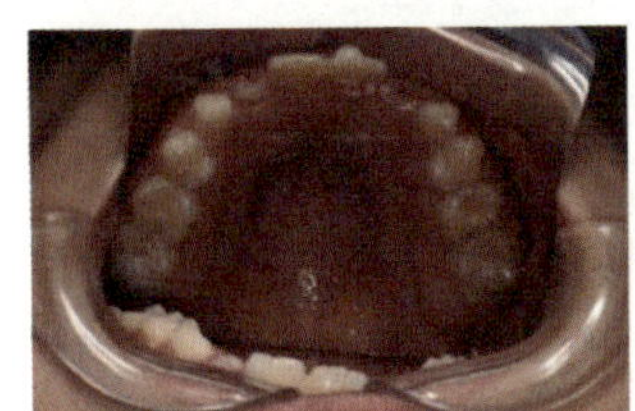
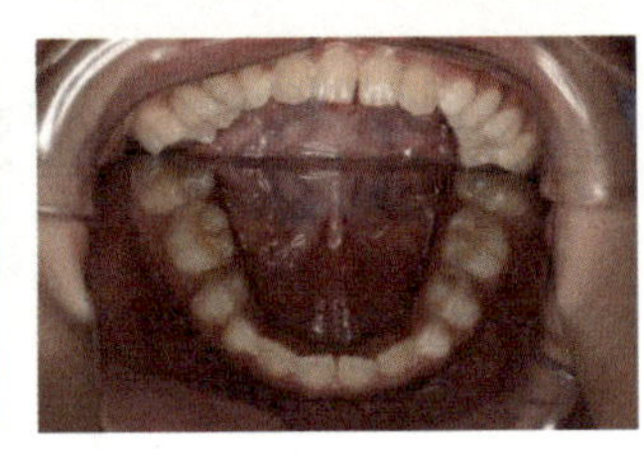
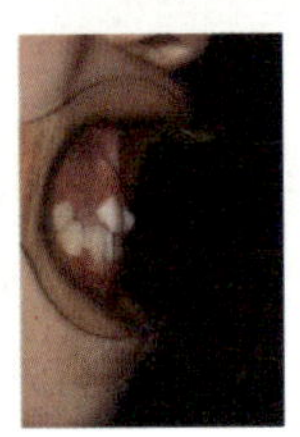

图2-37-8　矫治后口内像

病例小结

本病例为隐形矫治早期干预。替牙早期，牙列表现出下颌牙列拥挤，前牙反𬌗。局部的咬合干扰会对下颌的颌位产生影响，牙列拥挤会对后续恒牙萌出产生影响。故选择早期干预，去除颌位干扰因素，去除恒牙萌出干扰因素。

设计上下颌扩弓，上颌扩弓产生的间隙及原有牙列散隙用于前牙唇倾排齐，纠正反𬌗。下颌利用扩弓及片切产生的间隙用于解除拥挤。因牙列固位条件不足，全程选择自主附件增强矫治器固位效果。最终恢复卵圆形弓形，解除拥挤和反殆，前牙达到“硬碰硬”。

矫治结束后佩戴3个月的隐形保持器，后期使用硅胶矫治器做保持。结束时上颌侧切牙更换，预计替牙间隙足够。定期复诊，复诊时监控上下颌骨发育情况，若上下颌矢状向差异较大，需上颌前牵。

病例38

病例简介

患者，男，9岁，主诉牙齿不齐、拥挤。混合牙列，下颌牙列拥挤，前牙反𬌗。使用隐形矫治器。疗程6个多月。矫治后上下颌牙列拥挤解除，反𬌗解除，达到“硬碰硬”。

关键词： 牙列拥挤，前牙反𬌗。

一般信息： 男，9岁，家长代诉牙齿不齐、拥挤，要求治疗。

现病史及既往史： 无特殊。

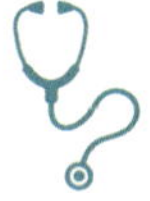

临床诊治

口外检查： 面型基本对称，开口度正常，开口型向下，关节区无弹响，双侧耳屏前无压痛。

口内检查： 替牙期，全口卫生一般；11、21、31、32、41、42已萌出，5B脱落，12未萌出，4颗第一恒磨牙萌出建𬌗；11、32、41近中舌向扭转；42舌向异位；11、41反𬌗；上、下中线正；下颌拥挤度4 mm。

诊断： 牙列拥挤，前牙反𬌗。

治疗方案： 隐形矫治解除干扰，上下颌扩弓，下颌配合乳磨牙片切，解除拥挤，个别牙排齐，纠正反𬌗。

治疗设计： 全口隐形矫治，上下颌扩弓，下颌拥挤度较大，所以下颌乳磨牙增加片切，利用扩弓及片切提供的间隙解除拥挤及个别牙排齐，设计唇展上前牙纠正反𬌗。设计自主附件，增强矫治器固位效果。用压膜保持器和硅胶矫治器保持。

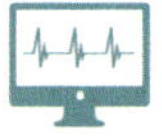

治疗过程

治疗过程如图2-38-1至图2-38-14。全口隐形矫治，共24副矫治器，每7天更换一副。矫治器佩戴后使用咬胶棒，确保矫治器贴合。提示可佩戴矫治器进食，利用颌垫效应解除干扰。设计上下颌扩弓，下颌拥挤度较大，所以下颌乳磨牙增加片切，利用扩弓及片切提供的间隙解除拥挤，并用于扭转牙及异位牙齿的排齐；设计上前牙唇展，纠正反𬌗。矫治持续6个多月。结束时牙弓形态恢复，拥挤和反𬌗解除。

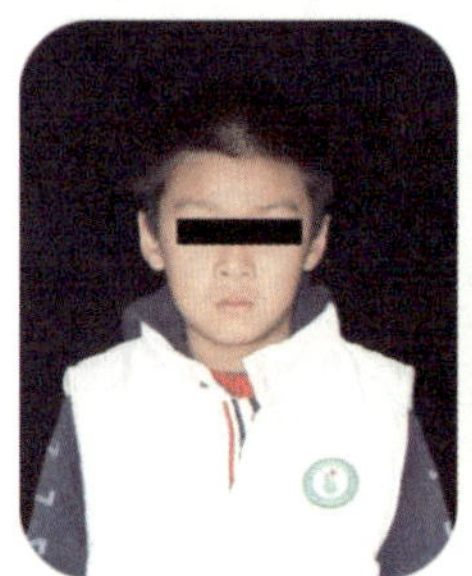

正面照

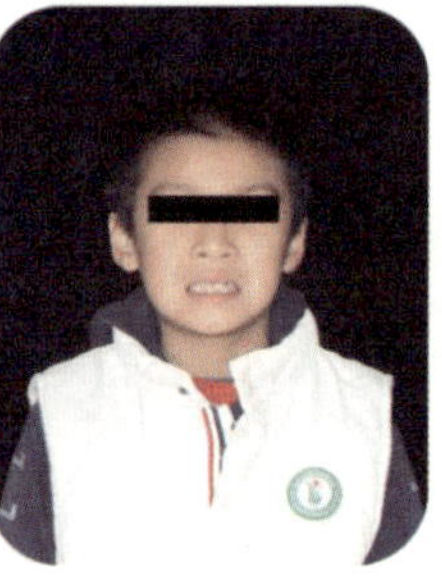

正面微笑照

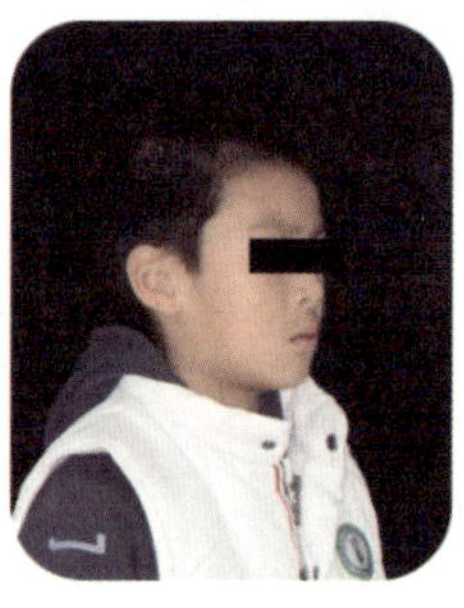

侧面45°照

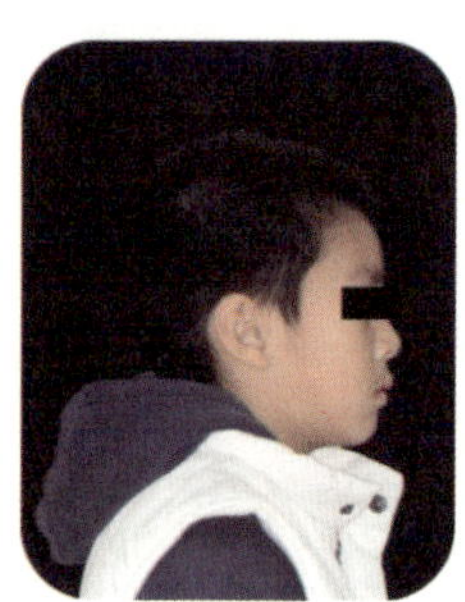

侧面照

图2-38-1 矫治前面照

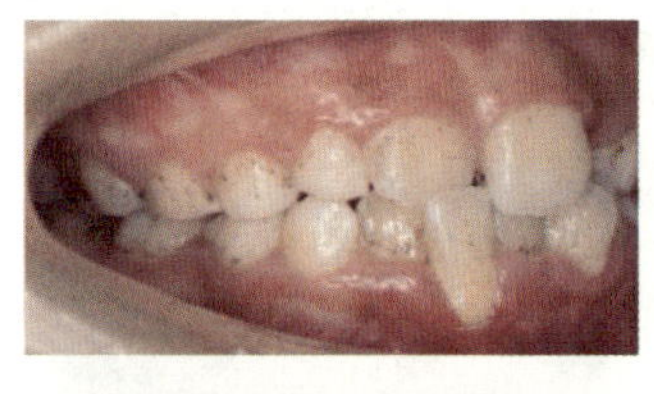

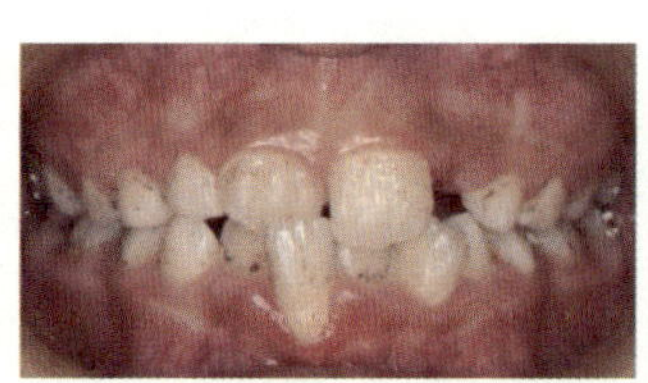

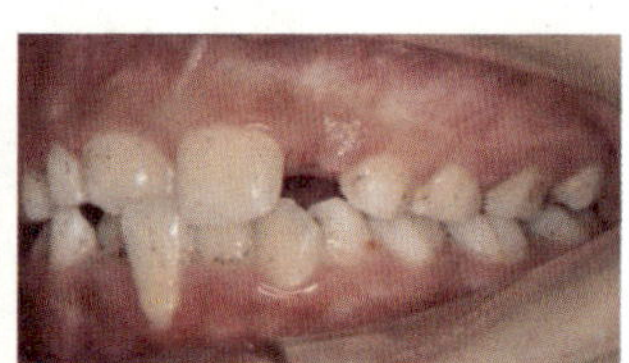

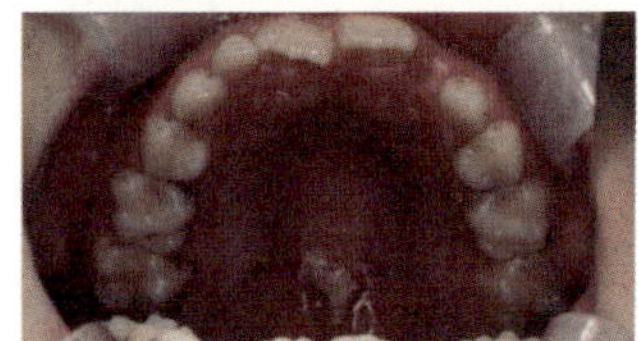

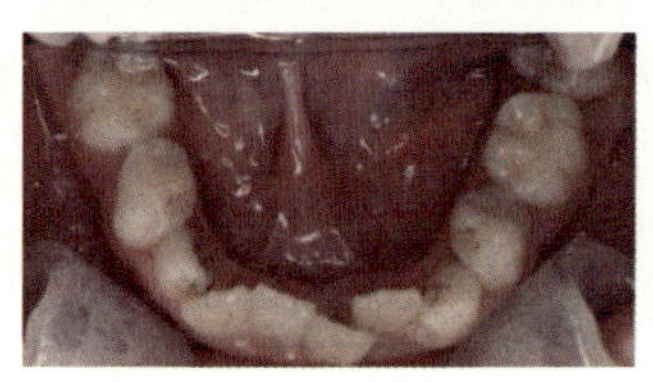

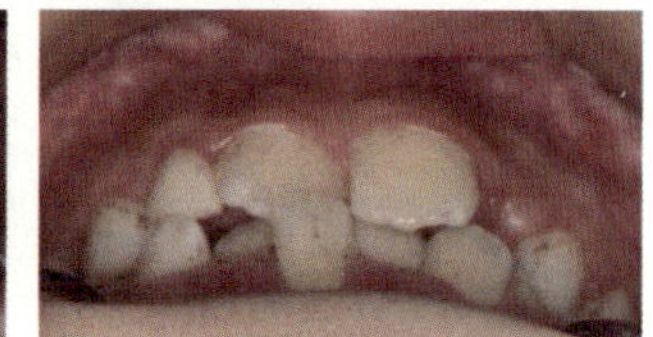

图2-38-2 矫治前口内像

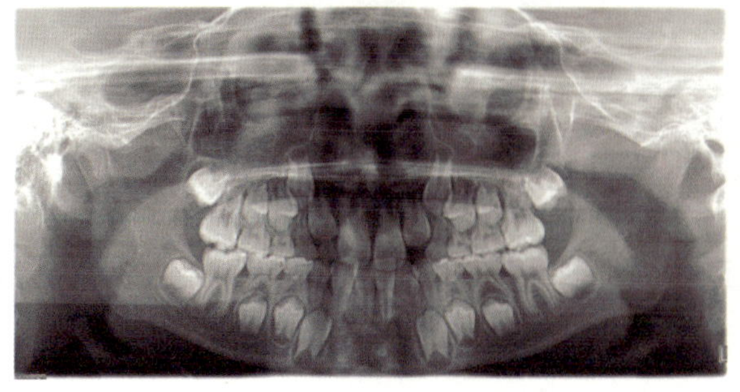

图2-38-3　矫治前X线片

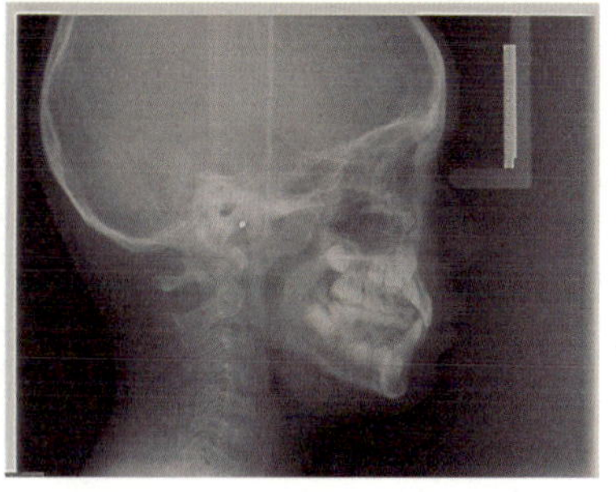

图2-38-4　矫治前侧位片

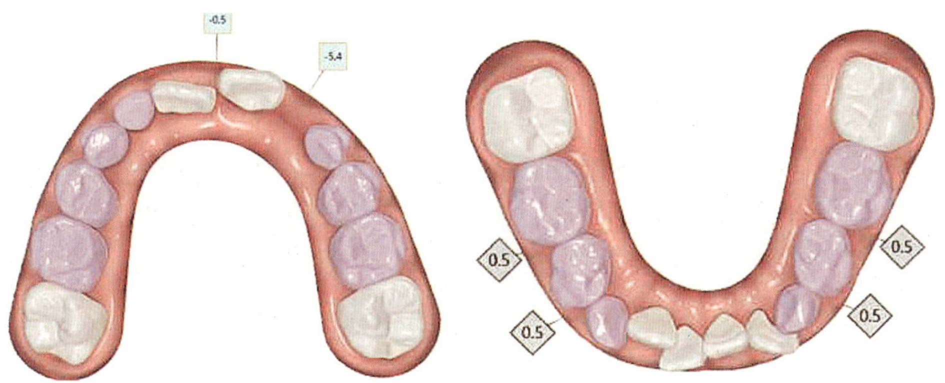

图2-38-5　矫治动画

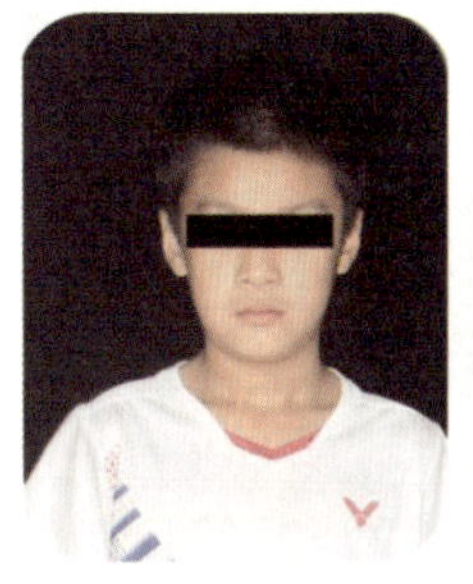

正面照

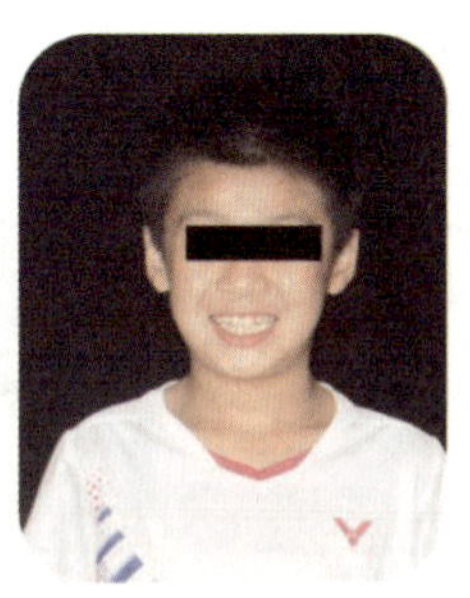

正面微笑照

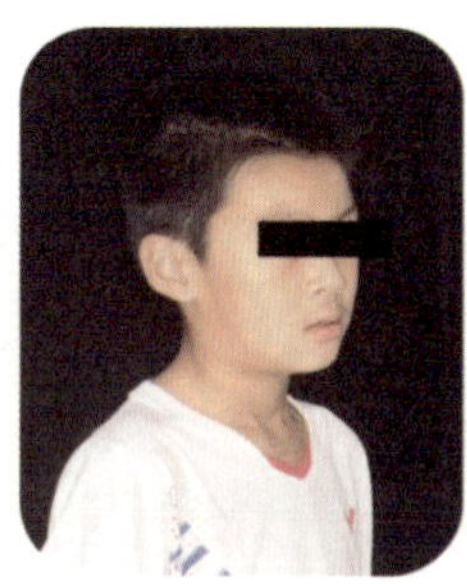

侧面45°照

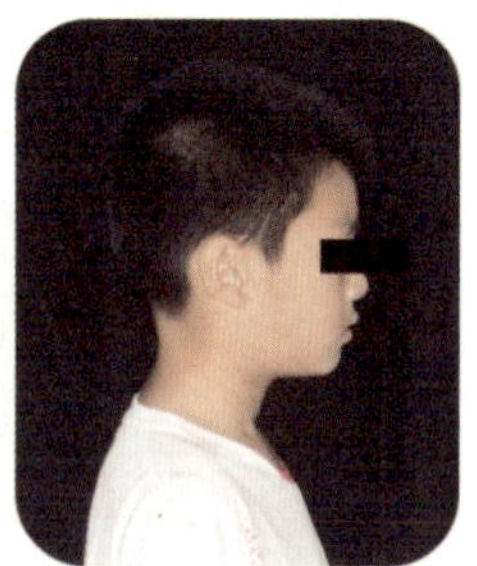

侧面照

图2-38-6　矫治后面照

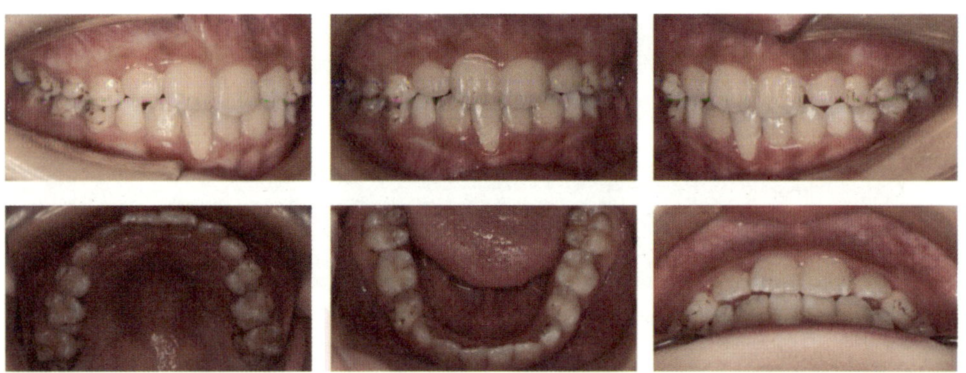

图2-38-7　矫治后口内像

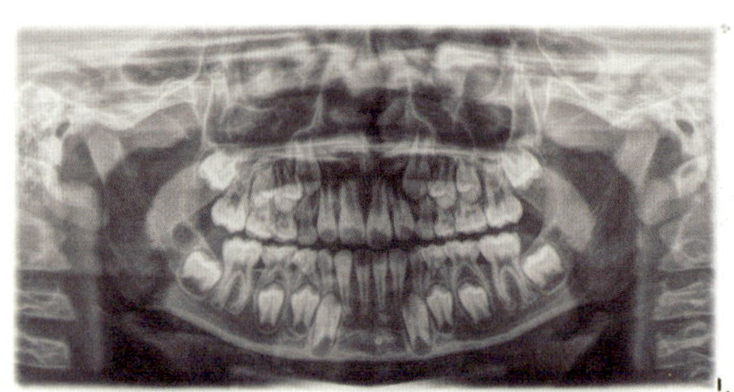

图2-38-8　矫治后X线片

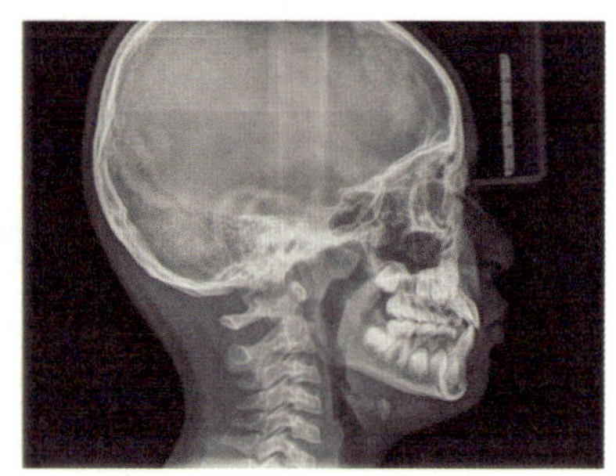

图2-38-9　矫治后侧位片

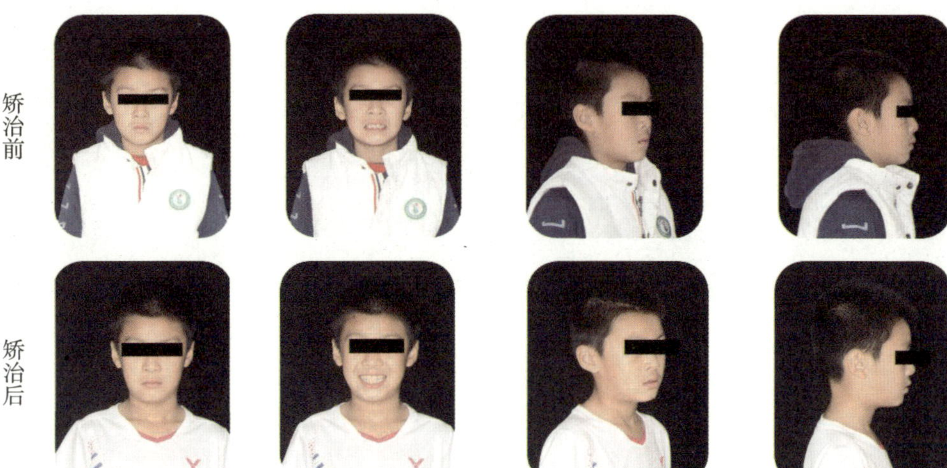

图2-38-10　矫治前后面照对比

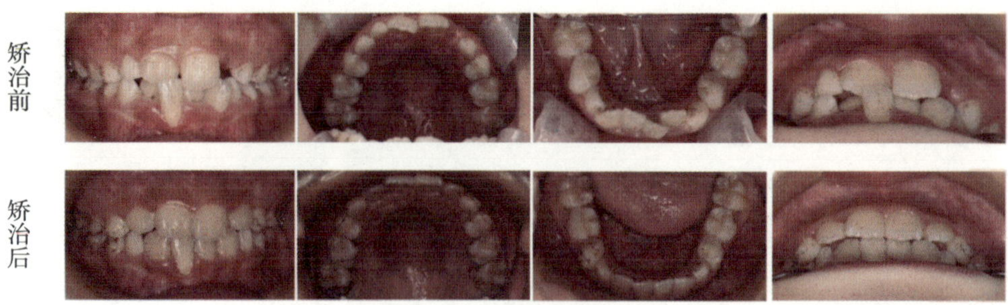

图2-38-11　矫治前后牙列对比

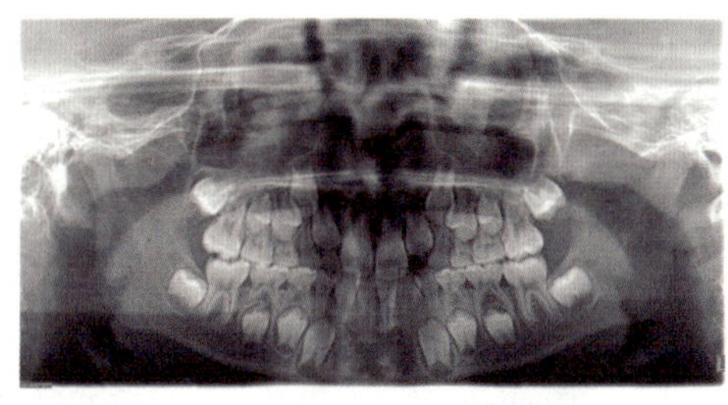

矫治前

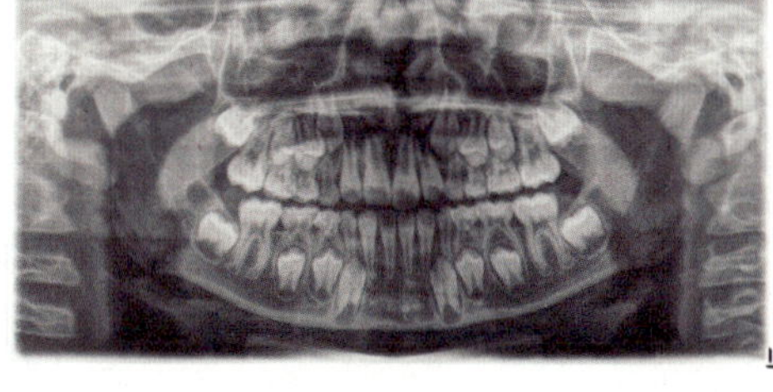

矫治后

图2-38-12　矫治前后X线片对比

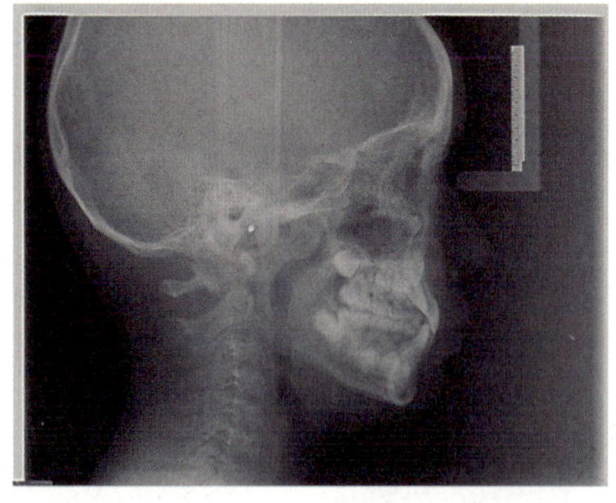

矫治前

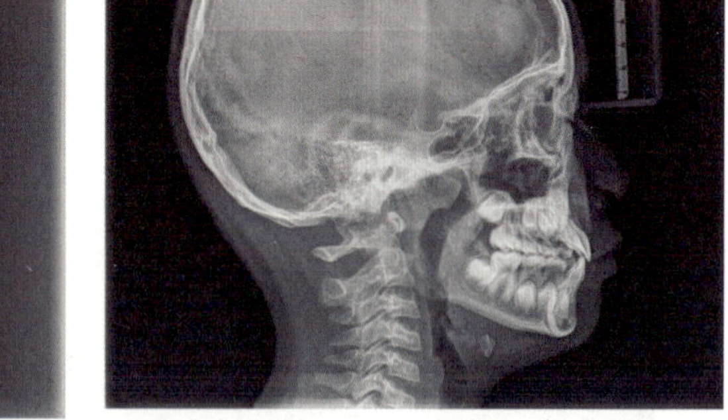

矫治后

图2-38-13　矫治前后侧位片对比（气道）

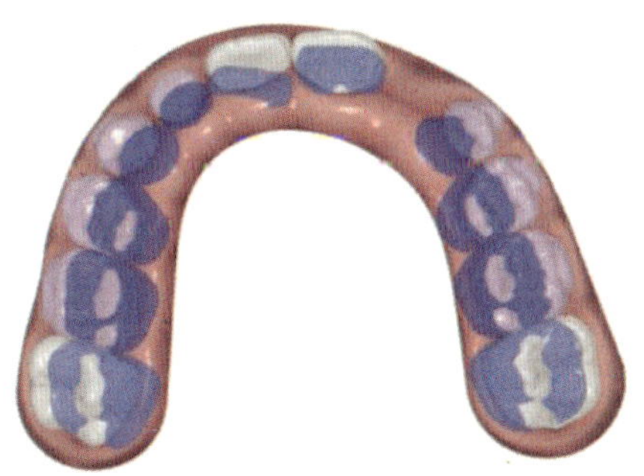

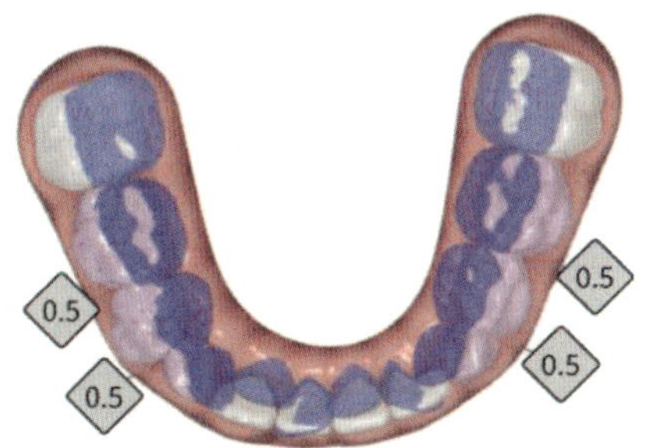

图2-38-14 牙列模型重叠图

病例小结

本病例为隐形矫治早期干预。牙列表现出下颌牙列拥挤，前牙反𬌗。局部的咬合干扰会对下颌的颌位产生影响，牙列拥挤会对后续恒牙萌出产生影响。故选择早期干预，去除颌位干扰因素，去除恒牙萌出干扰因素。

设计上下颌扩弓，上颌扩弓产生的间隙及原有牙列散隙用于前牙唇倾排齐。下颌利用扩弓及片切产生的间隙用于解除拥挤。因牙列固位条件不足，全程选择自主附件增强矫治器固位效果。最终恢复卵圆形弓形，解除拥挤和反𬌗，前牙达到“硬碰硬”。

矫治结束后佩戴3个月的隐形保持器，后期使用硅胶矫治器做保持。定期复诊，复诊时监控上下颌骨发育情况，若上下颌矢状向差异较大，需上颌前牵。

病例39

病例简介

患者，女，9岁，主诉地包天、面型不佳。混合牙列，前牙反𬌗。使用隐形矫治器。疗程10个月。矫治后反𬌗解除，达到“硬碰硬”。

关键词： 前牙反𬌗。

一般信息： 女，9岁，家长代诉地包天、面型不佳。

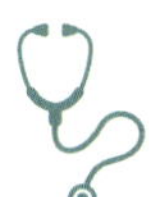

临床诊治

口外检查： 面型基本对称，开口度正常，开口型向下，关节区无弹响，双侧耳屏前无压痛。

口内检查： 替牙期，全口卫生较差，5D、5E远中𬌗面色素沉着，未探及龋洞；近中邻𬌗面探及龋洞；6D、6E远中邻𬌗面可见深大龋洞，探诊轻微不适，未探及穿髓孔；7E、8D、8E𬌗面大面积龋坏导致部分牙冠残留；11、21、31、32、36、41、42、46已萌出，16出龈，5B、6B脱落，12、22未萌出；上中线正、下中线左偏1 mm；下颌牙列前牙区拥挤2 mm；前牙区反𬌗。

辅助检查： 全景片未见智齿牙胚。头影测量骨性Ⅲ类，均角，平均生长型，下颌体三角形。

诊断： 前牙反𬌗。

治疗方案： 隐形矫治解除干扰，上下颌扩弓，解除拥挤，纠正反𬌗。

治疗设计： 全口隐形矫治，上下颌扩弓，下颌乳磨牙片切，解除拥挤和反𬌗。设计自主附件，增强矫治器固位效果。用压膜保持器和硅胶矫治器保持。

治疗过程

治疗过程如图2–39–1至图2–39–10及表2–39–1。全口隐形矫治，共53副矫治器，每7天更换一副。矫治器佩戴后使用咬胶棒，确保矫治器贴合。提示可佩戴矫治器进食，利用颌垫效应解除干扰。其中前20副矫治器，上下颌扩弓，匹配弓形；中间23副矫治器，唇展上颌中切牙；最后10副矫治器，唇展上颌切牙。矫治持续10个月，结束时牙弓形态恢复，反𬌗解除。

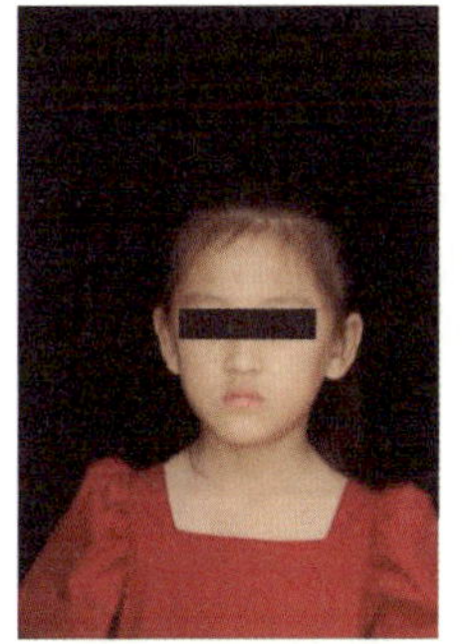

正面照

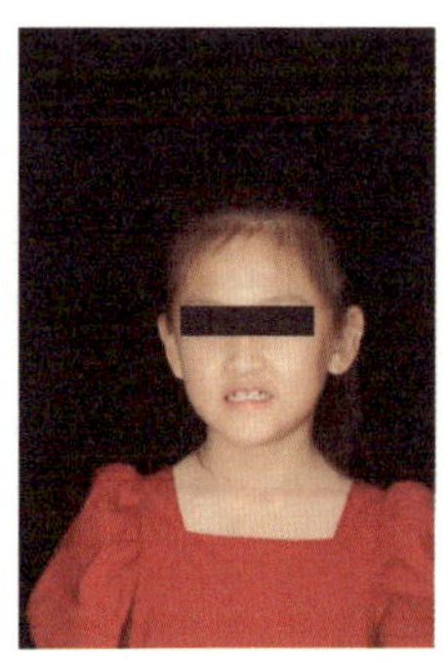

正面微笑照

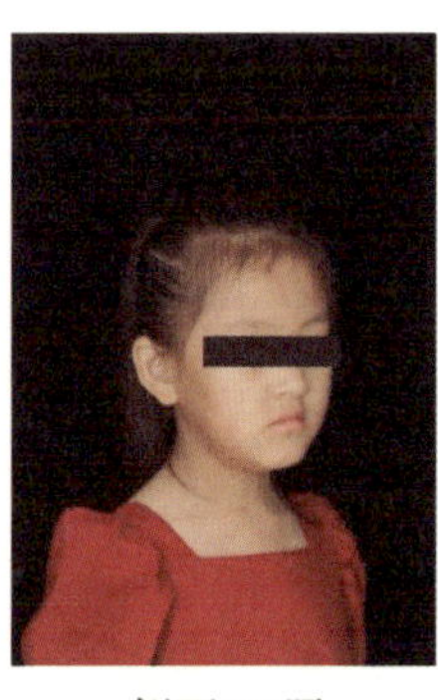

侧面45°照

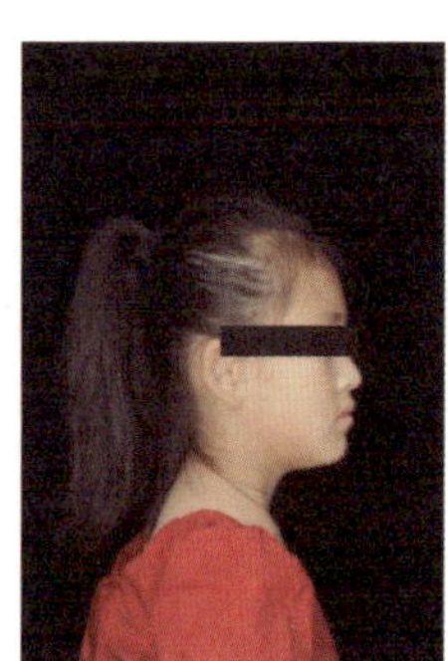

侧面照

图2–39–1　矫治前面照

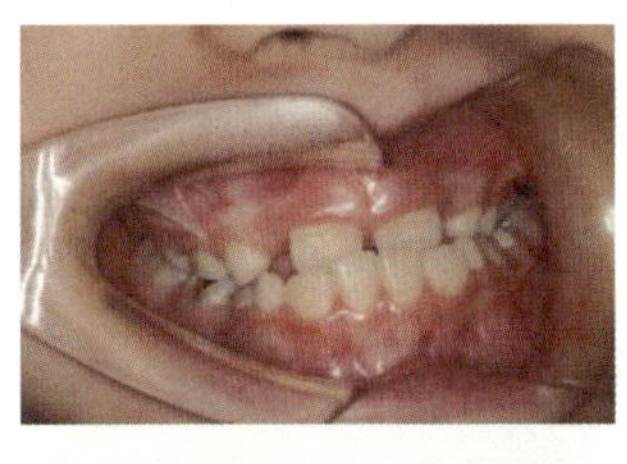

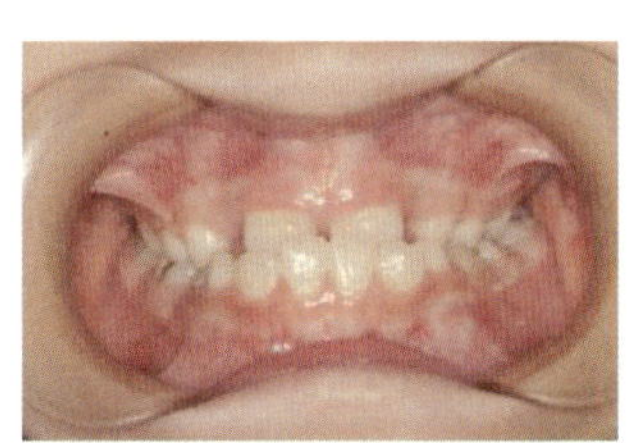

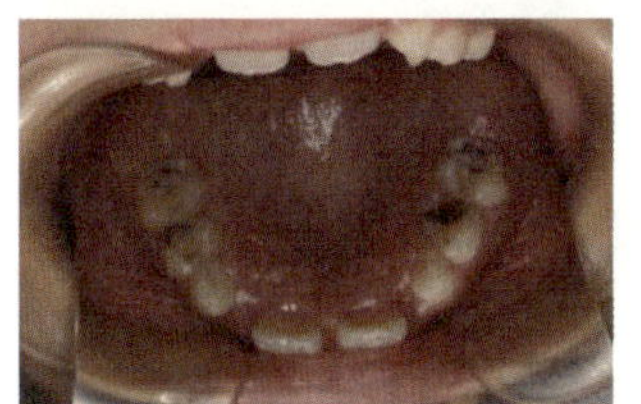

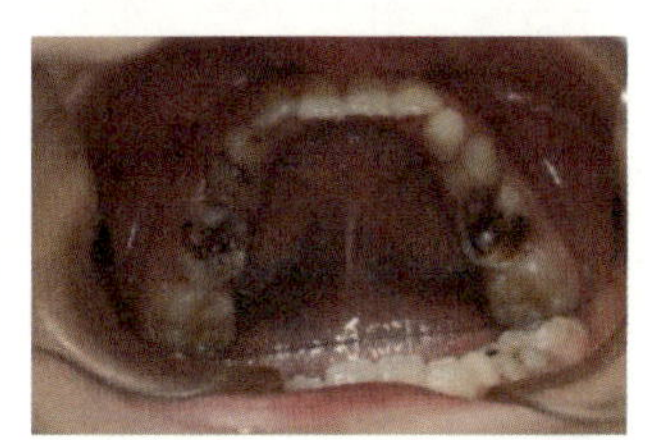

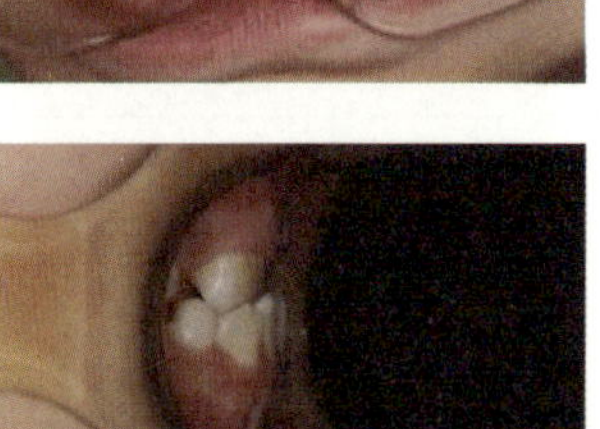

图2–39–2　矫治前口内像

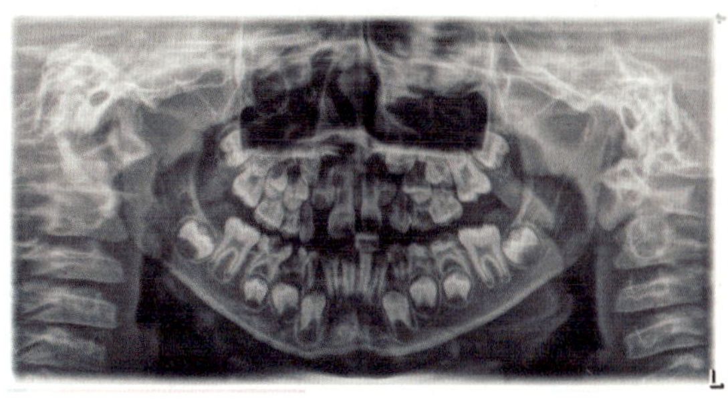
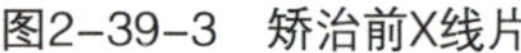

图2-39-3 矫治前X线片

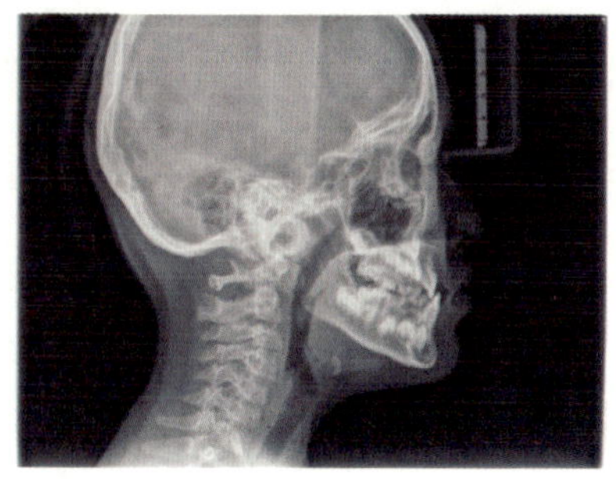

图2-39-4 矫治前侧位片

表2-39-1 矫治前头侧数据

测量项目	测量值	标准值	测量结果
骨测量			
SNA/°	77.65	82.8 ± 4.0	上颌相对颅底后缩
SNB/°	78.77	80.1 ± 3.9	下颌相对颅底位置正常
ANB/°	-1.12	2.7 ± 2.0	趋向于Ⅲ类错合
FH-NPo（面角）/°	92.82	85.4 ± 3.7	颏部前突
NA-APo（颌凸角）/°	175.1	6.0 ± 4.4	上颌相对面部前突
FMA（FH-MP下颌平面角）/°	27.72	31.1 ± 5.6	均角型，下颌平面陡度正常
SGn-FH（Y轴角）/°	61.62	66.3 ± 7.1	生长方向正常，颏部位置关系正常
MP-SN/°	38.48	32.5 ± 5.2	下颌体陡度大，面部高度较大
Po-NB/mm	1.91	1.0 ± 1.5	颏部发育量、颏部位置关系正常
牙测量			
U1-NA/mm	1.81	5.1 ± 2.4	上中切牙后缩
U1-NA/°	20.67	22.8 ± 5.7	上中切牙倾斜度正常
L1-NB/mm	1.51	6.7 ± 2.1	下中切牙后缩
L1-NB/°	16.19	30.3 ± 5.8	下中切牙舌向倾斜
U1-L1（上下中切牙角）/°	144.26	125.4 ± 7.9	上下中切牙/上下前部牙弓突度较小
U1-SN/°	98.32	105.7 ± 6.3	上中切牙相对前颅底平面舌向倾斜
IMPA（L1-MP）/°	82.38	91.6 ± 7.0	下中切牙相对下颌平面舌向倾斜

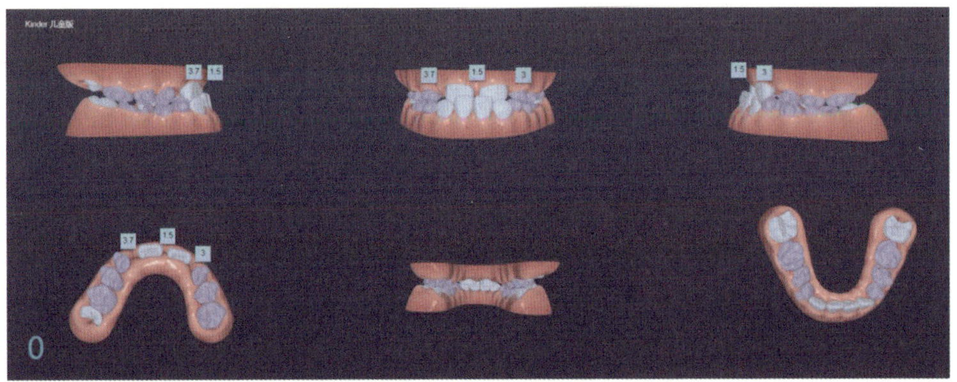

图2-39-5 矫治动画截图

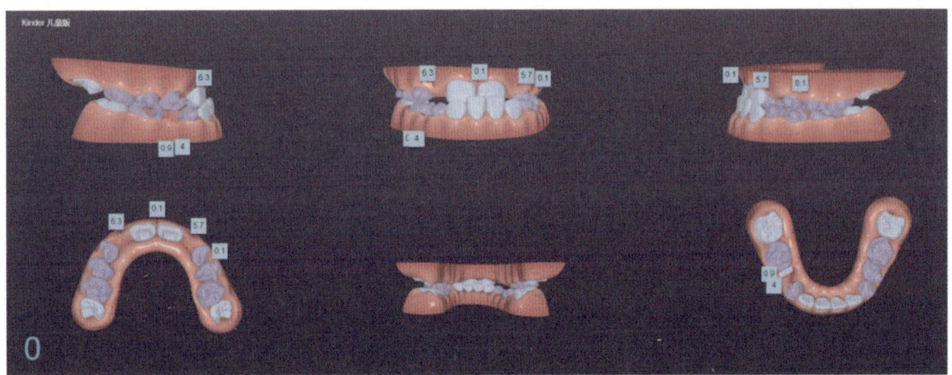

图2-39-6 精调动画截图一

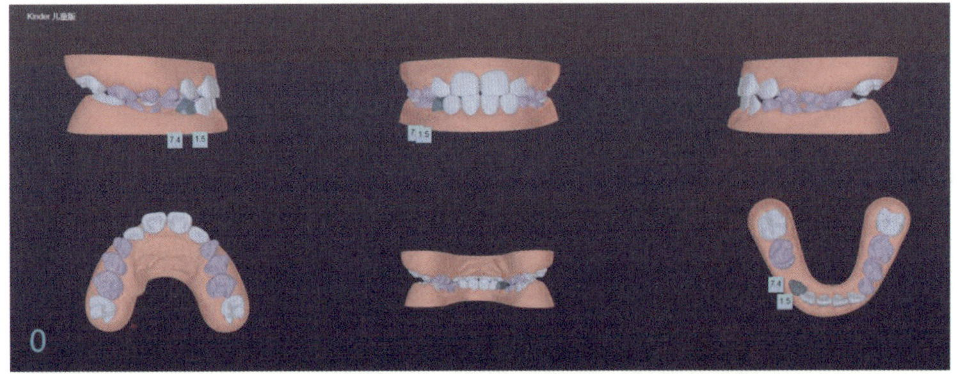

图2-39-7 精调动画截图二

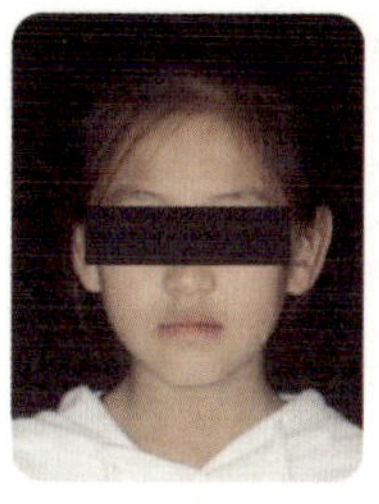
正面照

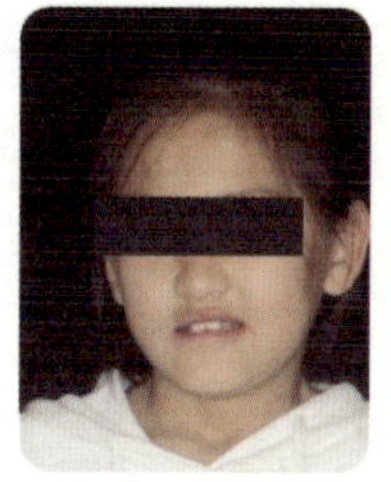
正面微笑照

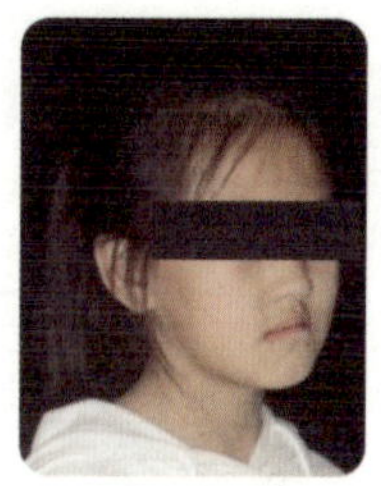
侧面45°照

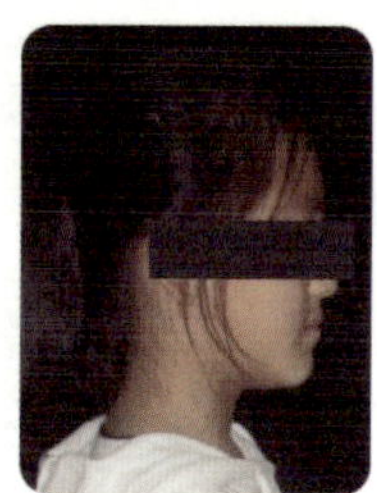
侧面照

图2-39-8　矫治后面照

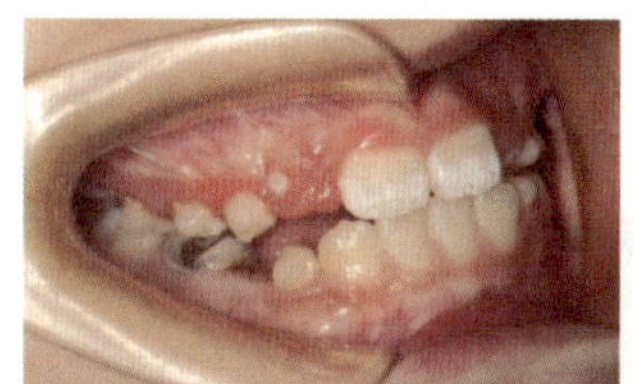
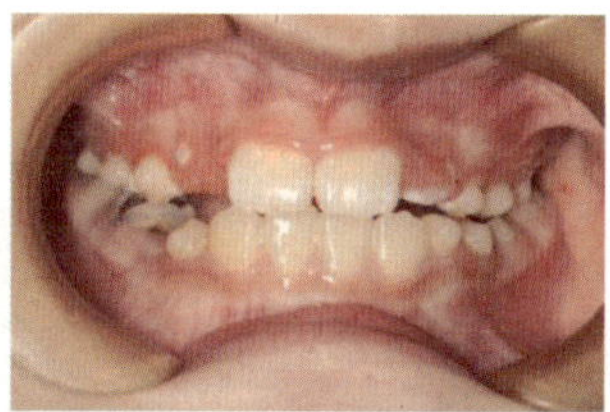
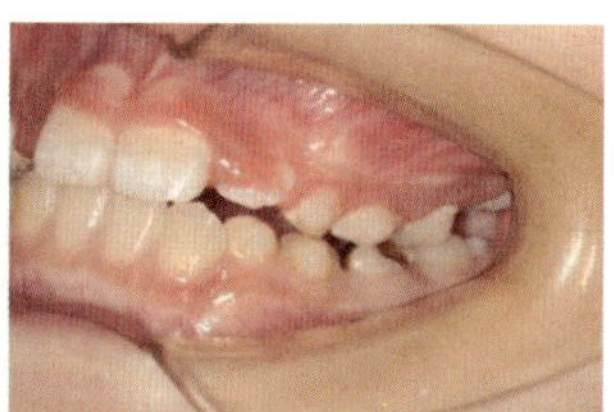
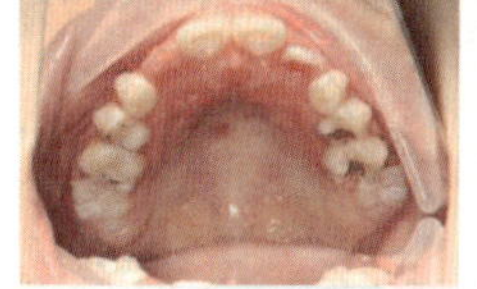
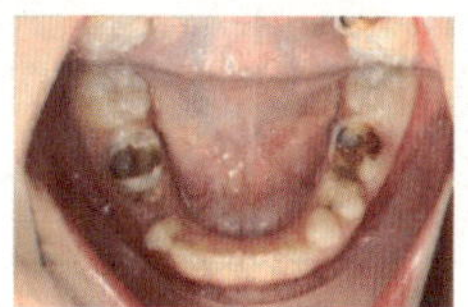
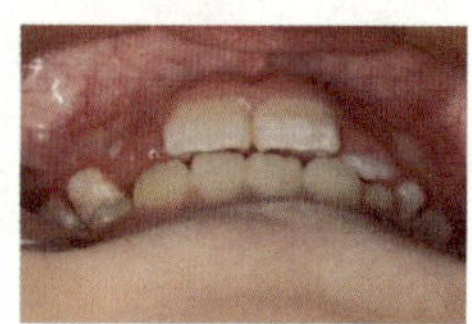
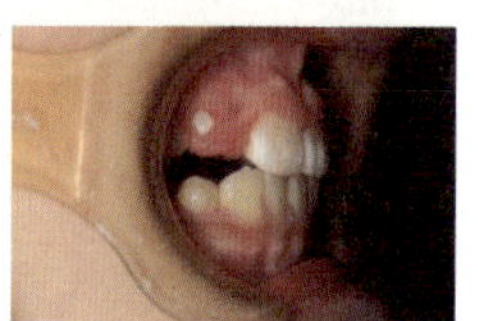

图2-39-9　矫治后口内像

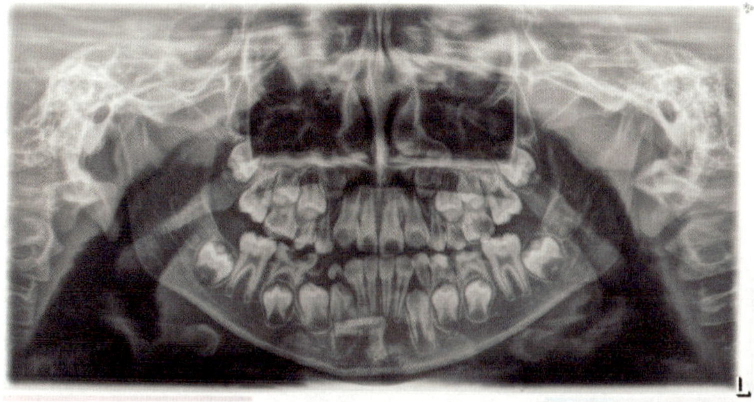

图2-39-10　矫治后X线片

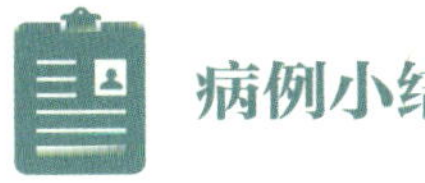

病例小结

本病例为隐形矫治早期干预。牙列表现出前牙反𬌗。局部的咬合干扰对下颌的颌位会产生影响。故选择早期干预，去除颌位干扰因素。

设计上下颌扩弓，上前牙唇展，匹配弓形。因牙列固位条件不足，全程选择自主附件增强矫治器固位效果。最终恢复卵圆形弓形，解除反𬌗，前牙达到“硬碰硬”。

矫治结束后佩戴3个月的隐形保持器，后期使用硅胶矫治器做保持。定期复诊，复诊时监控上下颌骨发育情况，若上下颌矢状向差异较大，需上颌前牵。

病例40

病例简介

患者，男，9岁，主诉龅牙、牙齿突。混合牙列，上前牙前突，深覆盖。使用隐形矫治器。疗程7个月。矫治后覆盖改善，达到“硬碰硬”。

关键词：深覆盖。

一般信息：男，9岁，家长代诉龅牙、牙齿突影响美观，要求治疗。

现病史及既往史：无特殊。

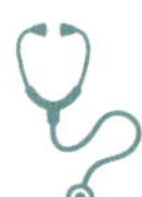

临床诊治

口外检查：面型基本对称，开口度正常，开口型向下，关节区无弹响，双侧耳屏前无压痛。

口内检查：替牙期，全口卫生一般，牙齿表面色素沉着（++）；6E近中邻殆面探及龋洞；7D远中邻殆面可见深大龋洞，探诊轻微不适，未探及穿髓孔；11、21、31、32、41、42萌出，4颗第一恒磨牙萌出建殆；32舌侧异位；42远中舌侧扭转；11—21存在散隙；上中线正，下中线右偏2 mm；前牙覆盖7 mm。

诊断：深覆盖。

治疗方案：隐形矫治解除干扰，关闭11—21散隙，32唇展，42远中去扭转排齐，改善覆盖关系，达到前牙“硬碰硬”。

治疗设计：全口隐形矫治，上下颌扩弓，上前牙适当内收，改善覆盖。使用自主附件，保证矫治器固位。用压膜保持器和硅胶矫治器保持。

治疗过程

治疗过程如图2-40-1至图2-40-6。全口隐形矫治，共23副矫治器，每7天更换一副。矫治器佩戴后使用咬胶棒，确保矫治器贴合。其中前15副矫治器，设计上下颌扩弓，调整前牙转矩；最后8副矫治器，设计12、22萌出帽，继续上下颌扩弓。矫治持续7个月，结束时牙弓形态恢复，覆盖改善，达到前牙“硬碰硬”。

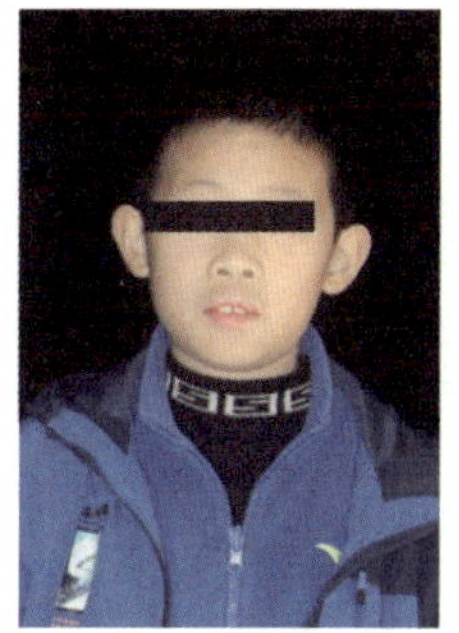

正面照

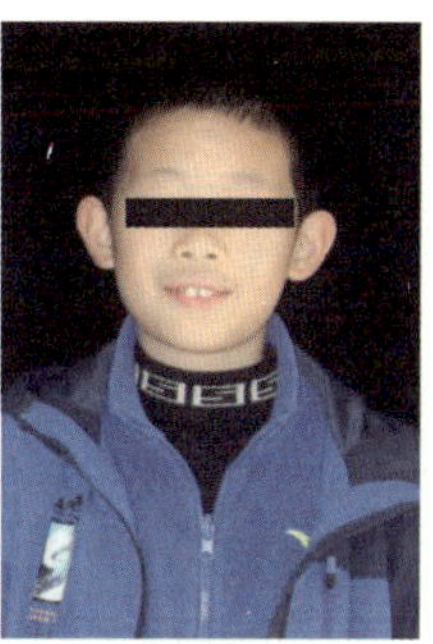

正面微笑照

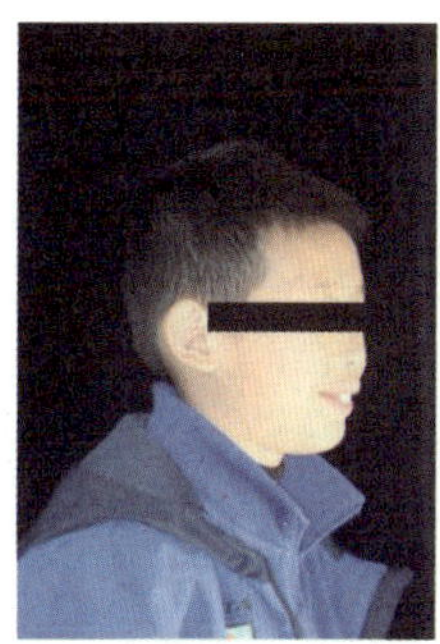

侧面45°照

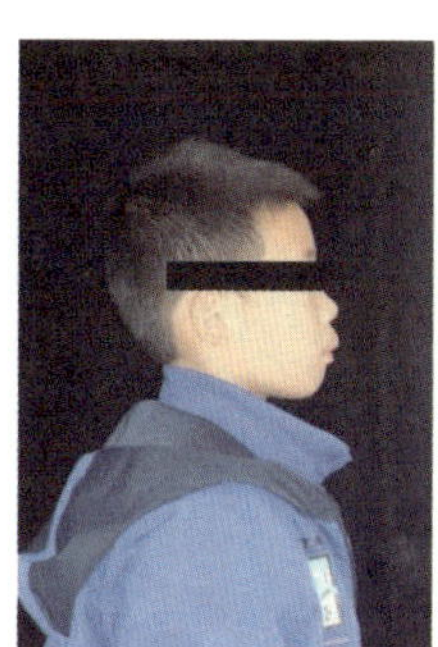

侧面照

图2-40-1 矫治前面照

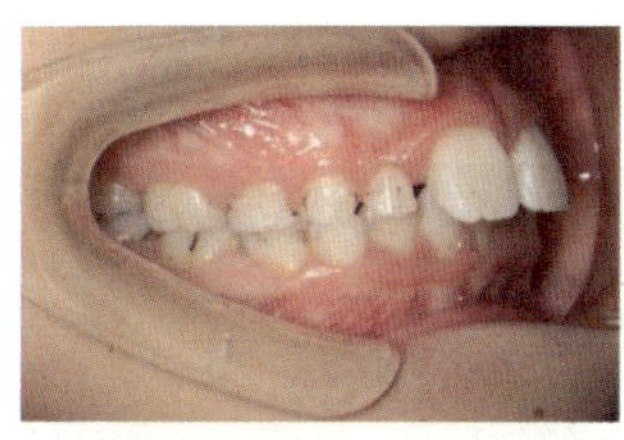

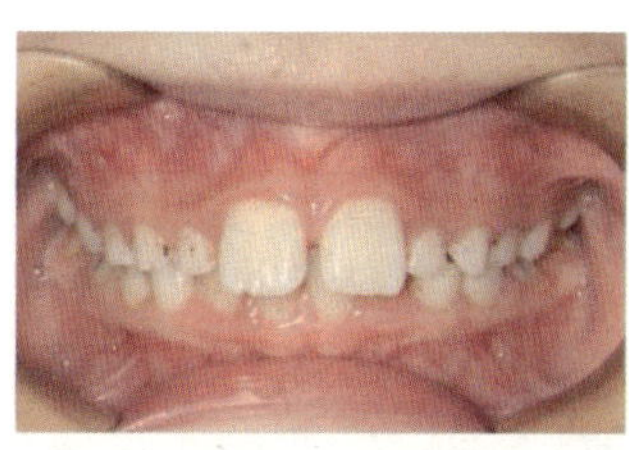

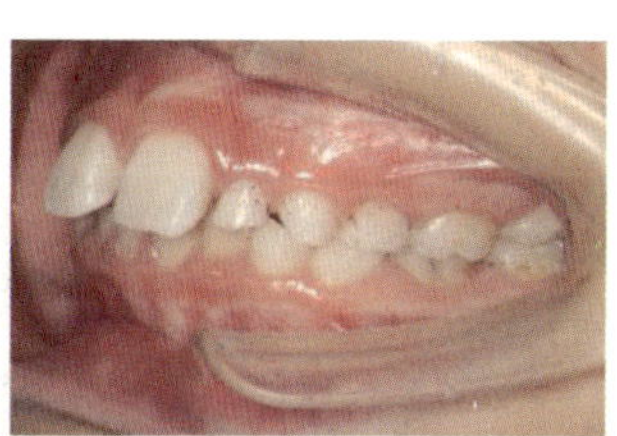

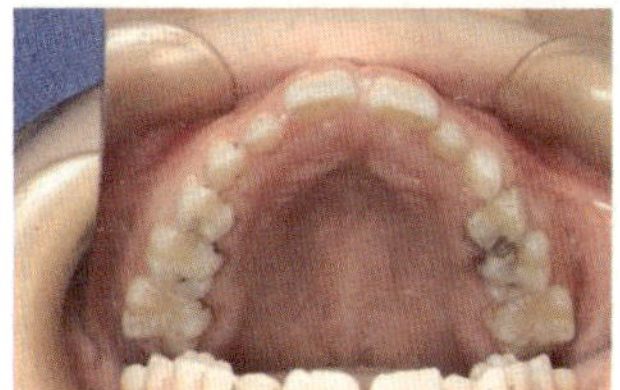

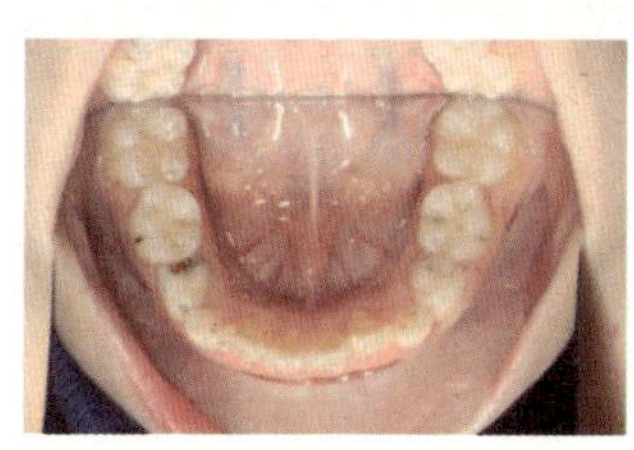

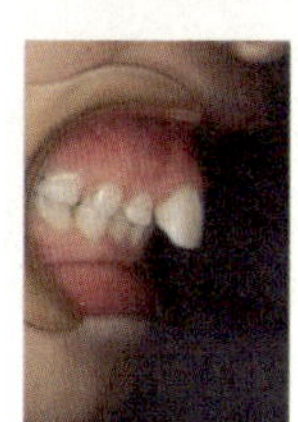

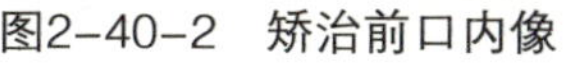

图2-40-2 矫治前口内像

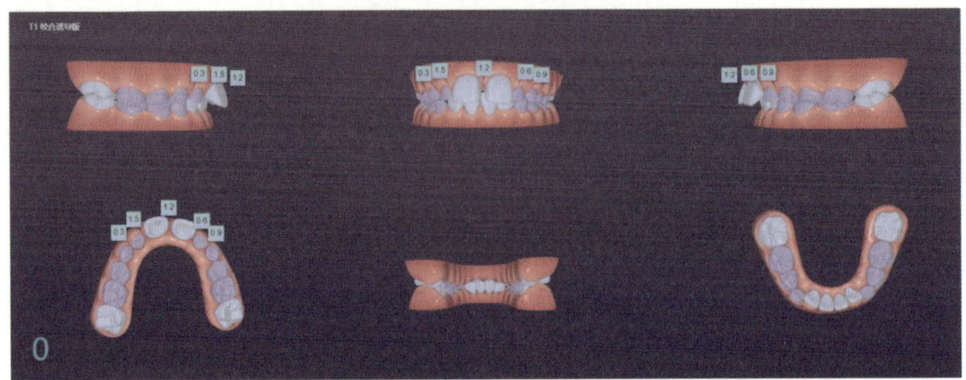

图2-40-3　矫治动画截图

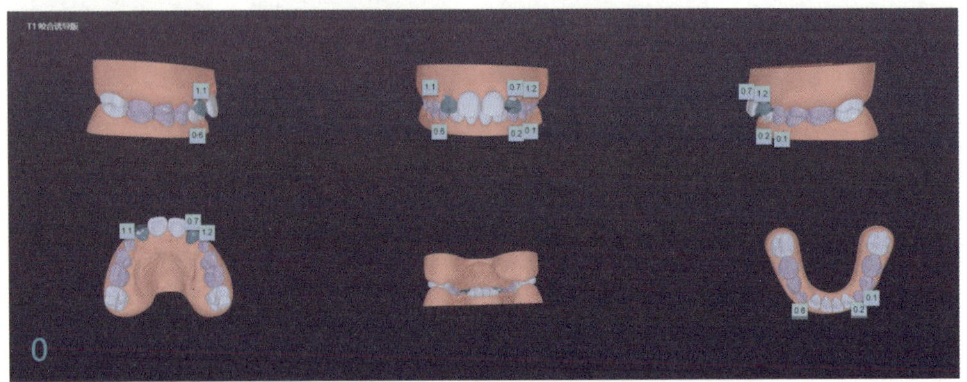

图2-40-4　精调动画截图

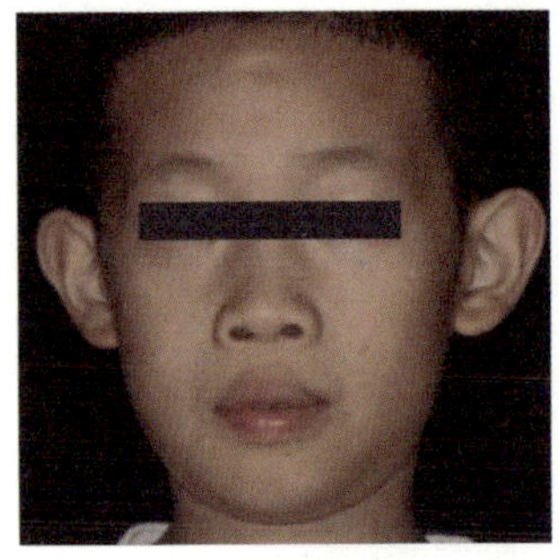

正面照

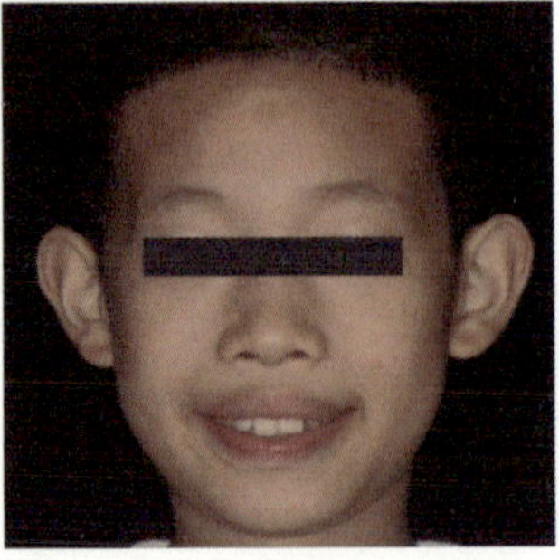

正面微笑照

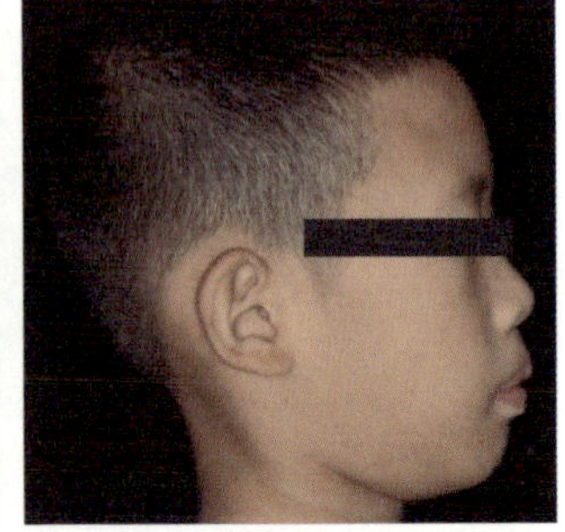

侧面照

图2-40-5　矫治后面照

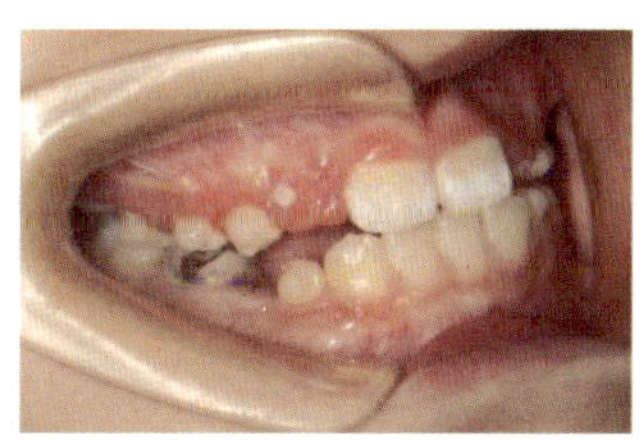
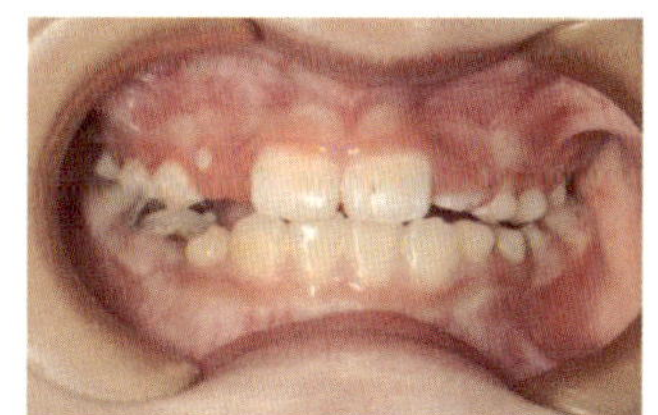
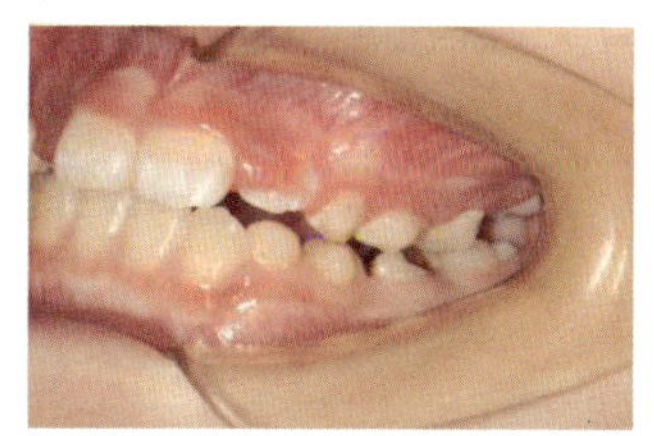
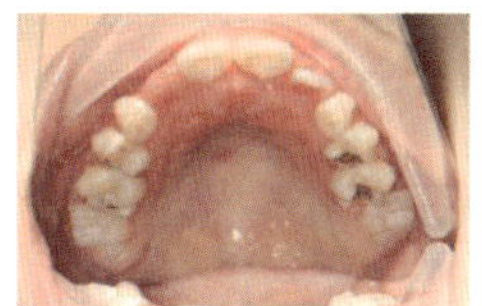
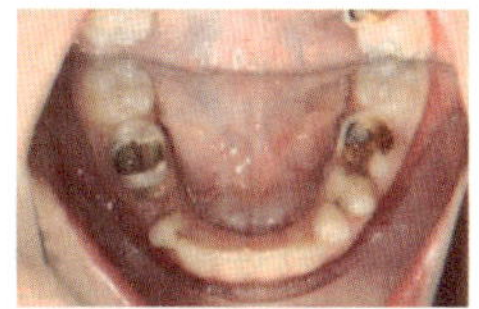
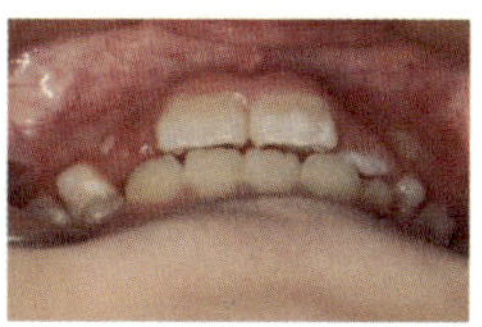
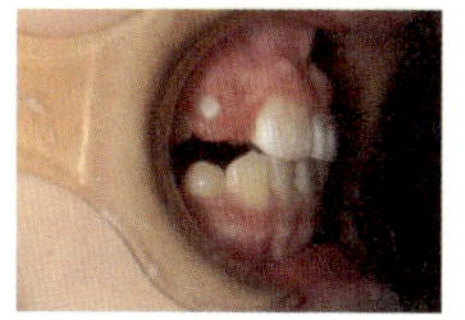

图2-40-6 矫治后口内像

病例小结

本病例为隐形矫治早期干预。替牙中期，牙列表现出重度深覆盖。深覆盖会导致下前牙长期咬到上腭黏膜而造成创伤性溃疡，且产生下前牙伸长和唇倾趋势，而且深覆盖会干扰下颌颌位。故选择早期干预，去除黏膜创伤因素，去除颌位干扰因素。

方案设计中重点为上下颌的扩弓。第一阶段，上颌扩弓内收前牙，下颌扩弓唇展下前牙。第二阶段12、22出龈，设计萌出帽，继续上下颌扩弓。最终恢复卵圆形弓形，覆盖改善，达到“硬碰硬”。

矫治结束后佩戴3个月的隐形保持器，后期使用硅胶矫治器做保持。定期复诊，复诊时监控上下颌骨发育情况，若上下颌矢状向差异较大，需上颌前牵。

病例 41

病例简介

患者，女，5岁，主诉牙齿不齐。乳牙列，深覆𬌗。使用隐形矫治器。疗程5个月。矫治后覆𬌗、覆盖改善，达到“硬碰硬”。

关键词：深覆𬌗。

一般信息：女，5岁，家长代诉牙齿不齐影响美观，要求治疗。

现病史及既往史：无特殊。

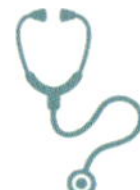

临床诊治

口外检查：面型基本对称，开口度正常，开口型向下，关节区无弹响，双侧耳屏前无压痛。

口内检查：乳牙列，全口卫生较好；上前牙内倾；上中线正；上下牙弓不匹配，下牙弓狭窄；覆𬌗Ⅲ度；存在不良舌低位习惯。

诊断：深覆𬌗。

治疗方案：隐形矫治解除干扰，辅助舌肌训练，匹配上下颌弓形，改善覆𬌗关系，达到前牙“硬碰硬”。

治疗设计：全口隐形矫治，上颌腭部增加舌突装置辅助破除不良舌低位习惯，上下颌扩弓，改善深覆𬌗，达到前牙“硬碰硬”。使用自主附件，保证矫治器固位。用压膜保持器和硅胶矫治器保持。

治疗过程

治疗过程如图2-41-1至图2-41-5。全口隐形矫治，共20副矫治器，每7天更换一副。矫治器佩戴后使用咬胶棒，确保矫治器贴合。上下颌扩弓，全程配合舌突做舌肌训练。矫治持续5个月，结束时牙弓形态恢复，覆𬌗改善，达到前牙“硬碰硬”。

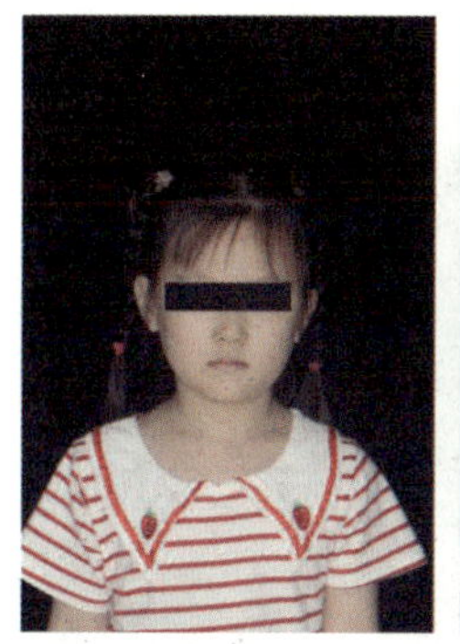
正面照

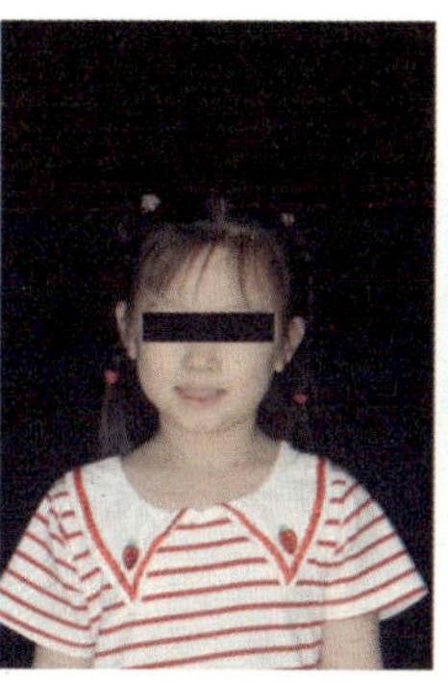
正面微笑照

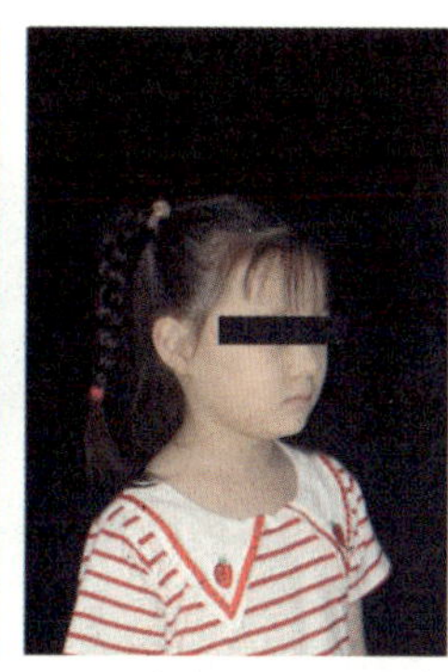
侧面45°照

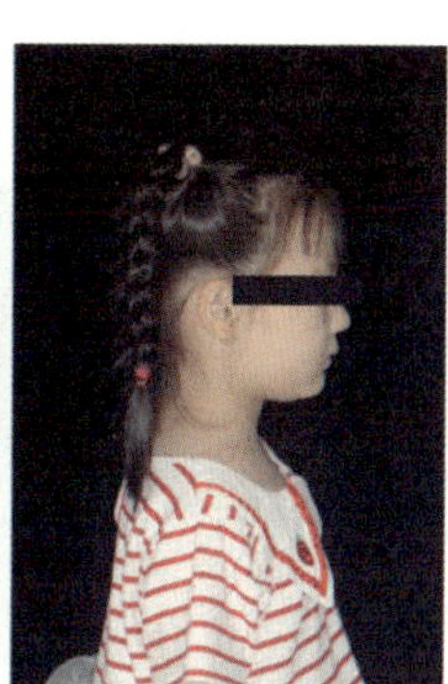
侧面照

图2-41-1　矫治前面照

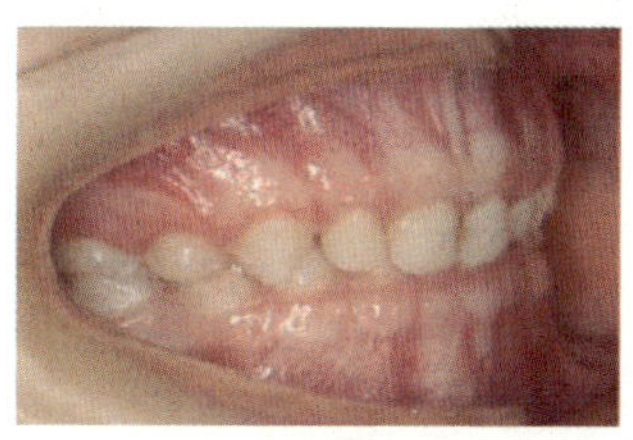
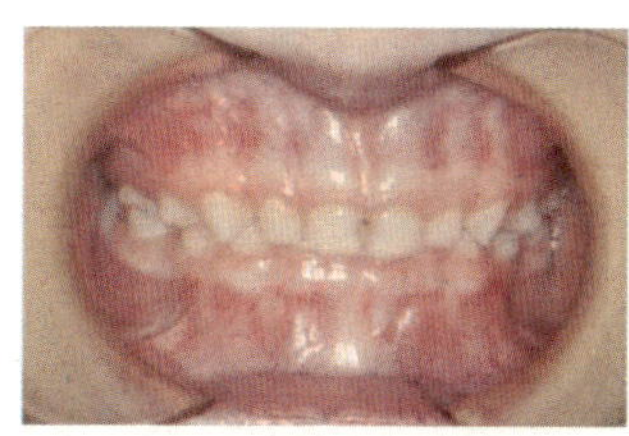
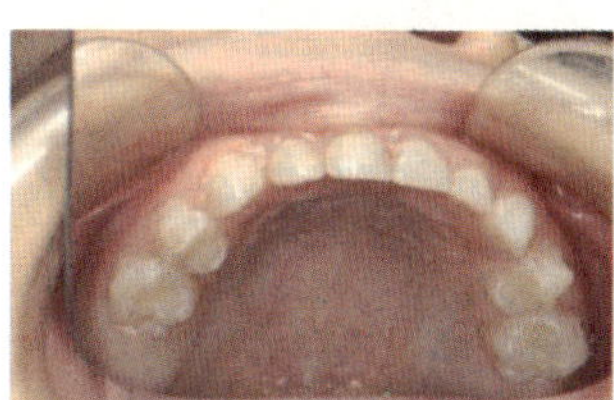
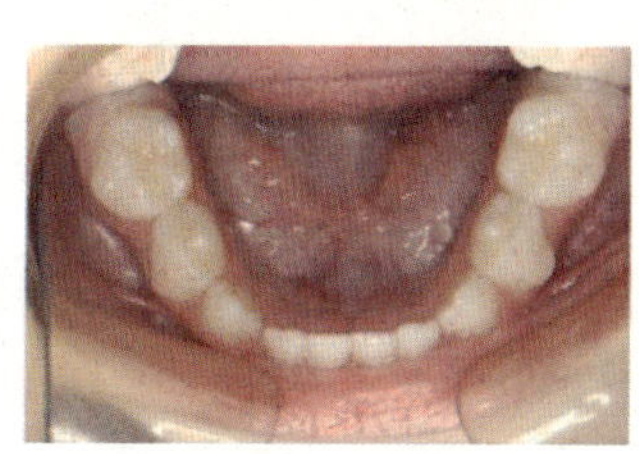

图2-41-2　矫治前口内像

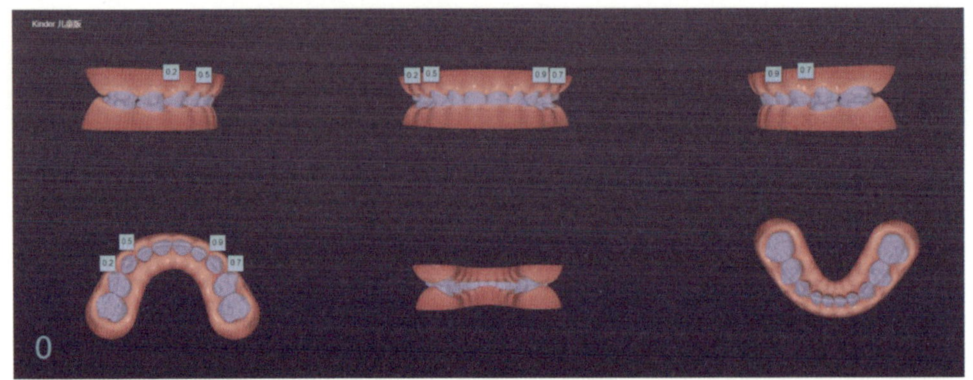

图2-41-3 矫治动画截图

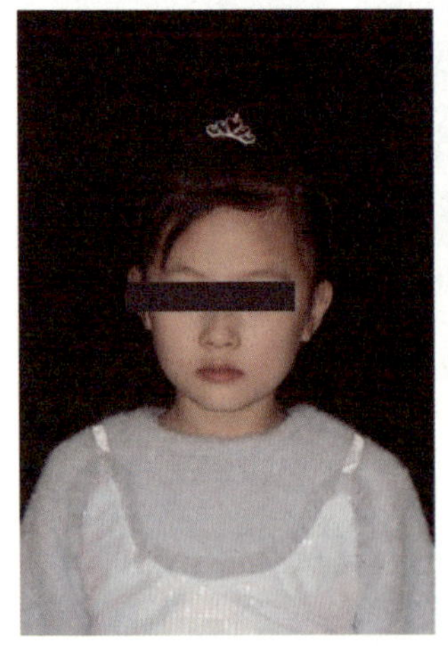

正面照

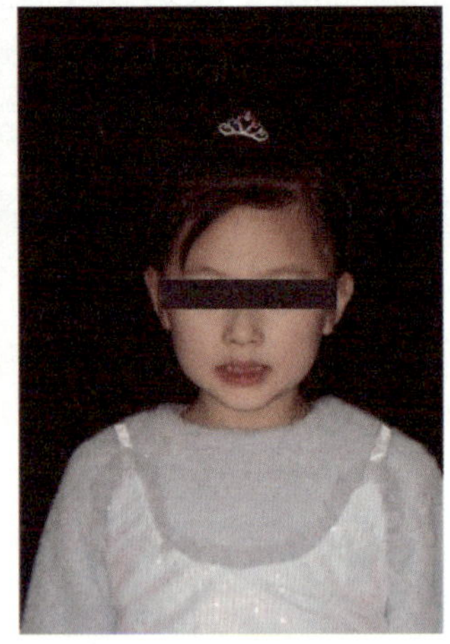

正面微笑照

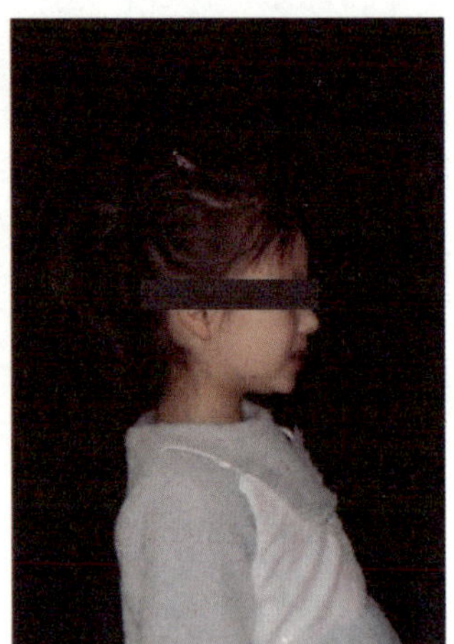

侧面照

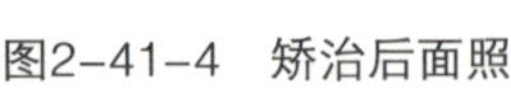

图2-41-4 矫治后面照

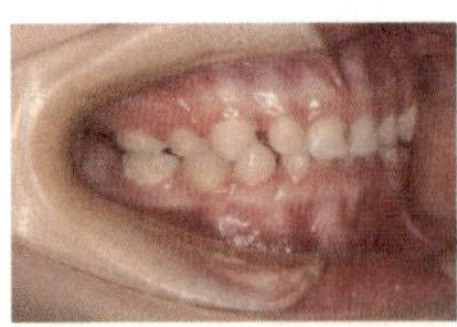
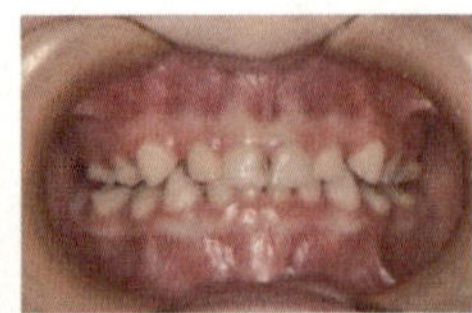
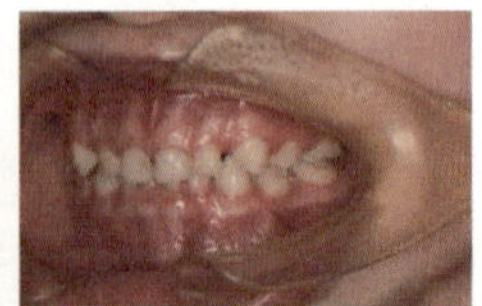
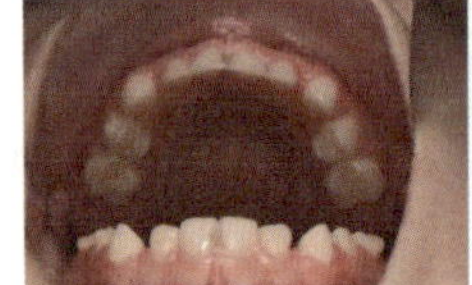
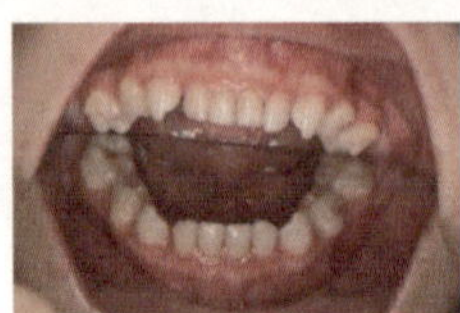
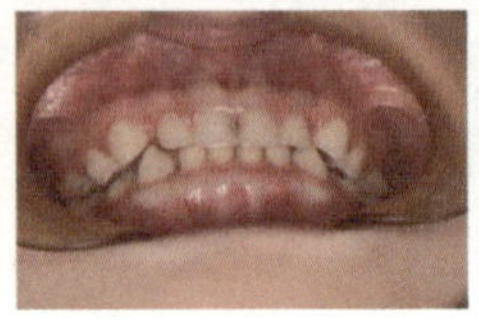
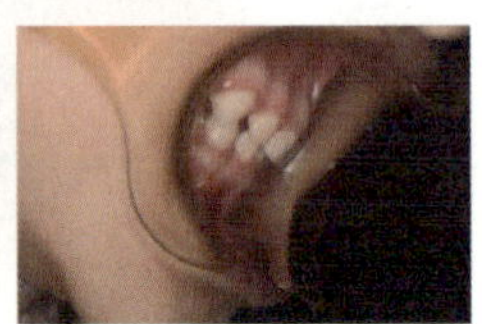

图2-41-5 矫治后口内像

病例小结

本病例为隐形矫治早期干预。乳牙列，牙列表现出深覆𬌗，且存在不良舌低位习惯。局部的咬合干扰会对下颌的颌位产生影响，舌低位会导致上牙弓狭窄。故选择早期干预，去除颌位干扰因素，去除舌肌功能干扰因素。

上下颌牙弓不匹配，下牙弓狭窄，设计下颌扩弓，同时设计上颌扩弓匹配下颌弓形，利用扩弓产生的间隙唇展上、下前牙。最终恢复卵圆形弓形，覆𬌗改善，达到“硬碰硬”。

矫治结束后佩戴3个月的隐形保持器，后期使用硅胶矫治器做保持。定期复诊监控即可。

病例 42

病例简介

患者，女，8岁，主诉牙列不齐。替牙早期，牙弓狭窄，牙列拥挤，深覆盖。使用隐形矫治器，扩弓调整牙列，管理间隙，配合肌功能训练，联合硅胶矫治器引导颌位做萌出管理。疗程13个月。矫治后弓形改善，覆殆、覆盖改善，上下颌前牙排齐，肌肉功能改善。

关键词：牙弓狭窄，深覆盖。

一般信息：女，8岁，家长代诉牙列不齐影响美观，要求治疗。

现病史及既往史：无特殊。

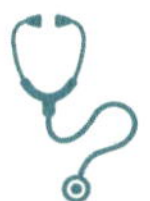

临床诊治

口外检查：面型基本对称，开唇漏齿，侧貌突面。开口度正常，开口型向下，关节区无弹响，双侧耳屏前无压痛。

口内检查：替牙早期，16、26、36、46已萌出建殆，上下颌前牙2—2已替换，12未萌出到位。牙弓狭窄，深覆盖7 mm，11与21间散在间隙。上前牙唇倾度较大，下颌后退。双侧磨牙远中关系。存在唇舌肌肉功能问题，舌低位，唇闭合不全。

辅助检查：暂未见智齿牙胚。头影测量骨性Ⅱ类，高角，下颌后退。上前牙唇倾过度。

诊断：牙弓狭窄，深覆盖。

治疗方案：设计隐形矫治，上颌扩弓，改善弓形，改善上前牙唇倾度，适量内收前牙，关闭11—21间隙，排齐前牙，12预留萌出帽。下颌同步扩弓与上颌弓形匹配，并调整牙列，改善前牙排列。使用咬咬齐做唇舌肌肉功能训练。因上颌牙弓狭窄使下颌颌位受限，设置咬合跳跃，释放下颌。在弓形及前牙转矩调整后，佩戴硅胶矫治器引导颌位，做萌出管理。监控下颌颌位，若无自行改善则后期考虑前导装置。加强口腔卫生宣教。

治疗设计：全口隐形矫治，粘贴自主附件辅助牙齿移动，增加固位。上颌扩弓，内收前牙，改善覆盖。下颌同步调整弓形与上颌匹配，设计下颌矢状向向前咬合跳跃。12预留萌出帽。使用咬咬齐做肌肉功能训练，改善唇舌肌功能问题。每日建议佩戴隐形矫治器20~22小时，每7天更换一副矫治器。四组咬咬齐训练动作，每天训练3~5次。

治疗过程

治疗过程如图2-42-1至图2-42-10。隐形矫治与肌功能训练及硅胶矫治器联合治疗，其中隐形矫治器共25副，每7天更换一副。第一阶段设计隐形矫治，共13副矫治器，设计上颌扩弓，前牙内收，下颌调整弓形，咬合跳跃。同时配合咬咬齐做唇舌肌肉功能训练。在这一阶段完成矫治器佩戴，治疗时间共3个月。上下颌弓形改善，上前牙唇倾度改善，覆盖有一定改善，但下颌仍处于后退的颌位。此时暂停隐形矫治器治疗，转为戴硅胶矫治器引导下颌颌位，继续做肌功能训练，同时等待牙齿萌出替换。约半年后，复诊下颌颌位，已经释放，随着颌位变化，双侧磨牙关系趋向于中性。此时即将进入侧方更换阶段，收集资料设计下一阶段隐形矫治。进一步改善弓形，预留适量间隙在乳尖牙近远中，以备后续牙齿更换。改善覆殆、覆盖，改善咬合。此时开唇漏齿已经改善，上下唇能够自然闭合。第二阶段隐形矫治，共15副矫治器，约佩戴4个月结束。最终牙弓形态改善，覆殆、覆盖改善，下颌颌位恢复，达到牙齿“硬碰硬”。后续继续监控换牙及颌骨发育，继续使用咬咬齐进行训练。使用隐形保持器与硅胶矫治器做术后保持与萌出管理。

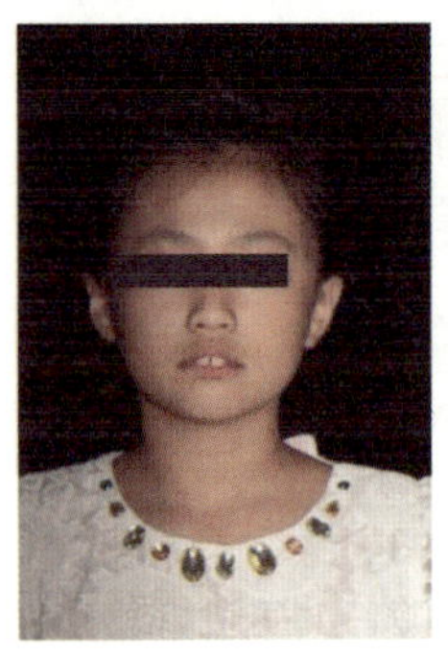

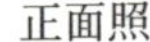

正面照

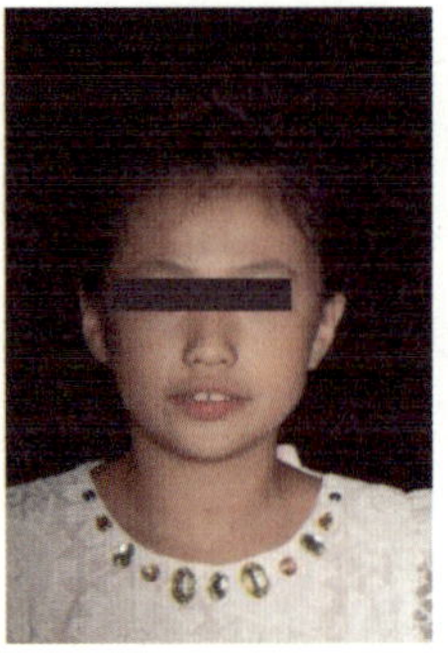

正面微笑照

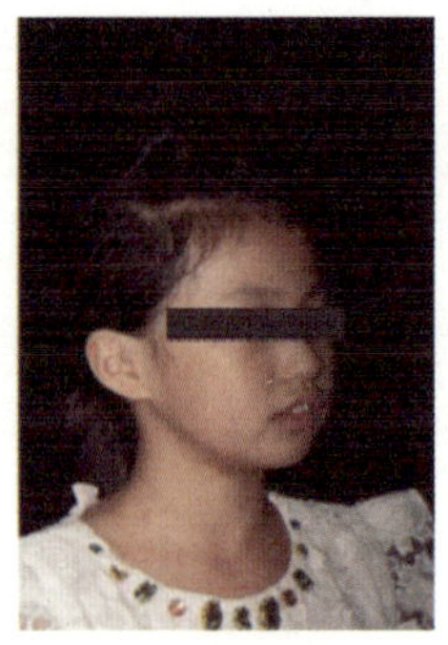

侧面45°照

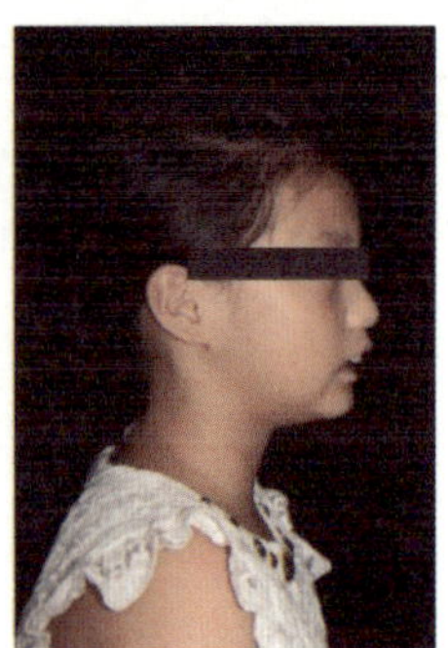

侧面照

图2-42-1 矫治前面照

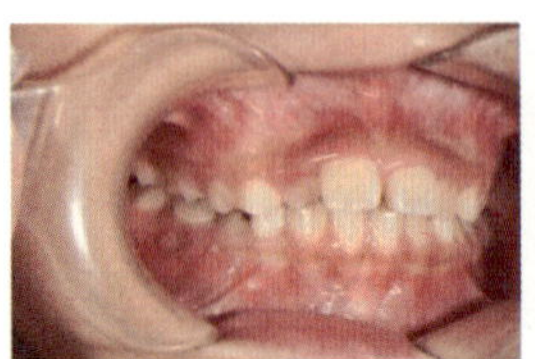

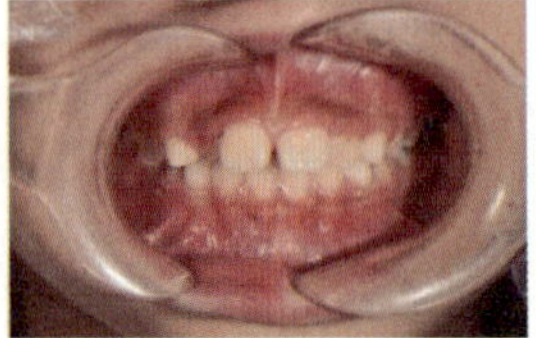

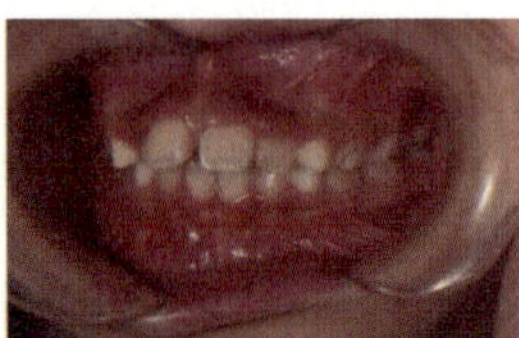

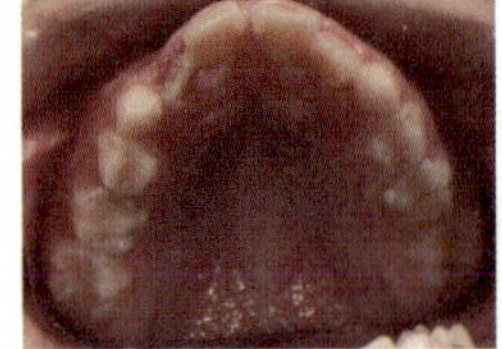

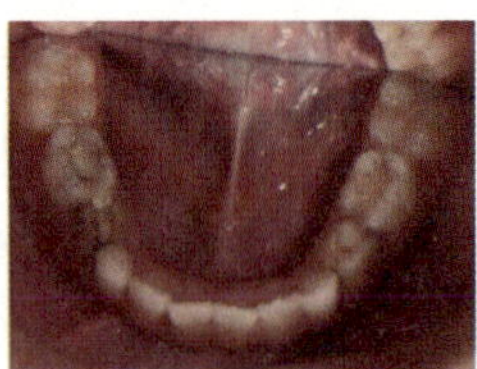

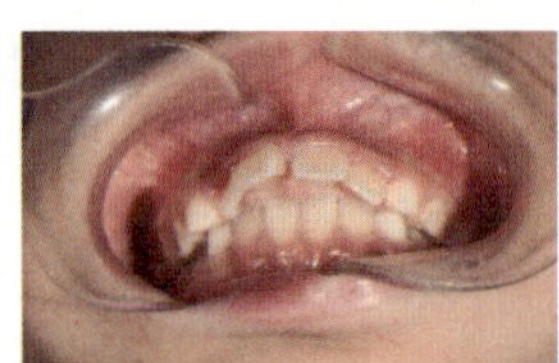

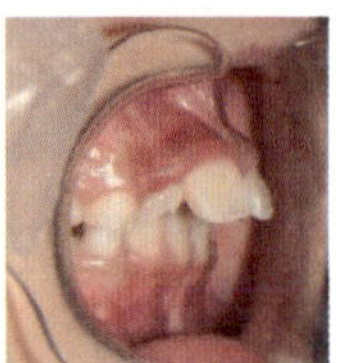

图2-42-2 矫治前口内像

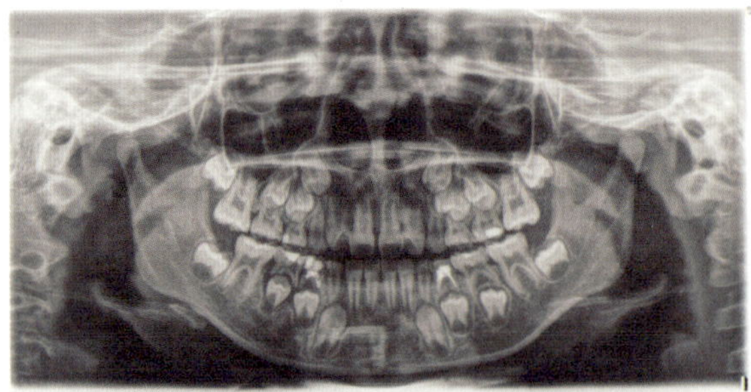

图2-42-3 矫治前X线片

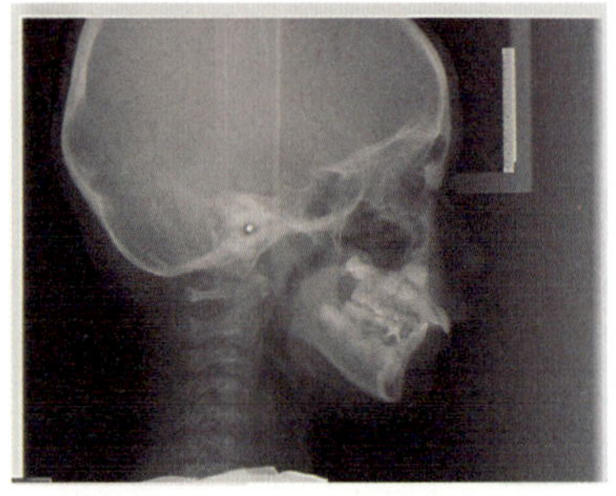

图2-42-4 矫治前侧位片

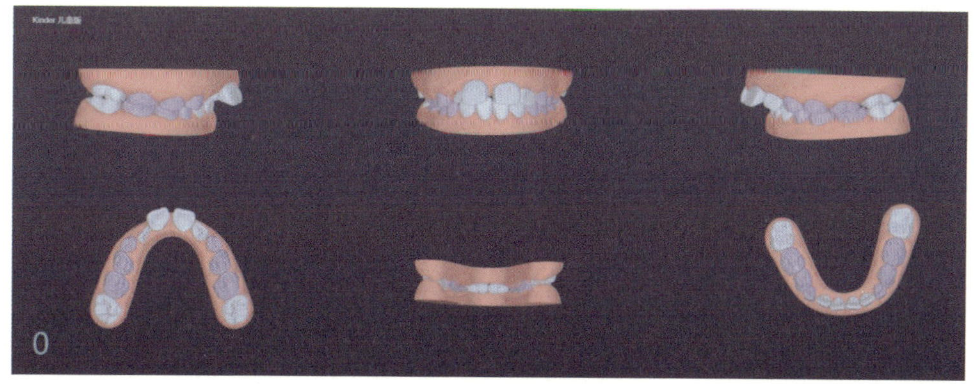

图2-42-5 矫治动画截图

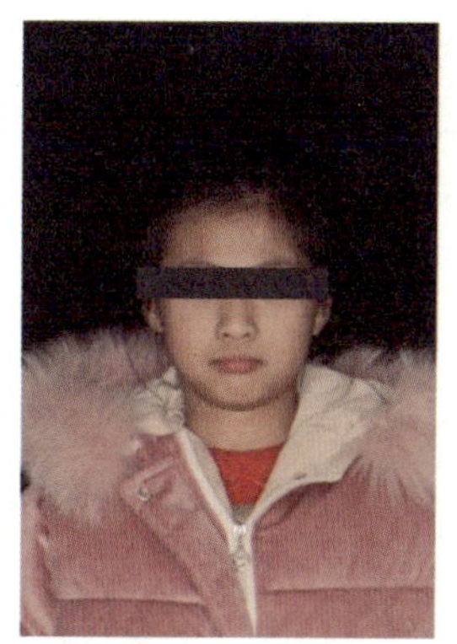

正面照

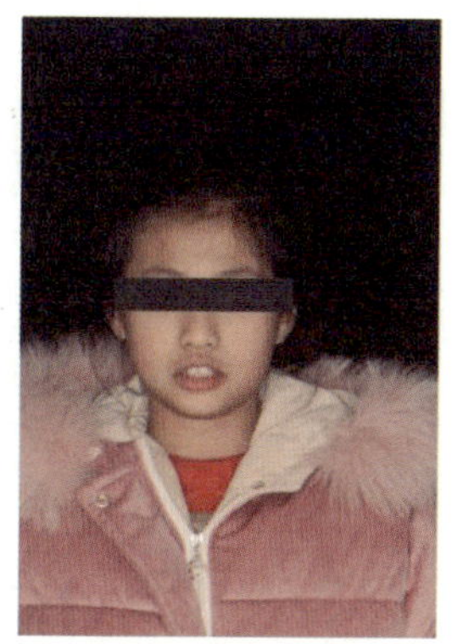

正面微笑照

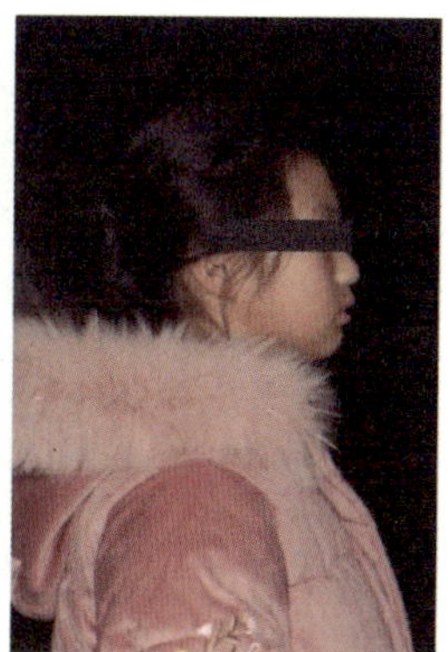

侧面照

图2-42-6 矫治中精调面照

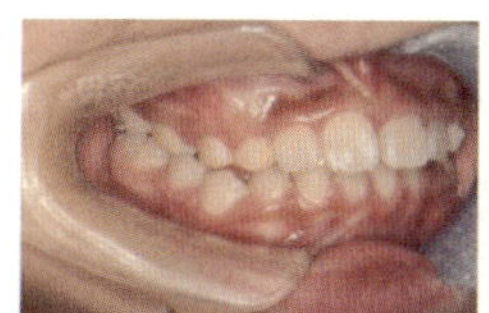

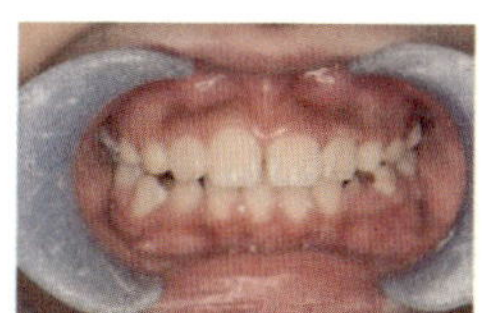

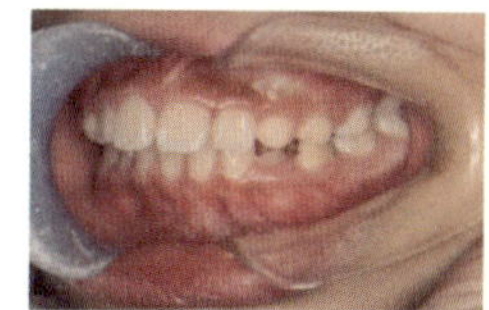

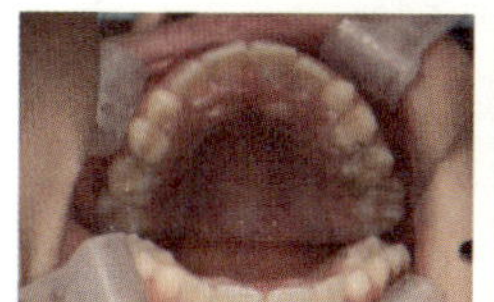

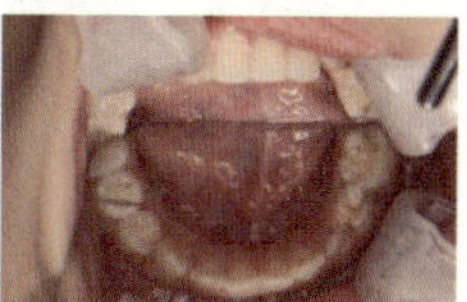

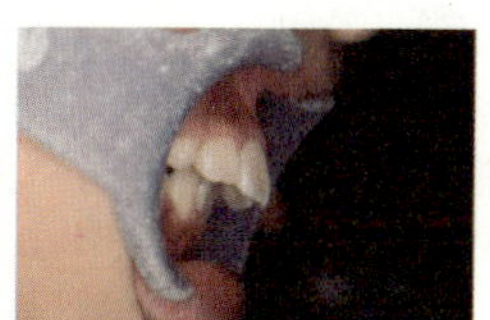

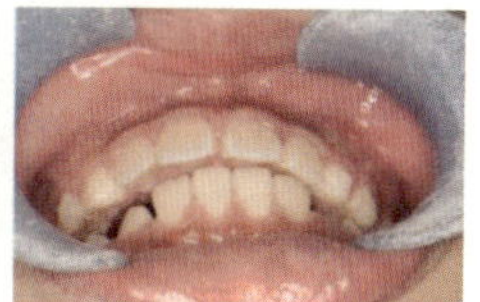

图2-42-7 矫治中口内像

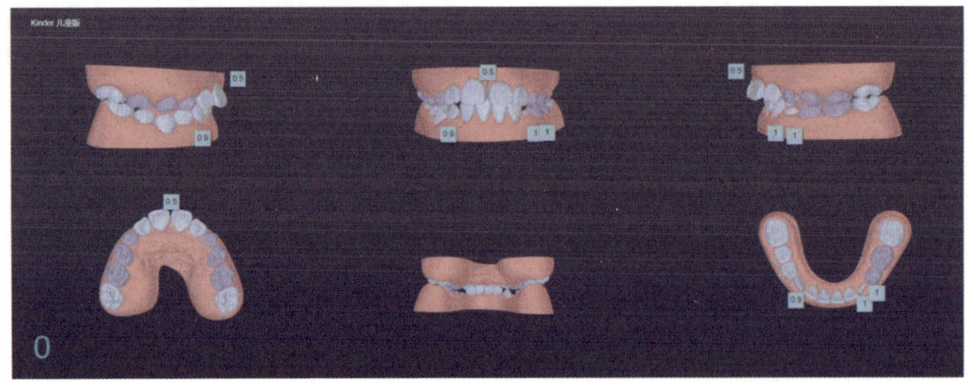

图2-42-8　精调动画

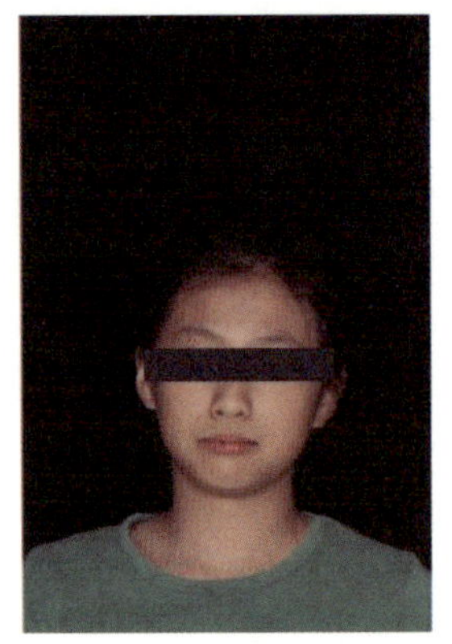

正面照

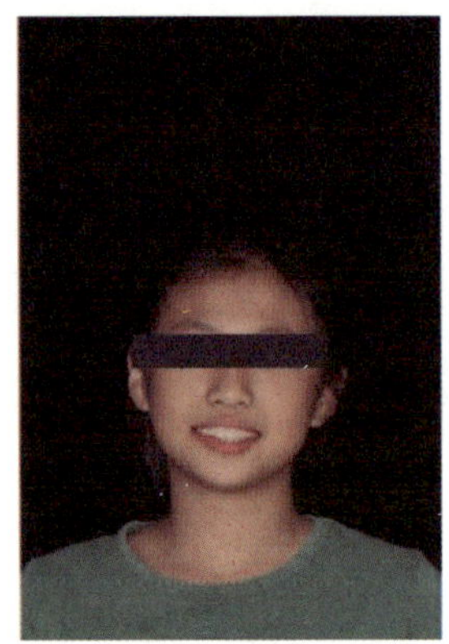

正面微笑照

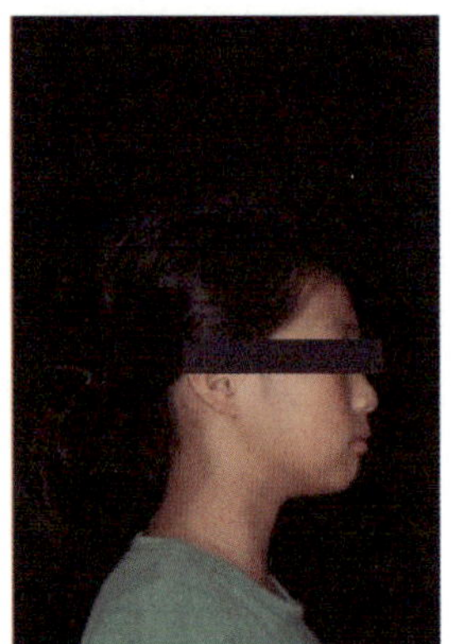

侧面照

图2-42-9　矫治后面照

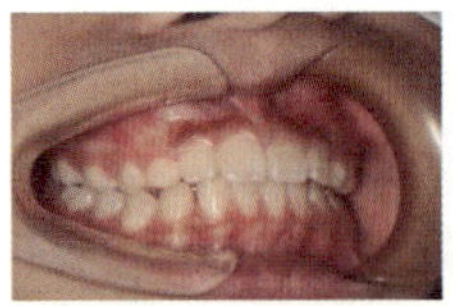
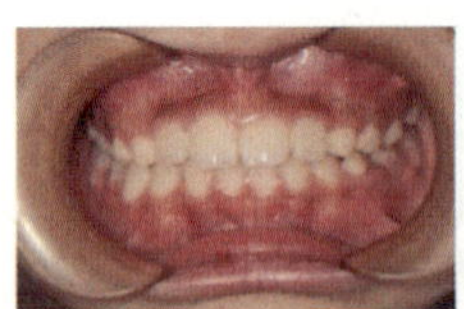
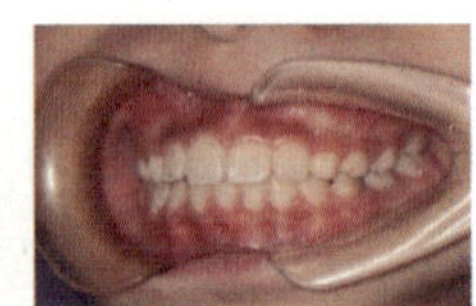
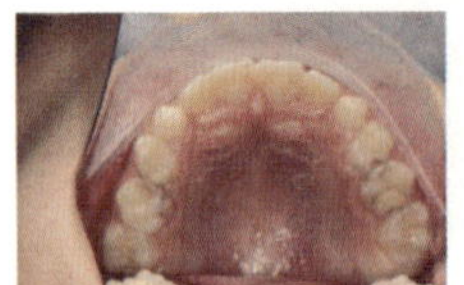
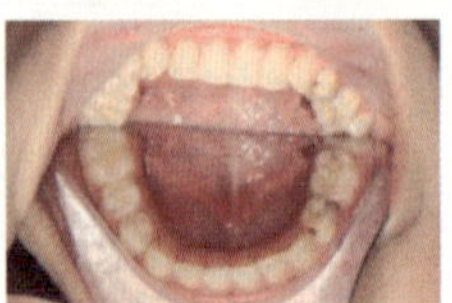
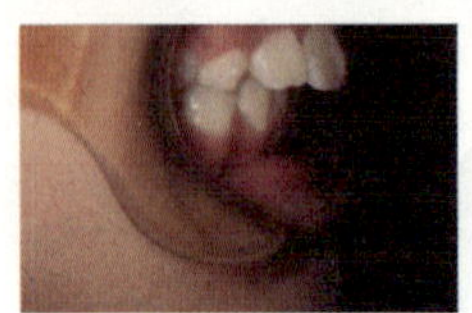
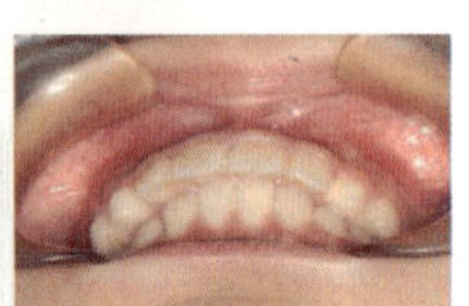

图2-42-10　矫治后口内像

病例小结

本病例为隐形矫治器联合硅胶矫治器治疗，全程配合咬咬齐做肌肉功能训练。初诊时上颌牙弓狭窄，上前牙唇倾，开唇漏齿。狭窄的上颌对下颌颌位产生限制，长期的下颌颌位后退会引起深覆盖，使覆船逐渐加深，下颌spee曲线逐渐变陡，有形成颌位性突面趋势，长期还有可能影响关节。因而早期矫治去除颌外干扰因素尤为重要。本病例在初期使用隐形矫治器做扩弓，改善弓形，去除对下颌颌位限制的因素。改善前牙唇倾度，改善覆盖，避免运动外伤可能。在对颌位的干扰因素去除后，部分患者下颌能够自行调整，释放颌位。这里对该患者使用了硅胶矫治器，利用其上下颌一体的结构引导下颌颌位，最终恢复至正常颌位，并在矫治中改善了上下弓形，恢复足够的替牙间隙，达成咬合诱导的治疗目标。接下来继续监控换牙及颌骨发育，至恒牙列后检查是否需要进一步调整牙列。

病例 43

病例简介

患者，女，11岁，主诉牙列不齐。替牙晚期，牙弓狭窄，牙列轻度拥挤。使用隐形矫治器，扩弓调整牙列，管理间隙。疗程7个月。矫治后弓形改善，覆𬌗、覆盖改善，恒牙列排齐。

关键词：牙弓狭窄，牙列拥挤。

一般信息：女，11岁，家长代诉牙列不齐影响美观，要求治疗。

现病史及既往史：无特殊。

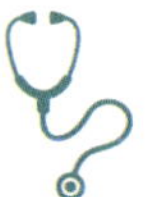

临床诊治

口外检查：面型基本对称，开口度正常，开口型向下，关节区无弹响，双侧耳屏前无压痛。

口内检查：替牙晚期，15未萌，25出龈，其余牙齿已替换为恒牙，45未萌出到位。牙弓狭窄，上前牙区拥挤度2 mm，下前牙区拥挤度3 mm。双侧磨牙关系偏远中。

诊断：牙弓狭窄，牙列拥挤。

治疗方案：设计隐形矫治，上下颌扩弓，上颌适量磨牙远移，预留15、25间隙，并创造间隙，排列前牙，解除前牙区拥挤。下颌同步扩弓，间隙用于解除拥挤并排齐牙列。未萌出到位的牙齿预留萌出帽，全程配合咬咬齐做唇舌肌功能训练。加强口腔卫生宣教。

治疗设计：全口隐形矫治，粘贴自主附件辅助牙齿移动，增加固位。上下颌同步扩弓，获得的间隙用于改善拥挤，并为15、25的萌出提供足够的间隙。15、25、45预留萌出帽，并通过萌出帽引导牙齿萌出方向。同时配合咬咬齐做肌肉功能训练。每日建议佩戴隐形矫治器20~22小时，每7天更换一副矫治器。四组咬咬齐训练动作，每天训练3~5次。

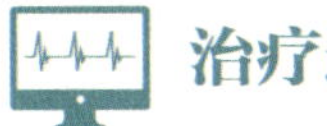

治疗过程

治疗过程如图2-43-1至图2-43-8。全口隐形矫治，共28副矫治器，每7天更换一副。第一阶段共15副矫治器，设计上下颌扩弓，排齐牙列。上颌设计磨牙远中移动，提供间隙的同时调整磨牙关系。15、25、45预留萌出帽，动画中15、25根据牙列间隙大小预留萌出帽，45因牙冠形态宽度已萌出，做模拟拉伸，以在矫治器内形成萌出空间。因口内以恒牙为主，上颌设计4颗自主附件，下颌设计2颗自主附件。粘贴自主附件时注意形态规则，有1.5~2 mm的厚度。矫治过程中监控矫治器贴合度，关注萌出帽与实际萌出牙齿是否贴合，并例行口腔卫生宣教。随着矫治有序地进行，在第15副矫治器戴完时，15、25、45已萌出到位，上下前牙基本排齐，咬合有改善。此时精调设计下一阶段矫治器，进行精细调整，进一步改善弓形，紧密咬合，做到牙列排齐。第二阶段共13副矫治器，最终覆㖊、覆盖改善，牙弓形态改善，15、25顺利萌出。使用隐形保持器做术后保持。

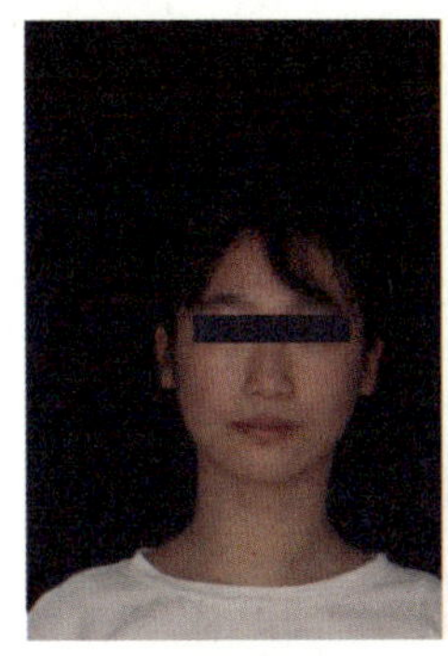

正面照

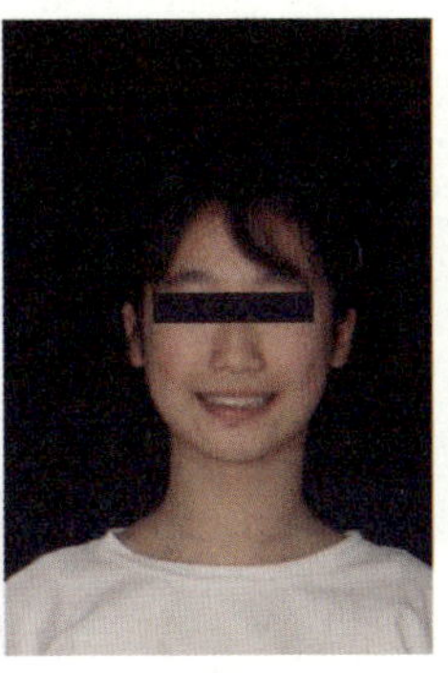

正面微笑照

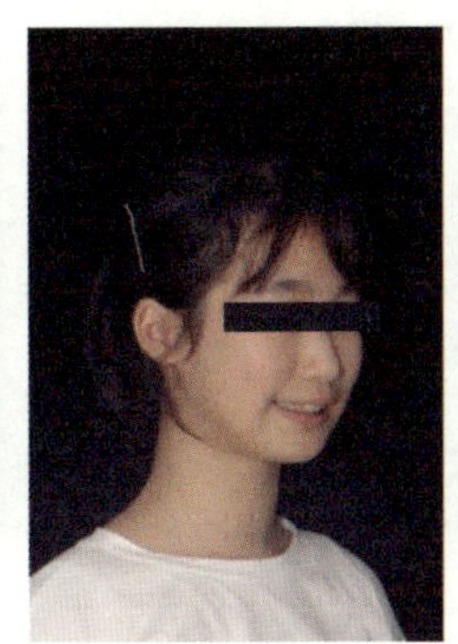

侧面45°照

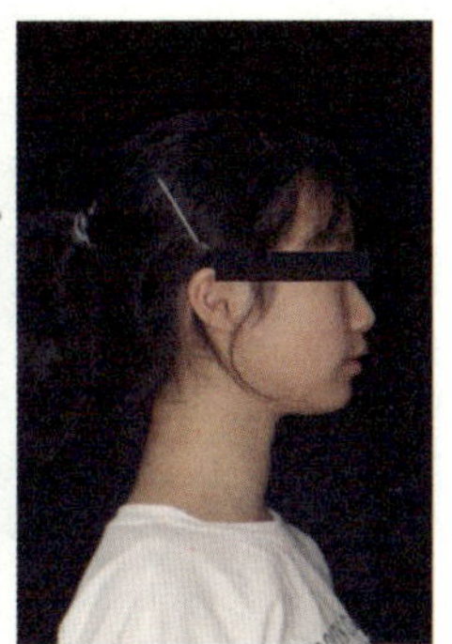

侧面照

图2-43-1　矫治前面照

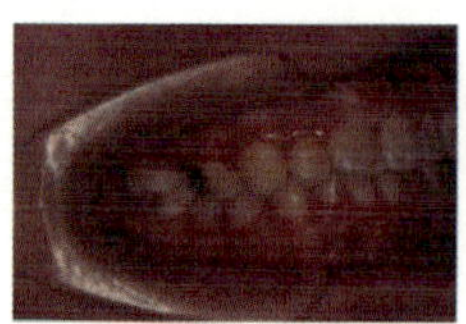
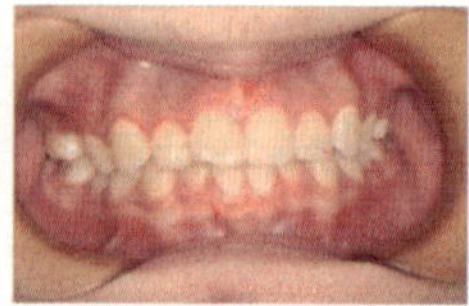
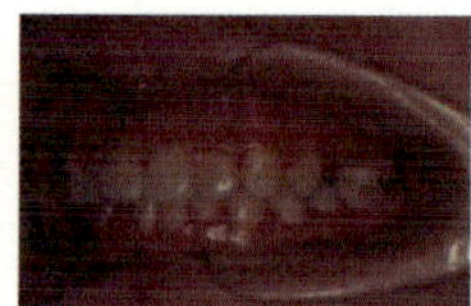
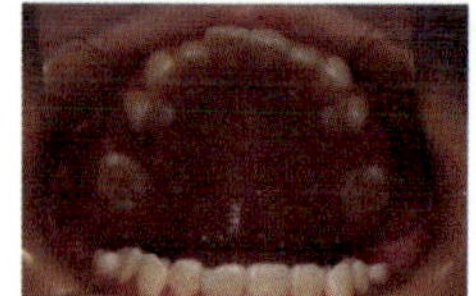
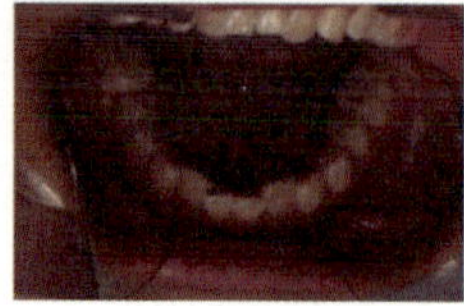
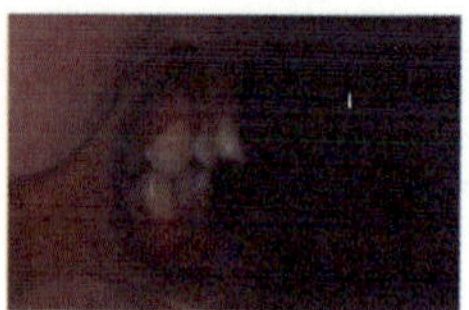
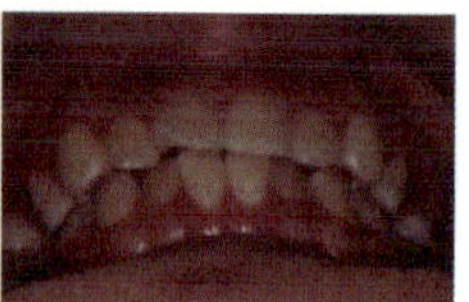

图2-43-2　矫治前口内像

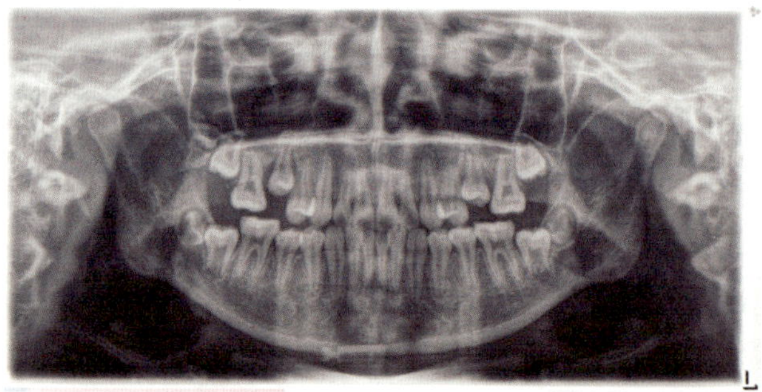

图2-43-3　矫治前X线片

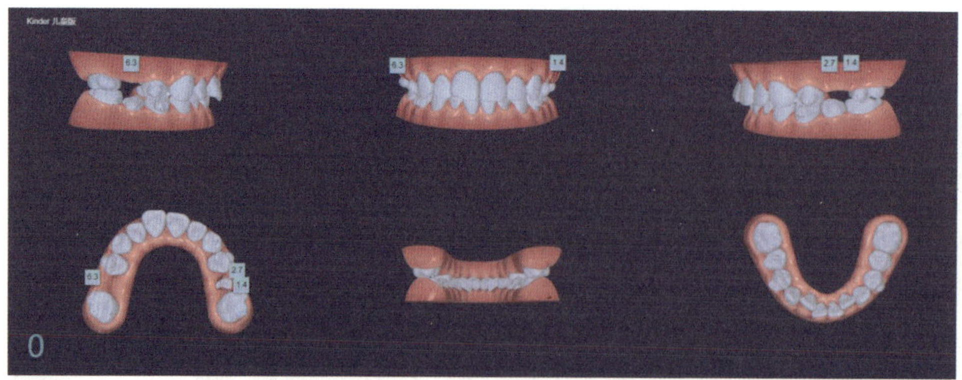

图2-43-4　矫治动画截图

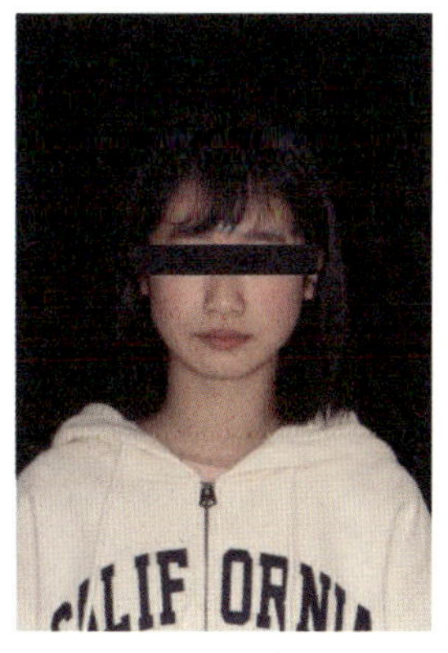

正面照

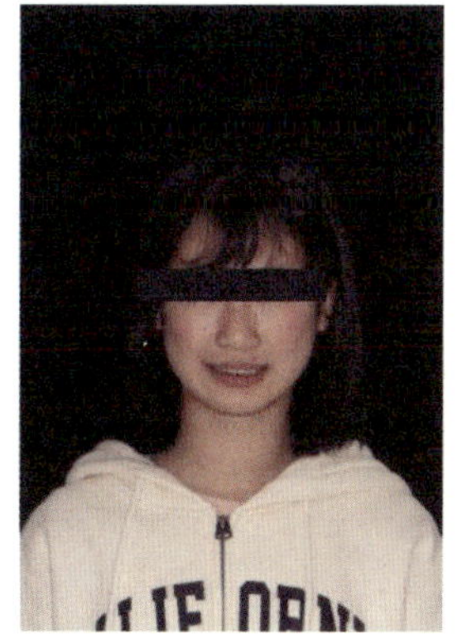

正面微笑照

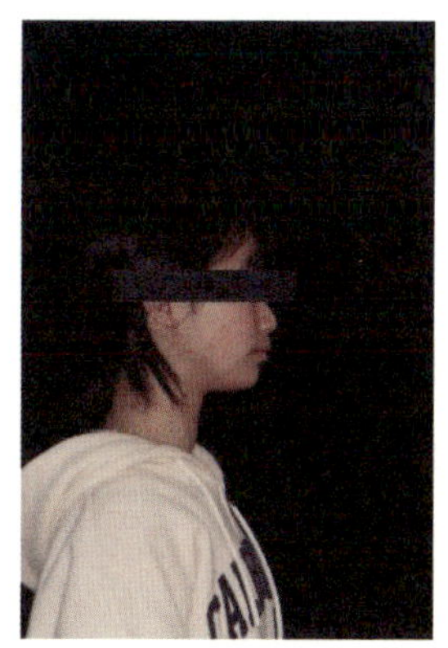

侧面照

图2-43-5 矫治中精调面照

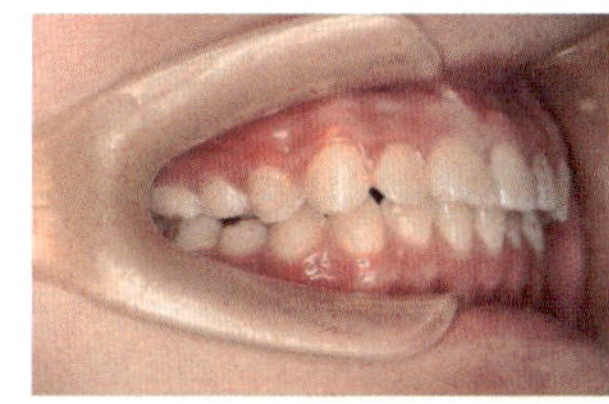

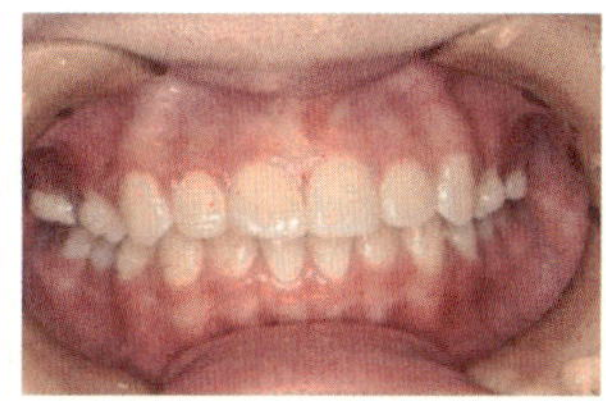

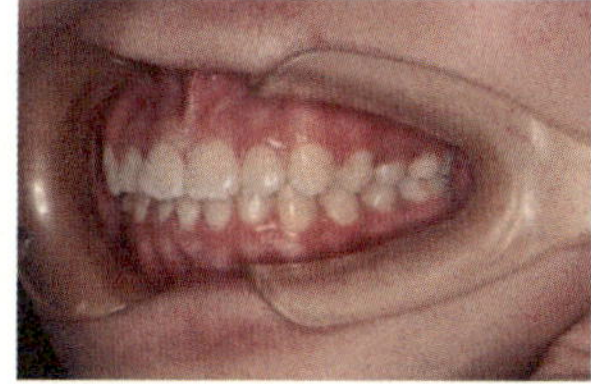

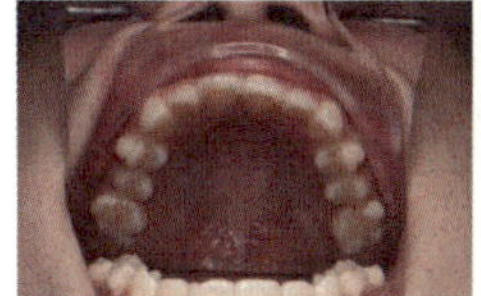

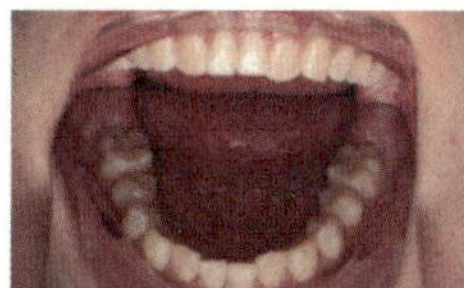

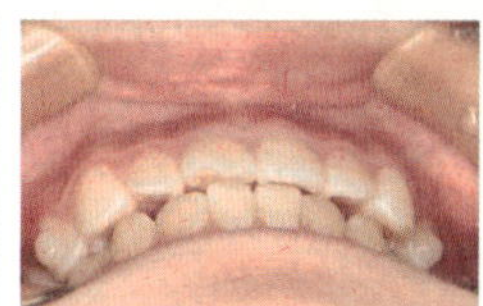

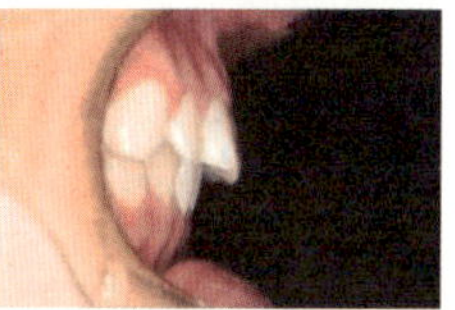

图2-43-6 矫治中口内像

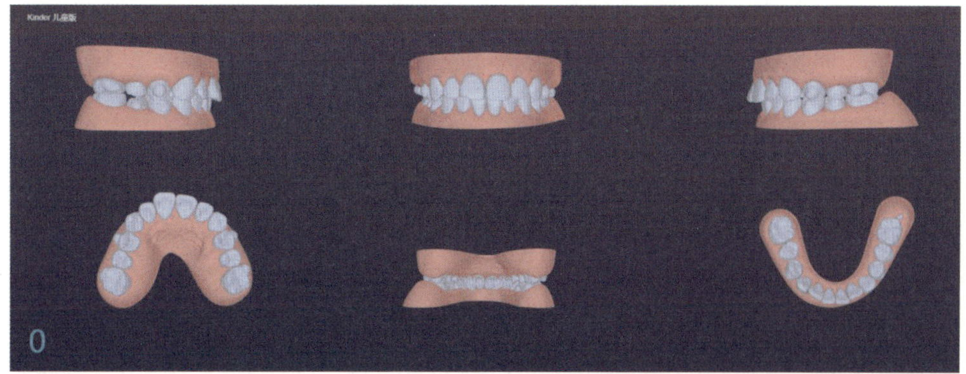

图2-43-7 精调动画截图

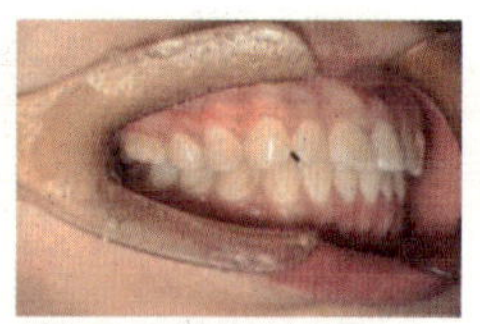
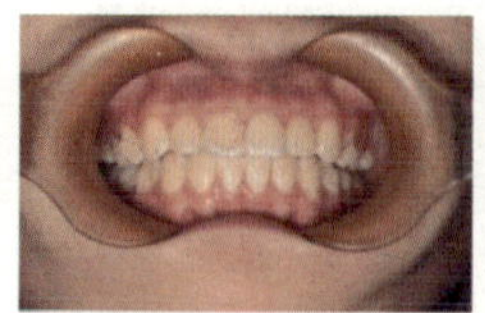
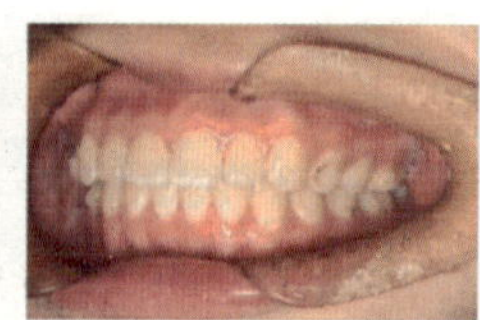
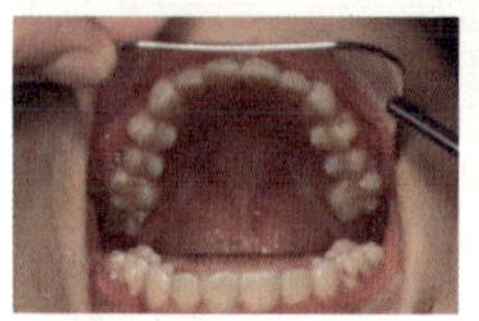
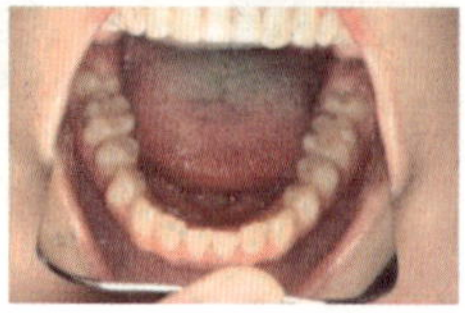
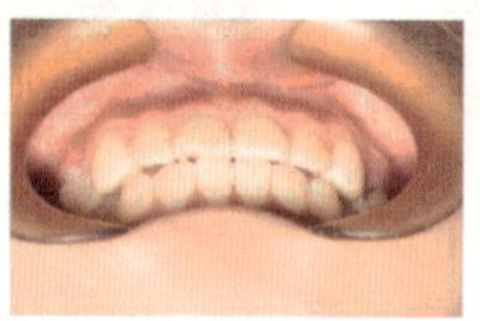
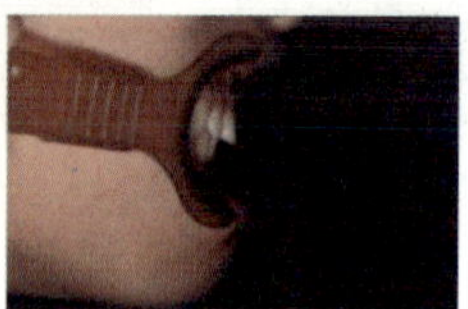

图2-43-8　矫治后口内像

病例小结

该患者初诊时已经是替牙晚期，此时做治疗可以参考恒牙列排齐做个别正常合的矫治目标。通过扩弓及远移为牙列排齐提供间隙，关注未萌牙齿的萌出情况，最终覆㓉、覆盖改善，牙列排齐。

病例44

病例简介

患者，女，7岁，主诉牙列不齐。替牙早期，牙弓狭窄，牙列拥挤。使用隐形矫治器，扩弓调整牙列，排列前牙。疗程10个月。矫治后弓形改善，前牙排齐。

关键词：牙弓狭窄，牙列拥挤。

一般信息：女，7岁，家长代诉牙列不齐影响美观，要求治疗。

现病史及既往史：无特殊。

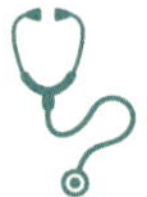

临床诊治

口外检查：面型基本对称，开口度正常，开口型向下，关节区无弹响，双侧耳屏前无压痛。

口内检查：替牙早期，11出龈，21未萌，31、41萌出到位，32、42出龈，16、26、36、46萌出建𬌗。上下颌牙弓狭窄，上下前牙不齐，下前牙区拥挤度4 mm。

诊断：牙弓狭窄，牙列拥挤。

治疗方案：设计隐形矫治，上下颌扩弓，创造间隙，排列前牙，未萌出到位的牙齿预留萌出帽，全程配合咬咬齐做唇舌肌功能训练。加强口腔卫生宣教。

治疗设计：全口隐形矫治，粘贴自主附件辅助牙齿移动，增加固位。下颌设计扩弓，解除前牙区4 mm的拥挤，通过萌出帽引导牙齿萌出方向。

上颌设计扩弓与下颌弓形匹配，并在前牙区腭侧设计正雅舌突引导舌位。同时配合咬咬齐做肌肉功能训练。建议每日佩戴隐形矫治器20~22小时，每7天更换一副矫治器，因患者年龄小，在白天上学或外出时可不佩戴，其余时间在有家长监督的情况下均需佩戴矫治器。四组咬咬齐训练动作，每天训练3~5次。

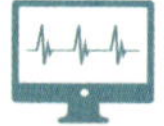

治疗过程

治疗过程如图2-44-1至图2-44-7。全口隐形矫治，共38副矫治器，每7天更换一副。粘贴自主附件时注意形态规则，有1.5~2 mm的厚度，上颌设计6颗自主附件，下颌4颗，选择牙根未明显吸收的乳牙设计附件。矫治过程中监控矫治器贴合度，关注萌出帽与实际萌出牙齿是否贴合，并例行口腔卫生宣教。矫治过程中经历两次精调，分别在上下颌切牙萌出后，出现矫治器不贴合，即与萌出帽形态有关。精调继续设计上下颌前牙排齐，调整弓形。最终牙弓形态改善，牙列拥挤解除，上下颌前牙区排齐，达到牙齿“硬碰硬”。结束当前阶段隐形矫治，继续监控换牙情况，配合咬咬齐训练。使用隐形保持器和硅胶矫治器做术后保持。

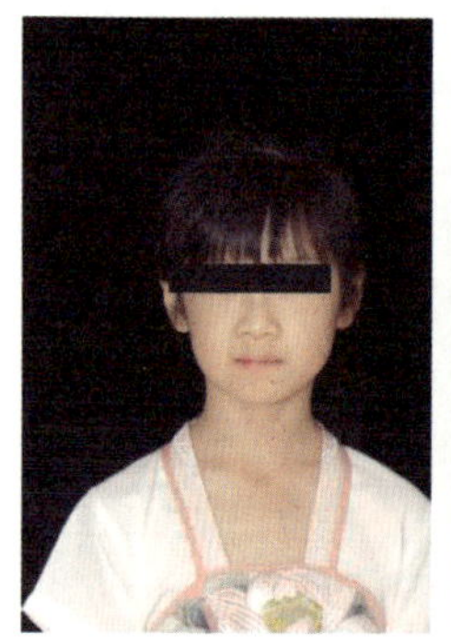
正面照

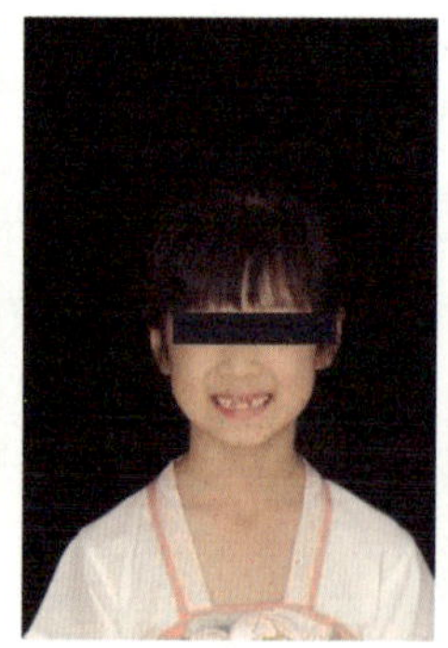
正面微笑照

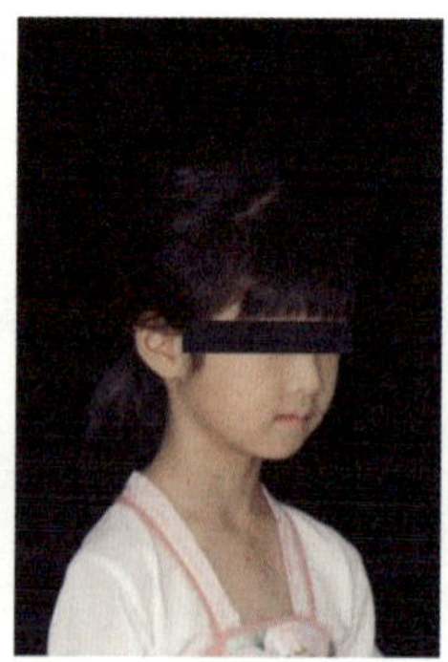
侧面45°照

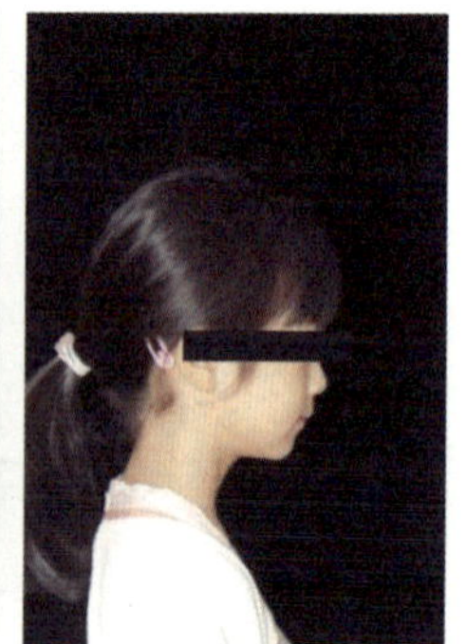
侧面照

图2-44-1　矫治前面照

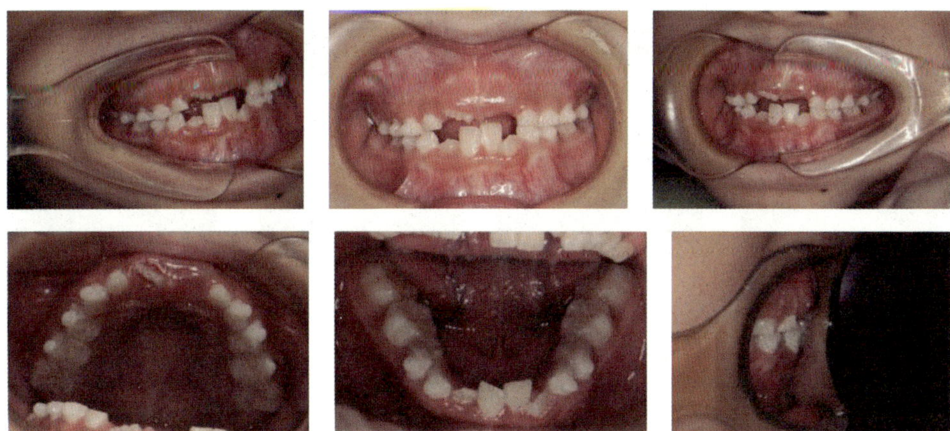

图2-44-2 矫治前口内像

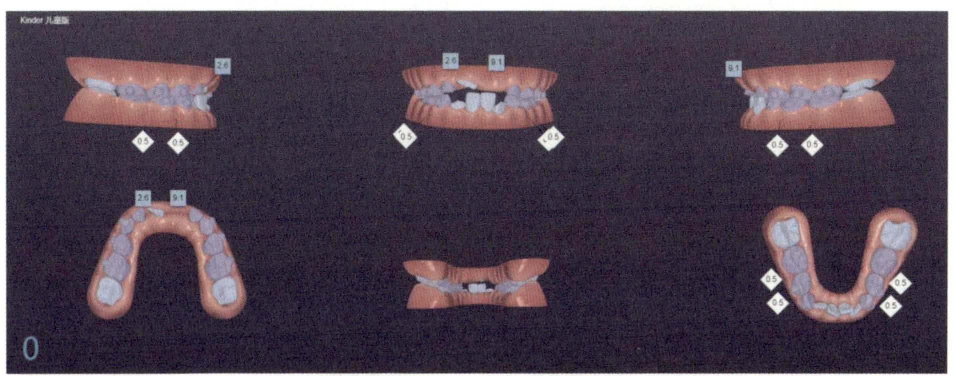

图2-44-3 矫治动画截图

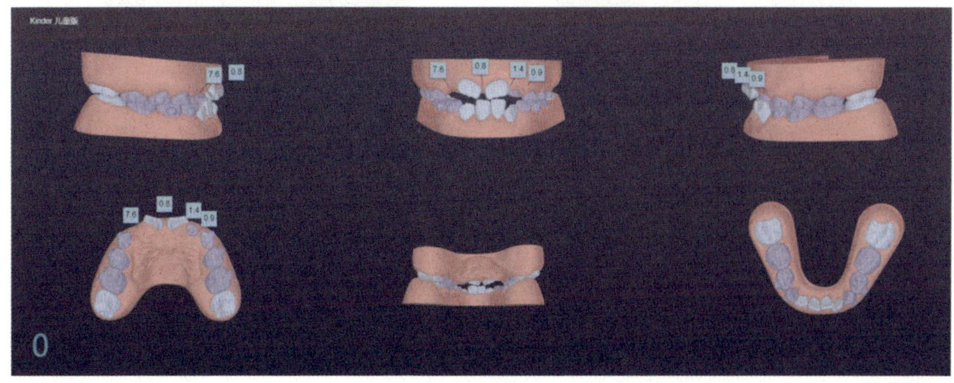

图2-44-4 精调动画截图

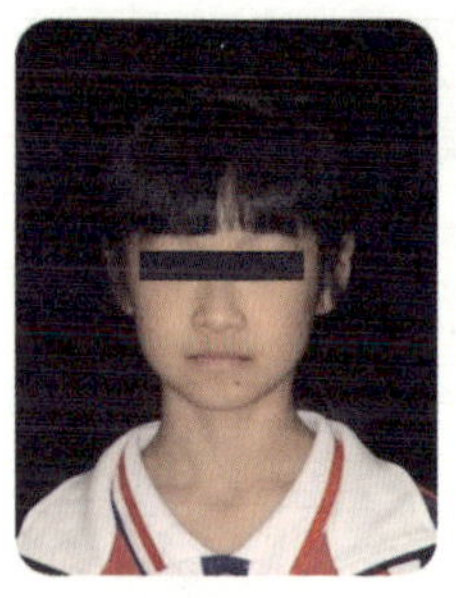

正面照

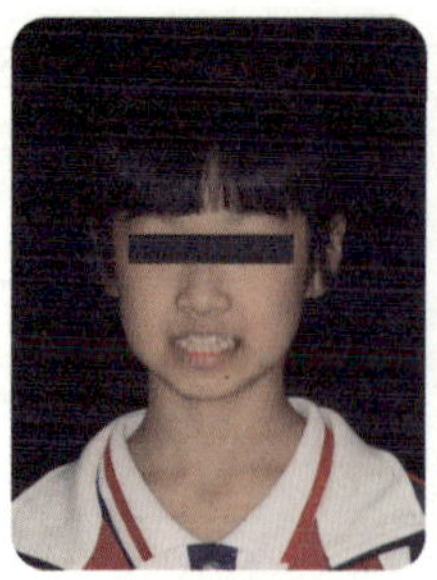

正面微笑照

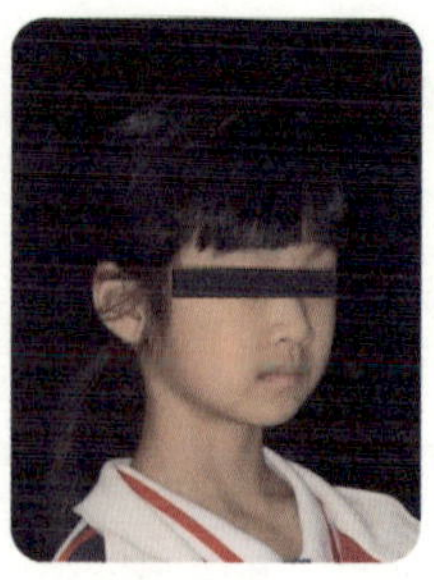

侧面45°照

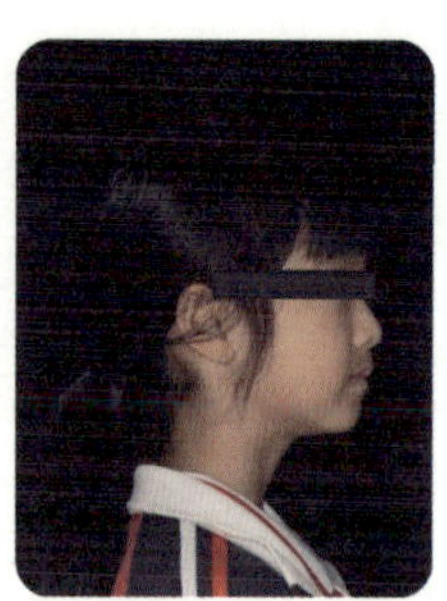

侧面照

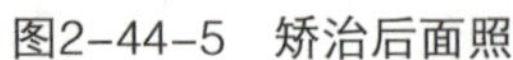

图2-44-5　矫治后面照

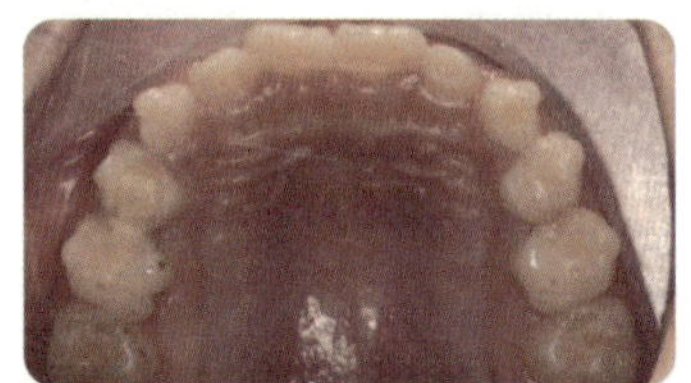

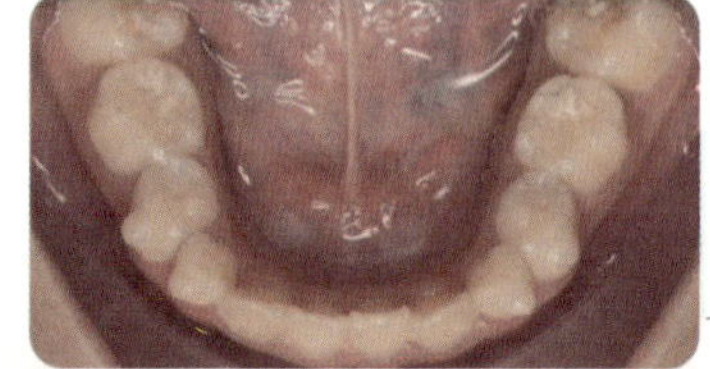

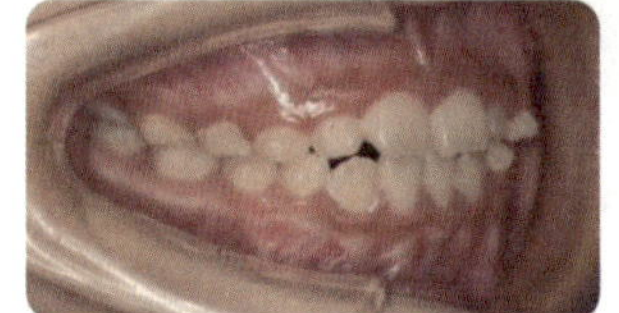

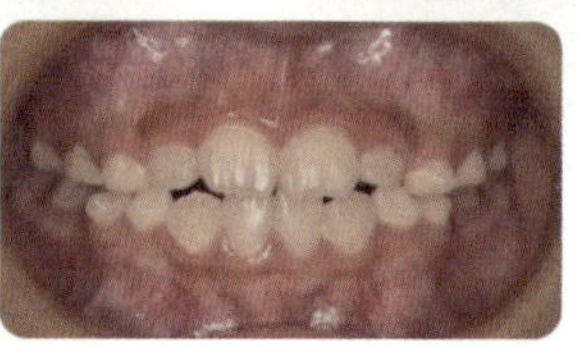

图2-44-6　矫治后口内像

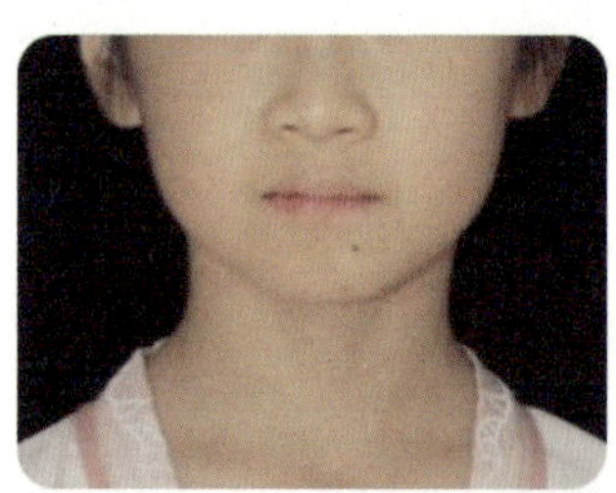

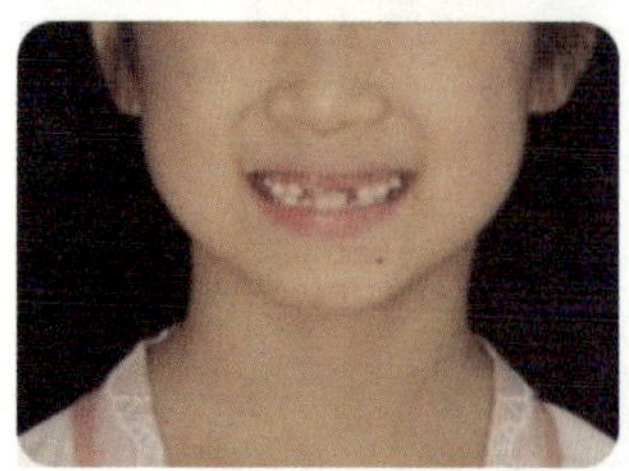

矫治前

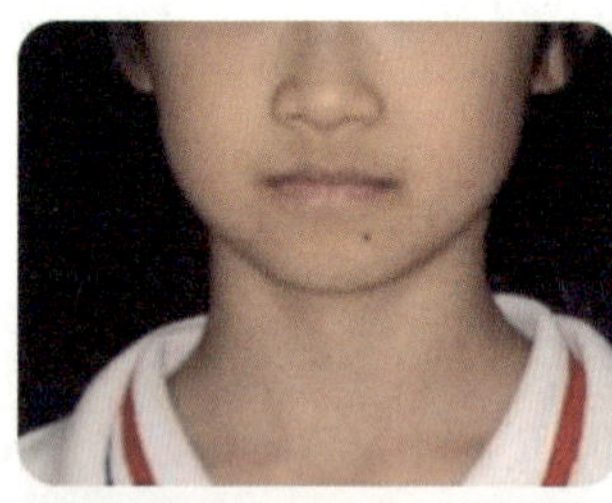

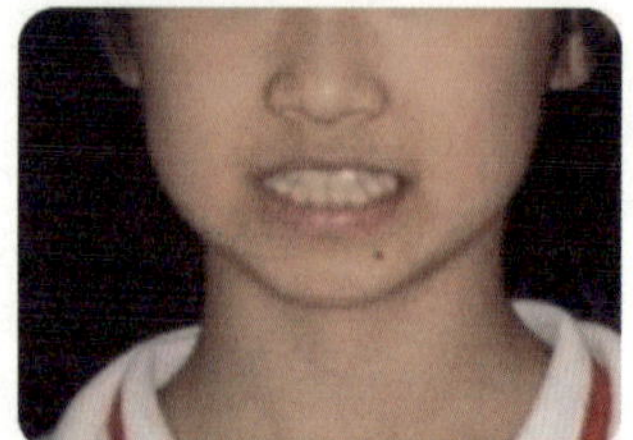

矫治后

图2-44-7　矫治前后对比照

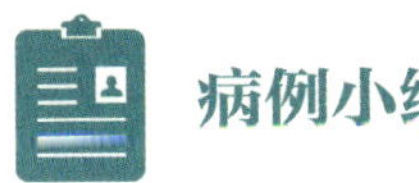

病例小结

本病例为隐形矫治器咬合诱导设计，治疗目标为解除前牙区拥挤。患者年龄7岁，替牙早期，出现下前牙区拥挤，且拥挤量超过暂时性错殆，即说明随着生长发育拥挤可能无法完全改善，在后续牙齿更换中可能持续拥挤甚至加重拥挤，且上下颌已有前牙角度扭转不齐，故采用咬合诱导设计，通过扩弓开辟间隙，改善前牙区拥挤，排列前牙。在矫治结束时，上下颌弓形改善，前牙2—2排齐。在替牙的过程中，弓形已调整恢复，前牙排齐，牙列中替牙间隙足够，上下颌关系协调，可舒适等待下一阶段牙齿更换。实现咬合诱导阶段性治疗目标，继续监控换牙及颌骨发育，配合咬咬齐训练。

病例45

病例简介

患者，女，9岁，主诉牙列不齐。替牙晚期，牙弓狭窄，萌出间隙不足。使用隐形矫治器，配合肌功能训练，调整牙列，创造萌出间隙。疗程9个月。矫治后弓形改善，萌出间隙增大。

关键词：间隙丢失。

一般信息：女，9岁，家长代诉牙列不齐影响美观，要求治疗。

现病史及既往史：无特殊。

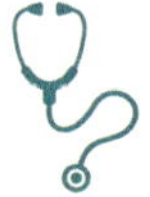

临床诊治

口外检查：面型基本对称，开口度正常，开口型向下，关节区无弹响，双侧耳屏前无压痛。

口内检查：口腔卫生不佳。替牙晚期，13、23未萌，其余牙齿均为恒牙，14、15、24、25、34、35、44、45未萌出到位；上颌牙弓狭窄，13、23萌出间隙不足，双侧侧方牙群咬合未建立。上颌牙列中散隙。

诊断：牙弓狭窄，间隙丢失。

治疗方案：设计隐形矫治，调整牙弓长度、宽度，开辟13、23间隙，关闭上颌散隙。未萌出到位的牙齿预留萌出帽，全程配合咬咬齐做唇舌肌功能训练。加强口腔卫生宣教。

治疗设计：全口隐形矫治，上颌设计扩弓拓展牙弓水平向宽度，上前牙唇侧移动增加牙弓长度，上下颌侧方未萌出到位的牙齿在动画中模拟拉伸，以在矫治器形成萌出帽。下颌弓形与上颌匹配设计。集中上颌散隙，预留至13、23牙位。粘贴自主附件辅助牙齿移动并增加矫治器固位。同时配合咬咬齐做肌肉功能训练。每日佩戴隐形矫治器20~22小时，每7天更换一副矫治器。四组咬咬齐训练动作，每天训练3~5次。

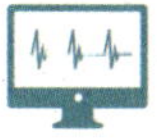

治疗过程

治疗过程如图2-45-1至图2-45-5。全口隐形矫治，共28副矫治器，每7天更换一副。粘贴自主附件时注意形态规则，有1.5~2 mm的厚度，因该患者口内均为恒牙，固位较为充分，上颌设计4颗自主附件，下颌设计2颗自主附件。矫治过程中监控矫治器贴合度，关注萌出帽与实际萌出牙齿是否贴合，并例行口腔卫生宣教。在佩戴到第15副矫治器时，出现矫治器不贴合，此时上颌散在间隙基本关闭，13、23萌出间隙仍不足。收集资料进行精调设计，第二次共设计13副矫治器，矫治目标同前一阶段，继续开辟13、23萌出间隙。第二阶段矫治器顺利戴完，此时患者牙弓形态改善，13、23萌出间隙增加，并且患者呼吸改善，咀嚼效率提高。结束当前阶段隐形矫治，继续监控13、23萌出情况，继续配合咬咬齐训练。使用隐形保持器和硅胶矫治器做术后保持。

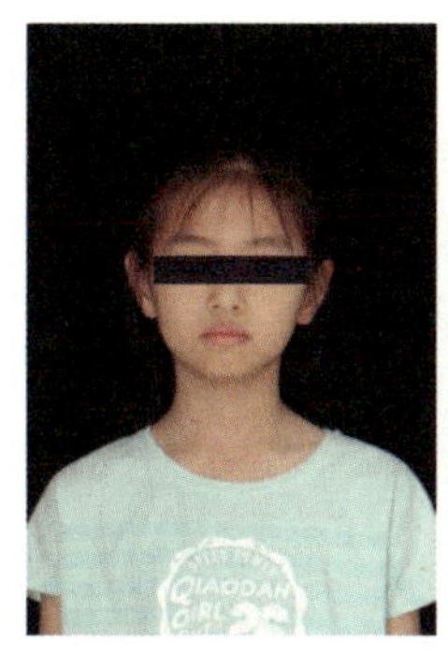
正面照

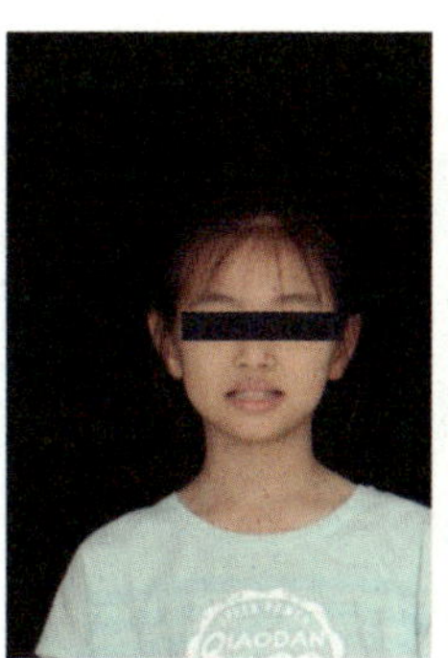
正面微笑照

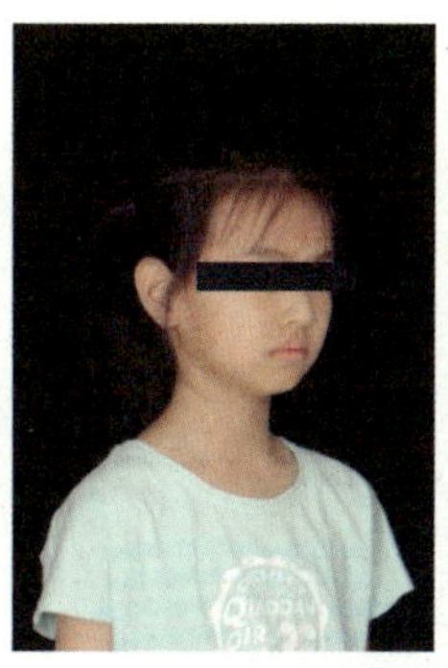
侧面45°照

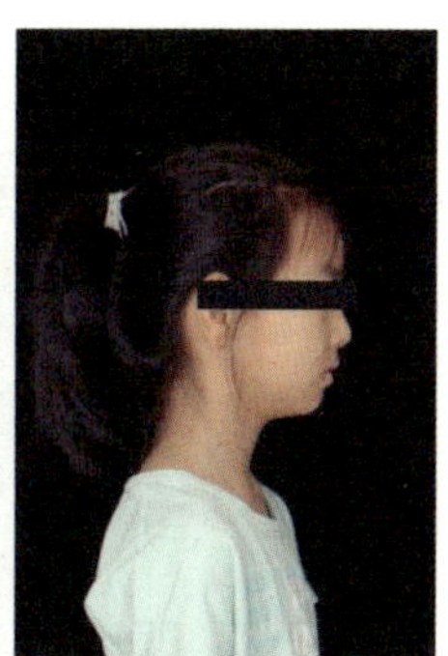
侧面照

图2-45-1　矫治前面照

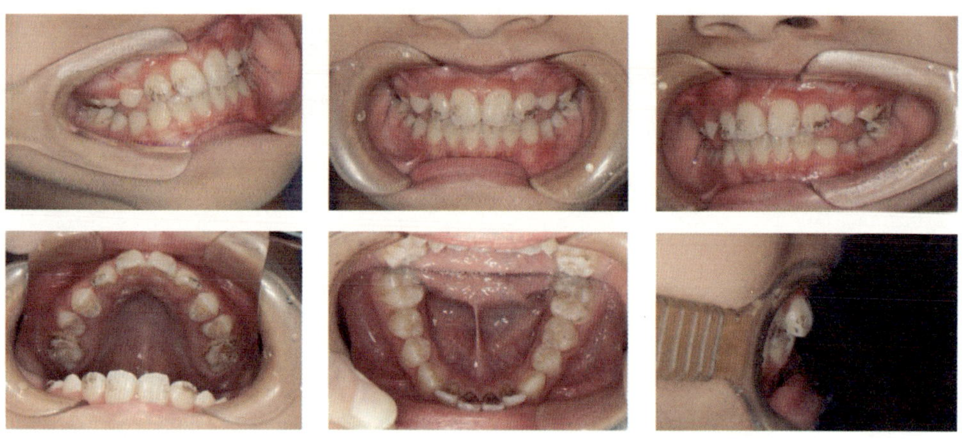

图2-45-2　矫治前口内像

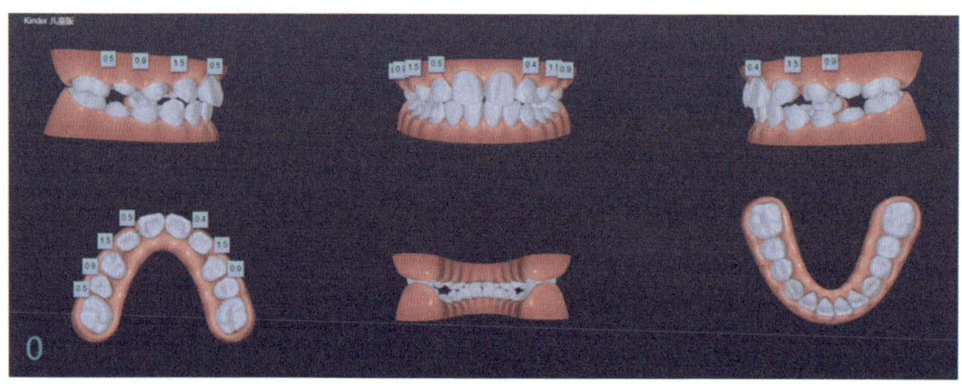

图2-45-3　矫治动画截图

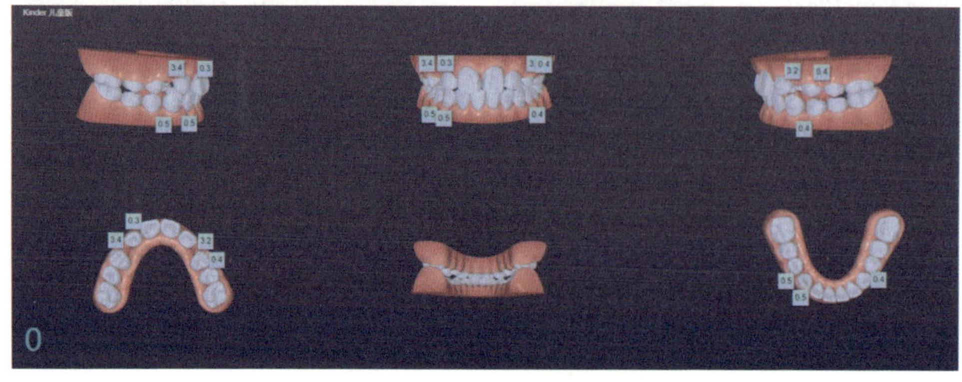

图2-45-4　精调动画截图

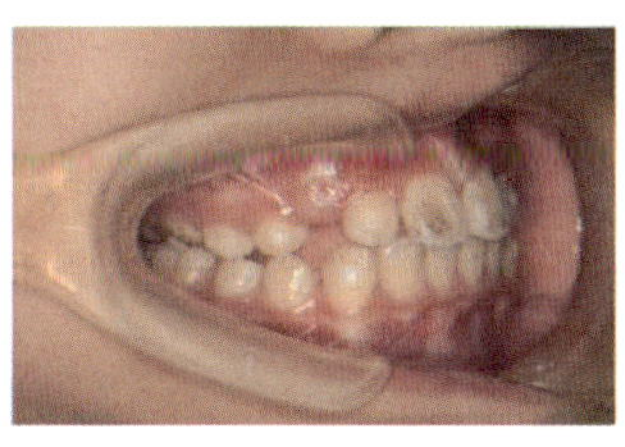
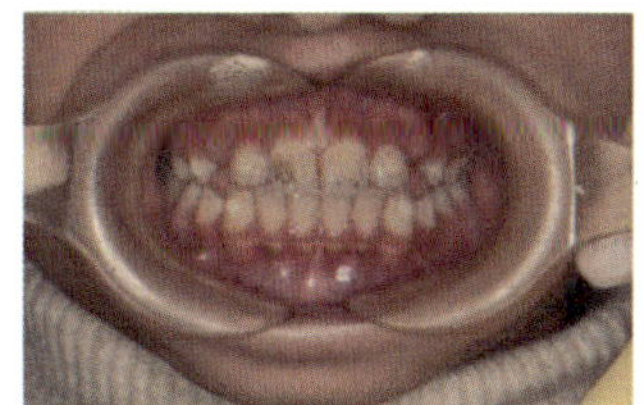
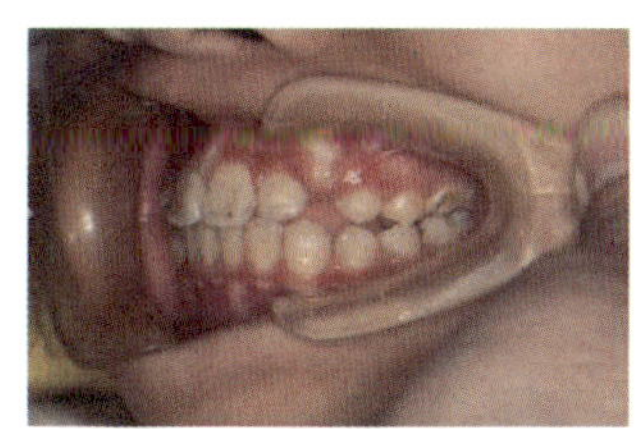
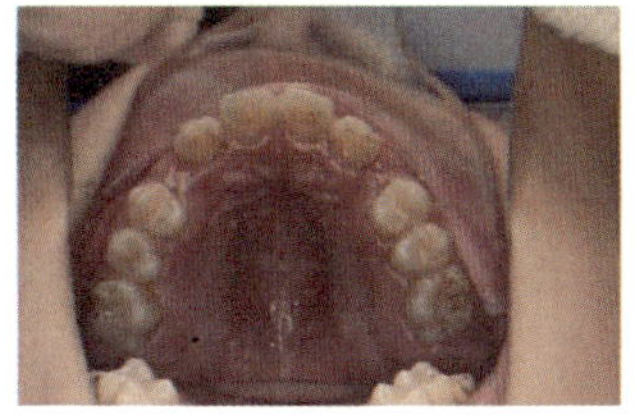
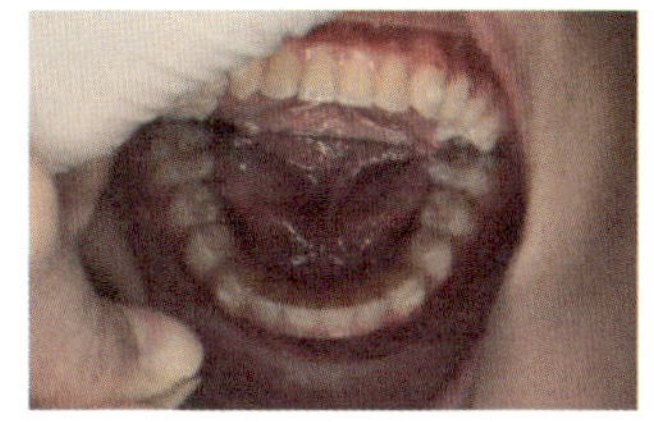
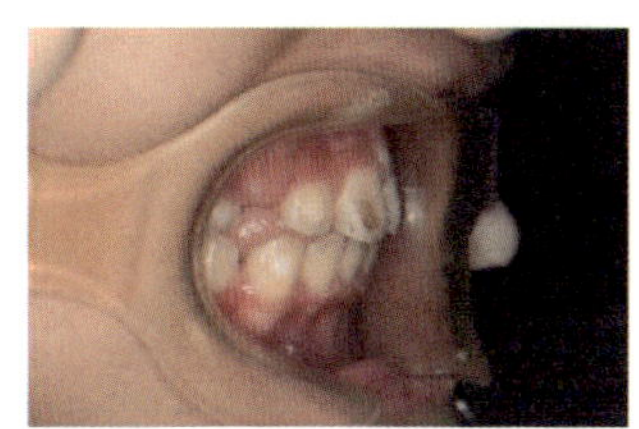

图2-45-5 矫治后口内像

病例小结

本病例为隐形矫治器咬合诱导设计，治疗的目标是为13、23提供充分的萌出间隙，使其顺利更换，萌出在正确的生理位置。扩弓是儿童早期矫治的关键措施，本病例通过扩弓配合牙列调整，为未萌牙开辟萌出间隙，获得较好治疗效果。治疗过程中患者同时配合咬咬齐做肌肉功能训练，改善患者口周肌肉功能。在矫治器设计牙齿移动与肌肉功能训练的配合下，顺利达成治疗目标，并且患者咀嚼效率提高，呼吸情况改善。后续继续监控13、23萌出情况，继续配合咬咬齐训练。

病例 46

病例简介

患者，女，10岁，主诉牙列不齐，影响美观。替牙中期，牙弓狭窄，牙列拥挤。使用隐形矫治器，扩弓调整牙列。疗程6个月。矫治后弓形匹配，前牙排齐，覆𬌗、覆盖正常。

关键词：牙弓狭窄，牙列拥挤。

一般信息：女，10岁，家长代诉牙列不齐影响美观，要求治疗。

现病史及既往史：无特殊。

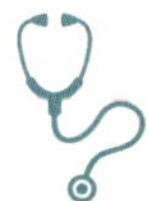

临床诊治

口外检查：面型基本对称，开口度正常，开口型向下，关节区无弹响，双侧耳屏前无压痛。有口呼吸不良习惯。

口内检查：替牙期，上下颌中切牙、侧切牙萌出，第一磨牙萌出建𬌗；上下颌弓形狭窄，上颌拥挤度3 mm，下颌拥挤度2 mm。

辅助检查：暂未见智齿牙胚。头影测量骨性Ⅰ类，均角，平均生长型，下颌体扁平长方形。腺样体肥大。

诊断：牙弓狭窄，牙列拥挤

治疗方案：上下颌扩弓获得间隙，调整牙列，改善弓形，排齐前牙，改善咬合。配合呼吸、唇、舌肌功能训练。转诊耳鼻喉科检查气道。

治疗设计：全口隐形矫治，上下颌扩弓，增加儿牙附件辅助牙齿移动，增加固位。嘱患儿每日完成肌肉功能训练。隐形保持器与硅胶矫治器做术后保持。

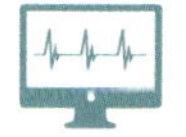

治疗过程

治疗过程如图2-46-1至图2-46-10。全口隐形矫治，共24副矫治器，每7天更换一副。矫治持续6个月，恢复牙弓形态，解除拥挤，覆殆、覆盖正常。

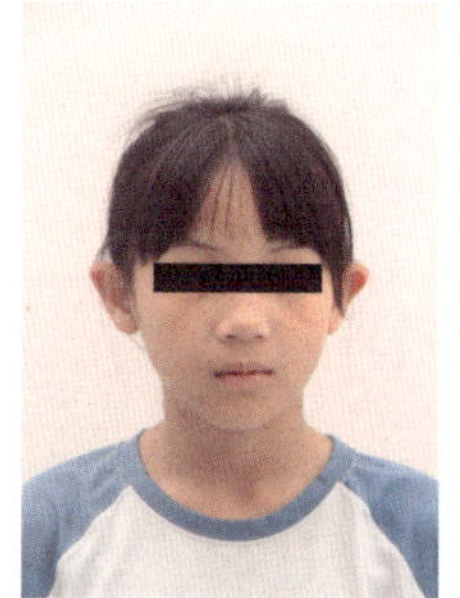

正面照

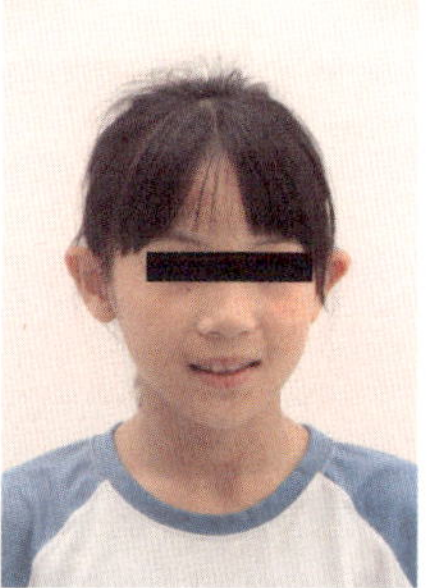

正面微笑照

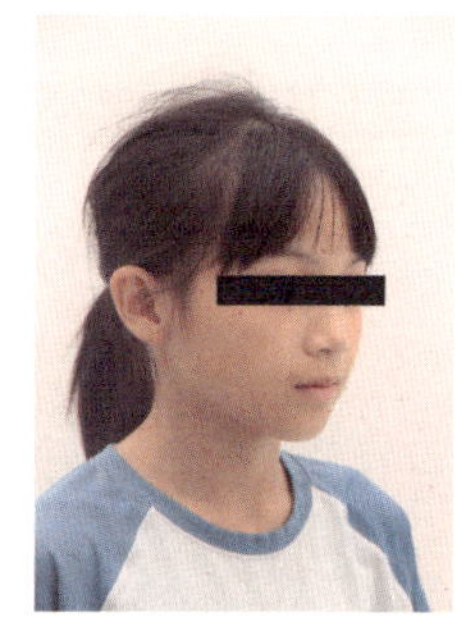

侧面45°照

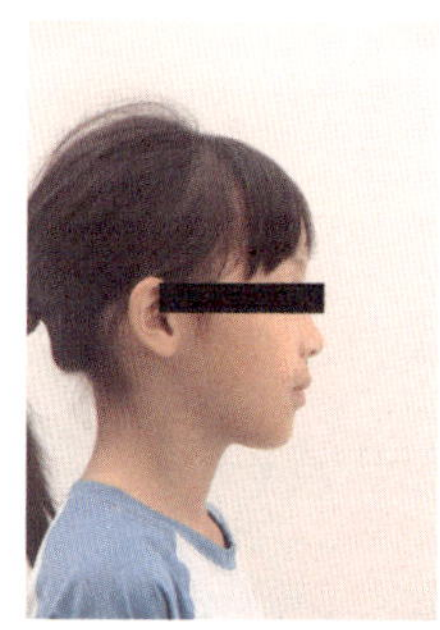

侧面照

图2-46-1　矫治前面照

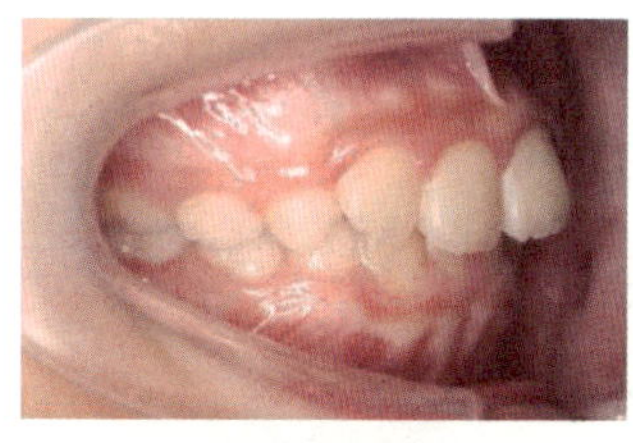

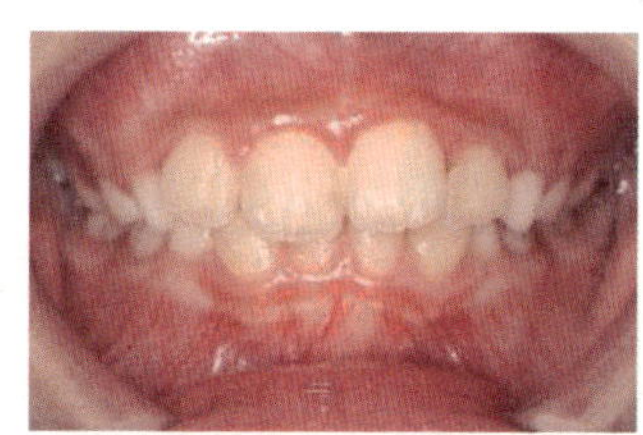

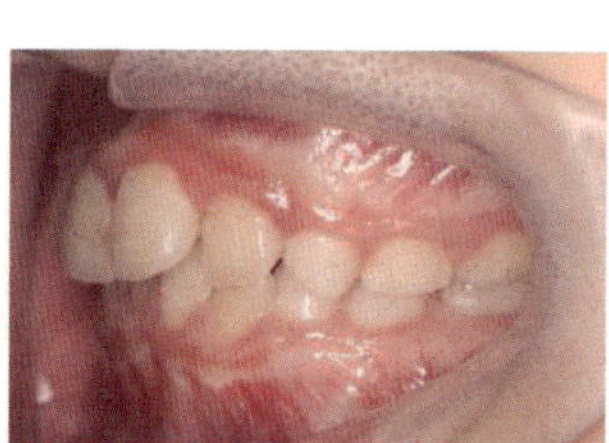

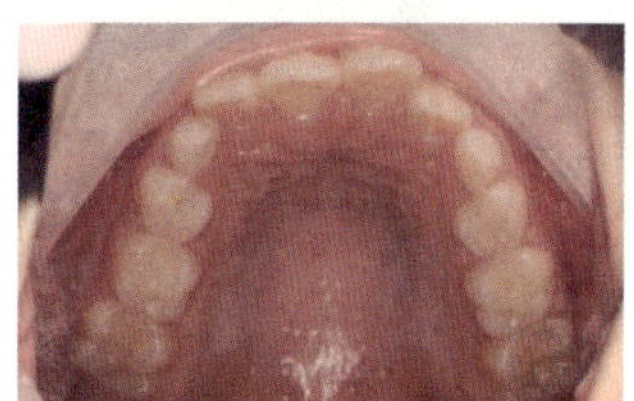

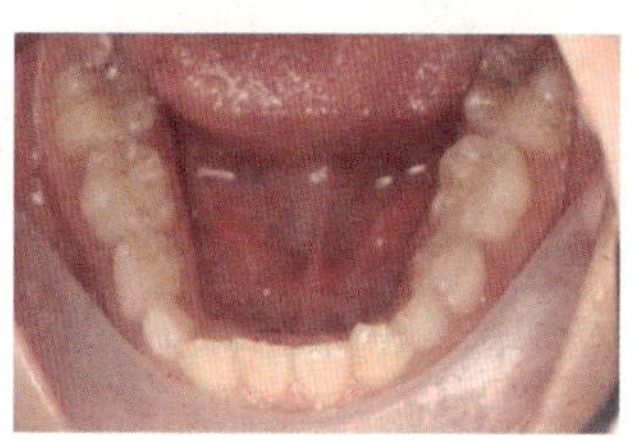

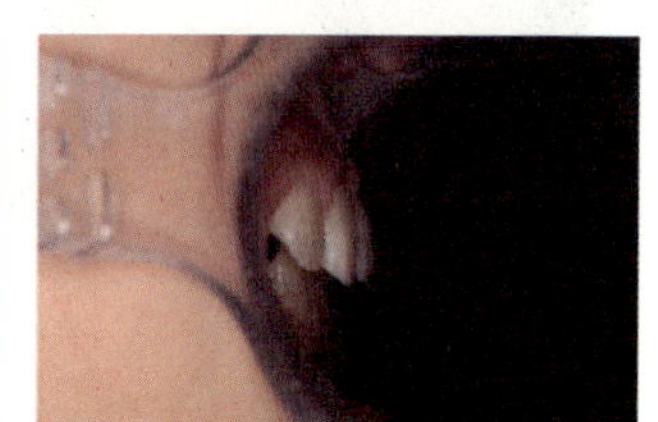

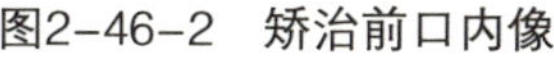

图2-46-2　矫治前口内像

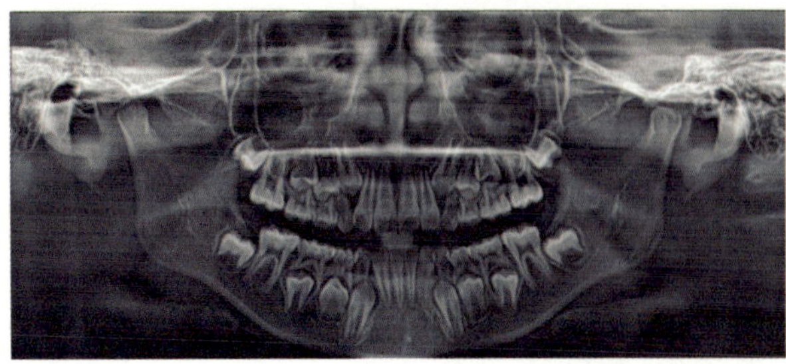

图2-46-3　矫治前X线片

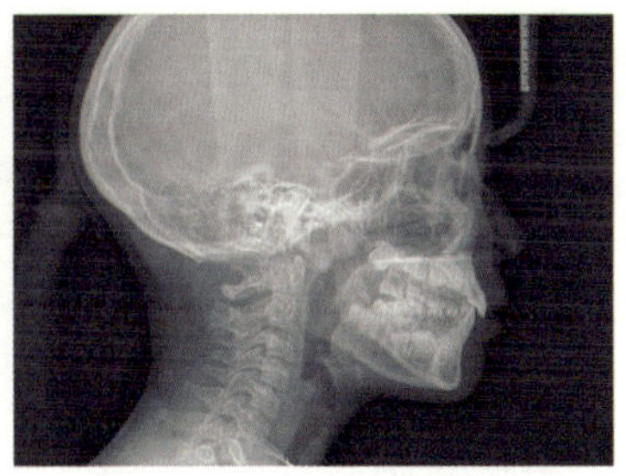

图2-46-4　矫治前侧位片

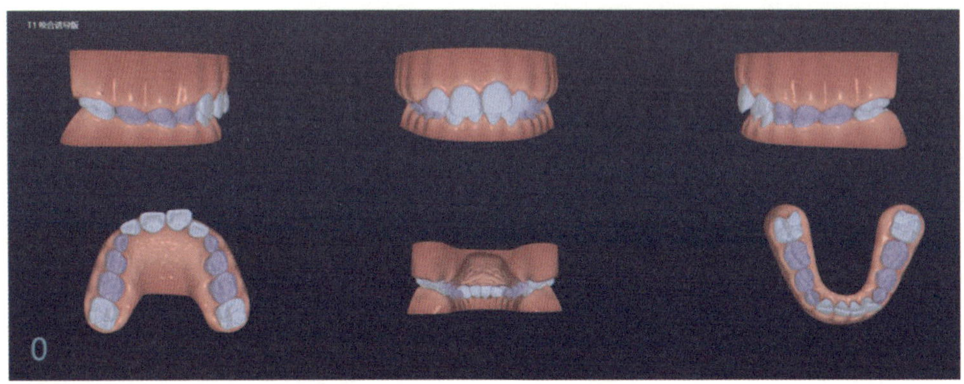

图2-46-5　矫治动画截图

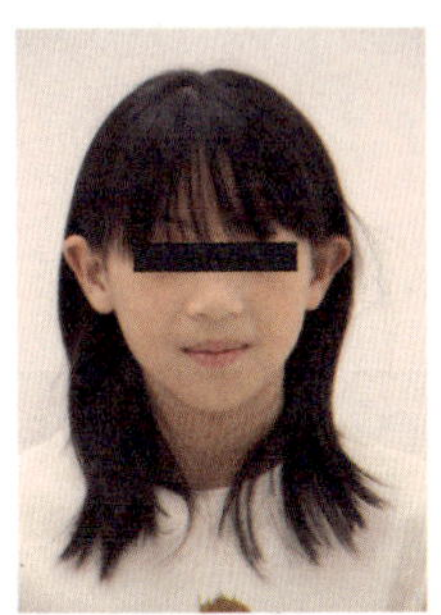

正面照

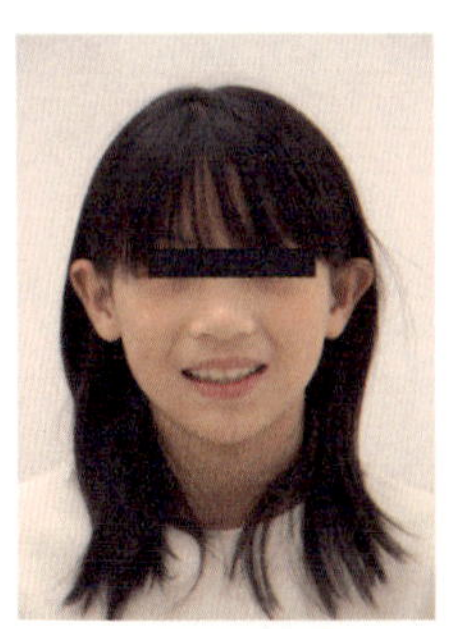

正面微笑照

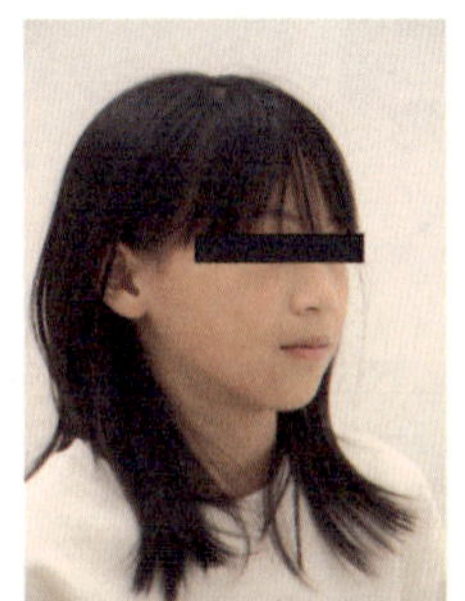

侧面45°照

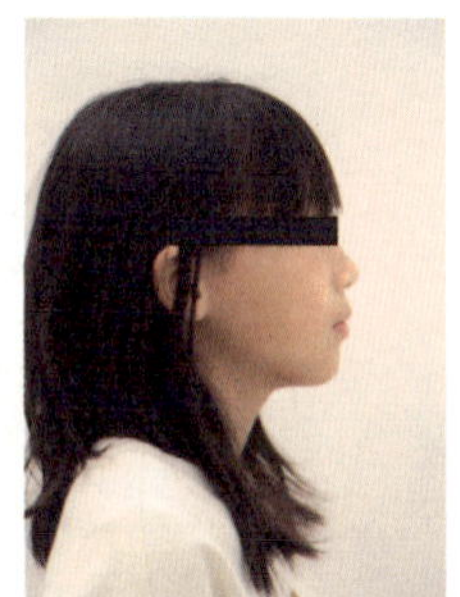

侧面照

图2-46-6　矫治后面照

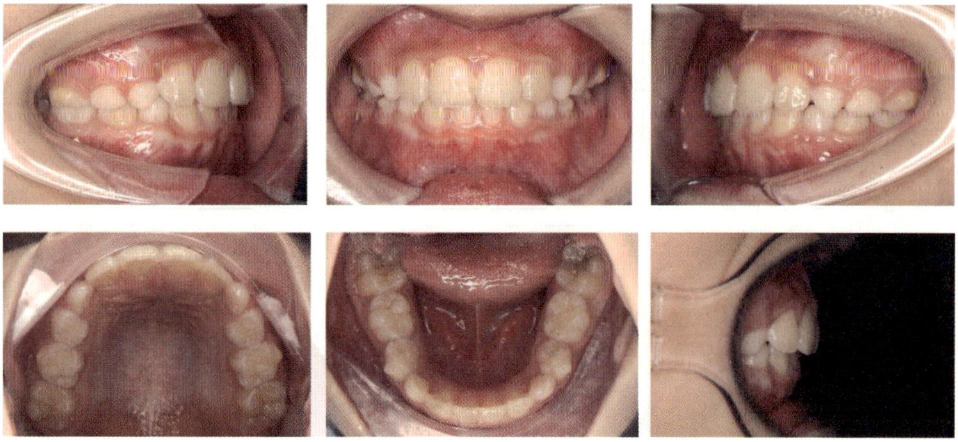

图2-46-7 矫治后口内像

矫治前

矫治后

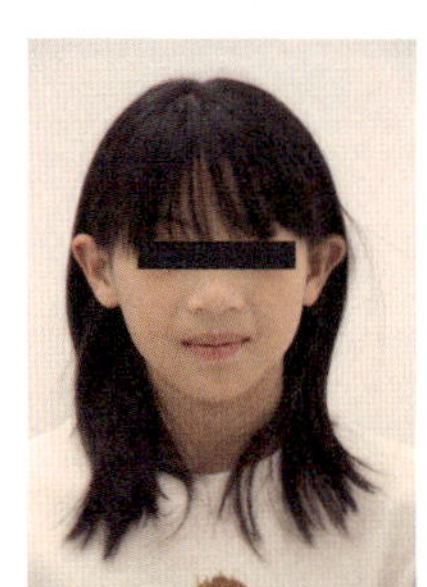
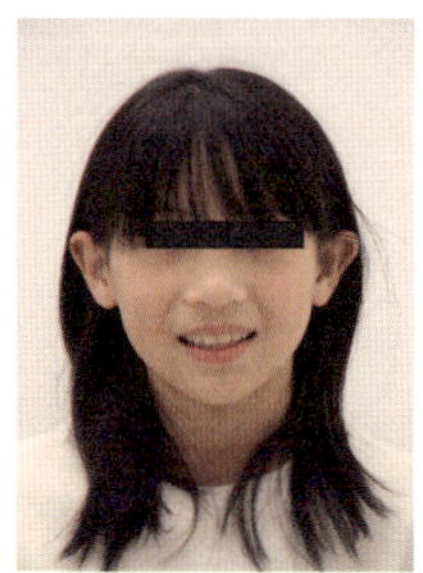
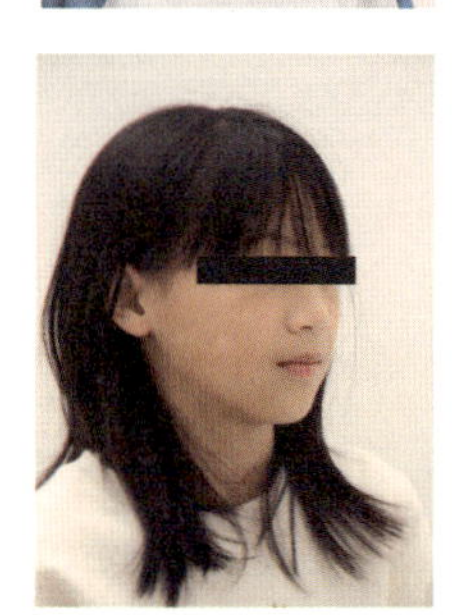
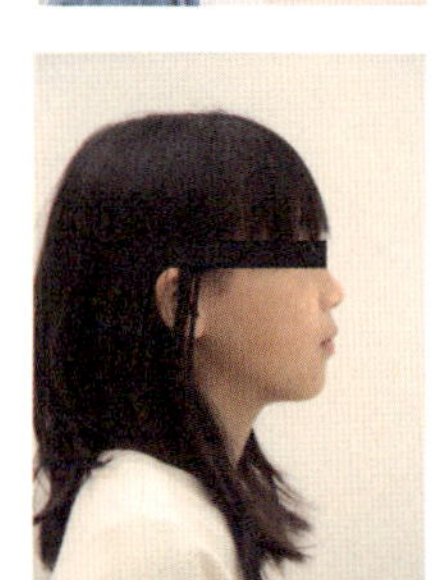

图2-46-8 矫治前后面照对比

矫治前

矫治后

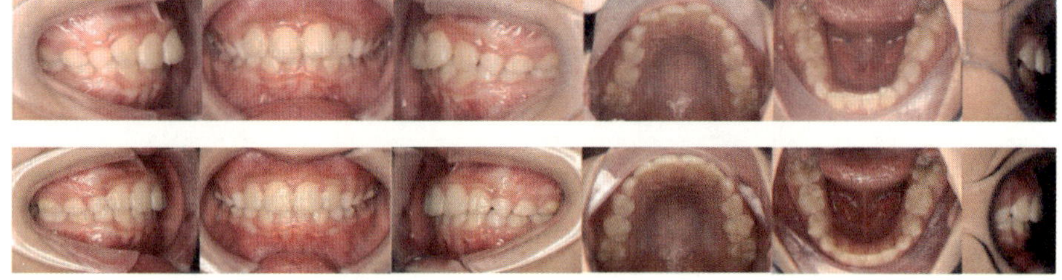

图2-46-9 矫治前后牙列对比

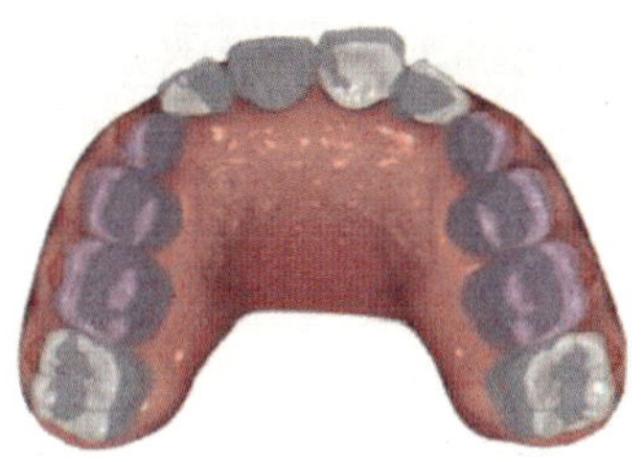
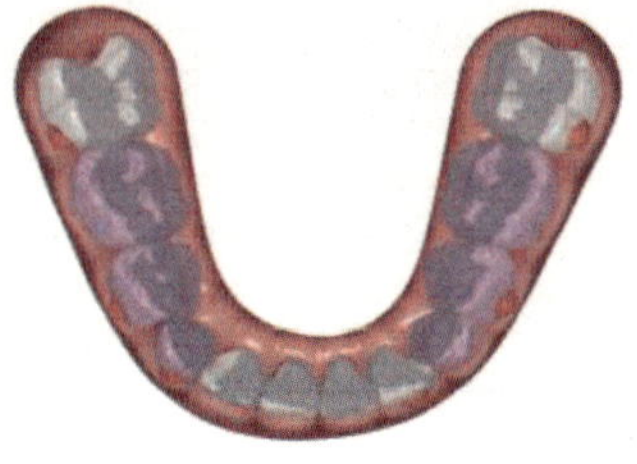

图2-46-10　牙列模型重叠图

病例小结

患者年龄10岁，替牙中期，牙弓呈方圆形，牙列不齐，Ⅱ度深覆合。前牙区错𬌗影响美观，且一般不会随侧方牙齿更换而自行调整，故行早期矫治，扩弓恢复弓形，改善前牙排列，并做垂直向调整。

治疗过程由24副矫治器完成，隐形矫治器佩戴舒适，患儿依从性较高，遵医嘱每日配合肌功能训练，改善口呼吸情况。最终弓形改善，拥挤解除，覆𬌗、覆盖正常。

病例 47

病例简介

患者，女，9岁，主诉牙列不齐。替牙早期，牙列拥挤，深覆盖，上前牙唇倾，口呼吸，唇舌肌功能异常。使用隐形矫治器，配合肌功能训练，并以硅胶矫治器引导颌位。咬合诱导并监控换牙及颌骨发育情况，最终恒牙列排齐。疗程29个月。矫治后达到个别正常𬌗，唇舌肌功能正常。

关键词：深覆盖，上前牙前突。

一般信息：女，9岁，家长代诉牙列不齐影响美观，要求治疗。

现病史及既往史：无特殊。

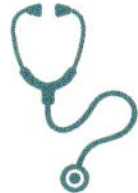

临床诊治

口外检查：面型基本对称，闭唇时唇肌紧张，侧貌微突。开口度正常，开口型向下，关节区无弹响，双侧耳屏前无压痛。口呼吸，唇舌肌功能异常。

口内检查：替牙期，上下颌中切牙、侧切牙萌出，16、26、36、46萌出建𬌗；上前牙唇倾，深覆盖，上下颌弓形狭窄，上颌拥挤度4 mm，下颌拥挤度5 mm。

辅助检查：4颗智齿牙胚。头影测量骨性Ⅰ类，均角，平均生长型，下颌体扁平长方形。

诊断：牙列拥挤，深覆盖，下颌后退。

治疗方案：第一阶段，设计隐形矫治，扩弓调整牙列，改善拥挤，调整前牙转矩。第二阶段，侧方牙列更换时佩戴硅胶矫治器过渡，引导颌位，监控并等待换牙。第三阶段，牙列精细调整。全程配合唇舌肌功能训练（舌位纠正、弹舌、唇弹响、呼吸训练等）。

治疗设计：第一阶段，全口隐形矫治，上下颌扩弓，创造间隙排列前牙，改善拥挤。同时配合唇舌肌功能训练。第二阶段，侧方牙列开始更换，不利于隐形矫治器固位，开始佩戴硅胶矫治器。引导颌位，继续做肌功能训练。第三阶段，根据硅胶矫治器治疗效果，评估颌位状态，进行牙列的精细调整。每日佩戴隐形矫治器20~22小时，每7天更换一副矫治器。硅胶矫治器白天需佩戴2小时以上，夜间需整晚佩戴。

治疗过程

治疗过程如图2-47-1至图2-47-13。第一阶段：全口隐形矫治，共16副矫治器，每7天更换一副。设计上下颌扩弓，调整牙列，管理间隙。因牙冠高度足够，处于没有牙齿更换的阶段，第一阶段未设计附件。最终位覆盖3.5 mm。同期配合唇舌肌功能训练。在佩戴到第13副时下颌侧方牙群开始更换，继续监控矫治器是否对牙齿更换有干扰。第一阶段矫治器戴完，上下颌前牙区拥挤解除，转矩改善，准备进入替牙期过渡阶段。第二阶段：侧方牙群更换中，佩戴硅胶矫治器做萌出管理，并引导颌位。同期配合肌功能训练。持续15个月，可见下颌颌位变化，覆盖改善，口内85未更换，15、23、25未萌出到位。取口扫资料进入牙列精细调整阶段。第三阶段：全口隐形矫治，调整弓形牙列至排齐。未萌出到位的牙齿预留萌出帽，上颌矫治器腭侧添加舌突，引导舌位。使用正雅儿牙附件辅助移动并增强固位。矫治过程中因牙齿萌出替换产生精细调整，最终达到恒牙列排齐。使用隐形保持器和比格保持器做术后保持。

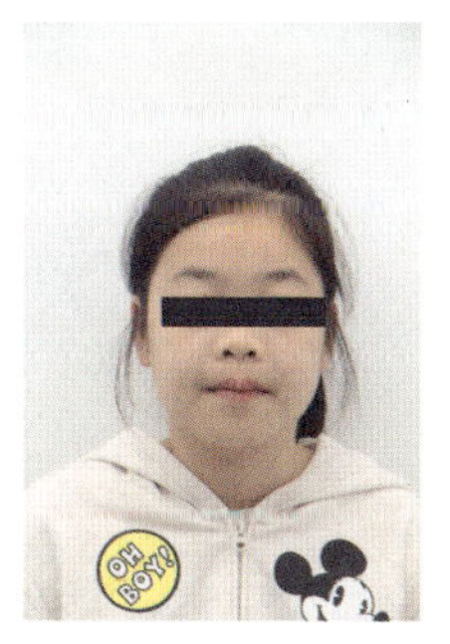

正面照

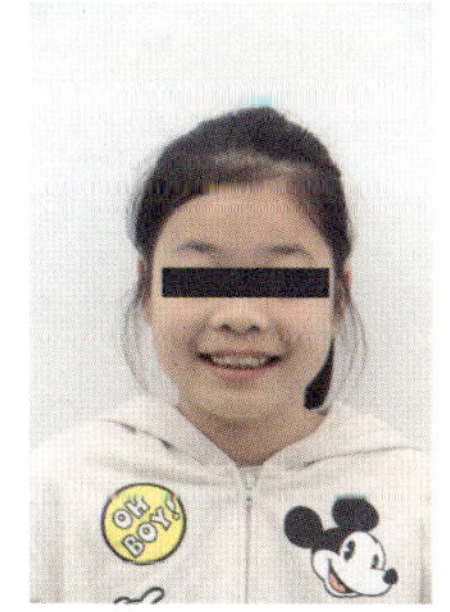

正面微笑照

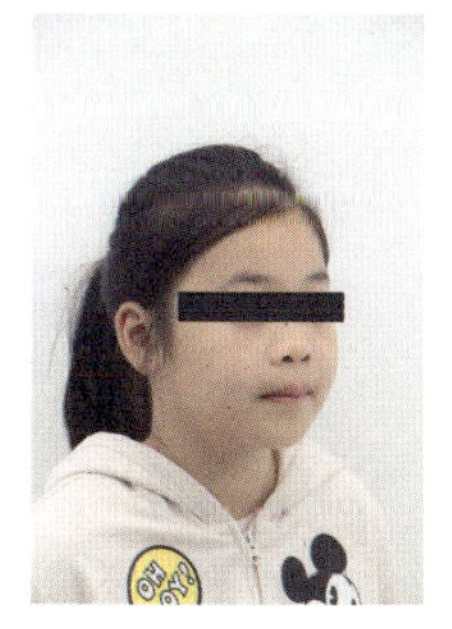

侧面45°照

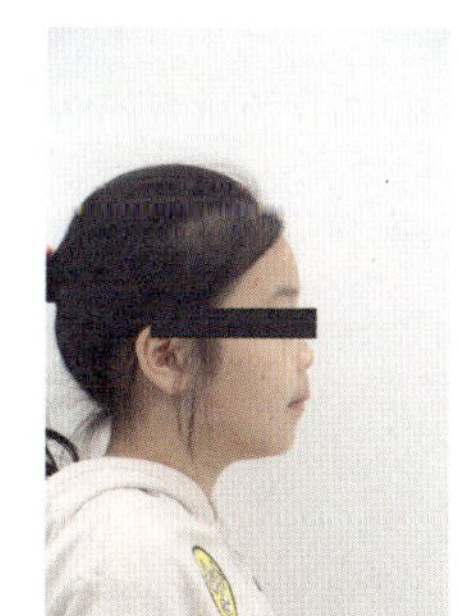

侧面照

图2-47-1 矫治前面照

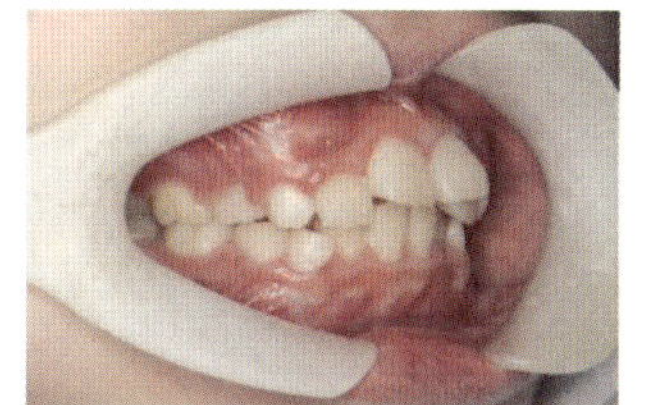

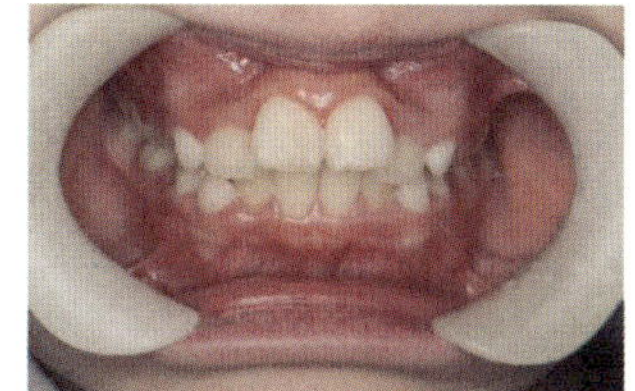

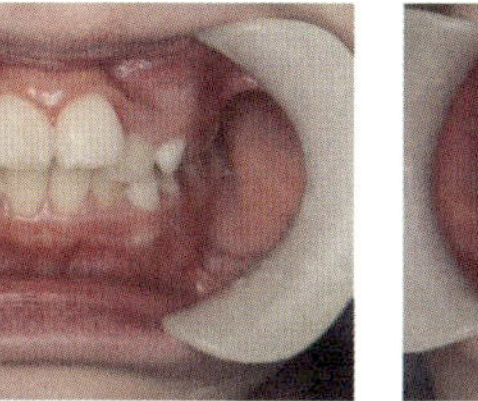

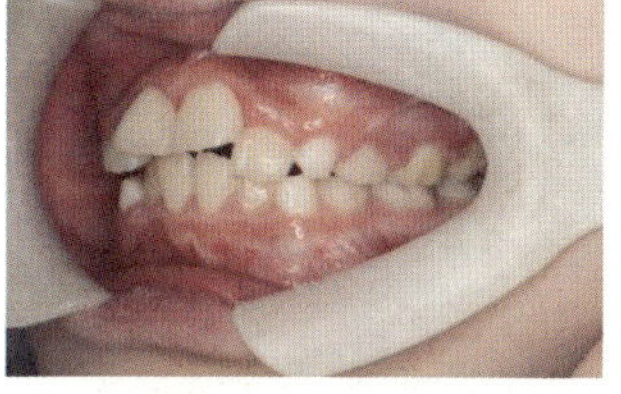

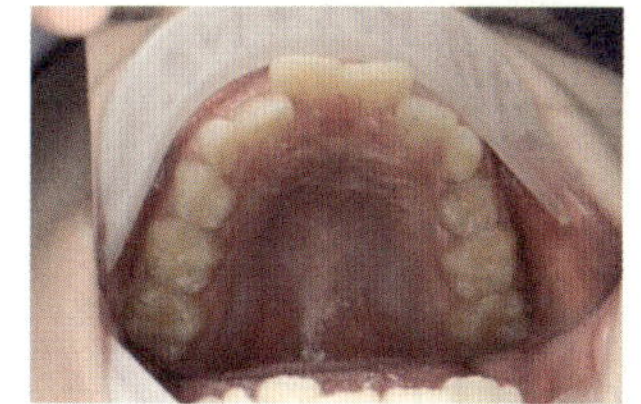

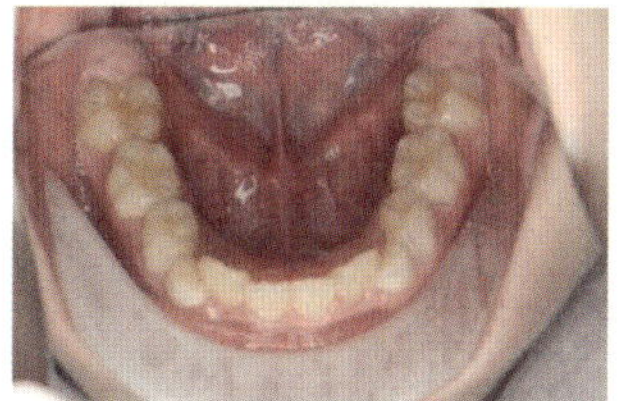

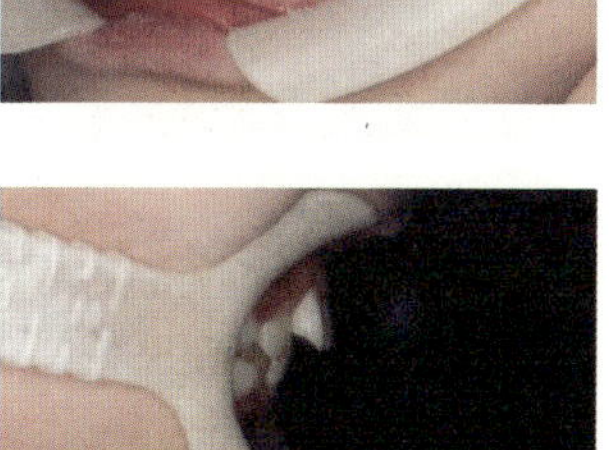

图2-47-2 矫治前口内像

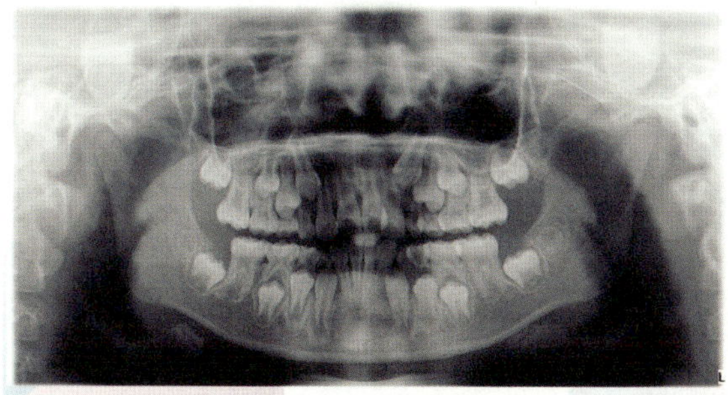

图2-47-3 矫治前X线片

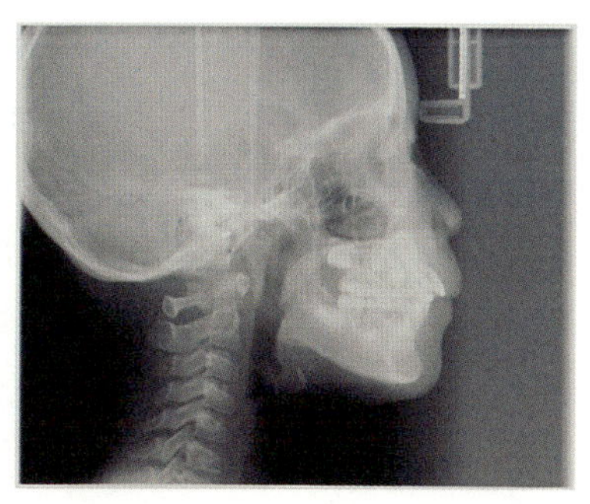

图2-47-4 矫治前侧位片

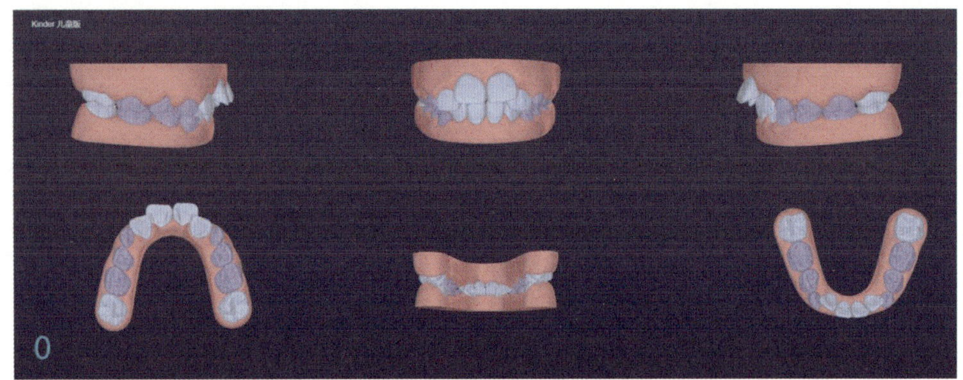

图2-47-5　矫治动画截图

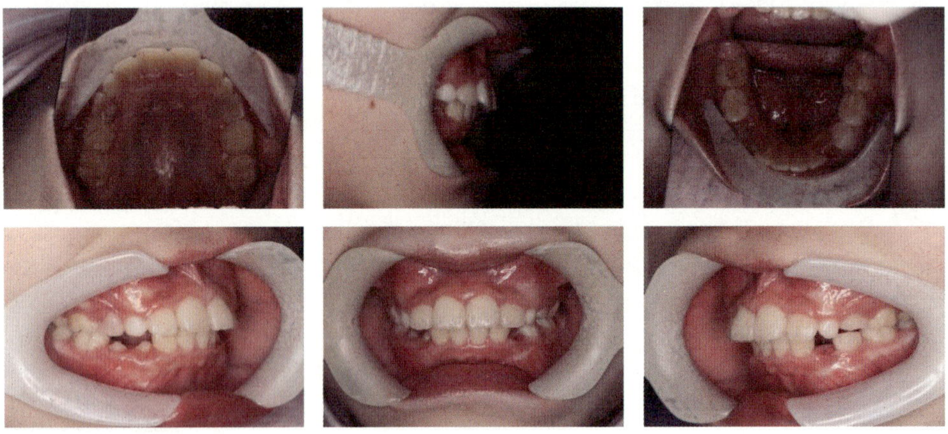

图2-47-6　矫治中口内像

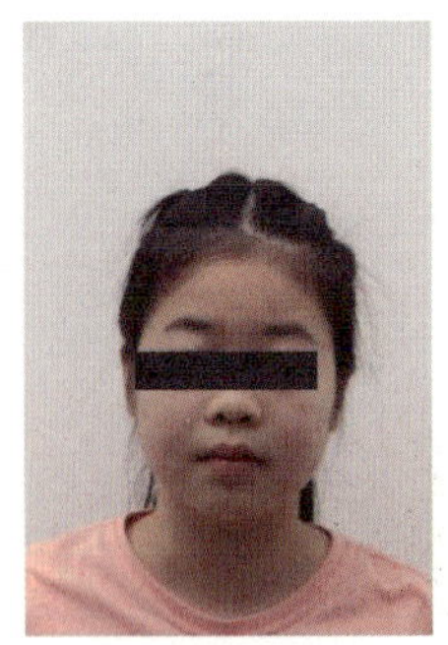

正面照

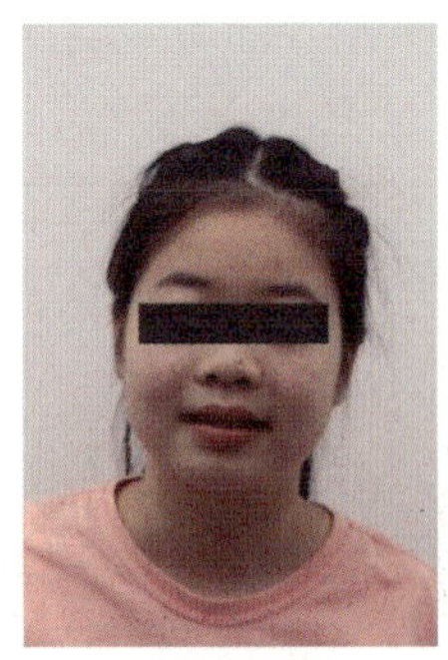

正面微笑照

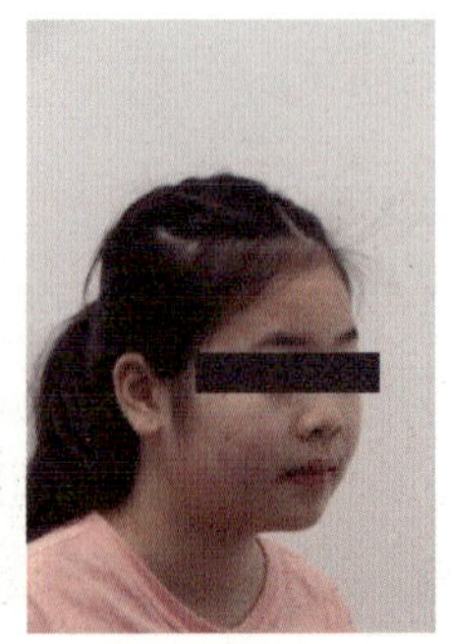

侧面45°照

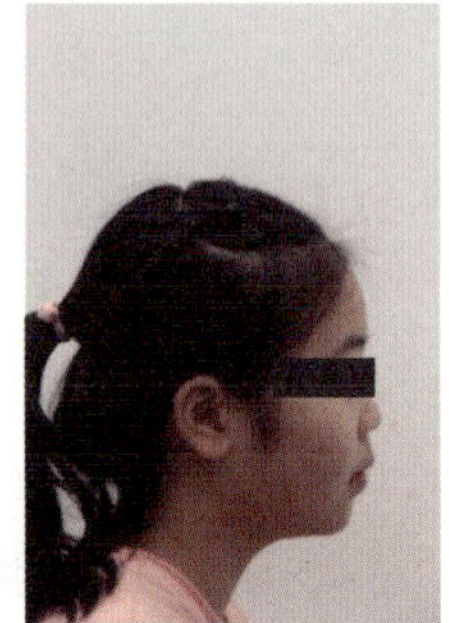

侧面照

图2-47-7　矫治中面照

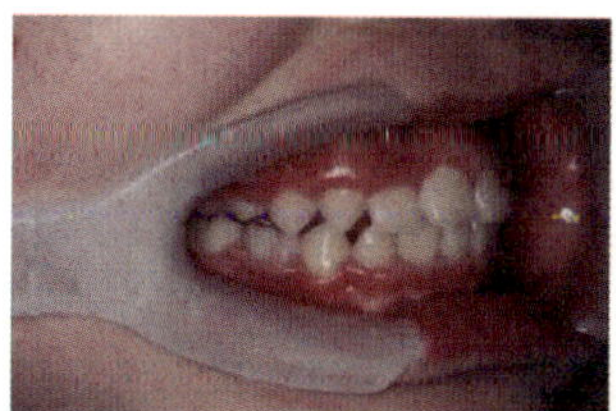
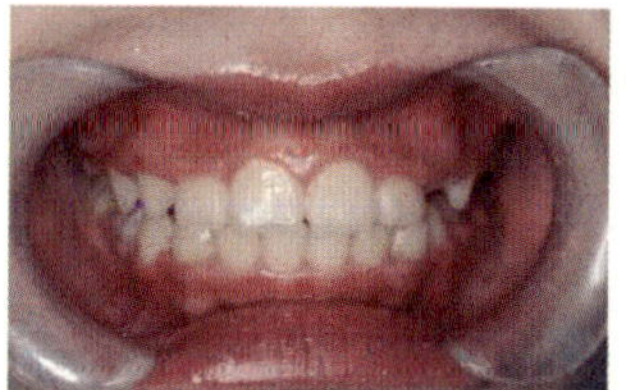
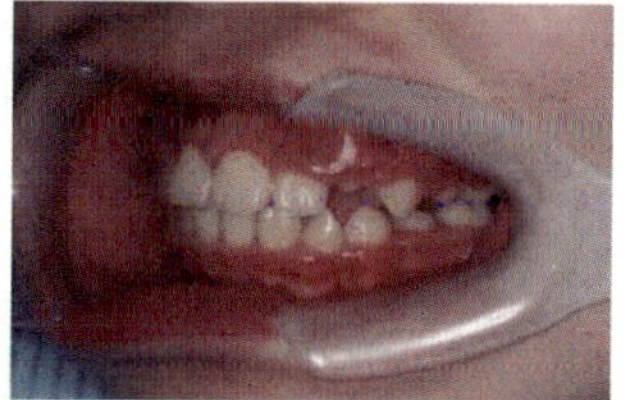
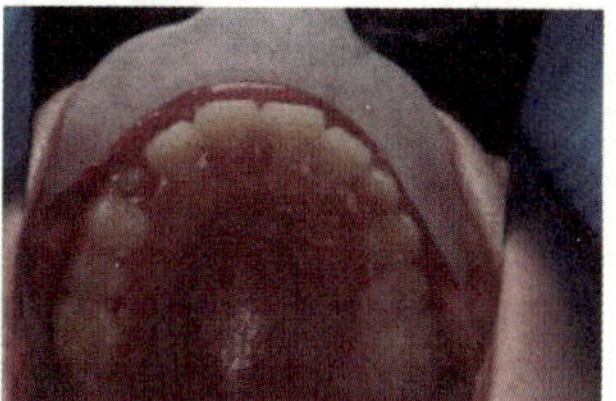
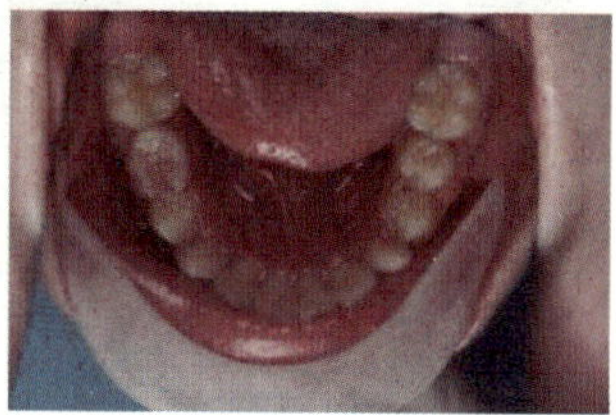

图2-47-8 矫治中口内像

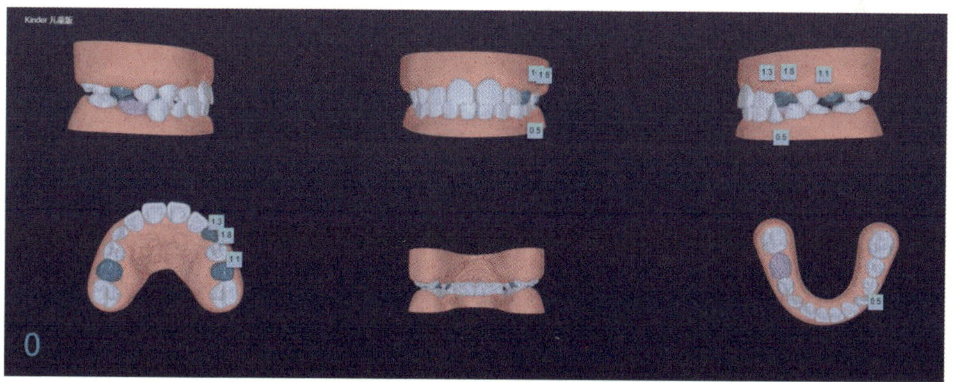

图2-47-9 精调动画截图

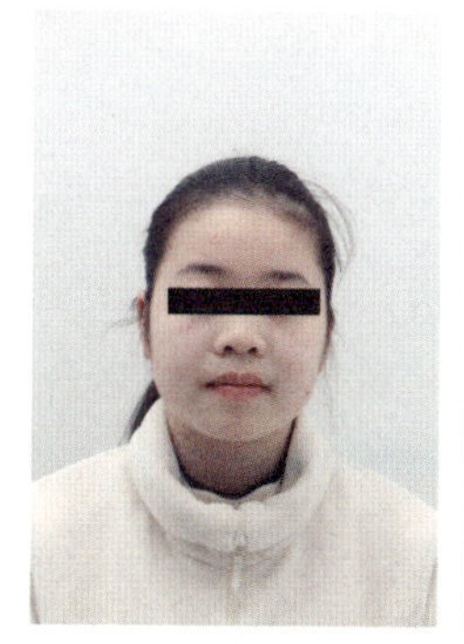

正面照

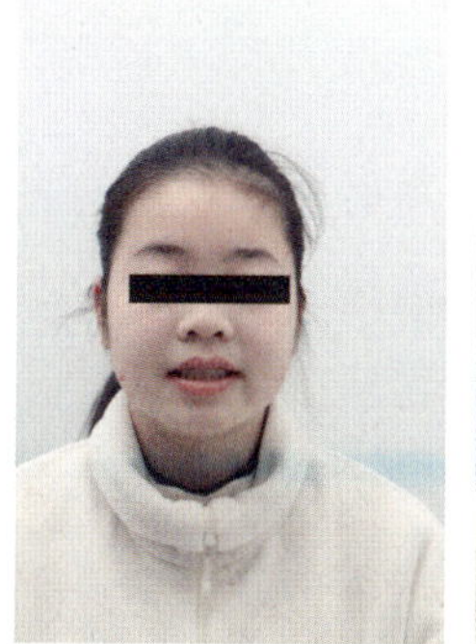

正面微笑照

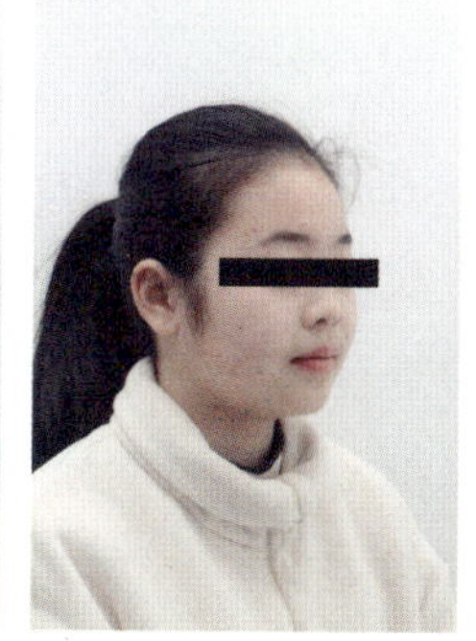

侧面45°照

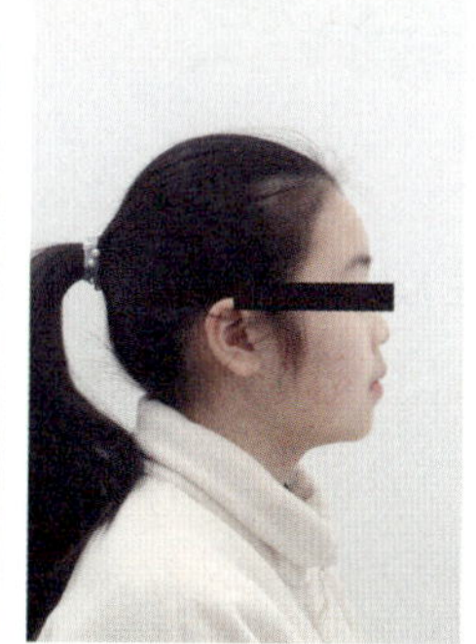

侧面照

图2-47-10 矫治后面照

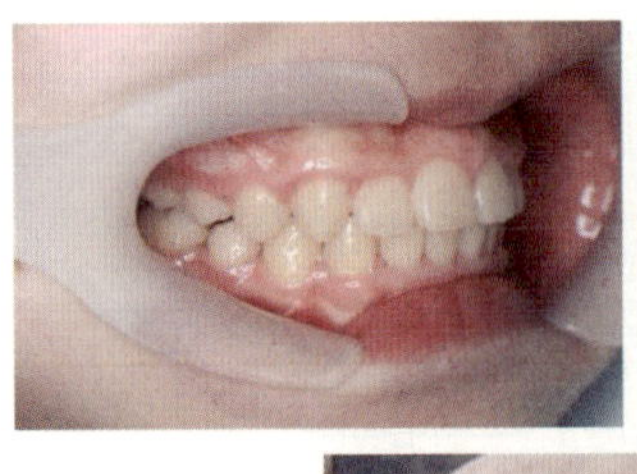
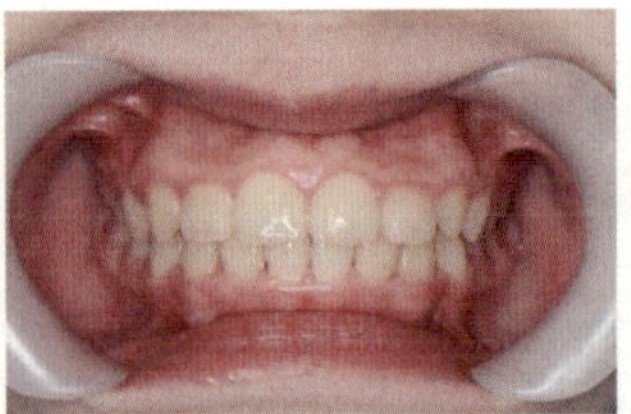
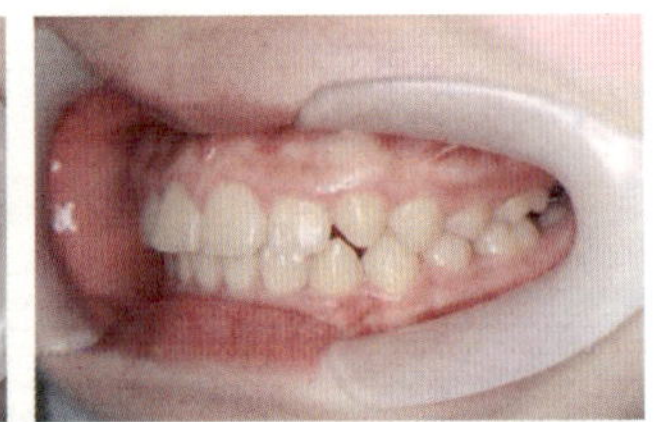
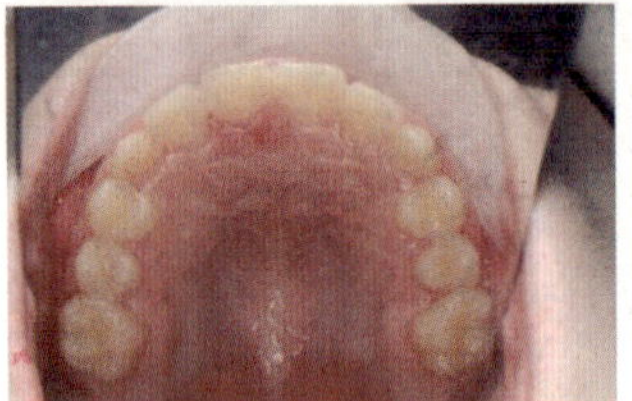
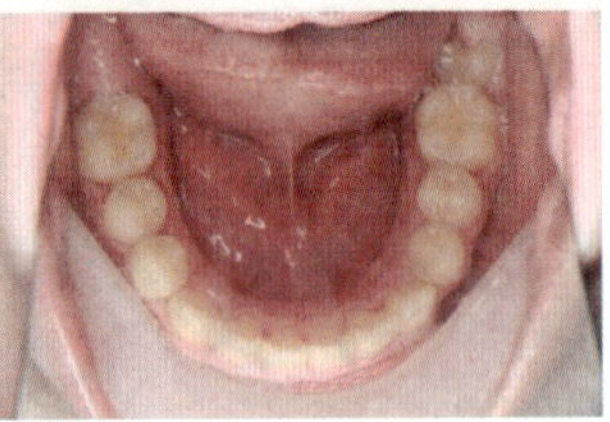

图2-47-11　矫治后口内像

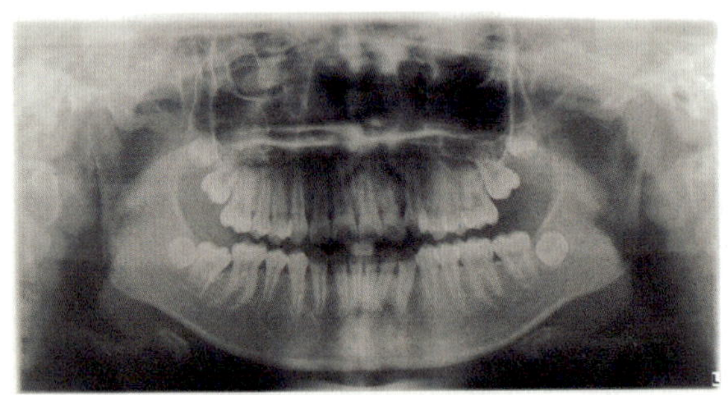

图2-47-12　矫治后X线片

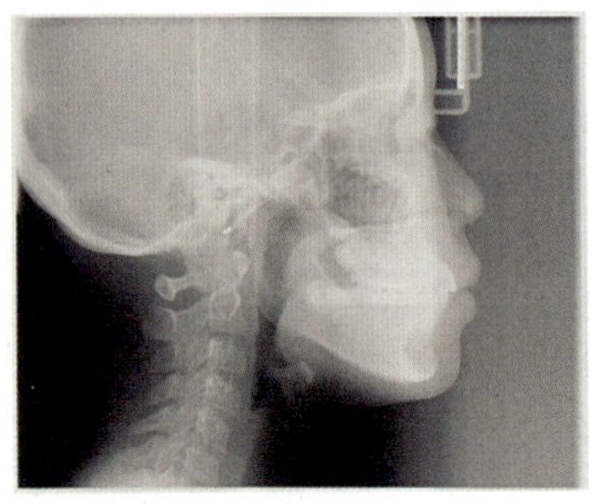

图2-47-13　矫治后侧位片

病例小结

本病例为隐形矫治器联合硅胶矫治器做全周期管理的病例，在替牙中期初诊时发现存在牙弓狭窄，深覆盖，上前牙唇倾，牙列拥挤，且下颌有功能性后退表现。临床检查存在口呼吸、唇舌肌肉功能异常。针对这些问题结合患者的年龄、牙龄，制定了全周期分阶段的治疗方案。第一阶段扩弓改善弓形，解除对下颌颌位的干扰，并将已更换的前牙排齐，转矩改善。同时针对口呼吸及肌肉功能问题，配合肌功能训练（舌位纠正、弹舌、唇弹响、呼吸训练等）。在咬合干扰解除，进入侧方牙群更换阶段时，使用硅胶矫治器进行萌出管理，并发挥硅胶矫治器的优势，引导下颌颌位。定期复诊监控，评估换牙情况，检查下颌颌位。此期已进入下颌发育高峰，在发育及硅胶矫治器引导的共同作用下，下颌颌位改善，深覆盖改善。在乳牙基本替换完成时，启动隐形矫治器做牙列精细调整。匹配上下弓形，解除个别牙扭转，至恒牙列排齐，达到尖磨牙中性关系，实现治疗目标。

不同矫治器的组合使用，能适应发育期患者的治疗需求，发挥各矫治器的优势，共同实现矫治目标。其中对生长发育时机的判断、咬合诱导及去除干扰等方面有较好应用，能顺应儿童发育趋势，因势利导，完成治疗。

病例 48

病例简介

患者，男，6岁，主诉前牙反咬。替牙期，前牙反颌。使用隐形矫治器，做上下颌水平向拓展，改善前牙排列，解除反颌。最终前牙排齐，反颌解除。疗程5个月。

关键词：前牙反颌。

一般信息：男，6岁，家长代诉前牙反咬，影响美观，要求治疗。

现病史及既往史：母亲有相似面型。

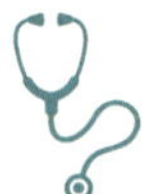

临床诊治

口外检查：面型基本对称，下颌前突，开口度正常，开口型向下。

口内检查：全口卫生一般。36、46萌出，高度可。16、26未萌，前牙未替换，无明显松动。7D、7E、8D、8E邻面龋坏，色中等，质软，8E髓腔暴露，7E颊侧牙龈稍红肿。

辅助检查：下颌发育过度，有三角趋势。8E牙根吸收，7D、7E、8D深龋近髓。

诊断：前牙反颌，骨源性上下源型凹面趋势。

治疗方案：全口隐形矫治，咬合诱导纠正前牙反颌，长期监控颌骨发育，存在复发补救、拔牙和手术可能。上下颌做水平向拓展，上前牙唇侧移动，下前牙可利用间隙适量内收，解除前牙反颌。

治疗设计：全口隐形矫治，上下颌作水平向拓展，上前牙做唇展及整体唇侧移动，下颌扩弓的间隙可以少量内收下前牙。使用正雅儿牙附件辅助牙齿移动，下颌矫治器前牙区舌侧加舌刺，纠正舌位。隐形矫治器每日佩戴时间不少于12小时，白天在家长监督下尽可能延长佩戴时间，每7天更换一副矫治器。同时完善牙体检查治疗。

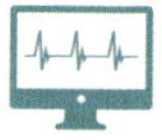

治疗过程

治疗过程如图2-48-1至图2-48-6。按要求佩戴隐形矫治器，方案设计共19副矫治器，每7天更换一副，共用5个月的时间完成治疗。弓形改善，前牙反颌解除。进入保持阶段后，佩戴3个月隐形保持器，后续用硅胶矫治器做保持维护。

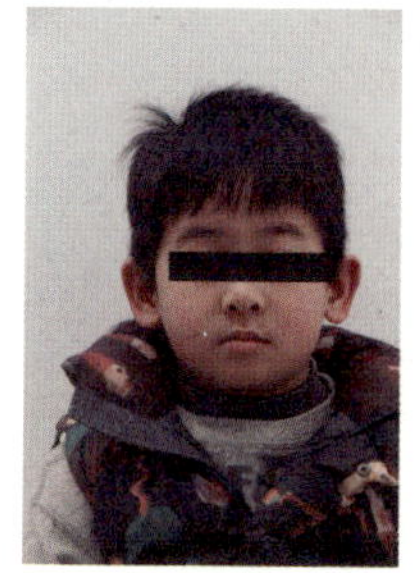

正面照

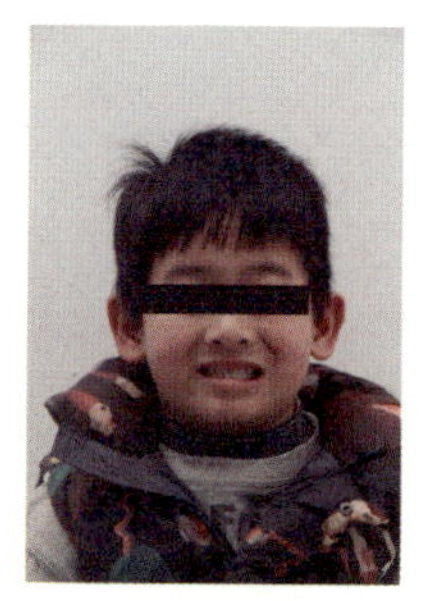

正面微笑照

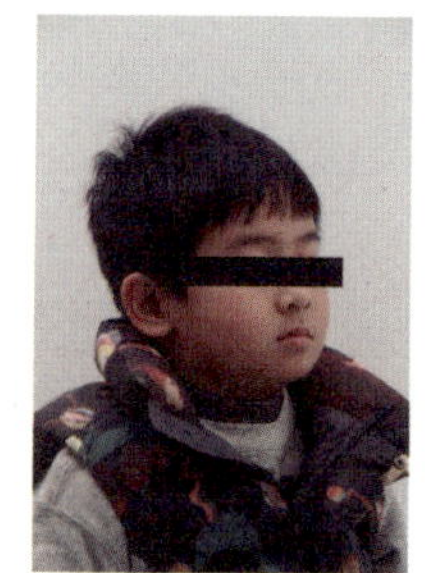

侧面45°照

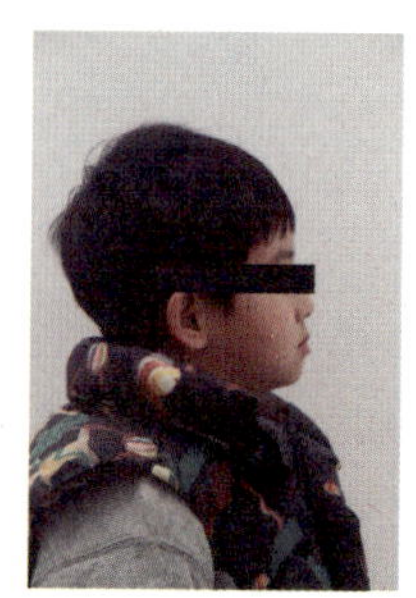

侧面照

图2-48-1 矫治前面照

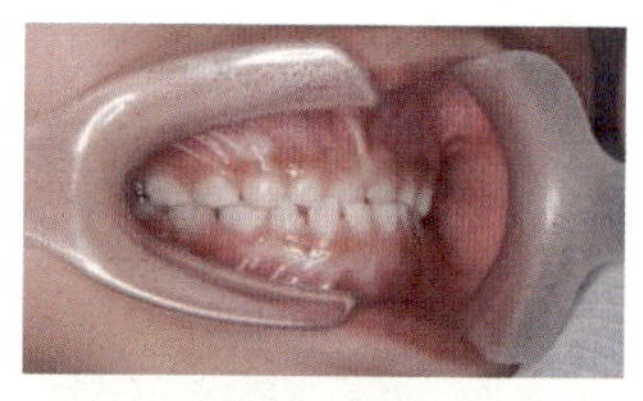

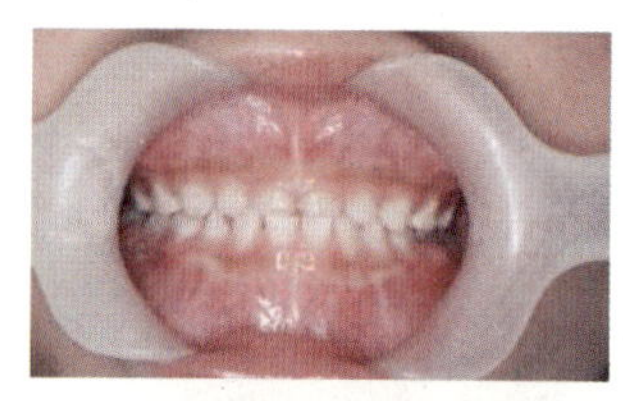

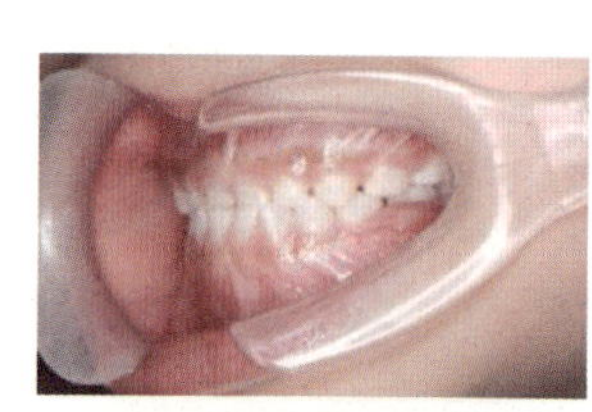

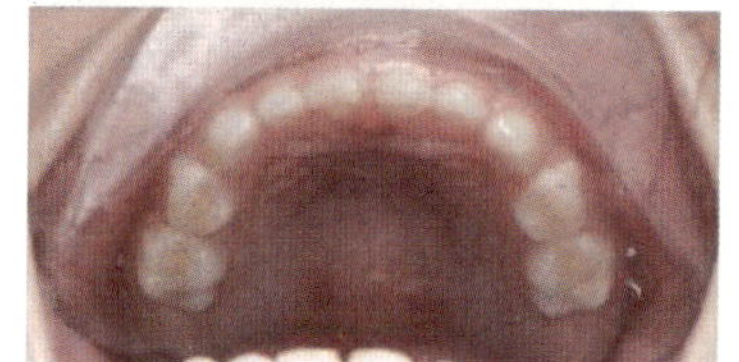

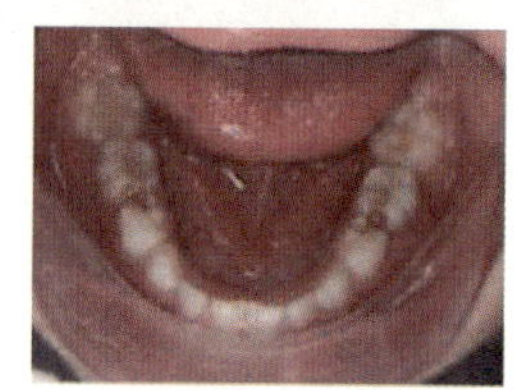

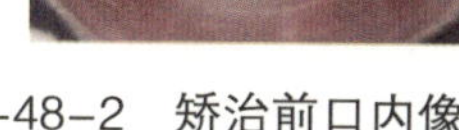

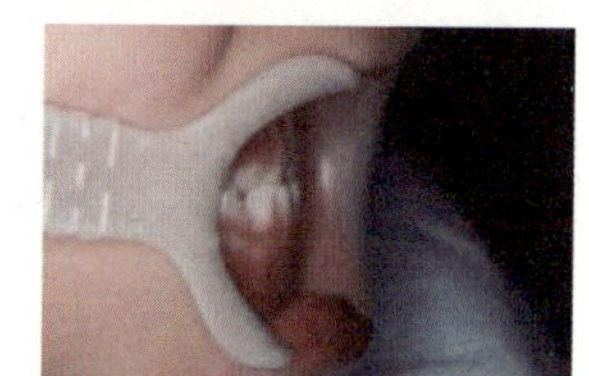

图2-48-2 矫治前口内像

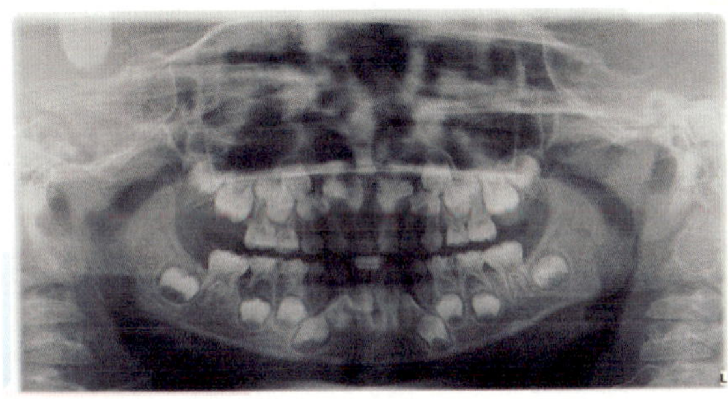

图2-48-3　矫治前X线片

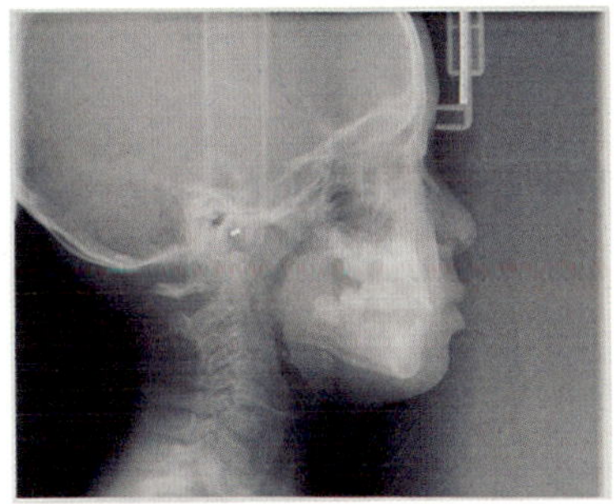

图2-48-4　矫治前侧位片

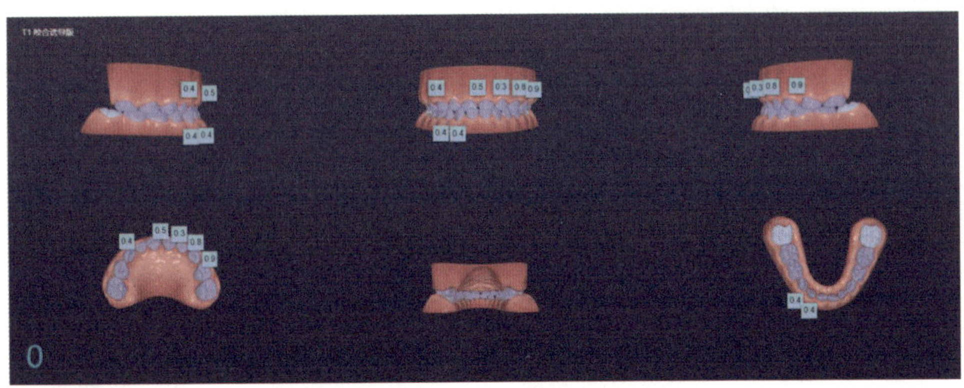

图2-48-5　矫治动画截图

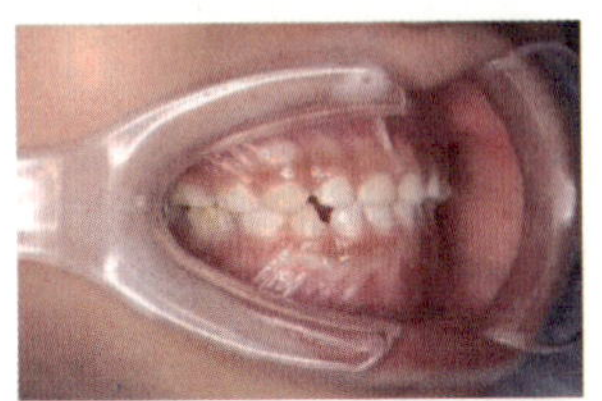

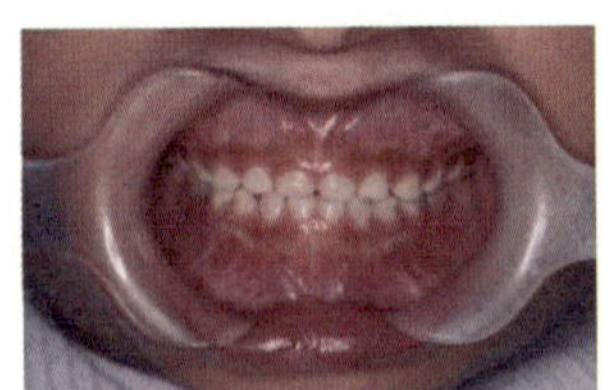

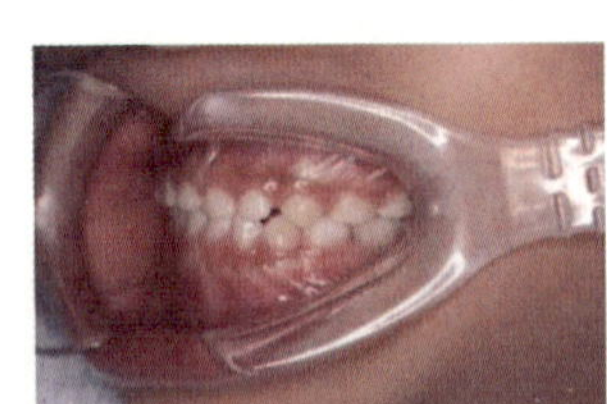

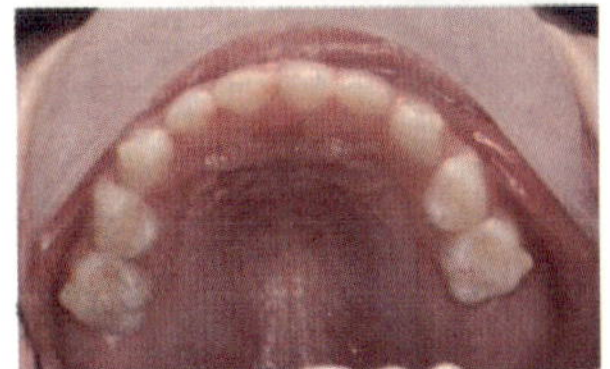

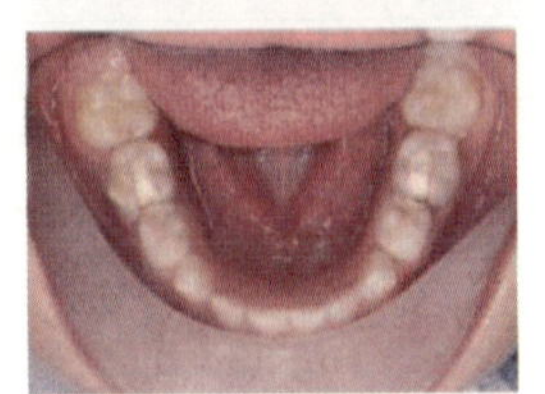

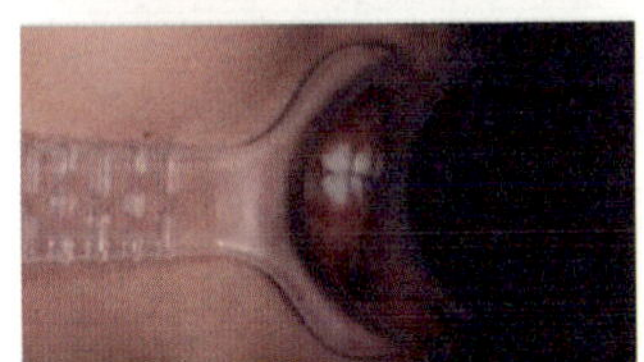

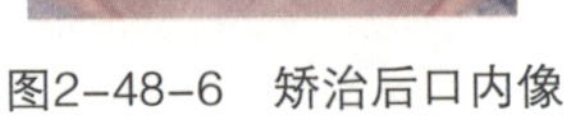

图2-48-6　矫治后口内像

病例小结

反颌为儿童及青少年早期矫治常见错颌类型，除检查口内咬颌外，还需询问家族史，根据影像资料，做生长预判，评估后续复发可能性。本病例年龄6岁，下颌体已有三角形趋势，即可能存在骨源性上下源型凹面趋势。需要长期监控颌骨发育情况，存在若复发需再次调整、配合前牵矫形，甚至手术改善面型的可能性。对于凹面病例，需做全周期管理方案，长期监控颌骨发育以及换牙情况，并做好术前沟通。